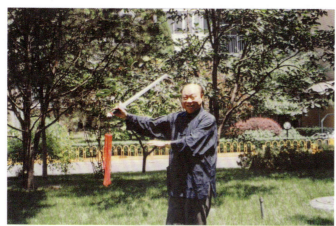

◀ 贺老坚持
每日练功

贺老与康复中的
刘海若(右二)。左
二为京剧名家李
慧芳女士 ▶

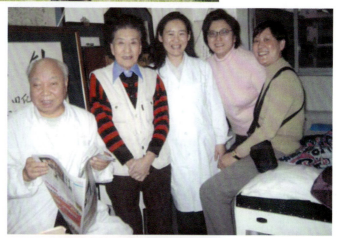

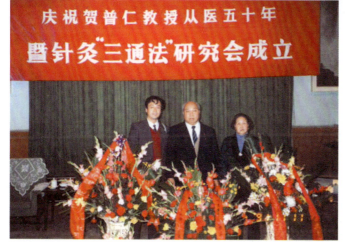

◀ 针灸"三通
法"研究会成立

针灸钜匠

◀ 中国书法家协会副主席、中国文联副主席刘炳森为贺老题辞

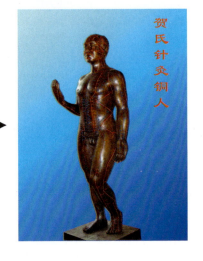

贺氏针灸铜人

贺氏针灸铜人 ▶

普渡众生

仁术济世

◀ 爱新觉罗·溥杰为贺老题辞

国医大师临床经验实录

国医大师

贺普仁

主审◎贺普仁

主编　谢新才　王桂玲

副主编　孙悦　张馨月

编委（按姓氏笔画排序）

马昕宇　王京喜　王麟鹏　王桂玲　王德凤　方培泉　孙敬青　孙悦
曲延华　刘保延　刘红　刘存志　刘慧林　李彬　李学燕　李敬道
李华岳　宋欣伟　陈阳　张馨月　张捷　张晓霞　周德安　贺林
贺畅　贺小靖　宣雅波　赵莉　赵因　程金莲　程海英　郭静
钱洁　徐春阳　盛丽　崔芮　温雅丽　谢新才　薛立文

中国健康传媒集团
中国医药科技出版社

内 容 提 要

本书为国医大师系列丛书之一，介绍了名医贺普仁教授的学术理念和诊疗经验。全书分别以学术思想、针灸心得、验案撷英、论文集萃、诊余漫话、成才之路及年谱七个部分论述了贺普仁教授从医六十余载的治学及临床经验，并收录了其弟子对其学术思想的继承整理和发扬。

全书内容丰富，具有很高的学术水平和实用价值，对中医理论研究者与临床工作者均有较大的参考价值。

图书在版编目（CIP）数据

国医大师贺普仁/谢新才，王桂玲主编 . —北京：中国医药科技出版社，2011.1
（国医大师临床经验实录/吴少祯主编）
ISBN 978 - 7 - 5067 - 4847 - 6

Ⅰ . ①国… Ⅱ . ①谢… ②王… Ⅲ . ①中医学临床 - 经验 - 中国 - 现代
Ⅳ . ①R249.7

中国版本图书馆 CIP 数据核字（2010）第 216155 号

美术编辑 陈君杞
版式设计 郭小平

出版　　中国医药科技出版社
地址　　北京市海淀区文慧园北路甲 22 号
邮编　　100082
电话　　发行：010 - 62227427　邮购：010 - 62236938
网址　　www. cmstp. com
规格　　710 × 1020mm $^1/_{16}$
印张　　28 $^1/_4$
字数　　466 千字
版次　　2011 年 1 月第 1 版
印次　　2024 年 6 月第 3 次印刷
印刷　　河北环京美印刷有限公司
经销　　全国各地新华书店
书号　　ISBN 978 - 7 - 5067 - 4847 - 6
定价　　**69.00 元**

出版者的话
CHUBANZHEDEHUA

2009年4月由卫生部、国家中医药管理局、人力资源和社会保障部联合评选产生了我国首届30位"国医大师"。这是新中国成立以来，中国政府部门第一次在全国范围内评选出的国家级中医大师，这是中医发展历史上的重要里程碑。

中医是门实践科学，有其自身的发展规律，中医学术的传承历史上多数表现为师徒口授心传。国医大师是当代名老中医的杰出代表，是优秀中医药学术的泰斗级人物，体现着当前中医学术和临床发展的最高水平，他们的学术思想和临证经验是中医药学宝库的宝贵财富，深入挖掘、抢救、整理他们的经验精华，就显得尤为急迫。

为此，我社紧密配合国家中医药事业的发展目标，精心策划推出一套《国医大师临床经验实录》系列丛书，全面总结集成各位大师的临床经验和学术成果。每位国医大师的经验单独成册，旨在使各位国医大师的经验心得能够广播于世，使后学者们能够充分学习汲取前贤们的经验精华，使中医发扬光大，后继有人。

本丛书的编写宗旨为突出临床和实用性，力争使阅读者能够学有所获、学有所宗、用能效验。本丛书正文主要包括七大部分：学术思想、方药心得、验案撷英、薪火相传、医话随谈、成才之路和年谱。因各位大师擅长的领域不同，研究的方向有异，每位大师著作的正文结构会略有不同。

——学术思想部分主要包括大师学术思想的理论来源、个人临证的特殊认识和总结、擅长病种的医理阐释和治学理念等。

——方药心得部分主要包括用药心法、成方心悟、经方传真、自拟方等内容。集中反映大师的临床用药经验和心得体会。"医生不精于药，难以成良医"，希望读者通过本部分内容学习大师的临床用药处方思路，触类旁通，举一反三。

——验案撷英部分主要收录各位大师擅长的病种案例，每一案例下设案例和按语两部分，围绕案例集中阐述该类病证的证治特点、大师自己的辨证心法和要点、医理阐释和独特认识。内容不求面面俱到，只求突出大师个人特点，简洁精炼，突出重点。

——薪火相传部分主要收录大师给学生讲课、各种中医交流会、研修班的讲稿整理。对讲稿的要求：内容精彩实用、对临床具有指导意义，确切反映其学术思想。

——医话随谈部分是不拘体裁的医学随笔，主要探讨中医药学术问题，涉及范围很广，重在抒发己见。

——成才之路部分主要包括大师学习中医、应用中医的全部历程，重点突出大师学习中医的方法和体会，旨在使后学者沿着前辈走过的路，少走弯路，直步中医的最高殿堂。

——年谱则按照时间顺序，记录大师经历的重大事件。

本丛书的撰写者或为大师本人，或为大师学术经验的继承人。希望丛书的出版对推动中医事业的继承和发展、弘扬民族医学和文化，做出一定的贡献。

中国医药科技出版社

2011 年 7 月

 周序

　　中国针灸学会高级顾问、北京针灸学会名誉会长、"三通法"创始人、国医大师贺普仁教授，自 14 岁拜师从医，至今已历时 70 载。在这漫长的岁月中，贺老精研《内经》，苦学仁术，虚心求教，博采众长，认真总结，在数十年临床经验的基础上，以全新的治学思想，创立了独具特色的针灸治疗学体系——贺氏针灸三通法，形成了"病多气滞，法用三通"的学术思想。

　　贺氏学术思想的形成，不是一蹴而就的，更不是一句空话，而是有其深厚内涵的。就贺老对针灸医师提出的"医德、医术、医功"三位一体的准则来看，即可了解贺普仁教授从医之路所付出的艰辛和对后学者的期望。贺老从医的一生，一直奉行以人为本，以临床为主线，以疗效为基础，以继承和发扬中医理论为前提，以学术传承为己任。贺老经常讲的一段话就是："一生之中我有三个老师，一是入门时所拜的老师，二是书本，三是病人，此三师缺一不可。"寥寥数语，即充分展示了当代针灸大师成功之"秘诀"。

　　贺老的学生逾千人，亲传弟子百余人，其中德艺双馨者亦不乏其人，谢新才、王桂玲等就是跟师时间较长，得其真传颇丰，对其学术思想理解较深，临床操作技巧与师相近的高徒。加之天性聪颖，悟性非常，勤奋好学，善于总结整理，在其精心策划下，将跟师心得编纂成书。此书不仅全方位地反映了贺普仁教授学术思想的形成过程和对后世医学的深远影响，而且也反映了贺老毫无保留将其学术留给后人的高贵品质。借值众弟子新作成功出版之际，仅表热烈祝贺，并以此为序，以励后人。

国家级名老中医

北京针灸学会会长

周德安

2010 年 5 月 20 日

前言

　　中医药学博大精深，是中华民族智慧的结晶，是世界传统医学的重要组成部分。中医药学有着系统整体的哲学思想，内涵深厚的理论基础，行之有效的辨证论治方法，既是中医药长期发展的宝贵历史积累，也是未来系统医学的重要发展方向。当前，国家从构建和谐社会、推动经济社会协调发展、加快自主创新的战略高度，确定了进一步加强科技创新，全面推进中医学现代化发展的战略方针，已将中医药现代化作为科技发展的优先领域列入了国家中长期科技发展规划。

　　贺普仁（1926～），字师牛，号空水，河北省涞水县人，是我国著名的针灸大师，有"针灸泰斗"之称。1991年被卫生部、人事部和国家中医药管理局授予"全国名老中医"称号；2008年，经国务院批准，文化部确定贺普仁为第一批"传统医药国家级非物质文化遗产代表性传承人"，2009年被北京市卫生局、北京市人事局、北京市中医药管理局授予"首都国医名师"荣誉称号，同年被国家人力资源和社会保障部、卫生部、国家中医药管理局授予"国医大师"荣誉称号。

　　贺普仁教授注重实践、勇于创新，为针灸事业的发展做出了重要的贡献。贺氏针灸三通法是贺老从医50余年，以《黄帝内经》为理论基础，并吸收历代医家思想之精华，融合自己的学术上的见解，于20世纪80年代提出的针灸理论体系。为了中国针灸的传承、发展和教育后学，他研制针灸铜人，编写出版《贺氏针灸三通法临床应用》等11部学术专著；以其藏书为基础，整理、点评、编撰的《针灸宝库·贺普仁临床点评本》已经完成明清卷，填补了近现代针灸文献系统整理的空白。贺老德艺双馨，一生以"以医治人，以义正己"为座右铭。以精湛之术普济众生，以仁义之心律己，以倾囊之德传授于徒，诠释了大医精诚的内涵。李先念主席曾为贺普仁教授题辞"银针寓深情，拳拳爱人心"，正是对其医德、医术的真实写照。

为了更好地继承和发扬针灸学说，较好地总结国医大师丰富的临床经验，有利于指导临床医生提高针灸疗效，我们应中国医药科技出版社之约，编写了《国医大师·贺普仁》一书。

本书正文主要包括学术思想、针灸心得、验案撷英、论文集萃、诊余漫话、成才之路及年谱。

学术思想主要介绍贺氏三通法的创立及"微通法"、"温通法"、"强通法"的具体内容。

针灸心得集中讲述了贺老通过多年临床实践所得的诊疗思路和心得体会，并总结了常用的单穴用法、对穴用法以及疗效显著的针灸自拟方。

验案撷英以中医的病证或西医的病名统医论、医话、医案几部分内容，以病统论，以论统案，以案统话，即把与某一病证相关的医论、医话、医案放在一起，使读者对这一病证的经验有清晰全面的了解，从不同侧面、不同角度了解这一病证辨证、治疗的独特经验。

论文集萃收录了贺老多年来所发表的各类论文，并进行了分类和整理。

诊余漫话主要记录了贺老的读书体会、用药心得等。

成才之路中记载了贺老的从医经历及生平主要成就。

年谱则按照时间顺序，将医家经历中具有重要意义的事件逐年逐月列出。

在编写过程中，我们特参考了《针灸治痛》、《针具针法》、《灸具灸法》、《针灸三通法操作图解》、《贺氏针灸三通法——附图解》、《中国现代百年百名中医临床家——贺普仁》等几部专著和相关的报刊杂志，对贺老多年来的临床医案和学术思想进行了详细的总结和整理。

希望该书能够对中医药同仁有所启迪，供针灸教学、科研人员、临床医生及针灸爱好者参考。

书中不足之处，还请同道不吝指正。

编　者

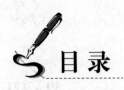

目录

学术思想

一、贺氏针灸三通法的创立

贺普仁教授自22岁（1948年）起悬壶应诊，救治病人无数。早年间治病主要以毫针为主，且在临床之余，细细研读中医古籍，仔细体会毫针的微妙，深得其精华，发表了"针灸治疗口眼㖞斜160例分析"（1965年）、"针灸治疗85例遗尿的临床观察"（1968年）、"针灸治疗输尿管结石"（1973年）3篇毫针治疗的论文。毫针疗法后来逐渐发展为三通法之一——微通法，以毫针为主的微通法应用范围广泛，理论创立至今一直是针灸临床的主要工具。

然而临症之时，贺普仁教授渐渐发现单一毫针治疗并不能满足临床所需，如何提高疗效，扩大适应症已是当时迫在眉睫的问题，在20世纪60年代初，贺普仁教授在临床实践中逐渐引入了放血疗法，多用于治疗血瘀络阻之证，方法简捷，效如桴鼓。这一期间发表放血疗法的论文有4篇："放血疗法"（1964年）、"放血退热的临床观察"（1968年）、"放血对高血压的影响"（1969年）、"中草药配合放血疗法治疗银屑病12例小结"（1970年）。放血疗法这一古老的治疗方法后来演变为三通法之二——强通法。

20世纪60年代初，贺普仁教授同时开始了对火针疗法的研究和探讨，这一疗法虽自古有之，历代医家特别重视，发展至当时却很少有人应用，濒于灭绝。贺普仁教授发现火针疗法恰能弥补毫针和放血之不足，如获至宝，遂潜心研究，总结发挥，治愈了大量的病例，消除了病人对火针的偏见。通过多年的临床实践，证明其应用范围广泛，疗效可靠，因此，值得普及和推广。贺普仁教授临床非常重视火针，将其提升到与毫针同等高度，不但扩大了火针的适应症，而且使操作技术大有改进。继《内经》、《千金方》、《针灸聚英》之后，又一次系统总结了火针疗法。这一期间发表火针疗法的论文有3篇："火针治疗漏肩风"（1965年）、"火针治疗面肌痉挛的临床观察"（1971年）、"火针治疗30例坐骨神经痛的临床观察"（1972年）。火针为主的疗法后来演变为三通法之三——温通法。

贺普仁教授毫针、放血、火针三法联用，有机结合，或三法结合应用，或独取一法、二法、随证选取，得心应手，对一些疑难杂症、陈疾旧疴，主张毫针、火针、三棱针相配合，力求改变以前单针治病的思路，使针灸临床适应病种的数量及疗效有了大幅度的提高。至20世纪80年代初贺普仁教授将这三种针灸方法归纳总结，正式提出"贺氏针灸三通法"概念。随后贺普仁教授致力于"贺氏针灸三通法"的推广和研究，发表研究论文4篇："温通法治疗子宫肌瘤"（1985年）、"火针疗法的机理研究及临床应用"（1986年）、"针灸三通法"（1993年）、"针灸三通法的临床应用"（1999年）；出版论著11部：《针灸治痛》（1987年）、《针具针法》（1989年）、《针灸歌赋的临床应用》（1992年）、《贺氏针灸三通法》（1995年）、《贺氏针灸三通法附图解（一、二、三册）》（1998年）、《针灸三通法临床应用》（1999年）、《灸具灸法》（2003年）、《针灸三通法操作图解》（2006年）、《贺普仁（中国现代百名中医临床家）》（2008年）。

贺普仁教授亲自指导3名硕士研究生，北京中医医院针灸科先后为贺普仁教授配备了8名徒弟。通过全面继承贺普仁教授学术思想和更加深入的临床实践，逐渐使"贺氏针灸三通法"理论更加完善。北京中医医院针灸科是国家中医药管理局重点专科及重点学科，在学术研究和临床示范中颇具影响力，贺普仁教授的亲授弟子以北京中医医院针灸科为依托，搭建起推广"贺氏针灸三通法"的广阔平台，在国内率先建立了中医卒中单元，将"贺氏针灸三通法"广泛应用于中风病的临床及科研工作中，并在此基础上建立起中风病应用"贺氏针灸三通法"的诊疗规范，进一步促进了"贺氏针灸三通法"的推广。

在贺普仁教授研究的基础上，"贺氏针灸三通法"的研究不断深入，研究论文层出不穷。有临床疗效的总结，也有多中心大样本的临床对照研究，有中医理论范畴的三通法机制探讨，也有以现代医学角度从临床机制和动物实验方面对三通法作用机制的深入研究，如"贺氏三通法对缺血性中风患者神经功能缺损的影响：多中心随机对照研究"、"贺氏三通法治疗痰瘀阻络型中风临床研究"、"贺氏三通法对急性脑梗死患者血浆 t-PA 和 PAI-1 的影响"、"三通法针刺对急性缺血性脑血管病患者血清 TNF-α 及 IL-1β 的影响"、"贺氏三通法对脑缺血再灌注大鼠模型血浆 β-EP、ACTH 的影响"等。据统计有11部专著相继出版，103篇"贺氏针灸三通法"理论及应用研究学术论文被发表，其中北京中医医院针灸科发表30篇，各地针灸科医生发表73篇，内容涉及内、外、妇、儿等各科疾病65种，贺氏针灸学术思想及研究论文被国内外研究文献引用次数累计48次。

"贺氏针灸三通法研究会"于1991年11月成立，此后在日本、台湾、香港、泰国、新加坡、美国、澳大利亚等地相继成立了分会，"贺氏针灸三通法"在国内外针灸界产生了广泛影响。

在贺氏针灸三通法研究会的支持下，"贺氏针灸三通法"临床应用全国研讨班分别于 2000 年、2001 年举办了 2 期，参加人数达 300 余人。国内各地区掀起了"贺氏针灸三通法"研究和应用的热潮，其影响不继扩大，仅北京地区即有 8 家医院临床推广使用"贺氏针灸三通法"。据公开发表文献显示，分布于 17 个省、自治区、直辖市的各级共 52 家医院的医生将"贺氏针灸三通法"运用于临床中。

贺普仁教授从事中医针灸事业至今 60 余年，"贺氏三通法"是他经过五十余年的孜孜不倦的潜心钻研，在长期的医疗实践中，将理论探讨和临床实践相结合而提出的针灸学术思想，博采众长，疗效显著。现将针灸三通法简介如下。

（一）三通法的含义

从狭义角度理解，"贺氏针灸三通法"即以毫针刺法为主的"微通法"，以火针、艾灸疗法为主的"温通法"，以三棱针刺络放血疗法为主的"强通法"。三法有机结合，灵活掌握，对症使用，或三法合用，或独用一法、二法。

尽管三通法以三种方法命名，但并非三种疗法，其蕴含了贺普仁教授对中医药学、对针灸医学深刻的理解和认识。因此，从广义角度理解，"三通法"包含四个特点。

1. 特点之一　在于以"通"体现了针灸治病的根本原理。针灸的治病基础是经络，经脉以通为畅，经脉通则血气和，则无病；若经脉不通，则百病生。针灸治疗的关键也在于通经络、行血气。如《灵枢·本藏》说："经脉者，所有行血气而营阴阳，濡筋骨，利关节者也。"经络在人体运行气血，联络脏腑，贯通上下，沟通内外表里，无处不到、无处不有，同时手足表里之经又按照一定的次序交接，使气血流注往复，循环不已，这就是经络"通"的作用，是人体生命活动的基本生理特征。疾病的发生恰恰相反，是对这一生理功能的破坏，出现了或表或里，或脏或腑，经脉气血不通、营运不畅，如《素问·调经论篇》所说："血气不和，百病乃变化而生"，孙思邈在《千金方》中也指出"诸病皆因血气壅滞，不泻宣通"。在针灸补泻的辨证认识上，因为气血不足推动无力所致经络不通，气血壅滞，可以温通以补虚，也可强通以通经络、行血气，使上下通达，故治疗在补虚求本的基础上，又要使经络疏通，气血畅达，因此不论虚实，于"通"上作文章，方能奏效。微通法重在调和，温通法取其温之，强通法在于决血调气，根本宗旨就是通。正如虞抟《医学正传》所说："通之之法，各有不同，调气以和血，调血以和气，通也；下逆者使之上行，中结者使之旁达，亦通也；虚者助之使通，寒者温之使通，无非通之之法也。"因此选择适当的针灸方法，通过不同的渠道，疏通经络、调理气血，以通为用，则是针灸之所以治病的根本原理。

2. 特点之二　在于重视多种疗法有机结合。针灸治疗方法众多，《内经》就提到针具有九针，治疗方法有针、灸、刺络放血等不同，当代针灸的治疗方法更是层出不穷，贺普仁教授将众多的针灸疗法概括总结为三通法。"三"也可理解为约数，意即多，强调对不同疗法的重视，而非独用毫针，体现了针灸治疗方式的灵活性，贺普仁教授一直强调："必须掌握丰富多样的干预手段才能应对变化多端的疑难杂症"，因此临床工作者要善于灵活运用不同的治疗方法，并针对不同的疾病和病变的不同阶段将三法有机组合应用，才能提高疗效，扩大针灸治疗适应症。古代医家在治疗疾病的实践中，也提到单用针法或灸法虽可取得一定疗效，但每种治疗方法各有侧重，废一不可。如高武在《针灸聚英》中指出："针灸药因病而施者，医之良也"，吴昆在《针方六集》中指出"不针不神，不灸不良，良有一也"。

3. 特点之三 在于概括现代常用的针具。"贺氏针灸三通法"所选的毫针、火针、三棱针为主的针具也是现代常用针具的高度概括，是针灸诸法的代表，吸收了其他各法的精髓。如果掌握了三法，也就从根本上掌握了其他诸法使用的核心技术和理论精要。《内经》以九针概括了古代针具，各种针具，据情选用，方可去病，如《灵枢·官针》"九针之宜，各有所为；长短大小，各有所施也，不得其用，病弗能移"。说明了不同的针具各有不同的适应症和不同的效应，贺普仁教授就是利用不同的针具和刺法，来达到"通"的治疗目的。

4. 特点之四 在于精妙在"术"。针灸是一门技术性很强的实践医学，临床选穴、手法等操作技术性很强。贺普仁教授将数十种针灸疗法的精髓凝炼为"三法"，并制定详细操作规范，简化了学习掌握的难度，也为深入掌握"三通法"奠定了基础。如"贺氏针灸三通法"中微通法主要用毫针操作，除了取古代毫针为"微针"、"小针"，以及《灵枢·九针十二原》"欲以微针通其经脉，调其血气"之意外，更是在于强调毫针操作的精微、微妙。用一个"微"字，道出了毫针操作中从持针、进针、行针、补泻，直到留针、出针各个环节都要用心领悟，"守神"、"守机"，达到"易用而难忘"的境界和水平。为达此境，贺普仁教授总结了一整套修炼针术之法，同样，对于"温通"、"强通"也有修炼之法。因此要掌握和使用"贺氏针灸三通法"以取得好的效果，首先要重视练习基本功，要与具体疾病相结合去体验"三通法"操作的技巧，使法－术－人－效紧密结合，才能真正体会出三法神妙之处。

（二）"病多气滞"的病机学说，"法用三通"的治疗法则

"病多气滞"：不同疾病的病因有内伤、外感、七情、六淫、还有饮食劳倦、跌打损伤等。当人体正虚或邪实之时，致病因素干扰了人体脏腑和经络的正常功能，出现了经络不调，气血瘀滞。经络是病邪由外入内的通道，具体表现为相应经络不调，气血运行不畅。如外邪侵袭，邪入经络，则使经络中的气血运行不

畅，病邪通过经络由表入里，则出现脏腑病变。又因气血是脏腑功能活动的基础，气血不和则出现脏腑病变，脏腑病变也可反映在相应的经络上，表现为经络中的气血运行不利。所以说疾病的产生，皆由于气血不通。《素问·调经论篇》："五脏之道，皆出于经隧，以行气血，血气不和，百病乃变化而生，是故守经隧焉。"《灵枢·经脉》："经脉者，所以能决生死，处百病，调虚实，不可不通。"七情出于五脏，七情过激则能直伤内脏，导致脏腑气机失常而发病，气病及血，气血瘀滞，经络不调。饮食不节、劳倦太过也可使经络空虚或邪气内停，使经络中气血不畅而致病。故疾病之传变均通过经络进行，均表现为经络不调，气血瘀滞，故针灸治疗各种疾病的作用在于调气血，通经络。因此在任何疾病的发展过程中，气滞是不可逾越的病机，气滞则病，气通则调，调则病愈，故称"病多气滞"。正如《千金翼方》所云："诸病皆因气血壅滞，不得宣通。"

"法用三通"：三通法的关键在于"通"和"调"，"通"是方法，"调"是目的。"通"和"调"表达了三通法的理论基础，反映了针刺治疗疾病的基本原理为通经络，调气血。气血不通是各种疾病的共同机制，选择适当的针灸方法，通过不同的渠道疏通经络、调节气血，三种方法有机结合，对症使用，称为"法用三通"。疾病不论虚实，皆可用三通法，多种不同的治疗方法结合应用是针灸治疗疾病的重要途径。例如，对于实证，可借助毫针的泻法，火针的温热、主升主动、行气发散之性，放血的决血调气之功，达到调气血，激发经气，泻除实邪的目的。虚证是人体阴阳脏腑气血不足而导致的疾病，气血是脏腑经络活动的基础，虚证的本质是气虚血亏，气血运行不畅，可借助毫针的补法，火针的温热助阳益气，放血的决血调气，激发气血来复，达到扶助正气，使气盛血充的目的。故无论疾病发展的不同阶段，无论外感、内伤、寒、热、虚、实，仔细把握病机的演变，将三种方法有机结合使用，运用更加丰富完备的针刺治疗技术，即可获得更好的疗效。

二、微通法

(一)"微通法"的概念

微通法指的是以毫针针刺为主的一种针法。微者，《中华大字典》云："小也，细也"。将临床最常用、最基本的毫针刺法命名为微通法，是有其深刻含义的。所谓微通，其意有四：①毫针刺法，因其所用毫针细微，故古人称之为"微针"、"小针"，"微"代表此法的主要工具是毫针。如《灵枢·九针十二原》："欲以微针通其经脉，调其血气"，后世《标幽赋》也指出"观夫九针之法毫针最微"，又说"众穴主持"，"微"在此有细、小之意，说明针尖如"蚊虻喙"、针身细巧的毫针，可以针刺全身各部的穴位，应用广泛。②有微调之意，用毫针微通经气，好比小河之水，涓涓细流，故曰微通。③取其针刺微妙之意，《灵枢·小针解》："刺之微在数迟者，徐疾之意也。""粗之暗者，冥冥不知气之微密也。妙哉！工独有之者，尽知针意也。"所谓微者，是指针刺精微奥妙之处。应用毫针，从持针、进针、行针、补泻直到留出针各个环节都要求运用正确针法，掌握气机变化的规律，从而真正理解针刺的精微奥妙之处。④手法轻微之意，细心观察贺老的针法，可以发现手法轻巧是取得理想疗效的关键，针刺应给予患者感觉舒适的良性刺激。

如何掌握针刺的微妙呢？《灵枢·九针十二原》："小针之要，易陈而难入"。贺老认为，微通法的实质也就是研究和探讨在针刺过程中刺激形式、刺激量和刺激效应，以及这三者之间的相互关系。具体治疗时，以针为根，以刺为术，以得气为度，以补泻为法，随证应变，从一针一穴做起，到掌握腧穴处方的综合效应，以期取得理想的疗效。微通法以中医理论为指导，也是一切针法的基础。

从现代看，腧穴有相对的特异性，又具有双向调节作用，若经络阻滞，则信息反馈障碍，导致双向调节作用及机体自稳体系的紊乱，而出现各种病证。微通法就是通过刺激腧穴并用手法进行微调，来恢复机体的自稳调节机制，达到邪去正复的目的。

（二）毫针疗法的历史沿革

毫针的形成渊源流长。砭石是最早使用的原始针具，是针和灸的鼻祖，产生于新石器时代。《春秋》、《诗经》等古书中均有用石器治病的记载。古代的针具除了砭石外，陆续有骨针、竹针、陶针等。

针具的改进与生产力的发展密切相关。到西周时期，由于冶炼技术的发展，出现了青铜器，于是有了金属针具。从砭石到金属针，是针具发展的飞跃。九针就萌芽于这个时期。1978 年，内蒙古出土了一根战国至西汉时期的青铜针。很长一段时期，九针和砭石等针具并用，直至秦、汉、隋以后，砭石逐渐被九针所替代。

九针的详细记载首先见于《黄帝内经》，其中《灵枢·九针十二原》、《素问·针解篇》、《灵枢·官针》、《灵枢·九针论》都有关于九针的记载。如《灵枢·九针十二原》云："九针之名，各不同形。一曰镵针，二曰圆针，三曰鍉针，四曰锋针，五曰铍针，六曰圆利针，七曰毫针，八曰长针，九曰大针"。九针长短不一，粗细不同，用于治疗各种不同的症候。其中"毫针者尖如蚊虻喙，静以徐往，微以久留之而养，以取痛痹。"经后世发展，逐渐扩大毫针用途，如《针灸摘英集》记载"法象毫尖……调经络去疾病。"《类经图翼》云："尖如蚊虻喙，取法于毫毛，主寒热，痛痹在络。"《针灸大成》云："取痛痹刺寒者用此"。《医宗金鉴》云："其必尖如蚊虻喙，取其微细徐缓也"。毫针逐渐成为九针中的主体,应用范围逐渐扩大,直至今日成为针灸临床中的主要工具。目前最常用的毫针为不锈钢针。

针灸学术的发展经历了漫长的历史过程。战国时期《内经》逐渐成书,书中论述了经络、腧穴、针法、灸法,其中的《灵枢》又称为《针经》,较为完整地论述了经络腧穴理论、刺灸方法和临床治疗等,对针灸医学作了比较系统的总结,为后世针灸学术的发展奠定了基础。两晋时期,皇甫谧著《针灸甲乙经》,全面论述了脏腑经络学说,确定了349个腧穴的位置、主治和操作,介绍了针灸方法、宜忌和常见病的治疗,是继《内经》之后对针灸学的又一次总结,是现存最早的一部针灸学专著。唐代针灸已成为一门专科,孙思邈绘制了五色"明堂三人图",并创用阿是穴和指寸法。元代滑伯仁著《十四经发挥》,将十二经与任、督二脉合称为十四经脉。明代是针灸学术发展的高潮,尤以《针灸大成》影响最大,汇集历代诸家学说和实践经验总结而成,是对针灸学的第三次总结。清初至民国时期,针灸医学由兴盛逐渐走向衰退。解放后至今天,针灸得到了前所未有的普及和提高,进行了大量实验和临床研究,广泛用于内、外、妇、儿等各科。

"言不可治者,未得其术也",这句摘自《灵枢》的古语说明针刺手法的重要性。针刺手法的发展源远流长,《内经》论述和总结了上古以来的针刺手法。在刺法方面提到"九刺"、"十二刺"、"五刺"等,在补泻手法方面提到"徐疾补泻"、"呼吸捻转补泻"、"迎随补泻"、"开阖补泻"等,为后世针法的发展奠定了基础。《难经》指出了针刺时双手协作的重要性,重视爪切法,善用迎随补泻,并长于利用五行生克关系,补母泻子进行治疗。金元时期,产生了以何若愚为代表的"子午流注"针法,窦汉卿则率先使用了透针平刺法。明代是各种针法盛行时期,如徐凤撰《针灸大全》,创立了十二种综合复式手法,如"烧山火"、"透天凉"等,汪机著有《针灸问对》,论述了各种针法,力主简化,反对手法繁杂。其后的著作对前人的总结较多,创意较少。

(三)"微通法"治病机制和实质

针灸之法,系行气之法。《灵枢·九针十二原》中云:"欲以微针通其经脉,调其气血"。由此可见,通调二字是针灸治病中的主要法则,针灸的通调作用是治疗气血不通的有效大法。贺教授深得其精髓,在他行医数十年中深刻认识到,尽管致病因素有七情、六淫以及饮食劳倦、跌打损伤等,所致疾病种类繁多。或因实,如气滞于表,邪不得宣,而恶寒发热,气血滞于内则瘀积疼痛,气滞于肝则肝气不舒;或因虚,气血虚弱,心失所养则心神不定、夜寐不安,肾气不足则腰痛耳鸣等。但其病机主要是气血运行不畅。故用毫针通调气血、补虚泻实,从而治疗疾病。

现代实验研究，针刺不仅可以镇痛，还可以调节机体各个系统的功能，并有防御免疫作用。我们认为"微通法"的实质就是研究和探讨在针刺过程中刺激形式、刺激量和刺激效应以及这三者之间的相互关系——即针灸实践中最关键的问题：刺法。

刺法是指针刺时，用医者的手指操纵针体在穴位上做不同空间和形式的刺激，使其对患者产生不同的感觉和传导，从而达到最佳的治疗效果。

刺激形式是指进针到出针过程中医者的具体操作及补泄规律。我们已知补法形式以轻、柔、徐为主；刺激量以小、渐、久为主；对机体产生的作用性质以酸、柔、热为好；对机体的影响以舒适、轻快，精神振奋为目的。泻法形式以重、刚、疾为主；刺激量以大、迅、短为主；对机体产生的作用性质以触电样快传导的清凉感为好；对机体的影响以明显的触电性的麻酥感为佳，从而达到祛邪的目的。

刺激量是指术者操作时，患者自我感觉的反应。这种刺激量在针刺疗法中所起的作用是促进机体调整气血，通经活络。是促进机体状态转化的外因条件，是解决矛盾的重要方法。补法的针刺总量是在全部针刺过程中缓缓地给予；而泻法的针刺总量则是暂短的时间内迅速而集中地给予。补法的针刺总量呈持续状上升或在先升后降中输入，而泻法的刺激量则是爆发式地折返升降中输入。正确的刺激量应从患者的具体情况中分析而来，主要包括以下几个方面：①临床症状的分析。②年龄的大小。③工作的性质。④性别的关系。⑤胖瘦的区别。⑥季节及气候的影响。⑦水土习惯。⑧部位的不同。

刺激效应是指针刺全过程对患者整个机体的治疗作用。医生根据病情阴阳表里、寒热虚实的辨证，根据治疗原则"虚则实之，满则泻之，宛陈则除之，邪盛则虚之"，选择相应的腧穴处方，施术于患者，以求各部阴阳调和，祛除疾病，保持健康。

刺激形式、刺激量及刺激效应这三者之间既有相互作用，相互影响，共同发生治疗作用的关系，也有局部和整体的关系。每一针一穴，每一招一式都需认真对待，这关系到整个机体对总刺激的综合反应。这是衡量针灸治疗的标志，是毫针治疗的关键。

刺激形式与刺激量之相互关系：首先刺激形式是在辨证的基础上施治的重要手段，由刺激形式决定刺激量，只有刺激形式恰当，刺激量适度，才能出现最佳刺激效应，也就是患者才能从疾病状态下康复。反过来，刺激量又调整着刺激形式，如患者得气不理想，甚或未能得气，那就需要医者调整自己的手法。

刺激效应与刺激形式的相互关系：刺激效应指导着刺激形式，如若采用的刺激形式未能达到预期的目的，即刺激效应不明显或是没有效应，这样就必须再根据病情等诸多因素来改变刺激形式，以期达到目的。刺激效应是刺激形式的检验，只有获得最佳治疗效果，才是刺激形式的目的，而刺激形式也决定着刺激效应的结果。刺激形式与刺激效应的关系，也是局部和整体的关系。因为刺激形式需要一针一穴去完成，每一针每一穴虽然都有他们特定的刺激效应，但反映到全身则是对整个机体状态的调整与补充。尤其是针刺技术，非药物可以比拟的，仅以"针"为根，以"刺"为术，调整机体的营卫气血，虚实寒热，祛疾除病。因而一针一穴的刺激形式决定着全身的刺激效应，同样全身的刺激效应也牵动着刺激形式，使两者相辅相成，协调统一。

刺激量与刺激效应的相互关系：刺激量和刺激效应之间的关系更为密切，可以说刺激量到刺激效应是对一种疾病治疗从"量"到"质"的飞跃。从每一针一穴的刺激量反映到全身便是刺激效应，可以说刺激效应是刺激量的"合力"，是刺激量的"综合效益"。同样，刺激效应也调整刺激量的大小、多少、快慢。

总之，刺激形式、刺激量和刺激效应三者互相作用，共同构成"微通法"的核心。只有三者互相调整，有机结合，才能针下生花，使毫针治疗出现妙不可言的效果。

（四）"微通法"的功效及适应症

微通法的功效在于通经络、调气血。

"微通法"被广泛用于临床各科，涉及呼吸、消化、循环、免疫、神经系统等多个系统的常见病、多发病，以及疑难病证，其疗效是有目共睹的。可治疗大约三百多种疾病，其中有确切疗效的约在一百多种。不仅适用于治疗慢性疾病如半身不遂、哮喘、眩晕、麻木、皮肤病、月经不调等，也可以治疗一些急症、重症，如晕厥、中风、脑震荡等，也能有起死回生之效。它是一切针法的基础之法。

（五）"微通法"操作方法

包括持针、进针、候气、补泻、留针、出针等六个步骤。

（1）持针：拇指在内，示指、中指在外，固定针体调神定息。

（2）进针：根据贺普仁教授的体会和临床习惯，采用的是用努劲单手进针。方法是用拇指示指捏紧针体，微露针尖2～3分置在穴位上，以同手中指按压穴位的旁边，把曲屈的拇指示指突然坚实而有力地伸直努劲，使针尖迅速透过表皮及真皮。除了一些特殊穴位大多用这种努劲单手进针法。

（3）候气："候气"是指针刺后，使机体对针的刺激产生"反应"，患者常常有针下的异常感觉，术者指下亦常有沉紧、吸着等感觉。应用手段促进"反应"的产生和显现，这就是候气阶段的内容。也叫做"催气"、"气至"、"导气"等。主要候气法有：

弹指法：手离针柄，以指弹动针柄，使针体振动。示指向外弹为泻法，拇指向内弹为补法，是候气的方法之一。

刮针法：以示指按压针柄，拇指指甲缓缓刮滑针柄。实证向上刮，虚症向下刮，也是一种候气法。

飞针法：以拇指、示指捻转针柄，旋即放手，再捻再放。

捣针法：用右手腕部抖动，使针穴在原部位上下作小幅度频繁提插。适用于局部有麻木、顽疾、瘀血的疾病。

（4）补泻法

补法：针刺形式以轻、柔、徐为主；刺激量以小、渐、久为主；对机体产生作用的性质以酸、柔、热为好；对机体的影响以舒适、轻快、精神振奋为目的。

具体操作法：进针后，采用"探索式"刺入地部。所谓"探索式"，就是徐徐渐进而轻巧地把针尖纳入地部，要求得气过程由小渐大，行气时如履薄冰，如待贵人，以小角度的捻转法或微弱的雀啄法，要求感传线细而缓，感传面慢慢扩大。在这个基础上，以柔和的单向持续捻转，角度一般180°为宜，同时再送针深入1~2分，然后留针。要求留针过程中，针感继续存在，甚至较前略加明显，然后慢慢减弱消失。一般重补时用此手法。如需要轻补时，操作手法为进针得气时不再继续操作。此时患者穴位处无明显感觉，但留针过程中患者常感到局部酸麻胀或沿经线向某一方向感传，产生欣快感、舒适感等，而且这种感觉逐渐加大。

泻法：针刺形式以重、刚、疾为主；刺激量以大、迅、短为主；对机体的影响以明显的、触电性的麻酥感为佳，从而达到祛邪的目的。

具体操作方法：进针后，迅速将针尖插入地部，要求得气过程要快、大，行气时较频捻针柄或快而大为度的提插针体，要求感传线粗而疾，感传面大并且迅速。在这个基础上，以快速的左右角度相等的捻转，同时辅以快的提插动作，使针感显而著，达到最大的感传面和最远的感传距离。如此反复操作3~5次后，把针提起1~2分，然后留针10分钟左右。一般重泻法采用此术。

（5）留针法：是指针刺施用补泻法后，将针置于穴位上的停留阶段。目前，大多留针20~30分钟。

（6）出针法：起针必须聚精会神，如思想不集中，就容易丢针，或漫不经心一抽而出，容易引起出血或造成血肿。

起针时，左手拿棉球按住穴位，右手拇示二指握住针柄往外提拔，然后左手轻轻按揉针孔，以免出血。

有的穴位局部血管多，组织疏松，如头部的太阳、听宫、睛明、翳风、下关等穴处，起针时如不马上揉按，很容易引起血肿，应当特别注意。

在运用补泻手法时，主张补法起针宜缓，不应在出针时再施以刺激，特别在留针短，针下仍有沉、紧的感觉时，应把针体"顺"至松动后，再徐徐出针，揉按针孔；泻法起针宜速，轻轻覆盖针孔即可，不必揉按。

（六）注意事项

（1）过于饥饿，疲劳，精神高度紧张者，不宜行针刺。体质虚弱者，刺激不宜过强，并尽可能采取卧位。

（2）怀孕3个月以下者，下腹部禁针，3个月以上者，上、下腹部、腰骶部以及一些能引起子宫收缩的腧穴如合谷、三阴交、昆仑、至阴等不宜针刺。月经期间，月经周期正常者，最好不予针刺，如月经周期不正常者，为了调经，经期可以针刺。

（3）对重要腧穴和临近重要脏器的部位更要注意。

小儿囟门未合时，头顶部腧穴不宜针刺，此外，因小儿不能配合，故不宜留针。避开血管针刺，防止出血。常有自发性出血或损伤后出血不止的患者，不宜针刺。皮肤有感染、溃疡、瘢痕或肿瘤的部位不宜针刺。防止刺伤重要脏器。《素问·刺禁论篇》指出"脏有要害，不可不察"。《素问·诊要经终论篇》中也说："凡刺胸腹者，必避五脏"。

针刺眼区腧穴，要掌握一定的角度和深度，不宜大幅度提插捻转和长时间留针，以防刺伤眼球和出血。

背部 T_{11} 两侧、侧胸（腋中线）第8肋间，前胸第6肋间以上的腧穴，禁止直刺、深刺，以免损伤内脏。对患有肺气肿的患者更要小心谨慎，以防诱发气胸。

对患胃溃疡、肠粘连、肠梗阻、尿潴留的患者，针刺上、下腹部时，应注意角度和深度。

颈项部及脊柱的腧穴要注意深度，如患者出现触电样的感觉并向四肢放射，乃针刺过深之故，应立即出针，切忌继续捻转。

（4）一旦出现特殊情况，如晕针、滞针、弯针、断针等时不可惊慌失措，应镇静果断，妥善处理。

三、温通法

（一）概念

温通法是以火针和艾灸施于腧穴或一定部位，借火力和温热刺激，激发经气，疏通气血，以治疗疾病的一种治疗方法。温通法包括火针和艾灸两种方法，临床以火针应用范围更广。

温通法的特点就是温通，包括火针疗法和艾灸疗法，这两种方法有共同的特点，即都与火有关，火针疗法是将针加热烧红后迅速刺入人体一定腧穴或部位的治疗方法。而艾灸则是用火将艾绒或艾卷点燃，在一定腧穴或部位上，通过不同方法的烧灼、熏熨来治病。它们的治疗作用都是利用温热刺激，温阳祛寒、疏通气血，是通过经络和腧穴的作用来完成的。

温通法是以火针疗法为代表，包括艾灸等疗法，此法给机体以温热刺激，好似冬春之季，河面浮冰得阳春之暖，而渐融之，河水通行无涩也，因其得温而通，故名温通。

火针古称之燔针、焠刺、白针、烧针，如《灵枢·官针》："九曰焠刺，焠刺者，刺燔针则取痹也。"《伤寒论》："烧针令其汗。"它的施术是将针体烧白，然后刺入人体一定的腧穴或部位，从而达到祛除疾病的目的。

火针具有针和灸的双重作用。其一、针刺腧穴，本身有调整作用，此同微通法；其二、温热属阳，阳为用，人体如果阳气充盛，则阴寒之气可以驱除，即火针有祛寒助阳的作用。而人身之气血喜温而恶寒，如《素问·调经论篇》："血气者，喜温而恶寒，寒则泣不能流，温则消而去之。""寒独留则血凝泣，凝则脉不通。"血气遇寒则凝聚不通，借助火热，得温则流通。

（二）历史沿革

1. 火针疗法

火针疗法自《内经》中首次用文字记载至今，经过了数千年的历史。在这漫长的历史过程中，经过历代医家的研究和临床实践，使它从简陋的工具，原始的操作方法和狭窄的临床适用范围，逐步改进不断发展和完善，拓宽了应用范围，提出了临床禁忌，使之成为针灸疗法中一支独特的医疗体系。

《内经》成书于战国时期，其中首次提到"燔针"，"焠刺"。《灵枢·官针》中云："九曰焠刺，焠刺者，刺燔针则取痹也"。可见，"焠刺"即是将烧热、烧红的燔针快速刺入皮内的一种刺法，因此，可由此得出"燔针"和"焠刺"即为"火针"和"火针疗法"。《内经》中对火针除了名称以外，对针具、主治作用及禁忌也作了论述。如《灵枢·九针十二原》中云："九曰大针，长四寸。……大针者，尖如挺，针锋微圆，……"。此处所谓的大针，即为火针疗法的专用针。因火针疗法的针具要能耐高温，能速刺，所以要求针体粗大，针尖微圆，如相反则在操作时针具很容易弯曲、折断，不能达到治疗疾病的目的。

《内经》中提到火针疗法的适应症有四种：痹证、寒证、经筋证、骨病。此外也提到火针疗法的禁忌症。如《灵枢·经筋》云："热则筋纵不收，无用燔针"。可见在当时热症是火针疗法的禁忌症。从以上论述可以认为火针疗法创立于《内经》。

火针疗法到汉代应用已相当普遍。如在张仲景的《伤寒论》中多次提到。他肯定了火针疗法的治疗作用，认为火针可以助阳发汗以散除外邪，用以治疗伤寒表证。但也提出了许多应用不当而出现的后果，强调了应用火针必须严格掌握适应症，以及出针后及时处理针孔，以防不测。

《伤寒论》中称火针为"烧针"和"温针"，如曰："荣气微者，加烧针则血流不行，更发热而烦躁也"；"太阳伤寒者，加温针必惊也"。又有："阳明病，脉浮而紧，咽燥口苦，腹满而喘，发热汗出，不恶寒，反恶热，身重，若发汗则躁，心愦愦，反谵语，若加温针，必怵惕，烦躁不得眠"。上条说明实热症不宜用火针，以及误用的危害。除此以外，《伤寒论》中还提出针后的处理问题。如"烧针令其汗，针处被寒，核起而赤者，必发奔豚。"以此提醒医家注意火针治疗后针孔的护理问题。

晋代皇甫谧撰写的《针灸甲乙经》继承了《内经》的观点，肯定了"焠刺"是针灸的刺法之一，同时也强调了其适应症为痹证和寒证。

唐代孙思邈的《备急千金要方》中首先将火针疗法的适用范围从寒证、痹证，扩展到治疗外科的疮疡疔肿，并提出了火针疗法的禁忌穴位。如曰："外疔痈肿，针惟令极热"。"巨阙、太仓，上下管等及诸弱小者，勿用火针"。

宋以后，火针疗法有了很大发展。在临床针灸家王执中著的《针灸资生经》中最早将火针疗法用于治疗内脏疾病，书中列举了许多有效病例，涉及到消化系统、呼吸系统等疾病。当时火针的适用症已大大扩展了。

火针疗法发展的鼎盛时期为明代。当时的代表著作《针灸大成》、《针灸聚英》、《名医类案》等书中均提到了火针，其中《针灸聚英》中对火针疗法论述最为全面，包括了以前许多针灸医家未涉及的内容，从针具、加热、刺法到功效应用和禁忌等都进行了全面精细的论述。

高武在《针灸聚英》中指出为了使患者在治疗时痛苦小，火针的制作应用韧性大的熟铁，且针不宜太粗，而且在加热时要烧至通红。如曰："焠针者，以麻油满盏，灯草令多如大指许，取其灯火烧针，频麻油蘸其针，烧至通红，用方有功，若不红，反损于人，不能去病。烧时令针头低下，恐油热伤手。先令他人烧针，医者临时用之，以免至手热才觉针红，医即采针，先以针安穴上，自然干，针之亦佳"。

高氏认为为了达到最佳的治疗效果，要求医者进针须准确，深浅须适度。他指出："以墨记之，使针时无差，穴点差则无功。……，先以左手按定其穴，然后针之"。还认为火针"切忌过深，深则反伤经络。不可太浅，浅则治病无功，但消息取中也。凡大醉之后，不可行针，不适深浅，有害无利"。在书中还提到针后对针孔的保护问题。如曰："凡行火针，一针之后，疾速便去，不可久留，寻即以左手按针孔上，则疼止，不按则痛甚"。

除此以外，高氏在《针灸聚英》中对火针的功效和适应症也做了深入论述，使火针疗法在理论和实践上都有了一定的突破，奠定了火针治病的理论体系。书中指出火针的功效有二方面，一为引气之功，二为发散之功。

在治疗禁忌方面，高氏认为除禁忌热性病以外，在某些部位也应禁用，如曰："人身之处皆可行针，面上忌之。凡夏季，大经血盛，皆下流两脚，切忌妄行火针于两脚内及足，则溃脓痛难退。其如脚气，多发于夏，血气湿气，皆聚两脚，或误行火针，则反加肿疼，不能行履也"。由此可见，高武对火针疗法的论述是较全面的，也说明了火针疗法进入了较成熟的阶段。

成书于明朝的《名医类案》，集录了数则火针治疗的病例。

到清代火针疗法的应用范围更加广泛，吴仪洛在《本草从新》中将火针用于治疗眼科疾病，消除了常人认为火针有危险的偏见。陈实功在《外科正宗》中提出用火针治疗瘰疬、痰核。吴谦则认为火针能治疗邪气壅于肌肤、关节的一类疾病，如曰："火针者，即古之燔针也。凡周身淫邪，或风或水，溢于机体，留而不能过关节，壅滞为病者，以此刺之"。由此可见，在清代火针疗法的适应范围已得到扩大和发展。

虽然火针疗法的适应症广泛，疗效可靠，但也曾受到轻视和排挤，濒于消亡，因得到患者的肯定才被流传至今。但在临床应用方面，能真正掌握此针刺技术的人太少，所以为使火针疗法这一具有独特疗效的传统针法流传下去，以便继续造福人类，贺老将其多年的火针疗法的临床经验总结出来，供大家参考。

中国中医研究院中国医史文献研究所和江苏苏州医疗用品厂，根据《内经》中记载，参考历代古籍及1968年满城汉墓出土的医针实物，对"火针"进行了复原仿制，对其使用方法、临床用途作了考证。

2. 艾灸疗法

灸法是人们懂得利用火以后逐渐发展起来的。《说文》中说："灸，灼也"，灸法最早的文字记载见《左传》，其中曰："疾不可为也，病在肓之上，膏之下，攻之不可，达之不及，药不治焉。"这里的"攻"为灸法。灸法在医学专著中首次记载见于《内经》，《素问·异法方宜论篇》中说："藏寒生满病，其治宜灸焫，故灸焫者亦从北方来"。王冰注："火艾烧灼，谓之灸焫。"《灵枢·官能》中曰："针所不为，灸之所宜"。《素问·血气形志篇》中载："病生于脉，治之以灸刺"。

以后历代医家在其著述中均提到灸法。东晋医家葛洪在他的《肘后备急方》中记载："余尝小腹下患大肿，灸即瘥。每用之则可大效也"。书中还首次记载了隔蒜灸和隔盐灸的治疗方法。

隋唐时期著名医家孙思邈认为灸法与针刺和火针应配合使用。他说："其有须针者，即针刺以补泻之。不宜针者，直尔灸之；然灸之大法，但其孔穴与针无异，即下白针，若温针讫，乃灸之，此为良医"。《千金方》中载："大便下血，灸第二十椎随年壮"。在唐代出现"灸师"的专业技术职称。唐代韩愈《昌黎先生集》中有："灸师施艾炷，酷若猎火围"。由此可见灸法在当时应用已很普遍。

《扁鹊心书》为宋窦材著，书中主要介绍灸法，在施治原则上提出："当明经络"，"须识扶阳"，同时也记述了不同病证的治疗方法。他认为："医之治病用灸，如做饭用薪"，强调了灸法在治疗疾病中的重要性。

《备急灸法》为灸法的专门著作，亦成书于宋朝，书中载述了痈疽、疔疮、腹痛吐泻等20多种病证的灸治法。可见当时灸法的适应症已很普遍。

宋代针灸家王执中著的《针灸资生经》为临床实用性极强的针灸文献，书中着重介绍灸法，并主张以方药辅助治疗。

张从正为金元时代著名的医学四大家之一。他认为热病不可灸，如曰："燔灸千百壮者，全无一效，使病者反受其殃，岂不痛哉？"又说："大忌暑月于手腕足踝上者灸，以其手足者，诸阳之表，起于五指之外。"由此可见张氏强调在运用灸法时应分清病性和部位，区分季节，以防范虚虚实实之戒。罗天益为元代医学家，著有《卫生宝鉴》，其中"名方类集"和"针法门"，着重论述针灸法。

古代医家在治疗疾病的实践中，认识到单用针法或灸法虽可取得一定疗效，但针灸药并用效果更佳。如明代针灸医家高武、吴昆、杨继洲等均主张针灸与中药因病而施。如高武在《针灸聚英》中指出："针灸药因病而施者，医之良也"。《针方六集》中吴昆也说："不针不神，不灸不良，良有一也"。在《针灸大成》中杨继洲对针灸药的具体运用作了分析说明。如曰："然而疾在肠胃非药饵不能以济；在血脉针刺不能以及，在腠理非熨焫不能以达。是针灸药者，医家之不可缺一者也"。

随着朝代的推移，灸法也不断的发展。清代吴亦鼎编著的《神灸经纶》为一本较为全面的灸法专书，书中阐述了"灸疮候发"等一些灸法的理论，对临床有很大的指导意义。清代医学家魏之琇著的《续名医类案》中记载了灸法可以治热病的病例。清代李学川著的《针灸逢源》、廖润鸿著的《针灸集成》以及吴谦著的《医宗金鉴·刺灸心法》等书中也都很注重灸法。他们对灸法的论述，对后世都很有指导意义。

3. 温通法

贺普仁教授临症之时，较之艾灸更多用火针，并对火针的理论和实践多有发展。贺普仁教授认为：火针因其有针有热，故集中了针刺艾灸双重优势，可借助针力与火力，无邪则温补，有邪则胜邪。火针之热力大于艾灸。针具较一般毫针粗，所以可温通经脉，引邪外出，使经络通畅、气血调和，诸疾自愈，故火针有借火助阳、温通经络、以热引热等作用外，还具有疏导气血的作用。其所消之症结包括气、血、痰、湿等积聚凝结而成的肿物、包块、硬结等。瘀血、痰浊、痈脓、水湿等均为致病性病理产物，它们有形、属阴、善凝聚，一旦形成就会停滞于局部经络，致气血瘀滞，脏腑功能低下，引起各种病证，日久形成痼疾、顽症。火针借助火力，焠烙病处，出针后针孔不会很快闭合，如《针灸聚英》所云："火针打开其孔，不塞其门。"加之针具较粗，又可加大针孔，故使瘀血痈脓等有形之邪直接排出体外。火针则可治本排邪，同时借火助阳鼓舞血气运行，促使脏腑功能恢复，有事半功倍之效。此时若以毫针，功效则微；若以三棱针，只有刺络排邪而不能温经助阳、鼓舞气血运行。

但清朝后叶至民国年间，中医药事业的衰落使火针疗法的发展也有所停滞。解放后火针疗法与整个医学的发展，与针灸其他针具针法的发展很不协调。临床上只有少数医生能掌握，国内绝大部分省市正规中医医院针灸科无人使用它，各级教育部门使用的教科书中对火针疗法教授的很少，对于这一具有独特疗效的传统针法缺少应有的重视，火针疗法有濒于失传的危险。通过分析 1950～2002 年 52 年间的火针文献发现：1950～1983 年 24 年间火针论文只有 46 篇，仅占总文献数的 6%（这期间收录的火针论文共 746 篇）。可见火针的应用和研究在当时已是岌岌可危。

贺普仁教授从 20 世纪 60 年代起在火针疗法的适应症及治病机制方面作了尝试和探讨，首先发起和倡导了火针疗法的临床使用，使这一古老疗法焕发了新的活力。多年来在临床实践中坚持使用火针治疗各种病证，包括治疗小儿弱智、子宫肌瘤、外阴白斑、慢性下肢溃疡、下肢静脉曲张、静脉炎等疑难病证的探索，取得了显著的疗效。贺普仁教授指导研究生专题深入研究火针的治疗作用及其机制，在各级学术刊物上发表多篇有关火针的论文，并于 20 世纪 80 年代初将火针、毫针、三棱针为主的针具针法提升为"贺氏针灸三通法"。以火针为主的温通理论体系是"贺氏针灸三通法"的主要组成，此体系丰富了火针疗法的病机学说，规范了火针操作方法，包括对火针刺法归纳分类，针刺留针时间及间隔时间，较古人扩大了施术部位、适应症，归纳了注意事项和禁忌症等。独创贺氏火针针具，并制作出一系列适用于不同临床适应症的火针，制定了成熟稳定的制作工艺。继《内经》、《千金方》、《针灸聚英》后又一次全面总结了火针的应用。

为了将火针发扬光大，贺普仁教授毕生致力于火针的研究和推广。发表论文及论著介绍火针的应用，创立"贺氏针灸三通法研究会"不断扩大影响，同时在全国各地及世界多个国家举办火针学习班及专题讲座，面传心授，为推动火针疗法的普及发展产生了巨大的作用。在对 1950～2002 年 52 年的火针文献比较中可以发现，20 世纪 80 年代初以后火针的文献数量大幅度增长，1984～2002 年 18 年间发表的火针研究的文章有 700 多篇，占总文献数的 94%（这期间收录的火针论文共 746 篇）。可见火针又重新被重视起来了，火针的发展又焕发了新的生机。

贺普仁教授尊古而不泥古，火针应用多有发挥：

（1）丰富了火针疗法的病机学说，突破热病不用火针的禁忌：火针借火热之力刺入穴位，属温法，具有温阳祛寒、疏通气血的作用，因此临床多用来治疗寒邪为患、偏于阳虚诸证。一般认为只适用于祛寒，不可用于热证。如《灵枢·经筋》云"热则筋纵不收，无用燔针"，可见在当时热证是火针疗法的禁忌证。《伤寒论》也记载了实热证不宜用火针，以及误用的危害，如曰："太阳伤寒者，加温针必惊也"。又有"阳明病，脉浮而紧，咽燥口苦，腹满而喘，发热汗出，不恶寒，反恶热，身重，若发汗则躁，心愦愦，反谵语，若加温针必怵惕，烦躁不得眠"。明代高武在《针灸聚英》也讲到火针禁忌热性病，如曰："凡夏季，大经血盛，皆下流两脚，切忌妄行火针于两脚内及足，则溃脓难退。其如脚气，多发于夏，血气湿气，皆聚两脚，或误行火针，则反加肿疼，不能行履也。"但经过临床证明，火针可以治疗一些热证。古人曾提出"以热引热"，"火郁发之"的理论。热毒内蕴，拒寒凉之药不受，清热泻火之法没有发挥作用之机，而火针疗法有引气和发散之功，因而可使火热毒邪外散，达到清热解毒的作用。临床可治疗乳痈、颈痈、背痈、缠腰火丹及痄腮等症。

（2）扩大火针施术的部位，突破了面部不用火针的禁忌：古人认为面部禁用火针。如高武在《针灸聚英》提到"人身之处皆可行针，面上忌之"。又如《针灸大成·火针》记载"人身诸处，皆可行火针，唯面上忌之。"因火针后，局部有可能遗留小疤痕，加之古代火针较粗的限制，因此古人认为面部应禁用火针。贺普仁教授认为，面上并非绝对禁针区，在操作时选用细火针浅刺，不但可以治疗如三叉神经痛、面瘫、面肌痉挛等症，而且还可用于针灸美容如祛斑、祛痣，只要掌握操作要领，不会出现永久性疤痕，因此在面部禁用火针不是绝对的。

（3）归纳了火针刺法，突破火针不留针的禁忌：古人认为火针不留针，针后速去针，如高武在《针灸聚英》提到"凡行火针，一针之后，疾速便去，不可久留"。然而贺普仁教授总结火针留针问题上有快针法和慢针法：火针治疗大部分不留针，以快针法为主；也有部分病证需要留针，留针时间在1~5分钟之间，留针期间还可行各种补泻手法。贺普仁教授认为慢针法具有祛腐排脓，化瘀散结之功，主要适用于淋巴结核，肿瘤，囊肿等，此外取远端穴位火针治疗疼痛性疾病时，也需要留针5分钟。

（4）火针疗法治疗的病种大有突破：《内经》提到火针疗法的适应症有：痹证、寒证、经筋病、骨病。《针灸甲乙经》强调火针的适应症为痹证和寒证。《备急千金要方》将火针疗法的适用范围扩展到外科的疮疡疖肿。《针灸资生经》将火针的应用大大扩展，最早应用于内脏疾病，涉及消化系统、呼吸系统等疾病。明代是火针疗法的鼎盛时期，《针灸聚英》系统整理火针，应用范围更加扩大。到清代应用范围又扩展到治疗眼科疾病、瘰疬、痰核。贺普仁教授在数十年的临床中总结火针疗法具有增加人体阳气、激发经气，调节脏腑机能，使经络通、气血畅，有祛寒除湿、清热解毒、消癥散结、祛腐排脓、生肌敛疮、益肾壮阳、温中和胃、升阳举陷、宣肺定喘、止痛、止痒除麻、定痫、熄风等功效。他根据临床需要倡导挖掘、应用、发展了这一传统的治疗方法，扩大了临床上的适应证、使火针疗法的治疗病种达100多种，特别对于一些疑难病症取得了很好的疗效。如癫狂、耳鸣、耳聋、外阴白斑、痉挛、肌肉瞤动、麻痹、麻木、湿疹等症。

（5）规范了火针疗法的操作规程：首先规范了不同的火针针具，有细火针、中粗火针、粗火针、平头火针、多头火针、三棱火针六种，在治疗过程中依据患者的年龄、体质、患病部位（或取穴部位）、疾病类型等选用；其次对火针刺法进行归纳和分类，按针刺方法有点刺法、密刺法、散刺法、围刺法，按出针快慢有快针法和慢针法；再其次确立了火针施术间隔时间，间隔时间一般视病情而定，急性期与痛症可连续每日施用火针，但不应超过3次，慢性病可隔1~3日一次，突破了古人"凡下火针须隔日以报之"的束缚。

（三）治病机制

温通法就是利用温热作用刺激人体某些部位或腧穴，增加人体阳气，激发经气，调节脏腑功能，使经络通、气血行，因此称为"温通法"。

火针疗法是利用一种特殊质料制成的针具，将针在火上烧红后，迅速刺入人体的一定部位或腧穴的治疗方法，古代又称之为燔针、焠刺、白针、烧针和武针。火针疗法具有针和灸的双重作用，既有针的刺激又有温热刺激。

艾灸疗法是利用菊科植物艾叶做原料，制成艾绒，在一定的部位或腧穴上，用各种不同的方法燃烧，直接或间接地施以适当的温热刺激，通过经络的传导作用而达到治病保健目的的一种方法。《神灸经论》上曾记载："夫灸取于火，以火性热而至速，体柔而用刚，能用阴翳，走而不守，善入脏腑。取艾之辛香作烛，能通十二经，入三阴，理气血，以治百病，效如反掌"。针和灸都是在经络腧穴上施行的，有共同之处，两者可结合使用，也可单独使用。因各具特色，故不能互相取代。火针疗法则兼具有两者的优点，一种针术具有两种作用，其适应范围比单纯用针或艾灸广泛。

贺老经过数十年的临床实践，体会到尽管致病因素有七情、六淫以及饮食劳倦、跌打损伤等不同，但疾病发生的机制是相同的，即由于气血不通。中医认为，人身之气血喜温而恶寒，寒则凝聚不通，温则流畅通达。天地杀厉之气，寒邪最甚，由表入里，侵袭肌肤、经络，阳气先损，阳气受损则造成人体的生理功能失调，气血运行不利，从而出现各种病证。使用温通法，即火针和艾灸施术于患者的一定部位或腧穴，通过温热作用，振奋人体的阳气，使阴寒之气可驱除，寒去凝散，血脉经络畅达，气血调和，诸疾自愈。虽然温法是针对寒证的，但它的应用并不限于温里的一方面。在《伤寒论》中提到用火针还可以发汗。明代医家龚居中认为："火有拔山之力，火不虚人以壮人为法。""凡虚实寒热，轻重远近，无往不宜。盖寒病得火而散者，犹烈日消冰，有寒随温解之义也。热病得火而解者，犹暑极反凉，犹火郁发之之义也。虚病得火而壮者，犹火迫水而气升，有温补热益之义也。实症得火而解者，犹火能消物，有实则泻之之义也。痰病得火而解者，以热则气行津液流通故也。……若年深痼疾，非药力所能除，必借火力以攻拔之"。所以说温通法是借助火力，达到无邪则温补，有邪则胜寒的目的。

近年来经过临床实验证明，火针治疗对甲皱微循环有一定的影响，如可使血色变红；血流速度加快，血流态势好转。另外，通过对针刺局部的红外热象图观察，火针治疗后病变部位的温度明显提高。由此也可以证明火针可以改善气血运行，具有行气活血，温通经络的作用。日本针灸学家也证明灸可以增加红白细胞，促进血行，使自行旺盛，并提高组织充血，增强局部营养。

（四）作用特点

温通法的特点就是温通，它包括两种治疗方法，即火针疗法和艾灸。这两种方法有共同的特点，即都与火有关。它们的治疗作用都是利用温热刺激，温阳祛塞，疏通气血，是通过经络和腧穴的作用来完成的。以上是它们的相同点，不同点也有很多方面。

火针疗法的要点为两个字，即"红"、"快"，"快"就是指进针和出针时迅速而敏捷，给患者造成的痛苦少；而艾灸相对操作时间长，疼痛持久，不易耐受。正如高武在《针灸聚英》所述"较之火针与灸，灸则直守艾灼烧过，痛则久也。火针虽则视之畏人，其针下快疾，一针便去，疼不久也。以此则知灸壮候数满足，疼之久也。火针只一针，不再则过也。"

从功效上看，火针疗法可以外发其邪，而艾灸疗法则会导致闭门留寇。在操作上，火针疗法简便快捷，而艾灸则繁琐复杂。在作用方面火针兼具了针和灸的双重作用，所以其适用范围也较艾灸广泛得多。清代针灸家廖润鸿认为火针具有艾灸相似的疗效，并认为火针比艾灸易于接受，可以成为艾条的代用法。他在《针灸集成》中说"性畏艾条者，当用火针"。

（五）功效及适应症

1. 火针疗法的功效及适应症

火针疗法可以增加人体阳气、激发经气，调节脏腑机能，使经络通、气血畅，有祛寒除湿、清热解毒、消癥散结、祛腐排脓、生肌敛疮、益肾壮阳、温中和胃、升阳举陷、宣肺定喘、止痛、止痒除麻、定痫、熄风等功效。具体如下：

壮阳补肾，升阳举陷　因火针具有增强人体阳气、激发经气、调节脏腑的功能，所以能壮阳补虚，升阳举陷。肾阳虚则临床上可出现肾虚腰痛、阳痿、遗精等；脾胃阳虚则可出现胃脘痛、胃下垂等疾病；心阳虚则胸痛、心悸；中气不足则出现阴挺。用火针点刺肾俞、命门等穴，可起到益肾壮阳的作用，使肾经气血畅通，气化功能加强，元阴元阳资源纵生，腰痛、阳痿、遗精症状缓解。如用火针点刺足三里、内关、脾俞、中脘等穴，可使脾胃经脉气血畅行，温运中焦，振奋阳气，祛除寒邪，使脾胃运化之功得以恢复，消化、吸收、升降功能趋于正常，使胃脘痛、胃下垂得以治愈。火针刺激心俞、内关以及心前区等部位，可壮心阳、益心气，使胸痛、心悸症状缓解。如点刺气海、关元穴，可补益中气，升阳举陷，治疗阴挺。

疏通经气，宣肺定喘　临床上过敏性哮喘、慢性支气管炎、肺气肿等都属于顽固性疾患，中药治疗效果较慢，火针疗法则有特殊的效果。以上疾病多以咳喘症状为主，而咳喘多由于风寒外来，邪气闭肺，肺失宣降，肺气上逆而成。火针可通过温热作用刺激大杼、风门、肺俞、定喘等穴，温化肺之寒邪，疏通肺之经气，经气宣通则可驱除邪气，邪气出则肺气得以宣发、肃降，而喘息止。

助阳化气，消癥散结　癥结即肿物或包块在体内或体表的积留。如气滞血瘀，痰湿凝积，荣卫之道涩而行迟，积久则成癥结。一方面火针有温热助阳，激发经气的作用，故可疏通经络，行气活血，消除癥结；另一方面火针又能助阳化气，使气机疏利，津液运行，凝滞之痰邪湿邪因而化解。临床多治疗腱鞘囊肿、脂肪瘤、纤维瘤、子宫肌瘤、卵巢囊肿等病证。如病灶在体内的，针刺宜深，使癥结消于体内，如在体表的，针刺则宜浅，使病邪排于体外。

攻散痰结，消除瘰疬　瘰疬多发生于颈侧的皮里膜外之处，大者属瘰，小者如疬。此病的发生多与痰有关。颈侧为少阳所主，少阳为气多血少之经，若为情志不舒，则造成肝郁脾虚，酿湿成痰，气血受阻，聚而不散即成瘰疬结核。如虚火内动，灼津为痰，痰火互结也可形成此病。而火针可温通阳气，攻散痰结，疏通气血，消积化瘀，故可治疗瘰疬。再配合体针，调节脏腑，疏肝解郁则疗效更好。在治疗时一般用中粗火针，用点刺法。

祛寒除湿，通经止痛　疼痛的发生多由于邪阻经络，使气血发生郁滞、瘀结等病理变化，引起局部或全身疼痛。而邪气之所以侵入人体，多由于体虚阳气不足，腠理空疏，卫外不固，则邪气乘虚而入。引起疼痛的邪气主要为寒邪。火针可以温其经脉，鼓动人体的阳热之气，因而可以驱散寒邪，使脉络调和，疼痛自止。另外，风邪、湿邪、热邪等也可引起疼痛，如为风邪所引起的，也可以利用火针治疗，因火针能温通经络、行气活血，故可促进体表的气血流动，营养加强，驱动风邪无处存留，使疼痛缓解。如因湿邪引起，则可利用火针的通经络、行气血的功能攻散湿邪，或利用它助阳化气的功能，使气机疏利，津液运行，从而除祛湿邪，达到治疗疼痛的目的。

生肌敛疮，祛腐排脓　临床上治疗脓肿已成而未破溃的，可用火针点刺，一针或多针，使脓排出，脓肿消除。治疗上选用火针，主要是由于它能促进气血运行，鼓舞正气，正气充盛，则能排除脓毒。对于脓肿破溃，疮口久不收口，或因其他疾病引起皮肤表面出现慢性溃疡，经久不愈的也可用火针治疗。因为火针能温通经络，行气活血，使气血运行，加速流通，使疮口周围瘀积的气血得以消散，从而增加了病灶周围的营养，促进了组织再生，使疮口自然愈合。治疗时多选用中粗火针，用围刺法，如疮口大、有腐肉可在中心点刺。

助阳益气，解除麻木　麻木属感觉异常的一种病变，麻与木临床上常同时出现。常见的类型有：气虚者，遍身麻木；中风先兆多半身麻木；肝郁脾虚筋失所养者，常手足麻木；外伤经脉引起的麻木，多发生在局部等等。尽管麻木之症复杂多样，但其发病机制是相同的，即都因脉络阻滞，阳气不能帅营血濡养经脉肌肤所致。而火针能温通助阳，引阳达络，使气至血通，麻木自除。操作时采用散刺法，选择细火针。

温通经络，祛风止痒　痒证多与风邪有关。风邪为外邪入侵或气血生风所致。火针疗法具有温通经络、行气活血之功，可促进体表气血流动，营养加强，从而驱动风邪无处存留，血足风散则痒止。具体治疗时可用粗火针点刺病变局部，或用细火针，针刺曲池、血海、风市等穴。

运行气血，解痉止挛：痉挛为肌肉不自主的抽动，分为颜面、四肢两种。火针适用于颜面的抽动。颜面抽搐，多与情志因素有关，女性多于男性，病因多由于肝血不足、肝风内动或风痰阻络。肝血不足、风痰阻络则可引起筋脉失养，风扰经络则出现肌肉的抽动。火针治疗多选用细火针，点刺局部。可促进气血运行，增加局部的血液供给，除祛风邪，营养筋脉，则拘急、抽搐自止。再配合体针，平肝熄风、补气祛痰则疗效更好。

引热外达，清热解毒　火针属温法，一般认为只适用于祛寒，不可用于热证，但经过临床证明，火针亦可治疗一些热证。热毒内蕴，拒寒凉之药不受，清热泄火之法没有发挥作用之机，而火针疗法有引气和发散之功，因而可使火热毒邪外散，达到清热解毒的作用。临床可治疗乳痈、颈痈、背痈、缠腰火丹及疖腮等症。

健脾利湿，温中止泻　中阳素虚，或寒湿直中，脾阳运化失司，清阳不升，浊阴不降，津液糟粕并趋大肠而为泻。火针具有增强人体阳气，调节脏腑的功能，故用火针点刺中脘、天枢、长强等穴，可补益阳气，收涩止泻。临床多用中粗火针，快速点刺法，治疗慢性肠炎等。

补脾益气，通利筋脉：临床上火针可以用治痿证。火针治疗多选用中脘、气海、天枢及阳明经的下肢穴，同时再加上督脉的阿是穴。因火针能助阳气行气血，使脾胃气盛，则气血生化充足，筋脉得以润养，肌力增强，肌肉丰满。治疗可选中粗火针，点刺法。

通经活络，散瘀消肿：不慎扭伤后，局部组织可出现肿痛，活动不利。这时也可用火针治疗。因火针能温通经络，行气活血，故可祛瘀消肿止痛。治疗多选对侧阿是穴，用点刺法。

由此可见，火针的适应范围已大大超过古人的范围。随着针灸学的发展，火针疗法的不断推广，它的应用范围还将不断扩大。

2. 艾灸的作用及适应症

艾灸具有温经散寒、扶阳固脱、消瘀散结、防病保健的作用。

现代实验研究认为，灸法可以提高免疫功能，对血液循环、呼吸、消化、神经内分泌等系统均有调节作用，并可解热抗炎、防治肿瘤、提高痛阈等。

（六）操作方法

1. 火针

（1）针具：制作火针的材料不同于一般毫针。因为火针是在高温加热到针体变红，迅速刺入人体一定的腧穴或部位，因此要求它的材料应具有耐高温、坚硬挺拔的特点。而且在高温加热的情况下，能保持坚硬不弯曲，具有越烧越硬的性质，这样才能保证针体顺利地穿透皮肤、肌肉组织而针身不弯不折。通过临床反复实践试用，钨锰合金材料制成的火针能符合以上的要求，是理想的材料。筛选出钨锰合金材料，用这种材料冷拔成30号合金钢丝，再加工成火针。制作时，首先将钨锰合金钢丝按不同粗细截成长6～12cm的针条，然后用小砂轮将针条的一端磨光，再用细油石将针条打磨光滑。其后加工针柄。注意针柄不宜太短，一般3～4cm，以免烧灼时烫手。其方法是将细铜丝卷成螺旋形细卷，再把卷好的铜丝缠在针条的另一端，铜丝的两端用502粘合剂固定于针条上（图1-1）。以上是火针制作的基本过程。

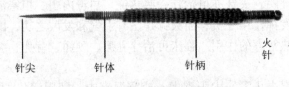

针尖　　　针体　　　针柄　　火针

图1-1　火针的针具

一枚完整的火针可分为三部分：第一部分为针尖，第二部分为针体，第三部分为针柄。火针的针尖不需要很锋利，要尖而不锐，稍圆钝为佳。因火针是烧红后刺入皮肤，而且要反复烧灼，如针尖太锐利则容易折断。针体要坚硬挺直，这样在施术时不宜弯曲，进出针顺利，患者痛苦少，疗效高。针柄要隔热防烫手，便于持拿，这样才能保证施术者稳、准、快地进行操作。

临床上需根据不同症状，不同穴位，选择不同粗细的火针。火针的粗细与疗效有密切关系。故此，有必要将火针按粗细不同进行分类，以便于临床治疗时选用。根据临床的需要，将火针分为细、中粗、粗、平头、多头、三棱火针六类。

细火针：直径为0.5mm的火针，属细火针。细火针主要用于下列几种情况，①面部的腧穴，由于面部神经、血管比较丰富，痛觉敏感，使用细火针可以减少痛苦，另外由于面部皮肤直接影响美观，使用粗火针如处理不当，易留有疤痕；②肌肉较薄的部位；③老人、儿童以及体质虚弱的患者，均宜用细火针（图1-2）。

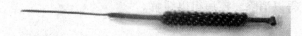

图1-2 细火针

中粗火针：直径0.8mm的火针。适用范围较广泛，除面部腧穴及肌肉菲薄的部位外，其他部位包括四肢、躯干、所有压痛点和病灶周围均可应用（图1-3）。

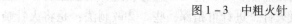

图1-3 中粗火针

粗火针：直径1.1mm或更粗的火针。主要用于针刺病灶部位，如窦道、痔漏、淋巴结核、痈疽、乳痈、臁疮、腱鞘囊肿、皮肤病变等（图1-4）。

图1-4 粗火针

平头火针：主要用于灼烙浅表组织。如胬肉攀睛、雀斑等。

多头火针：以三头火针多见。刺激面积较大，可免除普通火针反复点刺的繁琐。多用于面部扁平疣、皮肤斑点、黏膜溃疡等（图1-5）。

图1-5 三头火针

三棱火针：具有火针与三棱针的双重特点。主要用于外痔、高凸的疣、瘤等，有切割灼烙之功。

火针疗法除火针外，还需要酒精灯一具，以及酒精和消毒棉球等辅助用具。这些工具齐备后，方可以进行施术治疗。

（2）选穴：在腧穴的选择方面，我们强调应根据病人的具体病情，病灶部位，选择适当的经穴、痛点，或在病灶处直接针刺。

　　循经取穴是根据病人的临床症状表现，辨证归经，按经取穴，在经穴上施以火针，通过经络的调节作用，使疾病缓解。痛点取穴，即在病灶部位寻找最明显的压痛点，在痛点上施以火针，通过温热刺激，使经脉畅通，疼痛则止。《灵枢·经筋》中载："……治在燔针劫刺，以知为数，以痛为腧"。指的就是在疼痛的局部"阿是穴"进行针刺。此外，还有一种治疗方法即在病灶处或周围进行针刺。因病灶的形成多由于局部气血运行不畅，火针刺激可使循环改善，组织代谢增强，病灶得以消除，疾病得以缓解。

　　（3）施术

　　针刺方法　火针的针刺方法可分四种：点刺法、散刺法、密刺法和围刺法。其中点刺法适用于针刺穴位，而后三种方法适用于针刺病灶的部位。①点刺法：根据临床症状，辨证归经，在经络上选择一定的腧穴，施以火针；或在病灶部位寻找最明显的压痛点，在"阿是穴"上施以火针，这都属于点刺法。经穴刺法适用于内科疾病，使用的针具以细火针或中粗火针为宜，进针的深度较毫针浅。痛点刺法主要适用于肌肉、关节病变和各种神经痛。因压痛点是局部经气不通，气血阻滞的反映点，以火针刺激压痛点，可以使局部经脉畅通，气血运行，从而缓解疼痛。痛点刺法可选用中粗火针，进针可稍深一些。②散刺法：是将火针疏散地刺在病灶部位上的一种刺法。通过火针的温热作用温阳益气，改善局部气血运行，使经络畅通，从而达到缓解麻木，治疗瘙痒，定痉止痛的功效。散刺法的针距一般为1.5cm，多选用细火针，进针较浅。③密刺法：即用火针密集地刺激病灶局部的一种刺法。此法是借助火针的热力，改变局部气血的运行，促进病灶处的组织代谢，使疾病得到缓解。密刺法主要适用于增生、角化的皮肤病，如神经性皮炎等。针刺时的密集程度，取决于病变的轻重，一般间隔1cm，如病重可稍密，病轻则稍疏。如病损部位的皮肤厚而硬，针刺时可选用粗火针，反之则用中粗火针。针刺的深度以刚接触到正常组织为好，太浅太深都不适宜。④围刺法：是用火针围绕病灶周围针刺的一种针刺法。进针点多落在病灶与正常组织交界之处。在病灶周围施以火针可以温通经脉，改善局部气血循环，促进组织再生。其主要适用于皮科、外科疾患。围刺法所用的针具为中粗火针，每针间隔为1～1.5cm为宜。针刺的深浅视病灶深浅而定，病灶深针刺深，病灶浅则针刺浅。

　　以上是贺老临床上常用的几种火针刺法，在临床实践中，选择的刺法和针具恰当与否，直接影响临床疗效。所以在临床应用时，应根据病人的具体情况，适当选择。

　　行针方式　根据进针快慢分类，可分为快针法和慢针法。①快针法：即是进针后迅速出针，是一种最常用的火针刺法。一般整个过程只需要0.1秒。借助烧红的针体所带来的热力，激发经气、推动气血、温通经络。快出快入是火针的优势，具有省时、痛苦短暂的优点。火针疗法以快针为主，大部分情况不留针，进针后迅速出针。火针在进针前针体已烧红，热力已充足，刺入穴位或部位后，借热力激发经气，推动气血，温通经络，而火针的热力在短暂的时间内会渐渐消退，这时即使针体仍留在穴位内，已不能起到刺激作用。所以快针是火针疗法的主要运针方式。②慢针法：即是火针刺入腧穴或部位后，停留一段较短的时间，然后再出针。留针时间多在 1~5 分钟之间。在留针期间可行各种补泻手法。慢针法具有祛腐排脓，化瘀散结之功。主要适用于淋巴结核，肿瘤，囊肿等各种组织坏死和异常增生性的疾病。古人对留针的问题曾有记载，如《千金翼方》中记有，"大瘕块，当停针，转动须臾为佳。"在留针期间可使火针的热力慢慢消散，并通过补泻手法使邪气祛除，正气恢复。

具体操作 ①消毒：在选择的腧穴或部位上，先用2%碘酒消毒，后用75%的酒精棉球脱碘，以防感染。针刺破溃的病灶时，可直接用酒精或生理盐水消毒。②烧针：消毒后点燃酒精灯，左手将灯移近针刺的腧穴或部位，右手以握笔式持针，将针尖针体伸入外焰，根据针刺深度，决定针体烧红的长度。烧针是使用火针的关键步骤，《针灸大成·火针》中载："灯上烧，令通红，用方有功。若不红，不能去病，反损于人"。因此，在使用火针前必须将针烧红，针红则效力强，痛苦少，祛疾彻底，起效迅速。③进针：将针烧至通红时，迅速将针准确地刺入腧穴或部位，并敏捷地将针拔出，这一过程时间很短，要求术者全神贯注，动作熟练敏捷。如《内经》中所说："手如握虎，神无营于众物。"④针刺深浅与疗效也很有关系，《针灸大成·火针》中说：刺针"切忌太深，恐伤经络，太浅不能去病，惟消息取中耳"。火针针刺的深度要根据病人的病情、体质、年龄以及针刺部位的肌肉厚薄、血管深浅而定。一般四肢和腰腹稍深，胸背宜浅。⑤出针：火针进到一定深度迅速出针，然后用消毒干棉球揉按针孔，以使针孔闭合，防止出血或感染。如需排血或排脓，则应使血或脓出净后，用干棉球擦拭针孔即可。因为火针是经过加热烧红后刺入人体的，因此消毒很彻底，另一方面，火针能激发人体的防御功能，所以火针引起感染的可能性很小，针后不需要特殊处理。⑥留针：火针疗法以快针为主，大部分不留针。当火针用于祛瘤、化痰、散结时，则需要留针。留针的时间多在 1~5 分钟，如针刺淋巴结核，需留针 1~2 分钟；取远端穴位，火针治疗疼痛性疾病时，可留针 5 分钟。

2. 艾灸

（1）原料 艾灸，以艾为原料，经燃烧散热，给人体以温热刺激，通过经络腧穴的作用，达到防病治病作用的一种治疗方法。

艾为一种中药，属草本植物，艾叶气味芳香，易燃，被用作灸料，点燃后通过艾火的温热刺激能直达深部，经久不消，可灸治百病，强壮元阳，温通经络，驱风散寒，疏筋活络，回阳救逆，并能起到保健作用。《名医别录》中载："艾味苦，微温无毒、主灸百病"。

灸法也和针法一样，能使衰弱之体机能旺盛，使亢进之功能得到抑制。具备虚寒则补之，郁结则散之，有病则治之，无病则可延年益寿的作用，正因如此使之流传至今。

艾绒燃烧后的特性是其他物质不能代替的。若以普通的火热，则只会感觉表层灼痛，而无温煦散寒的作用。现代研究认为艾灸有温养细胞，促进循环，增加抗体，改变血液成分，调整组织器官功能的作用。因此可以认为艾灸对于调动一切内在积极因素，增进机体防卫抗病能力，具有十分重要的意义。

艾灸是用干燥的艾叶，捣制后除去杂质，即可成纯净细软的艾绒，晒干贮藏，再根据需要制成艾炷、艾卷或其他，然后运用于临床。

（2）种类和操作　艾灸可分艾炷灸、艾卷灸、温针灸、温灸器灸，艾炷灸又分为直接灸和间接灸，间接灸又分隔姜、隔蒜、隔盐、隔附子饼四种，艾卷灸又分为艾条灸、太乙神针、雷火神针。艾条灸又分为温和灸和雀啄灸。贺老临床多用隔姜灸、温和灸和温针灸，故本文主要讨论这三种灸法。

隔姜灸：隔姜灸属于间接灸法，是利用姜片做隔物，将艾炷和穴道隔开施灸的一种治疗方法。

艾炷的制作是将艾绒根据临床需要搓成蚕豆或黄豆大小上尖下平的小圆锥体，即可使用。生姜辛温无毒，具有升发宣散，调和营卫，祛寒发表，通经活络的作用。用鲜姜和艾结合起来施灸，有相得益彰之效。

隔姜灸的操作应注意几方面，姜片应切成直径大约 2～3cm，厚约 0.2～0.3cm 的薄片，中间以针刺数孔，以便热力传导。艾炷制作不易太大，否则热力太强，容易发泡，同时还应注意勿过紧或过松，过紧燃烧缓慢，过松则燃烧又太快，这样都达不到疗效。

治疗时一般选 2～3 个穴位，将姜片置于应灸的腧穴部位或患处，再将艾炷置于姜片上点燃施灸，当艾炷燃尽，再易炷施灸。灸完所规定的壮数，以使皮肤红润而不起泡为度。

温和灸：是一种常用的灸法，一般有药无药的艾卷均能使用，比较方便易行。施灸时将艾条的一端点燃，对准应灸的腧穴部位或患处，约距皮肤 2～3cm左右，进行熏烤，使患者有温热感而无灼痛为宜，一般每处灸 5～7 分钟，至皮肤红晕为度。如果觉得太热时，即可缓慢作上、下、左、右或回旋之移动，使温热连续刺激。对于局部知觉迟钝的患者，医者可将中、食指分开，置于施灸部位的两侧，这样可以通过医者手指的感觉来测知患者局部的受热程度，以便随时调节施灸的距离并防止烫伤。

温针：亦称温灸针、针柄灸或热针。最早记载始见于《伤寒论》。它是在针刺后，于针尾处点燃艾绒，加热针体的一种针刺法。通过艾火之温热，以达温通经络，疏通气血，用以治疗寒郁经络、痹阻气血之类的疾病，可起到针刺与艾灸的双重作用。明·王节斋云："近有为温针者，乃楚人之法。"此法现较喜用者为苏南及辽南地区。疗效较高、收效亦速。

根据腧穴所在部位不同选择其相应长短粗细的毫针，常规消毒后将针捻转刺入，根据疾病虚实情况不同，施以或补或泻的针法，得气后即停针不动。再以硬纸壳剪成如铜钱大，中间弄成一孔，套入针柄，或以香白芷作圆饼套上（可免艾火落于皮肤上致成烧烫伤），以附着于皮面上，继取艾绒捻如枣核大，包装于针柄上，随即点燃艾绒，待患者感到针处有温热感即可停止，然后将针捻转拔出。一般可燃烧 1 ~ 7 壮，如患者感觉迟钝，亦不可因不喊热而无止境的施灸，通常灸 6 ~ 7 壮即足。如不愈可隔日或隔 2 日再施术 1 次，连 7 ~ 10 次为 1 疗程，每疗程间可休息 1 周。

由于温针的热力是靠针柄上燃烧的艾借针身传热而达入穴内的，所以对风、寒、湿、痹等经络闭塞不通等病最为适用。如关节流走酸痛等风湿证、肌体麻木不仁、腹满肿胀、脚气病、肌体瘫痪痿痹等症均有良好的疗效。对一些慢性消化不良、慢性肠炎也有较好的疗效。

凡由邪热所致的疾病或不宜留针的疾病皆不宜行温针治疗。如高热性疾病、关节赤肿、疖肿、惊厥、抽搐、丹毒、重症精神病、高血压等均不宜用温针疗法。

（七）注意事项和禁忌

1. 火针的注意事项

施行火针疗法时应注意施术前、施术中和施术后等几方面问题。

（1）在施术前要向病人耐心解释火针不痛的道理和治疗效果，消除顾虑，以解除病人怀疑和恐惧心理，使病人有信心接受治疗。对于精神过于紧张、饥饿、劳累的患者不宜火针。另一方面在施术前，还应指导患者采取适当的体位，使针刺局部充分暴露，便于术者操作，如体位不当则会产生疼痛，影响治疗。故选择体位以耐久舒服，不使疲劳为宜。一般有五种体位：①仰卧位：适用于头面、胸腹及四肢前面的施术部位；②伏卧位：适用于项背腰及四肢背面的施术部位；③侧卧位：偏头、侧胸及人体侧面的施术部位；④仰靠坐位：适用于头面五官部位；⑤伏卧坐位：适用于项肩及腰以上的施术部位等等。

（2）针刺时注意面部、靠近重要脏器、大血管及肌肉薄弱的部位，应慎用针刺或应用浅刺，以免发生意外。火针疗法在操作时还应注意 3 个要点，即"红"、"准"、"快"，这是疗效好的关键，掌握这 3 点，也就掌握了火针疗法的技巧。所谓"红"是指乘针体烧至通红时，迅速刺入腧穴或部位。这样可使火针具有穿透力强、阻力小的特点，并能缩短进针时间，减少病人痛苦。另一方面针体通红时施术，刺激最强，疗效最好。所谓"准"指进针要准，因火针进针后不能再变动，如针刺不准确也不能再调整，因此要取得好的效果，进针时必须准确，一般在针刺前可在要针刺的部位做个"十"字标志，这样有助于准确进针。"快"指进针要快，动作快可使患者不受痛苦或少受痛苦。而要做到这点，平时必须练好基本功，主要是指力和腕力，如再加上全身的气力和气功，将这些力气共同运用于针端，则可做到进针准确，快速敏捷，而不会拖泥带水。另外还应注意烧针时火源应靠近施术部位。做到以上3点就可以保证治疗顺利完成。

除以上两方面外，在火针疗法中还要注意疗程问题，这与疗效也很有关系。一般来说病人每次就诊的间隔时间，可因病情的不同而有区别，如急性病，可连续每天行针，慢性病则需持久地治疗，可间隔2天、3天或1周，行针一般12次为1疗程，休息1~2周后可继续治疗，直到病愈。

另外，在行火针时，应根据病人病情的需要，配合一般针灸或艾灸，以加强治疗效果，缩短治疗时间。

2. 火针的禁忌

在行火针治疗时，应问清病人的既往史，如患有糖尿病的人，禁用火针，因其针孔不易愈合，易造成感染。

人体的有些部位，如大血管、内脏以及主要的器官处，禁用火针。

面部应用火针需慎重。古人认为面部禁用火针。如《针灸大成·火针》记载："人身诸处，皆可行火针，惟面上忌之"。又如《针灸聚英》上云："人身之处皆可行针，面上忌之"。因火针后，局部有可能遗留小疤痕，因此古人认为面部应禁用。但如我们在操作时选用细火针浅刺，则不但可以治疗疾病，而且不会出现疤痕，因此禁用火针在面部，不是绝对的。

在火针治疗期间应忌房事，忌食生冷食物。

火针治疗后还应禁止当天沐浴，以防针孔感染。

3. 灸法注意事项

（1）选穴 少而精。杨继洲说："虽取穴之多，亦无以济人；苟得其要，则虽会通之简，亦足以成功，惟在善灸者加之意焉耳"。可见，选穴要精要、准确，而不在于多。贺老在临床上往往只取一、二个腧穴，却能取得很好的疗效。

（2）配穴原则 治疗全身性或内脏疾病时一般为双侧取穴，治局部疾病或单一肢体的疾病，可单侧取穴。为了达到好的疗效，在治疗中，一般可根据病情配合针法。

（3）灸法的程度 《医宗金鉴》上说："皮不痛者毒浅，灸至知痛为止；皮痛者毒深，灸至不知痛为度"。又说："凡灸诸病，必火足气到，始能求愈。然头与四肢皮肉浅薄，若并灸之，恐肌骨气血难堪，必分日灸之，或隔日灸之，其炷宜小，壮数宜少"。《针学入门》上也说："针灸穴治大同，但头面诸阳之会，胸膈二火之地，不宜多灸，背腹阴虚有火者，亦不宜多灸，惟四肢穴最妙，凡上体及当骨处，针入浅而灸宜少，下肢及肉厚处，针可入深，灸多无害"。以上说明，在施灸时要根据病情轻重不同，部位的深浅不同，选用不同的方法，恰到好处，使疾病迅速治愈。贺老认为，灸法既是一种温热刺激，就必须达到一定的温热程度，绝不能草率，用艾烟熏烤，表热里不热，结果达不到治疗效果，所以临床必须认真对待。

（4）治疗程序　在治疗时如果上下前后都有配穴，应先灸阳经，后灸阴经，先灸上部，后灸下部，即先背部，后胸腹，先头身，后四肢。《千金方》上曾记载："凡灸当先阳后阴……先上后下"。

（5）灸法的疗程　急性病一般一天可灸 2～3 次；慢性病可隔日灸，10～30 次为一疗程。临床上可根据病人的具体情况，决定施灸的频率，以便取得最好的疗效。此外，还要告知病人，施灸法治疗要有耐心，灸同久，必须长期坚持下去，长期灸才能收效。

（6）隔姜灸要注意所使用的艾炷先小后大，壮数先少后多，逐渐增加，不可突然大剂量施灸，否则病人会感觉痛苦，不愿再行治疗。另外，隔姜灸在治疗后要避风寒，注意休息，这样有利于治疗。

温和灸在施灸时要注意，艾卷积灰过多时，要离开人体吹去后再灸，以免造成烫伤。病人的体位要舒适，这样才能坚持到治疗结束。同样治疗后要防止冷风直吹。施灸后患者觉温热舒畅，温热感直达深部，经久不消，停灸多时，尚有余温为宜。灸后要把火闷灭，以防复燃。此法容易操作，为便于治疗可让病人自行灸治。

（7）温针灸　向针尾装包艾绒时要捻紧，以防燃烧时艾绒的火星落下烫伤皮肤。若有艾火星下落，应旋即将之扑灭、用手弹去或用口吹于地下。

施术时，嘱告病人不要随便改变体位，以防燃烧的艾绒火星落于皮肤造成烫伤，或造成弯针等现象发生。

点燃艾绒应先从下端点起，可使热力直接向下传导和熏射，以加强疗效。

四、强通法

（一）"强通法"的概念

"强通法"就是放血疗法，即用三棱针或其他针具刺破人体一定部位的浅表血管，根据不同病情，放出适量血液，通过决血调气，通经活络以达治疗疾病的针刺方法。

强通法的典型方法是放血疗法，还包括拔罐、推拿等疗法。《灵枢·小针解》："菀陈则除之者，去血脉也。"即指以放血疗法祛除恶血，以达祛瘀滞、通经络的作用。此法犹如河道阻塞，水流受阻，今疏浚其道，强令复通，故曰强通。

其作用机制，一方面，通过祛瘀以通经，因瘀血是病理产物，又可成为致病因素，若瘀血阻滞经络，最好的方法莫过于刺破血络以泻血祛瘀。正如《素问·调经论篇》："刺留血奈何？歧伯曰：视其血络，刺出其血，无令恶血得入于经，以成其疾。"另一方面，若无瘀血，由于气血相关依存，在实证时，如《素问·阴阳应象大论篇》："血实宜决之。"通过决血以调气，起到疏通经络的作用。

（二）放血疗法的历史沿革

早在石器时代，就产生了放血疗法的萌芽——砭术。早期文献《五十二病方》中就有记载。砭石是最早的针灸用具。1972年，一枚战国时期的砭石被出土，其一端呈卵圆形可以用做按摩，另一端呈三棱型可以刺破皮肤排放脓血。很多资料都证明，砭石最初是用于破开痈肿、排放脓血的。《黄帝内经》一书使放血疗法初步形成了理论体系。书中对放血疗法从针具、方法到治病机制、适应症等方面都进行了论述。《灵枢·九针十二原》对针具的描述曰："四曰锋针，长一寸六分"；关于具体操作方法，经文中提及的"络刺"、"豹文刺"、"赞刺"都属放血疗法的范畴；关于放血疗法的机制，《灵枢·小针解》曰："菀陈则除之者，去血脉也。""泻热出血"。对放血疗法的适应症，本书更是进行了大量的论述。《素问·三部九候论篇》曰："经病者治其经，孙络病者治其孙络血……"《灵枢·厥病》曰："头痛甚，耳前后动脉涌有热，泻出其血。"《灵枢·官针》还指出放血疗法可以治疗痈肿等。《刺络论》还专门论述了放血方面的问题。总之，《内经》为放血疗法奠定了理论基础。

先秦名医扁鹊曾用放血疗法治疗"尸厥"。汉代医学家华佗创造性的把放血疗法用于"红丝疗"。相传华佗在曹操头部针刺出血，治好了曹操的"风眩病"。

晋唐时代，放血疗法有所发展，皇甫谧所著《针灸甲乙经》一书，专门列出了"奇邪血络"一篇。葛洪在《肘后方》中记载："疗急喉咽舌痛者，随病所左右，以刃锋截手大指后爪中，令出血即愈。"孙思邈用放血疗法治疗腰肿重痛，疔肿等症。王焘的《外台秘要》则记载了放血拔罐疗法。

宋元时期，放血疗法提高到一个新的水平，取得了突出成就，其应用范围更加广泛。宋代娄全善在《医学纲目》中记载一男子喉病，在太溪穴刺出黑血半盏而愈。金元时期，学术争鸣，放血疗法也取得了很大进展。张子和主张"祛邪"，将放血作为发汗方法之一。其《儒门事亲》虽是一部内科专著，其中也突出地提到放血的方法。他对某些外科病的治疗，放血量很大，疗效显著。李东垣虽善用温补脾肾之法，对于一些实热症，也常放血治疗。朱丹溪的《丹溪治法心要》也记载了放血疗法治疗霍乱、喉风等。

明清时期，放血疗法又有所进展。高武在《针灸聚英》中介绍了很多放血疗法的适应症。杨继洲的《针灸大成》则辑录了大量有关文献。明末清初，瘟疫蔓延，医家们将放血疗法用于瘟疫的治疗，取得了成功。

放血疗法历史悠久，随着各朝代的发展，放血疗法得到了广泛的应用。不仅在中国如此，在世界上，这种疗法也起源于很久以前，被很多国家和地区的人们所接受，甚至曾经成为流行的疗法。古代埃及的医生们经常采用"放血术"治病；中世纪阿拉伯的著作《医典》中也详尽地描述了放血法。虽然放血疗法已遍及世界，但是仍属中国的起源最早，体系最完善，应用最为广泛。

贺普仁教授20世纪60年代初将放血疗法应用于高血压、高热、白癜风、风湿性关节炎等的临床研究中，均取得了较好的疗效。对现代放血疗法的研究和应用具有启发作用。

（三）"强通法"的治病机制

放血疗法的治病机制可以从经络学说和气血学说两方面分析。

《灵枢·经脉》曰："经脉者，所以能决死生，处百病，调虚实，不可不通。"经络具有由里及表，通达内外，联络肢节的作用，经络联系了人体各脏腑组织器官，并将气血运达全身，以保证人体正常生理活动。如经络不通可致脏腑失和，阴阳失衡，从而引发各种病证。如外邪侵袭，由表入里，通过经络内传脏腑，也可引发病证。《素问·缪刺论篇》曰："夫邪之客于形也，必先舍于皮毛，留而不去，入舍于经脉，内连五脏，散于肠胃"。

络脉是经脉分出的斜行支脉，大多分布于体表，从络脉分出的细小络脉为"孙络"，分布于皮肤表面的络脉为"浮络"。别络、孙络、浮络，从大到小网罗全身，具有加强十二经表里两经之间的联系和由体内向体表灌渗气血以濡养全身的作用。《素问·皮部论篇》曰："百病之始生也，必生于皮毛……邪客于皮则腠理开，开则邪入客于络脉，络脉满则注入经脉，经脉满则入舍于脏腑也。"可见络脉同样也是外邪由皮毛内传脏腑及脏腑之间及脏腑与体表组织之间病变相互影响的途径。

气血是人体脏腑、经络等组织器官进行活动的最主要的物质基础。气为血之帅，可以生血、行血、摄血，而血为气之母，二者相互依存，相互制约，相互为用。气血的异常是人体发生病证的重要病机之一。当病邪侵袭人体或脏腑功能失调以致气血瘀滞时，络脉本身也会出现相应的瘀血现象，所谓"病在血络"。放血疗法正是以此理论为指导，形成了独特的理论体系。针对"病在血络"这一致病机制而直接于络脉施用放血疗法，既可使恶血外出，迅速祛除邪气，又可通过直接刺血而调气，气血调和，则经络通畅，脏腑平衡，从而治愈疾病。

现代医学研究发现，放血疗法可以调节人体多个系统，是通过很多途径而治疗疾病的。如放血疗法可改善血管弹性，扩张血管，改进微循环；对神经、肌肉的生理功能有良好调整作用，并可调动人体免疫机能，激发体内防御功能，还可以退热，并对消化、呼吸、内分泌等各方面均有良性调节功效。

（四）"强通法"的作用特点

放血疗法具有操作简单，副作用少，适应症广，取效快捷等特点。此种方法无特殊设备要求，紧急情况下，即使普通缝衣针经消毒后也可作为工具使用。只要注意消毒，按要求操作，是比较安全的，且不像药物那样有副作用。各科疾病都可采用放血疗法治疗。目前，有报道的，放血疗法所治疗的疾病已达百余种，涉及范围很广。很多疾病采用放血疗法后，可收到立竿见影之效。

（五）"强通法"的功效及适应症

目前用放血疗法治疗的疾病已非常普遍。主要应用于清热、泻火、止痛、消肿、止麻、镇吐、止泻、救急危症等方面。

退热：气血相互依存，放血而出，邪气及过盛的阳气亦随之泻出，阴阳气血平衡，而热自消。

止痛：放血疗法直接迫血外出，使气血调和，经脉通畅，即"通则不痛"。故临床上很多痛症，如血管神经性疼痛、咽喉痛等，放血后，疼痛即可明显减轻或痛止。

解毒：《千金方》曰："蜂蛇等众毒虫所螫，以针刺螫上出血。"古人在很久以前即已了解放血疗法的解毒功效。放血不仅可使毒邪随血排出，还可抑制毒邪扩散，理气调血，使机体恢复正常。对红丝疔、毒邪壅盛的疮疡等均有满意的疗效。

泻火：火可由外感邪气而来，又可由内而生，如心火上炎、肝火亢盛、胆火横逆等。"火为热之极"；"气有余便是火"。火为阳邪，易耗气伤津，生风动血，易入血分而发为疮疡。放血后，火熄血畅气调，邪气得以平复，心、肝、胆等脏腑亦趋于平衡。对于外感之温热邪火以及心火亢盛的口舌生疮、神昏谵语、肝胆火旺引发的暴发火眼、头晕目眩等症，都宜用放血疗法。

止痒：痒症多与风邪有关。邪气多依附于风而侵犯人体。"治风先治血，血行风自灭"是治疗风邪的重要原则。放血后，血脉通畅则风邪无所存留，风祛则痒止。很多皮肤科疾病常用放血疗法治疗。

消肿："肿"大多由气血滞涩，经络瘀阻而成。"瘀血不去，新血不生"，依据"菀陈则除之"的治疗原则，使用放血疗法直接排除经络中瘀血，以使经络畅通无阻，肿自然可消。

除麻：麻木之症，多因气虚乏力，不能帅血达于肌肤。麻木以肢端最为常见，毫针针刺井穴或十宣穴，放出少量血液，血行则气通，气机得以鼓动而帅血液达于肢端，濡养肌肤而麻木自止。

镇吐：胃气上逆、外邪犯胃、饮食停滞、肝气犯胃等多种原因可造成呕吐。放血能泻热降逆，疏导气机，调节消化系统，从而使胃气平，呕吐止。

止泻：肠胃积滞化热和时疫疠气所造成的泄泻最宜放血治疗。放血泻热解毒，调畅气机，升清降浊而止泻。

救急：放血疗法有启闭醒脑、凉血开窍之效。凡卒倒、昏厥、狂痫等急症，放血为简便有效的救急措施。

总之，放血疗法具有开窍泻热、消肿止痛、调和气血、通经活络等多种作用，可以治疗各种实证、热症、瘀血、疼痛等。目前较常用于某些急症和慢性病，如晕厥、高热、中暑、中风闭证、急性咽喉肿痛、目赤红肿、疖痈初起、久痹、头痛、肢体末端麻木等症。

（六）"强通法"的操作方法

1. 针具

放血疗法依据不同的需要和条件选择不同的针具。临床上常用的针具有以下四种，辅助用具二种。

（1）三棱针　尖端呈三棱形，针尖锋利，针体较粗，古称"锋针"。一般用不锈钢制成，分大、中、小三号。是临床放血的主要针具之一。《针灸摘英集》曰："泻热出血，发泄痼疾宜此。"一般在需要放血量较多时使用。

（2）毫针　放血时一般用 1 寸针，在需要出血量较少时使用。小儿及虚性患者较为适宜。

（3）梅花针　即皮肤针、七星针，由 5～7 枚不锈钢针集成一束，或如莲蓬形固定在针柄的一端而成，是在古代镵针的基础上演变而成。适用于浅刺皮肤出血，具有刺激面广、刺激量均匀、使用方便等优点。

（4）火针　同毫针一样，由针尖、针身、针根、针柄、针尾组成。经烧灼后使用，分为粗、中、细三型。既需使用火针又需放血时最宜。

（5）火罐　可作为放血时的辅助用具。火罐有竹罐、陶罐、玻璃罐等。拔罐法是以罐为工具，利用燃烧排除罐内空气造成负压，使之吸附于一定部位，使其被拔部位充血、瘀血的治疗方法。刺络后拔罐可加强放血治疗的作用。玻璃罐较为常用。目前也有人使用真空罐。

（6）橡皮止血带　四肢、肘窝、腘窝等处放血时常作为辅助工具使用。将此带系在穴位的上端或下端，使静脉努起，然后刺血而出。

另外，注射针头、小手术刀片等也可作为放血用具。

2. 辨证和取穴

（1）辨证

整体辨证：首先要仔细观察患者的神色、形态，根据患者的体质状态，神气盛衰确定治疗方案。放血的部位、深浅、出血量的多少因具体情况而异。张景岳注解《素问》时指出："适肥瘦出血者，谓瘦者浅之，少出血；肥者深之，多出血也。"《素问·调经论篇》曰："神有余，则泻其小络之血，出血勿之深斥，无中其大经，神气乃平。神不足者，视其虚络，按其致之，刺而利之，无出其血，无泄其气，以通其经，神气乃平。"

其次，当详辨虚实寒热。辨证为实证、热证的，放血疗法最宜。《类经图翼》曰："凡肾与膀胱实而腰痛者，刺出血妙；虚则不宜刺，慎之。"但虚证、寒证并非放血疗法的绝对禁忌。《灵枢·癫狂》曰："短气、息短不属……去血络也。"此处所列的症状当属虚证。也有人认为出血可以养血。临床中，辨证为虚证、寒证时，选择放血疗法应谨慎，即使确实需要放血，也应轻手法，浅刺，少量出血即可。

再次，应知疾病的标本缓急。"急则治其标"，如昏迷、惊厥、高热等危急之症，先放血以醒脑开窍、泻热启闭，然后再根据不同病因具体治疗。不仅如此，放血疗法还可以防止病邪入里，阻断疾病的发展。《素问·离合真邪论篇》指出："此邪新客，溶溶未有定处也，难之则前，行之则止……刺出其血，其病立已。"

局部辨证：放血疗法直接作用于血络，血络不仅是治疗部位，也可作为诊断依据之一。通过观察脉络的形态以及血色，可辨明疾病的寒热属性以及病邪的深浅进退。《灵枢·经脉》曰："凡诊络脉，脉色青则寒且痛，赤则有热。胃中寒，手鱼之络多青点，胃中有热，鱼际络赤；其暴黑者，留久痹也；其有赤、有黑、有青者，寒热气也；其青短者，少气也。"《痧胀玉衡》曰："发晕之时，气血不流，放血亦无紫黑毒血流出，即有些须，亦不能多，略见紫黑血点而已，此痧毒入深，大凶之兆也。"一般说来，放血即出，色鲜红，质正常，表示病邪轻浅；血出较缓，色暗红，质黏稠，则邪盛；若放血则疾涌出，色黑紫，质黏稠，当属血热毒盛或瘀血阻络；若出血慢，血量少，质稀薄者，多属正气不足。察血络只能是协助手段之一，辨证仍需四诊入手，整体出发，全面分析。

（2）取穴

取穴原则：放血疗法的穴位选择也符合常规针灸处方的组成规律，即近部取穴、远部取穴和随证取穴。

近部取穴：每一个腧穴都能治疗所在部位的局部和邻近部位的病证。如《素问·刺疟篇》载："骭酸痛甚，按之不可，名曰胕髓病，以镵针针绝骨出血，立已。"绝骨即为近部取穴。

远部取穴：在病痛较远的部位取穴，可取所病脏腑本经腧穴，也可取表里经或相关经脉中的腧穴。如《灵枢·五邪》曰："邪在肾……腹胀腰痛，大便难，肩背颈项痛……取之涌泉、昆仑，视有血者尽取之。"

随症取穴：亦即辨证取穴。如外感发热，可取大椎、合谷、曲池放血退热，昏迷可取人中、十宣等放血醒神。

以上取穴三法，既可单独使用，也可配合使用。

取穴特点：放血疗法除按符合以上取穴原则的方法取穴治疗外，还常按病变部位取穴，二者又分别具有以下特点。

按腧穴取穴：首先，放血疗法选用特定穴较多，因井、荥、输、经、合、原、络、俞、募及八脉交会穴等等特定穴，具有特殊的治疗作用，故常作用首选。如"病在脏者，取之井"。《针灸大成》记载："凡初中风跌倒，卒暴昏沉，痰涎壅滞，不省人事，牙关紧闭，药水不下，急以三棱针刺手指十二井穴，当出恶血；又治一切暴死恶候，不省人事及绞肠痧，乃起死回生妙诀。"

放血疗法选用奇穴也较多。奇穴具有一定的穴名和明确的位置，但未列入十四经系统。这些奇穴对某些病证具有特殊的治疗作用。如耳尖、太阳放血治疗红眼病，四神聪放血治疗高血压等。

常规取穴外放血疗法还经常选用经验穴。如耳背血管放血治疗头痛、头晕；身柱、大椎放血治疗疟疾。

按部位取穴：取反应点。某些疾病的发生发展过程中，在经络循行的通路上或在某些穴位上，会有压痛，或类似丘疹样改变，这些就是反应点，有些反应点不明显，但经摩擦后可显示。丘疹样点可呈褐色、粉红、灰白、棕褐色，也可表现为结节或突起，或出现斑痕。这是体内脏腑之气在皮部的反应。因为十二皮部是十二经脉之气表现于体表的部位，也是络脉之气散布的所在。故在反应点放血，可以调节经脉之气，治疗脏腑病变。《针灸聚英》记载："偷针眼，视其背上有红点如疮，以针刺破即瘥。"易呈现反应点的疾病很多，如痔疮，反应在腰骶部或"八髎"；痤疮，反应在背部；急性腰扭伤，反应在上唇系带等。

取血管显露处。头面、舌下、腘窝都为静脉显露之处，有些穴位周围的静脉也比较明显。发生病变时，静脉的形态、颜色均可能发生变化，在该处放血，易于出血，奏效快捷。《灵枢·厥病》曰："厥头痛，头脉痛，……视其头动脉反盛者，刺尽出血。"《医林改错》曰："瘟毒流行……用针刺其胳膊肘里弯处血管，流紫黑血，毒随血出而愈。"

取病灶局部。《疮疡全书》中记载了治疗丹毒的方法："三棱针刺毒上二、三十针"，即直接在病灶处放血。疮疡、急性扭挫伤及多种皮肤病都适合此法治疗。

（3）刺法

速刺法：即点刺法。先在针刺部位揉捏推按，使其充血，然后右手持针迅速刺入皮下0.5~1分，立即出针，挤压针孔周围，使血液流出数滴即可，最后以消毒干棉球按压针孔。此法用于井穴、十宣穴及耳尖等末梢部位。面部穴位放血也多用速刺法，如印堂等皮肉浅薄部位可提捏进针，即左手拇示指将针刺部位的皮肤捏起，右手持针，从捏起的上端刺入，点刺即可。

缓刺法：适用于浅表静脉放血，如尺泽、委中等肘窝、腘窝部位放血最宜此法。操作时用橡皮止血带系在所刺部位的上端或下端，施术者右手拇示中三指持三棱针，对准穴位或静脉努起处，徐徐刺入0.5~1分深，然后将针缓缓退出，血即随针流出，停止放血时，将橡皮止血带解开，用消毒干棉球揉按针孔，血即可自止。

挑刺法：适用于胸部、腹部、背部、头面部穴位及肌肉浅薄的部位，如很多疾病发生时会在身体的不同部位显示出类似丘疹的反应点，挑刺这些反应点，即可治疗疾病。施术者左手按压施术部位的两侧，或夹起皮肤，使皮肤固定，右手持三棱针，将表皮挑破，使血或黏液流出，最后行无菌消毒。

散刺法：用三棱针在病灶周围上下左右点刺数针或几十针，然后用手轻轻挤压局部，使之出血。此法多用于痈肿、痹证及皮肤病等。

叩刺法：此法常用梅花针，将针具和皮肤消毒后，针尖对准叩刺部位，使用手腕之力，将针尖垂直叩打在皮肤上，并立即提起，反复进行。根据不同情况分别选用弱、中、强三种刺激强度，可使局部微量出血。神经性皮炎、顽癣等皮肤病，神经性疼痛及皮肤麻木等症均宜于此法治疗。

针罐法：多用于躯干及四肢近端等肌肉丰厚处，是一种针刺后加拔火罐的治疗方法。消毒后，先用三棱针或皮肤针针刺局部，然后在局部拔罐，5~10分钟后，待罐内吸出一定的血液时，起之。丹毒、扭伤、乳痈、白癜风、痤疮等疾病可采用此法治疗。

火针法：是一种火针和放血结合的疗法，具有双重功效。将火针烧热后刺入一定的部位，使血液流出。此法多用于治疗下肢静脉炎、下肢静脉曲张、血管瘤、疔毒等病证。

放血后如发现血色暗红，不予特殊压迫止血，令其瘀血流尽血色逐渐转为鲜红时出血自止；如放血后即发现血色鲜红，一般情况下，穴位点刺出血时，3~5滴即可，予以压迫止血。

（七）"强通法"的注意事项和禁忌

1. 注意事项

取穴准确：取穴准确与否，直接影响疗效。不应因是放血疗法就忽略其重要性。在取反应点时，应注意与毛囊炎、色素斑等鉴别。

消毒严格：操作时因针具直接刺入血管内，很容易引起感染，又因三棱针及火针等针具相对粗大，针孔不易闭合，所以针前针后部位都应严格消毒，预防感染。针具的消毒可采用蒸汽锅、煮沸或药物浸泡等方式。消毒针刺部位时应注意方向，从其中心向四周环行擦拭。施术者的手指也应应用75%酒精擦拭，操作时应尽量避免手指直接接触针体，如必须接触时，可采用酒精干棉球作间隔物，以保持针身无菌。放血后，如针孔较细小，针刺部位较少，可分别用消毒干棉球擦拭即可；如针刺部位密集，针孔较粗大，皮肤无其它破损时，应用75%酒精涂擦消毒，最后再以干棉球按压。

针具锋利：操作前应仔细检查针具，针尖、针刃锋利，方可治疗。皮肤针针尖必须平齐、无钩，针柄与针头连结处必须牢固，以防叩刺时滑动。若针具锈蚀、弯曲应弃之不用。若针尖不正、有钩、过钝时，都会给病人造成不必要的痛苦，影响治疗效果。因此，针具应随时检查，经常维修。

刺法娴熟：进针要快，持针要稳。操作时，应使全身力量贯注手臂，运于手腕，到达针尖，然后再针。应注意对指力和手法的锻炼，可在纸垫上练针，要熟练掌握后，才能做到心中有数，运用自如。

出血适量：临床上应根据十二经气血的多少、其运行情况以及患者病情的不同状态决定是否放血以及放血量的多少。《灵枢·官能》曰："用针之理，必知形气之所在，左右上下，阴阳表里，血气多少。"《素问·血气形志篇》曰："夫人之常数，太阳常多血少气，少阳常少血多气，阳明常多气多血，少阴常少血多气，厥阴常多血少气，太阴常多气少血。""多血"的三经为太阳、阳明、厥阴，故最宜放血。少血之经则不宜放血或应少量放血。诊治过程中，应结合具体情况，多方面综合考虑。一般情况下，穴位点刺出血时，3~5滴即可，如在静脉处放血，血色由深变浅时则可停止。

2. 禁忌

放血疗法属于强通法，不可妄施。从患者的选择，到操作手法、部位的选择等方面，都应格外注意。

（1）患者　阴血亏虚的患者应慎用此法，如重度贫血、低血压、有自发性出血倾向或扭伤后血不易止者等都不宜选用。大汗及水肿严重者亦禁用。孕妇及有习惯性流产患者，也不可冒然放血。大劳、大饥、大渴、大醉、大怒者，应使其在休息、进食或情绪稳定后再予治疗，以免发生意外。《灵枢·血络论》曰：

"脉气盛而血虚者，刺之则脱气，脱气则仆。"《灵枢·始终》指出："大惊大恐，必定其气乃治之；乘车来者，卧而休之，如食顷乃刺之；出行来者，坐而休之，如行十里顷乃刺之。"不仅毫针刺法如此，放血尤应注意。

（2）手法　针刺手法不宜过重，针刺深度应适宜，禁忌针刺过深，以免穿透血管壁，造成血液内溢，给患者增加痛苦。

（3）部位　在临近重要内脏的部位，切忌深刺。《素问·刺禁论篇》曰："脏有要害，不可不察。"如胸、胁、腰、背、项部等处，应注意进针角度和深度，否则可造成生命危险。因动脉和大静脉不易止血，故应禁止放血。大血管附近的穴位也应谨慎操作，防止误伤血管。《素问·刺禁论篇》载："刺臂太阴脉，出血多立死"；"刺郄中大脉，令人仆脱色"。如果不慎刺中动脉，应立即用消毒干棉球按压针孔，压迫止血。

前人曾罗列出 20 多个穴位禁针：脑户、囟会、神庭、玉枕、络却、承灵、颅息、角孙、承泣、神道、灵台、水分、神阙、会阴、横骨、膻中、气冲、箕门、承筋、手五里、三阳络、青灵等。孕妇的合谷、三阴交、石门以及腰骶部穴位等禁针。从现在看来，有些穴位并非绝对不可针刺，但在临床中还是应谨慎选择和操作，放血疗法尤为如此。

针灸心得

一、针灸心法

（一）针灸治痛

疼痛是人体接受体内外的刺激后而产生的一种感觉反应。中医理论认为"不通则痛"，气血运行障碍是各种致病因素导致的共同病理结果，是疼痛发生的病理基础。《素问·举痛论篇》中曰："寒气入经而稽迟，泣而不行，客于脉外则血少，客于脉中则气不通，故卒然而痛"。

中医对疼痛早有认识，在《内经》时期，就已对疼痛有了比较全面的认识，并且抓住了疼痛的病机在于气血运行障碍。对疼痛病因的认识偏重于寒邪，强调邪从外来，客于体内。到了明清时代，医家们对《内经》的片面性进行了一定的修正和补充，对疼痛的病因提出了外感六淫，内伤七情及跌打损伤皆可致痛，并且对疼痛病机以虚实为纲，结合阴阳、气血进行分析。喻嘉言在《医门法律》中认为痛有虚实，应从多方面的症状和体征来鉴别虚实。

1. 痛症的病因

（1）外感六淫　风邪伤人常可引起疼痛。如外感风邪除恶风、恶寒、鼻塞、流涕等症状外，常伴有头痛、项背强痛、骨节酸痛。《素问·骨空论篇》载有："风从外入，令人振寒汗出，头痛身重恶寒。"指出了风邪袭表可出现疼痛症状。寒邪是引起疼痛最常见的原因。如临床上常见的胃脘痛，大多是由寒邪直入中焦引起的胃肠气机阻滞而引起，当施艾灸、火针以温中散寒的治疗后，其痛缓解。再如，少腹痛引睾丸之疝气痛，也是由寒邪客于肝经之脉所致。《素问·举痛论篇》云："寒气客于脉外则脉寒，脉寒则缩蜷，缩蜷则脉细急，细急则外引小络，故卒然而痛。"暑邪有阴暑、阳暑之分，无论阴暑阳暑，都有疼痛的症状。如张介宾在《景岳全书》中说："阴暑者……病为发热，头痛，无汗，恶寒，身形拘急，肢体酸疼等症"。"阳暑者……病为头痛烦躁，肌体大热……。"湿邪亦是致痛的因素，如李东垣《脾胃论》云："如身有疼痛者，湿。"《素问·痹论篇》指出："风寒湿三气杂至，合而为痹也……湿气盛者为着痹。"燥邪伤人也可引起疼痛，如外感燥邪，除见口鼻干燥、咳嗽、少痰或无痰等症状外，还可有咽痛、头痛、胸痛等症状。火邪致痛也是极多见的，如外感热邪客于上焦，出现咽喉肿痛。

（2）内伤七情　《素问·举痛论篇》曰："怒则气上，喜则气缓，悲则气消，恐则气下……惊则气乱……思则气结。"异常的情绪变化导致气机紊乱和脏腑功能失调，引起疼痛的病理表现。如：喜笑不休可出现胸痛和上腹痛；大怒后常引起头胀痛、胸胁满痛；思虑日久可出现纳少、脘腹胀痛。

（3）不内外因　饮食致病因素：暴饮暴食，导致食滞中焦，可出现胃脘疼痛；过食生冷，寒伤中阳，可出现脘腹冷痛；饮食不洁，腐败食物聚于胃肠之中可致腹痛。

劳倦致病因素：主要指体劳、心劳、房劳的过度。过劳则气血精微消耗，导致虚性疼痛发生。

外伤虫咬：创伤、跌打损伤、持重努伤、烧伤及虫兽咬伤都直接作用于人体的肌肤或筋骨，造成损伤而引起疼痛。

2. 疼痛的病机

气血运行障碍是疼痛的变化基础。气血运行障碍为什么会引起疼痛呢？疼痛是一种感觉机能，按照中医理论，感觉属于神的活动，神由心所主，《灵枢·本神》云："所以任物者谓之心。"心主血脉，心与脉相通，当气血运行障碍发生时，心必然会有所感受，心感受到了这种病理变化，则有疼痛的证候产生。《素问·至真要大论》云："诸痛痒疮，皆属于心。"临床上在治疗疼痛时，往往辅以移神宁心通调血脉之法，可以提高治痛效果。

3. 对疼痛症状表现的认识

（1）疼痛的性质

酸痛：酸痛多发生于四肢、躯干，是一种痛不剧烈，而伴有痛处发酸，感觉无力的疼痛表现，多见于虚性病理变化。

重痛：重痛的特点是疼痛兼有沉重感，多出现在头部和四肢。重痛多由脾运失职、湿邪阻滞所致。

满痛和胀痛：这是一种兼有胀满感的疼痛，多见于胸、胁、腹等部位。主要责于气机受阻，是气机不畅而致痛。

绞痛：绞痛一般由寒邪内袭，或有形寒邪内停，如瘀血、痰浊所致。

纽痛：纽痛是一种与经筋有关的疼痛。

痞痛：即感觉心下有痞块堵塞作痛。此痛多由有形之邪停于心下胃脘之处，影响气机升降所致。

支痛：支痛是感觉似有物横撑其中的胀痛，多见于胁部。此种疼痛多责于肝胆疾患及胃部疾患。

切痛：切痛是指肠中病变之疼痛。其剧烈如刀切之状，故称为"切痛"。多发生于肠道，是肠中气机不通所致。

引痛：是指两个以上的部位互相牵引作痛。

跳痛：多见于痈肿疮疡成脓肿及肝阳上亢之征。

刺痛：多发生于瘀血出现的局部，痛处固定不移，伴有瘀血或缺血表现，如真心痛。

掣痛：病变多发生于筋脉。

（2）疼痛的时间：有卒痛、缓痛、时痛、乍痛、持续痛等。

（3）疼痛的范围：掎痛、偏痛、皆痛、尽痛、窜痛等。

4. 针灸治痛

针灸治痛的疗效好是众所周知的。针灸几乎可以治疗各种性质的疼痛，而且其治痛效应可达到"立竿见影"的程度。

针灸治痛可以通过三个途径来实现：

（1）病因的治疗　外邪引起的气血运行障碍　①外感风邪，客于肌表，致营卫不和，气血运行不利，通过针刺风池、曲池、合谷等穴，疏散风邪，从而使营卫调和，气血运行归于正常，消除疼痛。②寒邪内客，损伤阳气，使脉道蜷缩、拘急，气血凝滞，用灸法可以助阳散寒，舒缓筋脉，促进气血运行。③火热伤人，胁迫气血，使气血紊乱、壅塞脉道，通过施以放血疗法，可以起到疏泄阳热，改善气血运行障碍的作用而治痛。④湿邪内蕴，阻遏气机，脉道不畅，取中脘、天枢等穴，可以蠲除湿邪、通利脉道而治痛。⑤燥邪伤人，使脉道干涩，气血运行不利，通过针刺然谷、列缺等穴，可以养阴润燥，滑利脉道，使气血流畅，从而治痛。

对于内伤七情引起的气血运行障碍，针刺可以通过调和脏腑功能，补其不足，泻其有余，改善气血运行障碍，从而治痛。①针灸可以通过疏肝解郁，调理气机，而改善气血运行，治疗肝气郁结引起的胁肋疼痛。②针灸可以补益心气，温通心阳，增加心脉灌注功能而治疗心气不足，心阳闭阻所致的心胸痛。③针灸有温肾阳，填精髓，促进气血运行的功能，治疗肾阳不足，腰膝冷痛。④针灸可以健脾燥湿，通利脉道，改善气血运行障碍的状况，治疗脾湿不运，湿滞内阻所致的脘腹痛。⑤针刺可以通过益肺养阴，增强肺气的洒布以及宗气的推动功能，用以治疗胸膺痛。⑥针刺具有消食导滞，通调胃肠的功能，故可以对饮食不节，食积内停引起的气血运行障碍有改善作用，故而治痛。⑦针刺还有益气健脾，促进气血生化的作用，并可改善脾胃虚弱，营养不良引起的气血运行不利，故可治疗虚性疼痛。

综上所述，针刺可以通过消除病因，阻断病因对气血运行的干扰，起到治痛的作用。

（2）病机的治疗　《灵枢·刺节真邪》云："用针之类，在于调气"，可见针灸具有行气活血的作用。"通则不痛"，"通"即指气血运行流畅正常无阻滞现象。针灸可以行气行血，起到通的作用，故可以取得治痛的效果。当动力不足，气血运行无力时，针灸可以起到鼓舞气血运行加速的作用。当脉道不滑利，气血运行受阻时，针灸可以通调脉道，促进气血运行滑利。当气血瘀滞不行时，针灸可以活血化瘀，恢复气血运行。总之，针灸可以通过使气血达到"通"的状态，改善致痛的病理条件，而起到治痛的作用。

（3）痛症的治疗——针灸对疼痛的阻断作用　针刺穴位，可以作用于心，阻断和转移心对疼痛性病理变化的感知。针刺对疼痛反应的抑制，不单是缓解症状，它可以直接影响病理变化，帮助改善气血运行。将疼痛的病理过程引向良性循环。可见针刺可以通过"以移其神"，使"神归其室"来达到"住痛移疼"的目的。对于针刺治痛这个机制的探讨，提示在治疗痛证时，要注意配以宁心安神的经穴，对临床治疗颇有意义。

贺老在针灸治痛方面有独到之处，主要通过三个途径来实现：第一是病因治疗，这是贺老常用的临床思路之一，也是治本之法，寒证多用温通法——火针、艾灸，瘀血多用强通法——放血，气滞则用行气，从而使邪去脉通痛止。第二是病机治疗，疼痛的病机是不通，贺老灵活运用三通法使脉道通调，促进气血运行，使其达到"通"的状态，改善致痛的病理条件，起到治痛的作用。第三是对痛证的治疗，在针后较短时间内将病因和病理变化消除是不容易的，而取得的即刻效应只能是对痛觉反应的阻断，以达到"住痛移疼"的目的。

（二）针灸治则

1. 补虚泻实

《素问·通评虚实论篇》说："邪气盛则实，精气夺则虚。"《灵枢·九针十二原》："凡用针者，虚则实之，满则泄之，菀陈则除之，邪胜则虚之。"《灵枢·经脉》："盛则泻之，虚则补之，…不盛不虚，以经取之。"补虚，就是扶助正气；泻实，就是祛除邪气。在疾病过程中，正气不足则表现为虚证，治宜补法；邪气亢盛则表现为实证，治宜泻法。

这是针灸补虚泻实的基本原则。如果违反了这个原则，犯了虚虚实实之戒，就会造成"补泻反则病益笃"的不良后果。正确的运用这一原则，除正确地掌握针灸补泻的操作方法外，还要讲究经穴配伍，才能取得较好的疗效。

本经补泻　在一般情况下，凡属某一经络、脏腑的病变，而未涉及其他经络脏腑者，即可在该经取穴补泻之。这就是"不盛不虚，以经取之"的本经补泻法。

异经补泻　假使经络发生了彼虚此实，或彼实此虚的病理变化，那么，针灸处方就不局限于采用某一经的穴位。

2. 热疾寒留

《灵枢·经脉》："热则疾之，寒则留之，陷下则灸之。"《灵枢·九针十二原》："刺诸热者，如以手探汤，刺寒清者，如人不欲行。""热"是指邪热亢盛，或为外感风热引起的表热证；或为五脏六腑有热的里热证；或为气血壅盛于经络局部的局部热证。"疾"是快速的意思，即疾刺快出针。寒证应当用久留针的方法进行治疗，以激发其经气，使阳气来复，散其寒邪。并可酌加艾灸以扶正壮阳，温散寒邪。

3. 治神调气

《素问·宝命全形论篇》："凡刺之真，必先治神……经气已至，慎守勿失。"《灵枢·九针十二原》："粗守形，上守神。"神，泛指整个人体生命活动的表现，是人的精神意识，思维活动以及脏腑、气血、津液活动外在表现的高度概括。所谓治神，一是在针灸施治前后注重调治病人的精神状态；二是在针灸操作过程中，医者专一其神，意守神气；病人神情安定，意守感传。可见治神贯穿于针灸治病的全过程。

《灵枢·刺节真邪》："用针之类，在于调气。"针灸疗法所言之气，主要指经气。经气即经络之气，是经络系统的运动形式及其功能的总称。经气的虚实是脏腑经络功能盛衰的标志。针灸治病，十分注重调节经气的虚实，也就是发挥对脏腑、经络的调节作用。经气在针灸部法中的体现有得气、气行、气至病所等形式。而得气的快慢，气行的长短，气至病所的效应，常常又与病人的体质，对针刺的敏感度，取穴的准确性，针刺的方向、角度、深度、强度，补泻手法等因素密切相关。在这些众多的因素之中，医者的治神调气，病人的意守感传对诱发经气，加速气至、促进气行和气至病所起到决定的作用。

4. 标本缓急

《素问·阴阳应象大论篇》："治病必求于本。"《素问·标本病传论篇》："黄帝问曰：病有标本，刺有逆从，奈何？岐伯对曰：凡刺之方，必别阴阳，前后相应，逆从得施，标本相移，故曰有其在标而求之于标，有其在本而求之于本，有其在本而求之于标，有其在标而求之于本。故治有取标而得者，有取本而得者，有逆取而得者，有从取而得者。故知逆与从，正行无问，知标本者，万举万当，不知标本，是谓妄行。夫阴阳逆从标本之为道也，小而大，言一而知百病之害，少而多，浅而博，可以言一而知百也。以浅而知深，察近而知远，言标与本，易而勿及。治反为逆，治得为从。先病而后逆者治其本，先逆而后病者治其本，先寒而后生病者治其本，先病而后生寒者治其本，先热而后生病者治其本，先热而后生中满者治其标，先病而后泄者治其本，先泄而后生他病者治其本，必且调之，乃治其他病，先病而后生中满者治其标，先中满而后烦心者治其本。小大不利治其标，小大利治其本。病发而有余，本而标之，先治其本，后治其标。病发而不足，标而本之，先治其标，后治其本。谨察间甚，以意调之，间者并行，甚者独行。先小大不利而后生病者治其本。"

（1）治病求本　治病求本，就是要找出致病的根本原因来进行治疗。总的来说，病因有外感、内伤、体质、时代、环境等诸多因素。

（2）急则治标　一般情况下，治病求本是一个根本法则，但在紧急情况下，标病急于本病，如有及时处理，可能危及生命或影响本病的治疗，这时应按照"急则治标"的原则，先治标病，后治本病，治标是在紧急情况下的一种权宜之计，而治本才是治病的根本目的。急则治标缓解了病情，就给治本创造了更有利的条件，其目的仍是为了更好地治本。

（3）缓则治本　在一般病势不急的情况下，病在内者治其内，病在外者治其外，正气虚者固其本，邪气盛者祛其邪。治其病因，症状可解，治其先病，后病可除。

（4）标本兼治　临床上，当标本俱急，已不允许单独治标，或单独治本，必须标本兼顾，标本同治。

当标病与本病处于俱缓状态时，也可采用标本兼治法，单纯地扶正或祛邪都是片面的。

总之，审因施治是根本，辨证论治为纲领，此因为致病根本原因。

5. 三因制宜

（1）因时制宜——时间　因时制宜，是根据不同的气候与时间特点，来考虑制定适宜的治疗方法。四时气候的变化，对人体的生理功能、病理变化均可产生一定的影响。此外，在针灸临床上还应注意针刺的时机问题，才能取得好的效果。

"因时制宜"的具体运用还有典型的时间针法。时间针法是古代医家观察到自然界的日月、星辰、四时、时辰的变化与人体十二经脉气血的流注有密切的关系，因此而创立的按时间取穴治疗的子午流注针法和灵龟八法、飞腾八法。

（2）因地制宜——空间　因地制宜，是根据不同的地理环境特点，来制定适宜的治疗方法。由于不同的地理环境，不同的气候条件和生活习惯，人的生理活动和病理特点也不尽相同，所以治疗方法也不尽相同。

（3）因人制宜——体质　因人制宜，是根据人的年龄、性别、体质等不同特点，其生理机能及病理特点也不相同，应制定适宜的治疗方法。

（三）选穴思路

大凡临床疗效较好的医家都是灵活地运用腧穴，合理配穴，而不是受某穴治某病的局限而墨守成方，呆板地配穴。虽然前人对于腧穴的功能及临床应用积累了很多宝贵丰富的经验，但是如果我们不去研究腧穴的功能，不掌握腧穴的特性只是机械地照搬，死记某穴治某病，某病取某几个穴，孤立地认识疾病，就会使我们在临床上受到限制。特别是遇到复杂疑难病证往往会束手无策，即便是治疗也是取穴不清，治疗不明，病轻不知何因，病重不知何故。

贺老在临证治疗中，取穴方法非常灵活，一般以循经取穴为基础，但决不是简单的头痛医头，脚痛医脚，而是严格按照经络学说来辨证，分析疾病是属于哪一经或哪几经。

1. 循经取穴

在众多的穴位中，如何进行选穴是比较关键而又有一定难度的，贺老一般以循经取穴为基础。要做到这一点，首先必须按照经络学说来辨证，分析疾病是属于哪一经或哪几经。清代的《琼瑶神书》中说："医人针灸，不知何经受病，妄行取穴"是针灸疗效不好的重要原因之一，因此针灸选穴的一个重要依据就是要按受病部位来分析病位在何经。对此早在《标幽赋》中就有"既论脏腑虚实，须向经寻"之说。明代张三锡在《经络考》序中也指出："脏腑阴阳，各有其经，……明其部以定经，循其流以寻源，舍此而欲知病之所在，犹适燕而北行，岂不愈劳愈远哉。"这实际也是强调针灸治病必须按病变部位来分析，才能顺藤摸瓜，选出正确的穴位，真正做到"有的放矢"，这是循经取穴的基本原则。

2. 随症选穴

针对某一主要症状取穴称之为随症选穴。关于随症选穴有两方面的含义：一是根据疾病的病因病机来选取穴位，既要考虑病所与经络的联系，又要根据经络、脏腑的理论酌情选用治疗病因的穴位，此时的选穴就要注重辨证取穴与辨经取穴相结合。二是根据疾病过程中出现的症状来选取穴位。实际上针灸史上比较有代表性的对症取穴大多见于特定穴中，其中五输穴最为突出，从贺老的治疗中可以看出，相当多的穴位属于特定穴的范畴，因此深入细致地研究特定穴的应用对提高针灸疗效是非常有意义的。

3. 性能选穴

补气：太渊、气海、百会、膻中；

补血：血海、膈俞、中脘、绝骨；

滋阴：三阴交、阴郄、太溪、照海；

壮阳：命门、关元、太溪、肾俞；

疏肝：丘墟、太冲、内关、期门、蠡沟；

健脾：太白、建里、章门、脾俞；

解表：合谷、外关、大椎、（五输）经穴；

祛风：风字穴位；

温里：荥穴、壮阳穴；

通行穴：支沟、手三里、天枢、曲池、三焦俞、条口、环跳、归来；

利水：太溪、四渎、三阴交、阴陵泉、水分、水沟、水道；

祛痰：络穴；

镇静安神：神字穴；

升举穴：百会、冲字穴，加补气穴；

活血祛瘀：郄穴，局部放血，补血穴；

醒脑开窍：人中、井穴、四神聪、会阴、百会、内关；

退热：大椎、膏肓俞、阴郄、劳宫、尺泽、耳尖放血、曲池、清冷渊；

治汗：合谷、复溜、阴郄、尺泽、气海、劳宫；

扶正祛邪：原络配穴。

4. 部位选穴

半身：听宫；

上半身：合谷；

下半身：太冲、环跳；

头顶：太冲、涌泉、合谷；

头两侧：足临泣、外关、中渚；

枕部：至阴、后溪、长强；

前额：解溪、丰隆、合谷；

面部：合谷、冲阳、气冲、条口；

眉棱骨：肝俞；

目：肝俞、臂臑、养老、光明、目窗、风池、行间；

鼻：通天、列缺、上星、孔最、肺俞、膻中；

口唇：脾俞、太白、丰隆；

牙齿：太溪、曲池、合谷、偏历；

舌头：通里、照海、风府、哑门、滑肉门；

耳朵：太溪、外关、悬钟；

颈项：列缺、支正、昆仑；

咽喉：通里、照海；

肩：条口；

肘：冲阳；

手：大椎、中脘；

脊柱：后溪、人中、大钟；

背：合谷、养老；

胸部：内关、足临泣、梁丘、太渊、孔最、大陵；

乳房：足临泣、梁丘、内关、肩井、少泽；

胃口：内庭；

胁部：丘墟透照海；

胁下：内关；

胃脘：足三里、梁丘、丰隆；

腹部：支沟、手三里、三阴交、足临泣；

少腹：蠡沟；

腰部：委中、太溪、合阳；

前阴：大敦、水泉；

后阴：承山、二白；

大腿：腰阳关、秩边、环跳；

腿部：风府、腰夹脊；

脚底：关元、气海、命门、肾俞；

脚趾：百会、中脘、章门；

腋窝：内关、蠡沟。

5. 病因选穴

举例如下：

外感：合谷、外关、大椎；

内伤：伤食——足三里、天枢；

外伤：局部放血、循经郄穴。

总之，选穴思路是多方面的，需要基础知识全面，才能灵活运用。还可以考虑时间（子午流注）、体质、辨证、经验、现代医学认识等来选穴，依据上述思路，按君臣佐使组合成处方，才能更好地为临床服务。

贺老认为，现在年轻中医在临床中存在的问题是穴位使用太多、不专，治疗的重点不突出，所以临床效果欠佳。另一方面重视文献不够，就如同木匠工具不齐全，是不可能做好手艺的。

他认为研究腧穴可以从五方面进行：①位置变异；②功能作用；③穴位的配伍；④针刺的深浅；⑤手法的不同。要取得好的疗效，就必须全面考虑这五方面问题。

（四）选法思路

1. 普通选法

外感——拔罐

瘀血——放血

里寒——艾灸

顽固疾患——火针

强壮者——针刺

2. 灵活运用三通法

针灸三通法即微通法、温通法、强通法，是贺老经过五十余年的理论探讨和临床实践相结合而提出的针灸学术思想。微通法是以毫针疗法为代表，温通法是以火针疗法为代表，强通法的典型方法是放血疗法。三通法较好地阐明了针灸的作用机制，"病多气滞、法用三通"的针灸学术思想是三通法的立论依据。

运用三通法于临床，确有理想的疗效。在临床上结合具体实际情况，确立三通法方案，有执简驭繁的妙处，即：

（1）微通——毫针——内伤　一般的内伤疾患，如脏腑功能失调、气滞等，即用毫针通调为主，虚则补之、实则泻之。

（2）温通——火针——顽疾　对于顽固性疾患，如骨质增生、中风后遗症、面瘫后期等，多加用火针疗法以温通之，其效果才能较为理想。火针也有强通的意思。对于阳虚外寒明显者，也可用艾灸或红外线照射以温通。

（3）强通——拔罐——外感　而对于外感类疾病，如感冒、痹证，或内虚易外感者，多用拔罐法以祛风邪等强通。对于瘀血明显者，如静脉曲张等，也用放血疗法以强通。

（五）用穴精粹

1. 经络

经络学说是祖国医学理论的重要组成部分，是针灸学和气功学的理论核心，是研究人体经络系统的循行分布、生理功能、病理变化及其与脏腑相互关系的一种学说。经络，是人体运行气血、联络脏腑、沟通内外、贯串上下的径路，是经脉和络脉的总称。

"经"，指经脉，有路径的含义，为直行的主干，较大。"络"，指络脉，有网络的含义，为经脉别出的分支，较小。经与络纵横交错，遍布全身。

经脉系统包括十二经脉及其附属的十二经别、十二经筋、十二皮部、奇经八脉；络脉系统包括十五络脉以及难以计数的浮络、孙络。

（1）经络的发生与形态　《灵枢·经脉》："人始生，先成精，精成而后脑髓生，骨为干，脉为营，筋为刚，肉为墙，皮肤坚而毛发长，谷入于胃，脉道以通，血气乃行。"说明经脉是根于先天，与生俱来，具有遗传性，其形成过程主要与脑髓关连，即由中枢神经系统为主导，并得到皮肤、血管、筋膜、肌肉、骨骼等的支持包绕所构成的立体框架的通道系统，它有独自的运行规律，具有调控血气运行的功能。现有人从发生学来探讨，认为经络是由胚胎时期的网络结构发育而来的，这一观点是符合《内经》载述的。包绕经脉的五体亦成了经络的附属成分，功能活动受到经脉的调控。

对经络的形态，《灵枢·经脉》："经脉十二者，伏行于分肉之间，深而不见……诸脉之浮而常见者，皆络脉也。"明确指出，经脉的形态是不能直接看见，其实质是深藏于分肉间隙之中，体表的经脉循行线只是经脉的示意图，而不是经脉的实体。从现代组织学看，"分肉之间"是在皮肤与肌肉和骨骼之间的筋膜间隙，它是具有多角、套管、复合、立体形的间隙多元疏松结缔组织，经脉的外周实质可能主要是根基于此中未分化的间充质细胞。至于所言的络脉可见，实质上是指可见的血管，络脉的机能通过血脉得到反应。

（2）经脉的循行与功能　经脉在四肢躯干有特定的循行线路，并且内连属于脏腑，是联络脏腑肢节，沟通上下内外的通路。《灵枢·海论》："夫十二经脉者，内属于腑脏，外络于肢节"。而络脉则纵横交错，网络全身，把人体所有的脏腑、器官、孔窍以及皮肉筋骨等组织连结成一个统一的有机体系。

经络具有运行气血，协调阴阳的作用，《灵枢·本脏》："经脉者，所以行血气而营阴阳，濡筋骨，利关节者也"。经脉运行气血的功能，《内经》已经明确分为营血与卫气相对的两大循环体系，并在性能、病理以及治疗方面，也都有彼此各异的认识。关于营气的运行，《灵枢·营气》："营气之道，内谷为宝，谷入于胃，乃传之肺，流溢于中，布散于外，精专者行于经隧，常营无已，终而复始，是谓天地之纪"。其运行与经脉流注次序是一致的，始于手太阴肺经，终于足厥阴肝经，环周不休。卫气的运行与营气不同，《灵枢·卫气》："故卫气之行，一日一夜五十周于身，昼日行于阳二十五周，夜行于阴二十五周，周于五脏"。明确指出，卫气循行不同营气那样，不分昼夜阴阳交错着循行，而是昼独行于阳、夜独行于阴的运行程序。

从现代看，营血运行是指血液循环系统，而经络显然并不是指血液循环系统，如《内经》中称"营气运行"、"经脉流注"、"经气"等并不兼有"血"字，二者早已区别对待，但二者似又有着密不可分的关连，经脉是统调了血液循环系统的功能。其实，营气循行是指营养物质的代谢进程，并不是指血液循行，但又通过血液循环来实现。经脉主导营气循行，是指经脉具有调控微循环灌流量，主持营养物质交换的功能，即营气流行于血管中，经络通过调控微循环来运行营血。如程序流注于肺时，则肺系的微循环开放。同理，卫气是指免疫防卫系统，而免疫是与淋巴系统相连结，经脉调控淋巴循环系统的功能兴许正是体现于卫气循行，且淋巴循环与卫气循行均没有环周的特性。

由上认为，经络运行营卫是与血液和淋巴两大系统密切关联，其实质又是全然有别的，经脉更是机体能量信息的循环通道体系，调控着生命现象，其重要性是不可替代的，正如《灵枢·经脉》："经脉者，所以能决死生，处百病，调虚实，不可不通。"

2. 奇经八脉

奇经八脉这一名称，是《难经》提出的，之前这部分内容只是散在于《内经》各篇。《难经》分为脉学、经络、脏腑、疾病、腧穴和针法六部分，其中第二十七难至二十九难论述了奇经八脉。《内经》中虽有关于奇经八脉的零散内容，但《难经》首次冠以"奇经八脉"这一名词，讲述了奇经的名称、数目和功能，指出奇经有别于十二正经，如无手、足经的区别；不直接与内在脏腑发生属络关系；除任、督二脉外，无自己的腧穴；无表里阴阳经脉的配合等。关于生理功能，《难经》指出："比于圣人图设沟渠，沟渠满溢，流于深湖，故圣人不能拘通也。而任脉隆盛，入于八脉，而不还周，故十二经亦不能拘之……"，将十二经比为沟渠，奇经为深湖，如降大雨，则沟渠满溢，水势妄行，即便是圣人也没有办法将它堵住，从而流入深湖，就好象络脉中的气血盈满外流，进入奇经，说明奇经的生理功能就是储藏十二经多余的气血，调节十二经的气血而不受十二经范围的限制，从而调节经络系统。书中不仅对奇经八脉的起止点和循行部位作了清晰的描述，还详细论述了其各自的病证。其病证的产生，与各经脉循行路线和生理功能有密切关系。明代李时珍在《奇经八脉考》中对其循行、主病和穴位进行了考证和总结，书中说："流溢之气，入于奇经，转相灌溉，内温脏腑，外濡腠理，奇经凡八脉，不拘制于十二正经，无表里配合，故谓之奇。盖正经犹夫沟渠，奇经犹夫湖泽。正经之脉隆盛，则溢于奇经"，说明奇经八脉可调节十二经脉气血，在经络学说中占有重要地位。

作为针灸科医生，以上的内容大部分已烂熟于心，临床中也是如此运用的，如临床中常取任脉的中脘、气海、关元等穴针刺或施灸，用于补气养血，对于虚损症候，可获得其它经脉的腧穴难以达到的治疗效果，这与《难经》提出的奇经八脉是"深湖"的理论吻合。当身体虚衰，经络脏腑气血不足时，奇经中还有一定的气血储备，而任脉的中脘、气海、关元等穴位是诸条经络的交会穴，且任脉能总任一身之阴经，有"阴脉之海"的称号，以补法在这些穴位上施治，自然效果显著。再如高热时，采用大椎穴放血疗法，体温可立时下降，这也可用"深湖"的论点来解释，因为奇经储藏十二经多余气血的功能特点，当其受到病邪侵犯后，易发生气血壅滞而肿胀发热，故可以使用针刺放血的方法，通过疏通气血经络而治疗疾病。通过对几条古籍经文的学习，更深地理解了奇经八脉之所以气血旺盛的原因，也为临床治疗找到了更多的理论依据，有豁然开朗之感。

《难经》云："督之为病，强脊而厥"，癫痫的表现即为"强脊而厥"，督脉的百会、大椎、长强等穴可用于治疗癫痫。八脉交会穴的运用非常广泛，后溪穴通于督脉，颈项强直、落枕等常取后溪治疗。如足临泣穴与带脉相通，带脉"起于季胁，回身一周"，临床常用于治疗胁肋疼痛。这些都是《难经》理论在临床的具体应用。"阴维为病，苦心痛"，通于阴维脉的内关穴，多用于治疗冠心病、心律失常等，现代医学研究已证明，内关穴可以改善心肌供血，调整心律，进一步验证了上千年前中医古籍的正确性。

任脉的"任"字有统帅、妊养之意，任脉统任一身之阴，是"阴脉之海"，"任主胞胎"，任脉可益气养阴，对女子诸生理功能有不可或缺的作用，《十四经发挥》称任脉为"妇人生养之本"。任脉共有 24 个穴位，有 14 个交会穴，2 个八会穴（气会、腑会），6 个募穴（膀胱募中极、小肠募关元、三焦募石门、胃经募中脘、心经募巨阙、心包募膻中），诸阳经亦会于任脉（阳跷、手太阳、手少阳、足阳明、督脉），因此任脉功用广泛，在治疗疾病和防病保健方面都有重要价值。

督脉的"督"字，有总督、督领含义，督脉总督一身之阳，与诸阳脉相连，是"阳脉之海"。督脉可疏通阳经经气，可培补真阳。阳气与人的衰老密切相关，"阳气者，若天与日，失其所，则折寿而不彰，故天运当以日光明"，宋代窦材《扁鹊心书》云："阳精若壮千年寿，阴气加强必毙伤"；"阳气未消终是死，阳精若在必定生"，可见阳气盛则人不易衰老。督脉循行于脊里，入络于脑，说明督脉与脑有密切关系。"脑为元神之府"，主宰人的神气活动，王冰曰："神安则寿延，神去则形弊，故不可不谨养也"，脑在人体生长发育衰老过程中起着决定性作用，督脉穴位可填髓益脑，宁神定志。所以从督脉壮阳和益脑两方面作用，可以得出督脉能够预防衰老、延缓衰老的结论。

针灸大师"金针"王乐亭是北京中医医院的老前辈，他常用"督脉十三针"治疗中风后遗症等顽疾，其组方是：百会、风府、大椎、陶道、身柱、神道、至阳、筋缩、脊中、悬枢、命门、腰阳关、长强。督脉十三针的功用为补阳益气，填髓健脑。镇刺督脉可振奋诸阳，以期阳长阴生，使偏瘫肢体恢复正常，并可改善整体机能。除治疗半身不遂外，还可治疗痿证、痹证、癫狂等症。

冲脉之"冲"字有冲要、要道之意，《素问·骨空论篇》："冲脉为病，逆气里急"，冲脉循腹部，上至胸部而散，冲脉经气逆乱可出现气急、胸腹痛、气上冲心、呃逆等症，此时常取公孙、内关、太冲等。冲为"血海"，冲脉失调可出现月经不调、不孕等症。

《难经·二十九难》："带之为病，腹满，腰溶溶如坐水中"，带脉的病证表现为腹部胀满，腰部弛缓无力，像坐在水中的感觉。《素问·痿论篇》云："故阳明虚，则宗筋纵，带脉不引，故足痿不用也"，可见下肢痿废不用也属带脉病证。带脉起于季胁，环绕一周，尚可治疗男女生殖系统疾患。

《难经·二十九难》："阴阳不能自相维，则怅然失志，溶溶不能自相持，阳维为病苦寒热，阴维为病苦心痛"；《素问·刺腰痛论篇》："阳维之脉令人腰痛，痛上怫然肿"。维脉的主病中易被人忽略的是情志病,心情失意不快,即"怅然失志"。阳维主病中有腰痛,这种腰痛伴有局部肿胀。

跷脉的"跷"字有足跟、矫健之意。男子多动,以阳跷为主,女子多静,以阴跷为主。卫气的运行主要通过阴阳跷脉而散布全身,卫气行于阳则阳跷盛,行于阴则阴跷盛。《难经·二十九难》:"阴跷为病,阳缓而阴急;阳跷为病,阴缓而阴急",说明跷脉主其循行部位的肌肉痉挛、疼痛等病证,如中风及其它原因出现的足内翻等。《灵枢·寒热论》:"阳气盛则瞋目,阴气盛则瞑目",阴跷主目闭而欲睡,阳跷主目张不欲睡,调节跷脉的盛衰,可治疗失眠、嗜睡。《千金方》言阳跷"卧惊,视如见鬼"、"百邪癫狂",张洁古云:"癫痫昼发灸阳跷,夜发灸阴跷",可见跷脉可治疗神志病,常用穴位为照海、申脉。

3. 腧穴

腧穴是人体脏腑、经络之气输注于体表的部位,为"脉气所发"、"神气游行出入"之处。"腧"与"输"通,有转输的含义,"穴"有孔隙的意思。腧穴在历代文献中又称"砭灸处"、"气穴"、"骨空"、"孔穴"、"腧穴"以及"穴位"等。

腧穴的发展经历了无定位定名阶段、定位定名阶段以及定位定名归经阶段。经穴的发展是随着医疗经验的累积而逐渐由少到多,不断整合而成,腧穴的归经是人们对穴位性能深化认识的结果,腧穴是形成经络理论的重要依据之一。《内经》时期经穴很少,往往只举经名而不及穴名,载有穴名者仅有160穴左右,到《针灸甲乙经》增至349穴,《铜人腧穴针灸图经》记载了354穴,《针灸资生经》、《针灸大成》为359穴,《医宗金鉴》360穴,清代李学川的《针灸逢源》将总数扩展到361穴,目前针灸应用的人体腧穴361个,即是以此为据。

经穴是经脉线上的反应点,与经脉一样伏于分肉之间,经络与腧穴是密不可分地连系在一起,经络以腧穴为据点,腧穴以经络为通路,经络的功能主要是由腧穴的反映来体现的。

人体的腧穴很多,大体上可归纳为十四经穴、奇穴、阿是穴。贺老认为腧穴应分3大类,一为人体腧穴,它又分为经穴,奇穴和阿是穴;二为气功腧穴,如丹田之类;三为武术上的腧穴,如点某些穴后人体就不动了。

腧穴中有特殊称号及有特殊作用的重要腧穴称为特定穴。特定穴是将十四经中占有特殊地位、特殊性质、又有独特治疗作用的腧穴,赋予有代表性的称号,究其实质,是腧穴的不同分类。它们除具有经穴的共同主治特点外,还有其特殊的性能和治疗作用。特定穴包括五输穴、原穴、络穴、俞穴、募穴、八会穴、郄穴、下合穴、八脉交会穴、交会穴。

(1)穴位的本质 《灵枢·九针十二原》:"节之交,三百六十五会,知其要者,一言而终,不知其要,则流散无穷。所言节者,神气之所游行出入者也,非皮肉筋骨也。"明确指出穴位是神气游行出入的部位，并不是指皮肤、肌肉等可视见、触摸到的有形物。现一般认为，"神"是中枢神经系统的机能表现，穴位似应是反映中枢神经系统功能——神经递质出入的部位，既言游行出入，自身是能感觉体验到的，这可能即是神经递质的释放降解过程或神经兴奋产生的电脉冲。鉴此，现教材将腧穴命名为脏腑、经络之气输注于体表的部位，似有妨于对穴位本质的认识。

（2）穴位的位置

穴位据于经线上　经典所载脉气所发三百六十余穴，均是分布于经脉循行线上，数目与位置都是一定的，与生俱来即如此。

穴位有一定的深度　《素问·刺要论篇》："病有浮沉，刺有浅深，各至其理，无过其道。过之则内伤，不及则生外壅，壅则邪从之。浅深不得，反为大贼，内动五脏，后生大病"。说明针刺浅深必须根据穴位的深浅来确定，否则有害无益，不同的穴位其浅深度是有区别的。

穴位处在分肉间　针刺取穴是遵循循经取穴的原则，由于经脉伏行分肉之间，所以《素问·调经论篇》主张"守经隧"、"取分肉间"的取穴方法，穴位是处于分肉之间的经脉上，其深浅即由分肉间隙来决定，穴位并不是皮肤表面的一个点。

（3）穴位是反应点、治疗点　《灵枢·九针十二原》："五脏有六府，六府有十二原，十二原出于四关，四关主治五脏。五脏有疾，当取之十二原，而原各有所出，明知其原，睹其应，而知五脏之害矣。"《灵枢·背腧》："五脏之腧，出于背者……欲得而验之，按其处，应在中而痛解，乃其腧也。"以上说明穴位是脏腑机能状态的反应点，当然亦是刺灸治疗部位。经脉连属于脏腑，穴位是经脉的据点，穴位与脏腑机能是息息相通的，外在的穴位可影响调节内在的脏腑。还有在经穴——脏腑相关方面，《内经》尤其强调原穴的重要性，由此必须重视对原穴的探究。

（4）穴位的定位　贺老取申脉、照海等穴与教材有异，并说悬钟应在腓骨前缘等。就此问题，贺老说：这个问题实际上比较复杂，穴位可以说遍布全身，其定位不能照本宣科的套用，有确定性的一面，也有不确定的因素。

贺老认为穴位的确定性是指：①按骨度分寸取穴。②穴位处在分肉之间、骨缝之间、溪谷之间。③穴位处在凹陷处。④穴位常在脉动处。⑤穴位有一定的深度。而穴位的不确定因素包括：①男女差异。②人体体质差异，如高矮肥瘦。③体位的变化。④与练功、气功有关。

（5）穴名与功效　腧穴的名称均有一定的含义，《千金翼方》指出："凡诸孔穴，名不徒设，皆有深意。"它是历代医家以其所居部位和作用为基础，结合自然界和医学理论等，采用取类比象的方法而定的。这里试就依据穴位功效命名的腧穴作一小结。大致有如下穴位其功效与命名直接相关：

手太阴肺经：云门、侠白、孔最、少商；

手阳明大肠经：商阳、迎香；

足阳明胃经：下关、头维、不容、承满、水道、归来、气冲、条口、冲阳；

足太阴脾经：漏谷、血海、腹结、大横、腹哀、周荣；

手少阴心经：灵道、通里、神门、少冲；

手太阳小肠经：少泽、后溪、养老、支正、秉风、曲垣、听宫；

足太阳膀胱经：睛明、眉冲、承光、通天、天柱、风门、承扶、魄户、神堂、魂门、意舍、志室、飞扬；

足少阴肾经：然谷、太溪、交信；

手厥阴心包经：间使、内关、劳宫；

手少阳三焦经：液门、外关、四渎、消泺；

足少阳胆经：听会、本神、目窗、正营、风池、风市、中渎、光明；

足厥阴肝经：太冲、期门；

督脉：长强、命门、筋缩、灵台、神道、哑门、风府、上星、神庭；

任脉：关元、气海、神阙、水分、建里。

释义探讨举例如：关元——关住元气；交信——交换信息，可调经；养老——养生延老，可治老年性骨关节病、眼花；光明——带来光明；外关、内关——主外感、内伤；……不一而足，有待更全面深入的探讨。

（6）腧穴主治的普遍性　包括：①腧穴所在，主治所在，也就是通常所说的近部取穴；②经脉所过，主治所及，指的是以穴位的归经确定其主治的病证。

（7）腧穴主治的特殊性　包括：①特定腧穴特定主治，主要指特定穴的独特主治内容；②同一腧穴双向主治，即双向调节作用，如天枢又止泻又通便，足三里又解痉止痛又增强蠕动等等；③主治相同、疗效有别，这主要指很多穴位都有相同的作用，但其中必有疗效显著者，了解和掌握了以上内容才能正确配穴。

（8）腧穴的相对特异性　包括：①性能的相对特异性；②补泻后效应的相对特异性——双向调节作用；③配穴效应的相对特异性；④针灸处方治疗病证的相对特异性。

4. 特定穴

贺老针刺时选穴精专，甚至有时只取一个穴位治疗。他善用特定穴，对其发展源流和应用特点有深刻认识。特定穴包括五输穴、原络穴、俞募穴及下合穴、郄穴、八脉交会穴、交会穴及八会穴等，特定穴也经历了不断得以补充和完善的发展过程。

五输穴首见于《灵枢·九针十二原》："经脉十二，络脉十五，所出为井，所溜为荥，所注为俞，所行为经，所入为合，二十七气所行，皆在五输也"。

《灵枢·本输》则详细地分述了除手少阴心经外的所有经脉的五输穴的名称和具体位置："肺出于少商，少商者，手大指端内侧也，为井木；溜于鱼际，鱼际者，手鱼也，为荥……"，但此篇中只记载了十一条经脉的五输穴，无手少阴心经的记述，原因是当时认为："少阴，心脉也。心者，五脏六腑之大主也，精神之所舍也，其脏坚固，邪弗能容也，……故诸邪之在于心者，皆在于心之包络，包络者，心主之脉，故独无腧焉"。晋代的皇甫谧突破常规，填补了手少阴心经的空白，补充了少冲、少府、神门、灵道、少海，使五输穴发展为六十六穴，完备了五输穴的内容。

由于五输穴在主治上的重要性，历代多有论述。《灵枢·邪气脏腑病形》云："荥俞治外经，合治内腑"。《灵枢·顺气一日分为四时》归纳为"病在藏者取之井；病变于色者取之荥；病时间时甚者取之输；病变于音者取之经；经满而血者，病在胃，及饮食不节者，取之于合"。《难经》对五输穴有全面发挥，在临床论述方面更具意义，《难经·六十八难》补充了五输穴的主治作用："井主心下满，荥主身热，俞主体重节痛，经主喘咳寒热，合主逆气而泄"。《难经·六十四难》认为阳为刚，阴为柔，阳经配阳干，阴经配阴干，阴阳相合，刚柔相济，将五输穴与五行相配，形成了本经五输穴子母补泻法、十二经五输穴子母补泻法、补南泻北法。何若愚所著《子午流注针经》也是通过应用五输穴发展而来，元代杜思敬所著《云岐子论经络迎随补泻法》中记载有"接经法"，是在《难经》基础上对五输穴的灵活应用。王好古更为具体地运用五输穴，在《此事难知》中有天元例、地元例、阴阳例等，如天元例是根据五脏的色、气、味、呼、液而配以五输穴治疗等。明代高武把五输穴的主治作用分别纳入十二经病证的治疗中。清代廖润鸿则将其主治作用与病机统一起来。

五输穴的分布和排列是标本根结理论的体现。《灵枢·根结》、《灵枢·卫气》两篇对此有详尽论述。"根"是指各经的远段部位，是阴经、阳经相互交接之处；"结"是指各经的近端部位，是多条经脉汇聚归结之所。人体四肢末端是阴阳之气相互接通转化处，阳气由四肢末端向内脏流注；阴气由内脏向四肢末端流注。五输穴的井、荥、俞、经、合起于肢体远端，以向心顺序排列，这就顺应了阳气由四肢末端流注于内脏的规律。经脉的"本"在四肢肘膝以下部位，"标"在头胸背，"标本"、"根结"反映了经络气血的流注情况，这给远端穴位主治的特异性和广泛性以理论上的说明。五输穴的排列还与卫气的运行、分布相当，《灵枢·邪客》："卫气者，出其悍气之慓疾，而先行于四肢末端分肉皮肤之间而不休者也"；《素问·阴阳应象大论篇》："阴阳发腠理"、"阴阳实四肢"，可见五输穴的所出、所溜、所注、所行、所入与卫气在四肢的运行有关。

原穴首见于《灵枢·九针十二原》，书中认为原穴"五脏之所以禀三百六十五节气味也"，并指出了五脏之原穴的名称。《灵枢·本输》补充了六腑原穴，确定了各原穴的位置。至《难经》增加了心经之原穴之兑骨（神门），并将原来的心经原穴大陵归心包之原穴。《类经图翼》将阴经的输穴并于原穴，即"以输为原"。关于原穴的治疗作用，《灵枢·九针十二原》"五脏之有疾，当取之十二原"，《难经》一书非常重视原穴对脏腑疾病的治疗作用，认为："三焦者，原气之别使，主通行三气，经历于五脏六腑。原者，三焦之尊号，故所止为原"。张洁古采用"拔原法"，即用原穴或补或泻，也是治疗脏腑疾病的一种方法。

络穴见于《灵枢·经脉》，十二经脉及任督二脉各有主络一条，加上脾之大络，共十五络，络穴沟通了表里二经，有"一络通二经"之说，十二络穴分布在四肢肘膝以下，任督及脾之大络分布于躯干部，后世络穴多宗此十五络之说。明代《类经图翼》则增加胃之大络虚里为十六络。

俞穴首见于《灵枢·背腧》篇，曰："五脏之俞，出于背者"，但仅载有五脏之背俞名称和位置，"皆挟脊相去三寸所"，与目前取法不同。《脉经》明确了与脏腑相对应的背俞穴，即肺俞、肾俞、肝俞、心俞、脾俞、大肠俞、膀胱俞、胆俞、小肠俞、胃俞十个俞穴，《针灸甲乙经》增加了三焦俞，《千金方》补充了厥阴俞而使背俞穴完备。

募穴首载于《素问·奇病论篇》言"胆虚气上逆而为之苦，治之与胆募俞"，具体名称与定位则未提及，至《脉经》才明确了五脏六腑之募穴的名称与定位，《针灸甲乙经》补充了三焦经募穴石门，后人又补充了心包募穴膻中，自此募穴周全。俞穴在背属阳，募穴在腹属阴，《难经，六十八难》中这样阐述俞募配穴："阴病行阳，阳病行阴，故令募在阴，俞在阳"，二者气相通应，常配伍应用。《针灸大成》中则运用了大量俞、募穴治疗脏腑疾病。

下合穴的名称主要是为了有别于五输穴之合穴，其理论依据见于《灵枢·本输》"六腑皆出于足之三阳，上合于手者也。"《灵枢·邪气脏腑病形》以"合治内府"的理论提出了六府之下合穴，至今仍为临床常用。

郄穴出于《针灸甲乙经》，书中记载了郄穴的名称和位置。郄穴表示各经经气深聚的部位，十二经脉及阴阳维、跷脉各有一郄穴，共十六郄，在治疗经脉与脏腑的急性病证方面表现突出。《玉龙经》、《外台秘要》、《针方六集》、《类经图翼》等书中都有很多郄穴治疗疾病的记载。

交会穴在《灵枢》中已出现，如"寒热"中这样记载关元穴："三结交者，阳明、太阴也，脐下三寸关元也"；《针灸甲乙经》中共有80多个交会穴，后世文献又稍有增加，至百余个，这些交会穴大多分布于头面躯干部，而四肢仅有三阴交、居髎、臂臑等几个，交会穴的理论扩大了腧穴主治范围。

八会穴的理论首次在《难经·四十五难》中提出："腑会太仓（中脘），脏会季胁（章门），筋会阳陵泉，髓会绝骨，血会膈俞，骨会大杼，脉会太渊，气会三焦外一筋直两乳内也（膻中）。热病在内者，取其气之会穴也"。它以脏腑筋骨气血髓脉等精气会聚而成，提出八会穴与其所属的八种脏腑组织的生理功能的密切关系，而当相关的组织出现疾病时，可用相应的腧穴来治疗。目前八会穴的治疗早已不局限于《难经》所言的热病范围了。

八脉交会穴始见于宋子华《流注八穴》，后被窦汉卿收入《针经指南》。《针灸甲乙经》中提及照海和申脉分别为阴跷、阳跷脉所生，窦氏则认为八脉交会穴是指奇经八脉与十二经脉气相通的八个腧穴，即公孙和内关、足临泣和外关、后溪和申脉、照海和列缺，书中列举了各穴的主证，认为"先刺主证之穴，随病左右上下所在取之，仍循扪导引，按法祛除"。由于八脉交会穴配伍精当，效果确切，临床应用非常广泛。窦汉卿除重视八脉交会穴外，也总结出其它特定穴的选穴方法，他认为"八脉始终连八会，本是纲纪；十二经络十二原，是为枢要。一日刺六十六穴之法，方见幽微；一时取十二经之原，始之要妙"。

现代研究认为，五输穴位于肢体远端，是动作最灵活、感觉最敏锐的部位，若受到同等量的刺激，五输穴比其它部位的穴位传入的冲动要强，对高级中枢大脑皮层的影响也大，神经调节就更广泛和活跃。从大脑皮层的投射关系来看，五输穴所在部位在大脑皮层投射区最大，刺激作用较强，能激发脑部分泌内啡肽，可调整体内的各种机能紊乱，抑制疼痛。

现代实验针灸学利用先进的仪器设备对经络实质、针灸作用特点、针灸对机体的调整等多方面进行研究，其中人体及动物模型的穴位选择中，以特定穴为多，而且在大量穴位与非穴位、特定穴与非特定穴的筛选、比较中，进一步证实了特定穴的特殊作用。如在脏腑有病时，其相应或相关经脉的井穴、原穴、郄穴、募穴或五输穴上出现皮肤电阻或导电量的变化，以此可以确定病位，判断病情轻重进退和疗效的好坏，从而指导临床治疗。古籍中只记载了原穴有此作用，现代研究则证实了很多特定穴都具有这种功能，如脾胃虚弱者的脾俞、胃俞、肝俞穴处出现松弛和凹陷，并且发现了穴位局部组织的病理变化和生物物理特性的变化。又如郄穴，有研究者发现，半数以上的慢性肝炎患者的肝经郄穴有病理反应，而健康人则无反应。对于部分特定穴的功能特异性，实验研究也作出了证实，如针刺绝骨后，红细胞生成增加，造血系统功能增强，正符合"髓会绝骨"理论。至于心包经络穴内关调整心率、胃经下合穴足三里改善胃肠运动等穴位特异性，早已耳熟能详，深植针灸工作者心中。

（六）针刺补泻

关于针刺手法，贺老认为要把据以下几个要领：①稳准轻快；②得气为度；③适当使用补泻。而针刺取得疗效主要要把握好刺激量、刺激度与刺激效应的关系。

尽管施术时是一针一穴地完成，而刺激效应则综合反应在临床实践中。机体的状态在施术前是稳定存在，根据八纲，其治疗原则是"虚则实之，满则泻之，宛陈则除之，邪盛则虚之"。腧穴外方基本是多个腧穴共组成，也就是说是若干腧穴总的刺激效应，使机体状态逐渐趋于六经调和。因而刺激形式不单纯地表现在一针一穴上，而且更要重视其全身的综合刺激效应。例如阴虚证，需滋阴，也应潜阳，以使阴阳平衡，对于全身来说应该是"补"，但对于某些穴位来说则不同，其中滋阴的腧穴应用"补"法，而潜阳的穴位则应用"泻"法，但对机体的刺激综合效应主要应该是滋阴。

另外，腧穴本身可变性很大，基本上都具双向性治疗作用。由于刺激形式的不同，使俞穴可表现为"补"，也可以表现为"泻"。这是很好理解的，因此我们称之为双向性治疗作用。例如，天枢穴在脾不健运，大便溏泻用"补"法，可以止泻。又如阳明燥结，大便干燥时用"泻"法，可以通便；关元既能治尿闭，又可治遗尿。还有，腧穴在配穴处方中还具有相对特异性，即同一穴位在不同的疾病中，不同症状里，可表现出不同的治疗作用，因而认为其治疗作用对于某一种疾病或某一临证是谓相对特异性，而由处方中腧穴与腧穴相互配伍后，构成综合的相对特异性。例如，我们在临床中多次体验到听宫穴就具有很明显的相对特异性。听宫穴可主治中风，肢体肿胀；也可以治疗多种情况的耳聋；还治疗失音，斜视等等。虽然上述情况在病因方面有内因、外因、不内外因，在病的性质方面有实证、虚证、热证、寒证，在病位方面有表证也有里证，但是听宫穴都表现出很好的治疗作用。因而可以认为穴位与药物不一样，它不是固定不变的性质，相反，穴位的性质可变性很强。总之，由于腧穴具有双向性治疗作用和相对特异性，这样使出现综合刺激效应有了必然性，又由于经络体系的互相影响，腧穴与腧穴之间的联系密不可分，这样又给引起综合刺激效应提供可能性。使得我们观察到的临床实践应该认为是综合刺激效应的结果。

从临床实践的角度看，综合刺激效应是每一针一穴的刺激效应的全面反映。因而我们在施术时，不能只见树木，不见森林，必须在全局观念，整体观念的指导下，重视一针一穴的刺激形式。针灸治病的作用机制是诸因素的综合体现。它包括患者的机体状态，患病的时间，选取的腧穴，针刺手法和医者的技术水平等因素。它是密切结合的一个高度复杂的治疗体系，是协调一致的连续过程，在某一个环节上出现误差，都会影响治疗效果。因此，效果的出现，反过来又调整上述诸因素。使治疗过程成为一个不断发展，不断改善的认识过程。

针刺采用不同的手法其目的是产生大小、快慢、久暂、多少等不同的刺激量，而刺激量是否恰当，影响着刺激效应。那么，正确的刺激量从何而来？在此之前，应首先明确什么是刺激量。所谓刺激量是在辨证施治、取穴准确的基础上，针刺时，能使机体产生一定反应，改善机体病理状态所需要的强度。既包括施术者刺法娴熟的程度，也包括患者的机体状态和敏感性、反应性。个体对刺激量的反应差别极为悬殊，同一针刺法，对某甲可能合适，但对某乙可能不足，而对某丙又嫌太过。因而正确的刺激量一定是从临床实践中来，从对具体的分析中来。主要有以下几个方面：

1. 临床症状的分析

临床上每一位病人都要按照四诊八纲进行辨证施治。根据病情久暂，气血的虚实，以明轻重缓急，确定扶正祛邪的方案，配选好适当的穴位处方。

凡新病证实者，以攻邪为主，用泻法，尽快挫败病势。因此，取穴相对要多，针具较粗大，手法相应要加强，以期邪去而正自安。若病延日久，正气已虚，而邪气不去酿成痼疾者，用补法。此时用针要稳，不能急于求成，少取穴，轻手法，步步为营转弱为强，得到满意的疗效。千万不可不顾一切轻举妄动，给病人造成不应有的痛苦。假若临床上有一中风闭证，应该以驱邪为主，相反见到脱症，就应该扶正为先。还有高血压患者大多数是上实下虚，就应该攻补兼施。配穴可以多些。但对肝经的腧穴手法宜轻，肝亢于上也应该用轻刺激，因为肝为将军之官，其性刚暴，体阴而用阳，主升，主动，如手法太重更能助其升动，而血压越高。只能用柔和手法，以缓其上升之势，血压亦随之而下降。

临床上还有一些病适合于泻法重刺激，如炎症、痉挛、抽搐、以及各种疼痛。反之，一些麻痹、麻木、肺痨、心脏病、消化不良、遗尿，以及一切机能衰退之症，则适合于补法轻刺激。

2. 年龄的大小

幼少青壮老是人类生命发展的自然规律，在其生存活动过程中，一般说，体质的发育是由小到大，由弱到强，然后由强到衰。思想活动也是由简单到复杂、由低级到高级。由于机体智慧的发育各个阶段不同，体质和胸襟都有差别。故所患之病，亦不完全一样。如儿童多患停食着凉外感病，同时必须注意儿童皮肉脆嫩，故刺激宜巧，多不留针。青年人以饮食所伤居多，其证多实，用泻法，刺激量宜大。壮年人以起居失宜独胜，其证多虚实夹杂，刺激量居中。老年人以七情所伤为主，其证多虚，用补法，刺激量宜轻。

3. 工作的性质

社会一刻不停地向前发展，社会的分工亦随之日益精细。不同性质的工作，即有不同性质的劳动与强度，四肢百骸，五脏六腑等所承担的任务，亦因工作性质的需要而各有差异。关于各行各业的人其临床症状，因人而异变化多端，对针刺总量所耐受程度也大不同。因此，在治疗时，应给予不同的对待，千万不可千篇一律。

一般来说，从事工农业生产之人，其皮坚肉厚，肢体粗壮，气盛血充，其病实证较多，虚证少见，故对这样的患者予针刺时，只有用泻法加大刺激量，才能起到立竿见影的效果。反之，则往往形如杯水车薪，轻描淡写，无济于事。而从事文教工作的脑力劳动者，其皮肉单薄肢柔体弱，所患之证，虚多实少。针治时用补法，刺激量宜小。反之，不但无益，反增其症。从事商业者，介于两者之间，宜中刺激，用平补平泻手法。《灵枢·根结》云"刺布衣者，深以留之，刺大人者，微以徐之"，也讲职业不同，对待不同。

4. 性别的关系

男女性别不同，生理上各有特点，所患之病亦不完全一致。妇女因受胎产经带的影响，体质多虚，男子一般较妇女健壮。在治疗时二者相比较，相对的刺激量男子用泻法宜重，妇女用补法宜轻。这些都是辨证论治的依据，针刺时不可忽略。但也不是绝对的，女子亦有用泻法之症，男子亦有补法之时。

5. 胖瘦的区别

同一种刺激量对不同胖瘦之人，可以产生完全不同的反应，临床上也不能忽视。例如：我们常说的"结核质"即瘦人，用补法，刺激量宜轻。而中风质类型的病人，用泻法，刺激量则宜大。

6. 季节及气候的影响

自然界的变化，对人的影响极大。在治疗时亦应循着时令节气的次序推移，按照客观进行诊治。例如：春夏之季，阳气上浮，针刺时宜轻而浅。秋冬之时，阴气下沉，人之气亦然，故针刺宜重而深。

7. 水土习惯

所谓水土习惯，是指某一地区的气候变化、地理环境、生活习惯等。宇宙之大，天涯海角都有人烟，但由于水土习惯各不相同，因而人们的体质发展亦不一样。《素问·异法方宜论篇》云："东方之域……鱼盐之地……其病皆为痈疡，其治宜砭石。"又云："南方者，天地之所长养（长养：谓南方法夏，气候水土，适应于"长养"万物）……其病挛痹，其治宜微针。"这段经文出自两千多年前的记载，但到现在仍有参考价值。这就告诉我们，在针刺治病时，必须因地制宜，不能机械的、一成不变的给予同等程度的刺激量，应当区别对待。一般的南方人体质多瘦弱，因而多用补法刺激量较小，北方人体质强壮，所以用泻法刺激量较大，特别是内蒙古一带。

8. 部位的不同

全身穴位不计其数，有的靠近脏腑和器官，由于所在部位的不同，它的知觉敏感与迟钝，亦有所不同。因此，在针刺时，必须根据部位的不同而给予不同的刺激量。一般的头面部，靠近脏腑器官以及四肢远端（腕踝以下）的穴位，应采用中等量的刺激。肌肉丰满的部位刺激量宜大。

以上这些属于一般规律，特殊情况仍应灵活掌握、适当处理。特别是在错综复杂的情况下，尤其是这样。

因此，针刺手法在临床应用中，不仅需要有熟练的手法技巧及一定水平的辨证配穴理论，还需要有比较丰富的临床经验，才能较好的应用针刺手法，使其达到提高疗效的目的。

（七）针刺手法

针灸疗效取决于选穴和手法，而手法是比较易被人忽视的。其实手法同样无比重要，运用得好，患者感觉舒适，病也好得快。《灵枢·九针十二原》云："言不可治者，未得其术也"，可见针刺手法的重要性。贺老重视针刺手法，对刺法和补泻手法的历史沿革很有研究，各种文献资料了然于胸，取其精华，去其糟粕，在临床实践中反复应用，在操作中得心应手，逐渐形成了自己的针刺风格。

《内经》总结了上古以来的针刺手法，内容丰富，为后世针法的发展奠定了基础。《灵枢·官针》记载了应不同病变的"九刺"、应十二经的"五刺"和应五脏的"五刺"，讲解了针刺的深度、留针、出针以及补泻手法、针刺禁忌等内容。在补泻手法方面，提出了"徐疾补泻"，"呼吸补泻"，"迎随补泻"，"开阖补泻"。《难经》继承《内经》的传统手法，又有所发展创新。如重视爪切，强调双手协作的重要性；善用迎随补泻，并说明不论补或泻，根本方法在于调气，调节阴阳气血。还提出了"虚者补其母，实者泻其子"的利用五行生克关系的补泻方法。

《琼瑶神书》著于宋代，贺老推崇此书，认为其作者刘党氏比任何一位针灸学家都重视和倡导针刺手法，是继《内经》之后，创造针刺手法的先驱，全书始终贯穿着多种多样的针法，是目前发现的手法名称最多的一本针灸书。当时针灸学仍笼罩在刚刚经历了的唐代"轻针重灸"的学术氛围下，因此显得尤为可贵。书中内容对后世影响颇深，载有"赤凤摇头""苍龙摆尾"等名。但其文字过于简单，无手法操作的详细说明，不容易理解。除讲究手法，本书还重视配穴，《琼瑶七星针》中的用穴很精准，"项强头疼痛不禁，指针须使后溪寻"、"两肋阳陵痛更悠，腰膝疼痛委中瘳"等用穴方法至今仍在指导临床。

针刺手法得到昌盛发展是在金元明时期。窦汉卿是较早应用"手法"二字来概括针刺操作手技的，提出"十四字手法"，他主张"补泻之法非呼吸而在手指"，提倡寒热补泻和手指补泻。《标幽赋》云："循扪弹努，留吸母而坚长；爪下伸提，疾呼子而嘘短。动退空歇，迎夺右而泻凉；推内而进搓，随济左而补暖"，这段经文是后世"一进三退"、"三进一退"法操作的渊源，简言之，由浅而深搓进针为补，由深而浅提退针为泻。

徐凤所著的《针灸大全》中收录了明初泉石心的《金针赋》，在窦汉卿的"十四字手法"基础上加以总结，也以十四字来概括，即爪、切、摇、退、动、进、循、摄、搓、弹、盘、扪、按、提。作者提出"治病八法"和"飞经走气四法"。治病八法包括烧山火、透天凉、阴中隐阳、阳中隐阴、子午捣臼、进气、龙虎交战、留气、抽添等手法。

贺老善用龙虎交战法，简言之，即左捻九而右捻六的操作手法。这里所谓的龙，是指补的作用，所谓虎，是指泻的作用。龙虎交战法，即是补泻交替施用的意思。操作时，以捻转补泻为主。手三阳、足三阴及任脉先捻针左转九数，行补法，称之为"龙"；继而捻针右转六数，行泻法，称之为"虎"。手三阴、足三阳与督脉施术，操作手法与上述相反，先右后左，如此龙补虎泻交替施用，故名龙虎交战法。此法的作用是通行营卫，疏调经气，目的是移疼住痛，止痛效果显著。

《金针赋》和《标幽赋》对针刺手法的发展做出了重要贡献。金元时代产生了子午流注按时取穴的时间针法，其中以何若愚为代表，著有《流注指微论》、《流注指微赋》，并创立了"按气通经法"，即令患者呼吸不同次数来配合不同经脉长短和循行的速度。他认为"针入贵速，既入徐进，出针贵缓，急则多伤"，这一进出针方法，仍应用于临床。其后杨继洲在《针灸大成》中收载了多家针法，集诸家之大成。

现代研究证明，不同的针刺对手法对血管运动、某些生化成分含量、对胃电、胃运动、皮肤电位等都有不同影响，如有人用自动博记法记录涌泉、足三里两穴的电位差，看到泻法较补法产生的电位差要快而大。从 20 世纪 60 年代起，就有学者用仪表测量针刺补泻前后人体温度的变化，大多数结果表明，施行补法后可使受试者体温升高，施行泻法后可使受试者体温下降。如有人以口腔温度为指标，观察到烧山火手法可使口温上升者占 70%，最高可升 0.5℃；透天凉手法可使口温下降者占 60%，最低可降 0.8℃。也有人观察到迎随补法可使针刺局部皮肤穴温上升 0.2~1.2℃，泻法则下降 0.1~0.5℃。徐疾补法可使局部皮肤穴温上升 0.4~3.5℃，泻法则下降 0.3~1.5℃。

提到针刺手法，就要关系到针感。针感为针刺得气时的感觉，包括受试者主观针感与施术者手下针感，主观针感为酸麻胀重等感觉，手下针感为沉紧感。对手下针感，《内经》有明确记载，《灵枢·邪气脏腑病形》："刺此者，必中气穴，无中肉节，中气穴则针游于巷，中肉节则皮肤痛。"指出针刺必须中穴位，并描述刺中穴位的手下感觉，因穴位处于分肉间隙，组织疏松，故有游于巷的指下针感。

关于循经感传，《灵枢·九针十二原》："为刺之要，气至而有效。效之信，若风之吹云，明乎若见苍天。"这是描述得气及产生循经感传、气至病所的效应，说明针刺得气与否是取得疗效的关键。而《素问·宝命全形篇》："静意视义，观适之变，是谓冥冥，莫知其形，见其乌乌，见其稷稷，从见其飞，不知其谁，伏如横弩，起如发机。"则更形象地描述了针刺气至及循经感传的情形。经脉能出现循经感传，是因为分肉之间是管状通道，而循感的"气"，过去由于时代原因"不知其谁"，现代通过仪器测试，已经证明经气是一种能量流，包括热能、各种频率的波谱等等，并且常人还存在着隐性循经感传现象。这也说明经脉是人体的第三循环系统——能量通道。

应该知道，针感与循感是相关连又是不同的，针感是针刺穴位产生的感觉，循感是得气后经气循沿经脉运行激发周围感受器所形成的感觉。

为了减少患者在治疗中的痛苦，贺教授创造了"贺氏飞针法"，在一、二秒内完成针灸治疗。此针法主要在用气，要求技术纯熟，对穴位的掌握、进针深浅，成竹在胸，且要有深厚的气功根底。

手法的第一感关键是进针的速度，患者都说贺老进针快，痛苦小，旁人看他进针，觉得有轻描淡写之感，毫不费力，却看不出门道。

进针快实际上是贺老的一大特色，且是长年累月历练出来的绝招。对于进针的速度要求，他常说："进针就象划火柴一样，没有速度，火柴是点不着的。进针如果没有速度，就不可能有好的感觉，并且会给病人增加痛苦"。他在进针时发力，聚精会神、手如握虎，看似轻描，实非淡写，快捷无比，非同寻常。

由于贺老武术、气功的功底深厚，针灸时腕力强，手指稳，手上有一股巧劲，进针顺畅无阻，力度恰到好处。手指上的气感强，气通过针的媒介作用直达穴位。

贺老扎针，可说是胸有真识，腕有真劲，手有真气，投之所向，无不如意。既灵活自如，轻妙绝伦，又蕴涵着一种实实在在、巧发奇中的力量，使针入肌肤时，轻而不浮，实而不拙。病人接受贺老的治疗，不仅疗效显著，而且可从此消除"怯针"的心理障碍。

针灸的针刺手法基本有两种：提插和捻转。提插法是由浅入深或由深出浅，捻转法为左右旋转。《千金方》中说："凡用针之法，以补泻为先"。使正气功能恢复为补，使邪气减弱，或使亢盛的功能下降为泻，针刺补泻效果是根据针刺时机体的状态决定的。要达到补泻的目的，进针以后，往往需要一定的手法，手法虽然形式不同，但对机体产生的都是一种效应，这种效应，通过对机体产生的治疗作用表现出来。临床中要选择适当的手法，注意针刺方法、刺激强度、持续时间等各方面，以达到最佳效应。

针刺治疗的过程也可以说是信息交流的过程。针刺者不能心浮气躁，应心静、气沉，《灵枢·官能》曰："语徐而安静，手巧而心审谛者可使行针艾"。具体操作时还要强调重"神"，即精神集中，全神贯注，做到心手相合、眼心相合。这里所谓的"神",可理解为一种信息,强调"守神"的目的是集中信息,传递给患者,充分发挥其调整作用以取效。针刺效果部分取决于施术者给予患者施加的信息量,施术者情绪饱满,认真细致,则易取得好的疗效。操作时应遵循《素问·宝命全形论篇》所言:"经气已至,慎守勿失,深浅在志,远近如一,手如握虎,神无营于众物"。

贺氏针灸手法犹如蜻蜓点水,进针无痛且针感犹如潮起,渐至隆盛至减弱。经过针治后病人皆有痛苦消失、轻松自如之感,痛苦小而疗效高。作为学生,只有时时揣摩、模仿、练习他的进针手势、用力技巧,才能逐渐掌握,而非一日之功就能一蹴而就的,必须要有正确的方法,勤学苦练,持之以恒。下面就介绍练针方法。

1. 练针先练指

针刺手法是针灸治疗学中重要组成部分。左手循按揉切腧穴,右手为刺手是针灸法中的重要手法。疗效好坏皆在于两手手法及功力。且主要功力又在于拇指、中指及示指,其运力在于指节,并借助腕臂之力、甚至运动全身之力于指端,才能使针体轻了无痛。所以必须先将拇、中、示三指练出一番好功力,方能在临床施术中获得良效。练此功夫宜两手同时练习,若单习一手三指,则不能随心所欲左右手同时进针。

指力努劲与针刺手法有密切之关系,不学针灸则已,欲学针灸必须练习手指努劲,仅就拇、中、示三指而言,其中拇、示指为主,中指为辅,只要把拇、示指功力练好,其功成矣。练指功有四步:

第一步,二指禅。贺老自幼练习八卦掌,在此基础上练习二指禅功,练习此法,首先站立于桌案之前站稳,吸气使气下沉入丹田,然后两手臂向前抬起伸直,随之弯腰向前,双手拇指指腹搭桌案边上,自觉丹田之气上贯两肩、臂、肘、腕乃至指端,初练时必觉甚为费力,不能耐久,此时可调换示指,按于桌案边上,如此交替习之,练习日久之后,则不觉其苦,至此可以增加练习时间,一般要循序渐进,不可急于求成。初练时每次5分钟,每日1~2次。根据习者的身体素质不同,以后每日练习时间可增至15分钟。大约100天后即可取得功效。入门后不可间断,仍需平日习之,大约习3年后大功成就。

第二步,顶指法。初练时空手习之,紧并中、示二指,屈成钩形,而以拇指屈置中示二指之间,使三指尖相顶,紧紧扣牢,虎口成圆形,猛力扣5分钟,每日有空即练,不限次数。

第三步,夹木锥。此法用2小木锥,夹于右手拇、示、中指肚之间紧捏之,木锥长约3寸,粗约1寸,根粗尖细,以花梨紫檀质地坚硬为佳。每日有暇则练,半年功可成矣。练习以上诸法不仅有助于提高针灸疗效,对强健身体也有裨益。

第四步，捻线法。练习捻线法不用任何工具，具体做法是，拇、示、中指肚紧贴，虎口呈三角形，三指肚相贴之处，以三指的第一节为限，指肚相贴之后，乃贯全臂之力于指，拇指徐徐向前捻若干次，然后拇指再向后捻转若干次，其捻转数前后相等。每日不限次数，有暇即练，非常便利。

2. 练针须练气

贺老针法是将针灸、气功熔为一体的方法。他常说："搞针灸不练气功，等于医生白费劲，病人白受苦。"针灸医生指功不可不练，而坐功又不可不行，初行功时，应谨守规矩，调息坐功时，正其心身，巍然竖直，胸硬腰挺，不可伛偻，左腿抱右腿，两手翻置于膝上，眼观鼻，鼻观心，徐事吐纳，由浅入深。先徐徐将胸中之浊气吐出，再吸入新鲜空气，初其微细，采天地之灵秀，取日月之精华，吐胸中之恶浊，纳自然界之清气。每吸一口全部由精神吸入，由胸中经过然后纳入丹田，丹田即气海，在脐之下小腹之上。初练时气随入随出，不能收留，坚持打坐终能存于丹田，气满而道成。针术者以有形的练习之功，加无形调息之气，用于针刺则能事半功倍。将武术气功运用于针灸学之中，更是中国针灸由始以来的一大亮点。据笔者分析，结合了气功与武术的针法之所以能更加快速明显地取效，就在于其较之一般针法更具振动荡击力，作用于人体的经络气血，更能迅速激发人体的自然潜能和免疫能力。"刺之要，气至而有效"，所以，加强我们针灸医师自身"内功"的修炼也显得尤为必要。

二、单穴用法心得

贺普仁老师在长期的临床实践中积累了丰富的经验，取得了显著的临床疗效，贺老重视研究穴位，在取穴配穴上有独到见解，形成了独特的风格。他用穴比较少，甚至只选用一个穴位进行治疗，而效果却很好。对于选用一个穴位进行治疗的方法贺老称之为单穴治疗，目前在针灸界也有人将此称为"独穴疗法"。

最早的针灸疗法多以单穴疗法为主，以后逐渐发展为多穴。《内经》中记载的针灸治疗疾病多以单穴疗法为主，大约有六十种左右的病证采用了单穴治疗，这是有文献记载以来最早的单穴疗法。随着近代自然科学的飞速发展，对腧穴的临床和实验研究日趋增多，更加拓宽了单穴疗法的运用范围。1989年、1992年分别召开全国第一届单穴临床经验交流会和首次国际单穴临床应用经验交流会，说明该法越来越受到国内外针灸界的重视。

贺老认为研究穴位既要注意普遍性，也不可忽视其穴位的相对特异性。分析单穴疗法的突出特点，其一是穴位单一；其二是操作方法有特色，如手法、针刺方向和角度以及患者的体位等等。临床实践证明，单穴疗法易被患者接受，减轻了患者对针刺的恐惧心理和痛苦，操作方便，更主要的还是疗效好，见效快。

除单穴外，贺老也常取"对穴"，即双穴治疗，各取二穴之所长，相互配合，相得益彰。当然，临床应以辨证论治为主要原则，大多数病例仅取单穴或对穴是不够的，取穴时应力求做到精、专、简、效，也不可过分拘泥于穴位的多寡。

贺老非常强调用穴在精不在多，只有明辨腧穴的功能才能少而精地选配穴位。腧穴配伍与汤药组方同样应该是严谨的，穴有各自之特长，方有合群之妙用。药物的组合成为方剂，腧穴的配伍同样成为精妙的处方。因此在临床用穴中必须以脏腑经络学说为基础，结合腧穴特性和临床实践来进行。下面简单介绍他在临床中常用的穴位。

（一）听宫

对于听宫穴，贺老多年来一直在进行深入的研究和观察。

听宫穴归经为手太阳经，其位居头侧部，《甲乙经》认为该穴还为"手足少阳，手太阳之会"。因此在临床上常用其治疗太阳经和少阳经的病变。治疗范围除耳疾以外，还有目疾、癫狂、失音等病证。《针灸大成》言其主"癫狂、眩仆、喑不能言"等。贺老不仅喜用听宫穴，而且更善用听宫穴，形成了独特的风格。在临床实践中，贺老曾用本穴治疗中风、肢体震颤、落枕、肢端肿胀、耳鸣耳聋、癫证等多种病证。

《内经》云："太阳主开"，"听宫此其输也"。凡外邪侵袭，多从太阳经始，调理太阳经可祛表邪，散风寒，治疗由于外受风寒所导致的颈项强直疼痛。太阳为开，开则肉节渎而暴病起，故暴病者取之太阳。如中风（中脏腑），其发生多由风、火、痰三者因素引起，病变涉及心、肝、脾、肾等脏腑，涉及到上、中、下三焦，主要病机为气血不通，经脉不畅。太阳主筋，太阳经气通达，则周身经脉得以充润。听宫穴可通行全身气血经脉，故可以治疗半身不遂，也可以配合列缺、条口、环跳等穴共同治疗，以增强通经活络之力。另外听宫穴具有益聪开窍，通经活络之功，从经脉流注上来看，太阳与少阴相交相贯，互为络属，故可调于前而治于后，调于阴而治于阳。

治疗耳聋、耳鸣时，可配合应用筑宾穴。筑宾为肾经穴位，为阴维郄穴，郄穴为经气汇聚之处，善于治疗突发病、急性病，肾开窍于耳，阴维主一身之阴，故筑宾有补肾益阴之效，对耳部疾患有很好疗效。

【验案举例】

病例一 王某某，男，53 岁。

主诉：左上肢活动不利 2 个月。现病史：2 个月前突然呕吐，腹泻，头痛，说话不清，左上肢肿胀不会动。既往有高血压病史。

望诊：舌体偏左，舌苔白，中间黄。切诊：脉沉弦。

辨证：阴虚阳亢，肝风内动。治法：滋阴潜阳，平肝熄风。取穴：听宫。

5 诊后左手肿胀消退，治疗 10 次后诸症减轻。

病例二 李某某，男，47 岁。

主诉：言语謇涩、肢体无力 10 天。现病史：10 天前下楼时突然左身失灵，说话不清，口眼㖞斜，伴呕吐 2 次。无大小便失禁。

望诊：舌苔白腻。切诊：脉沉细。

辨证：中气不足，风中于络。治法：补中益气，通经活络。取穴：听宫为主穴，配列缺、条口。

治疗 5 次后，说话清楚，精神好转，走路也较为平稳。

病例三 刘某某，男，40 岁。

主诉：右项背疼痛 7 天。现病史：于 10 月 15 日晨起时感到右侧肩项部疼痛不适，头颈不能转侧，食欲不佳，睡眠差，二便正常。

望诊：面黄，舌苔薄白，舌质淡。切诊：脉沉缓。

辨证：卫外不固，风寒阻络。治法：疏风定痛。取穴：听宫。

针 2 次后痊愈。

病例四 付某某，男，1 岁 10 个月。

主诉：耳聋 1 年。现病史：1 年前因感染细菌性疾患，注射庆大霉素之后，听力逐渐下降，以致两耳无所闻。伴有性情急躁。纳食可，眠安，二便调。

望诊：舌淡红，苔薄白。切诊：脉细数。

辨证：药物中毒，经脉闭塞。取穴：听宫、筑宾。刺法：毫针点刺，不留针。

1 诊后，听力有所改善；6 诊后，家长教他说话，能跟着学；9 诊后，听力基本恢复，对低微的声音也有反应。

（二）侠白

侠白为手太阴肺经穴位，位于肘上 5 寸，取名的原因是肺主白，穴侠于赤白肉筋分间。因肺主皮毛，白色应肺，故侠白有调理肺气、行气活血、养荣肌肤的作用。《寿世保元》云："治赤白汗斑"，贺老在临床上常用其治疗白癜风。

白癜风的临床表现为皮肤突发圆形白斑，并逐渐扩大，边缘肤色加深，中心可有褐色斑点。日晒后灼热发红，周身上下都可发病。常给病人造成心理压力。其病机主要为气机失和，气血凝滞。《圣济总录》曰："白癜风……，由肺热窒热，风热相并，传流荣卫，窒滞肌肉，久不消散故成此也。"

贺老治疗白癜风，常灸侠白，配合采用阿是穴火针点刺、背部放血拔罐和局部围刺。灸侠白采用艾卷温和灸，微热刺激穴位，每次半小时，增强行气活血之效。肺气调，气血荣，则斑可消。

【验案举例】

病例一 李某某，女，18 岁。

主诉：下颌生白斑1年。现病史：1年前，下颌处有一白色小斑，有1cm×1cm大小，不痛不痒，自涂白癜净。二、三次后起大水疱，泡起之处皮肤日后即成白色，后来又涂白灵丁，效果差，皮肤深层起水疱，现皮肤2cm×4cm大小的白色斑块，不痛。

望诊：舌质淡红，舌苔薄白。切诊：脉细。

辨证：气血不调，经络不通。治法：调和气血，疏通经络。取穴：局部围刺，灸侠白。刺法：隔日1次，每次10分钟。

经3个月治疗后，症状缓解，皮肤如常。

病例二 刘某某，女，18岁。

主诉：左腿出现白色斑块7年。现病史：7年前左腿发现白色斑块，有1cm×1cm大小，未见增大。去年双手腕、右下腹部、右肋、右脚踝等处均新增白斑，逐渐发展，最大5cm×7cm，性情急躁，睡眠尚可，饮食一般，二便可。

望诊：舌红边有齿痕，苔薄白。切诊：脉弦滑。

辨证：肝郁脾虚，气血不调。治法：健脾疏肝，活血通络。取穴：局部灸侠白以及背部痣点放血拔罐。刺法：背部痣点用三棱针点刺后拔罐放血。隔日治疗1次。

治疗10次后，白斑明显缩小，其中左手腕部的白斑已基本消失。

（三）臂臑

臂臑归属手阳明经，关于其主治病证在历代针灸医籍中有不少记载，如：头痛、瘰疬、肩臂痛不得举等等，但是惟独没有治疗眼目之疾的内容。贺老在临床实践中，将此穴作为治疗眼疾的常用穴，它能有效地消除患者畏光、红肿疼痛、视力减弱、辨色模糊、斜视、复视等症状，应用于结膜炎、近视、色弱、视神经萎缩等病，取得满意疗效。

《甲乙经》谓本穴为"手阳明络之会"，《针灸聚英》谓之"手足太阳、阳维之会"。阳明经多气多血，手阳明之络，脉入耳中与耳目所聚集之经脉（宗脉）会合，故本穴可以治疗多种眼疾。手足太阳经交会于睛明，阳维起于金门，沿足少阳循经上行，过臂臑后复沿手足少阳经上头，终于阳白。考臂臑乃手阳明、手足太阳、阳维之会穴，故用之可通阳泻热，疏通经气，促使气血流畅，眼目得养而清亮。

臂臑用于眼科疾病的治疗，临床观察及从文献记载中未发现副作用，而且臂臑治疗眼疾已经被越来越多的针灸同道所运用。在《中国针灸独穴疗法》中记载了臂臑治疗结膜炎、角膜炎、眼内异物等病。《中国针灸穴位通鉴》一书中说，臂臑主治"眼疾病……在臂臑穴分别向前上方，后下方直刺一寸，每个方向作适量的捻转，可治疗视物模糊、视力下降等眼疾患"。目前对这个穴位治疗眼疾的机制还需进一步研究探讨，但该穴治疗眼疾的疗效却是肯定的。

【验案举例】

张某某，男，7岁。

主诉：视力减退3年。现病史：5岁时在幼儿园体检时发现视力差，去同仁医院诊为"弱视"，测视力分别为4.3、4.5，配眼镜度数100多度，去年多次查视力下降为4.3，眼镜度数升至300多度。

望诊：舌淡、苔白。切诊：脉沉滑。

辨证：气血不足，目窍失养。治法：养血、明目。处方：肝俞、臂臑、养老，毫针刺。经治疗1个月后，视力已明显增长。

(四) 睛明

睛明穴位于目内眦，属足太阳膀胱经。为手足太阳、足阳明、阴跷、阳跷五脉之会。穴位所在，主治所及，故为治疗眼疾所常用，可用于治疗结膜炎、白内障、流泪症、麦粒肿等多种眼病。

实验研究表明，针刺睛明穴可改善眼周围的局部血液循环，提高视神经的兴奋性，调整视神经的功能。有研究者对此穴进行了解剖学分析，提出当针刺深度到19mm时，针尖可能刺伤筛前动、静脉，当针到32mm左右时，有可能刺伤筛后动、静脉，故建议睛明穴刺入深度不要超过15mm。也有临床报道可深刺达1.5~2寸的，关键在于针刺手法和角度。一般刺入1寸深，不行手法。

【验案举例】

病例一 马某某，女，80岁。

主诉：两目视物不清2年余。现病史：患者虽年高，但体质健壮。二年来，患者视力逐渐下降，视物不清，以致行路多有不便，影响日常生活。外院诊为"白内障"。纳可，眠安，二便调。

望诊：舌淡红，苔薄白。切诊：脉弦滑。

辨证：肝肾亏虚。治法：滋补肝肾，清睛明目。取穴：睛明。

针治6次后，视力停止下降，继续针治4次后，视力提高，行路正常，可操持家务。

病例二 杜某某，男，20岁。

主诉：视物模糊半年。现病史：半年来，无明显诱因出现视物模糊，如有纱蒙。经专科医院诊断为"视网膜炎"，治疗效果欠佳。纳可，夜寐不安，二便调。

望诊：舌淡红，苔薄白。切诊：脉弦细。

辨证：肝阴不足，目失所养。治法：养肝明目。取穴：肝俞、睛明。刺法：睛明不行手法，肝俞刺入0.5~1寸深，行补法。

每周治疗2~3次。随着治疗次数增加，视物逐渐清晰，治疗1个半月后，视力检查恢复正常。

（五）液门

液门为手少阳三焦经荥穴，可通调三焦之气，肺属上焦，肾为下焦，故此穴也可调畅肺肾气机，起到宣通气机、育阴升津润喉之效，因此常用于声音嘶哑、失音等症。

失音可因多种疾病引起。《景岳全书》云："声由气而发，肺病气夺，此气为声音之户也。肾藏精，精化气，阴虚则去气，此肾为声音之根也"，可见与肺、肾关系密切，正与液门穴性相符，故治疗失音常取之，还可配合应用水突、听宫等穴。针刺时以毫针刺入2寸深，向上方斜刺，使针感沿经向上传导为佳。

【验案举例】

病例一 齐某某，女，49岁。

主诉：言语不利40天。现病史：患者于40天前行甲状腺切除手术，术后出现言语不利，不能发音。纳食尚可，夜寐欠安，二便调畅。

望诊：舌淡红，苔薄白。切诊：脉滑。

辨证：经脉损伤，气血阻滞。治法：通调经脉，行气活血。取穴：水突、液门。针刺时，循经感传至咽喉。

第1次针刺起针时即可发音。共治疗5次痊愈。

病例二 乔某某，男，42岁。

主诉：声音嘶哑2周。现病史：2周前外感后出现声音嘶哑，说话语声低微，咽痒痛，口舌干燥，腰膝酸困。食欲尚可，眠安，二便调。

望诊：舌淡红，苔薄白。切诊：脉弦细。

辨证：外邪未尽，肾阴不足，津液失承。治法：祛邪滋阴，生津润喉。取穴：液门、听宫。

针刺后，声音清亮，口舌干燥缓解，共针4次而愈。

（六）伏兔

伏兔位于髂前上棘与髌底外侧端的连线上，髌底上6寸，位于大腿前面股四头肌处。《会元针灸学》云："伏兔者，伏是潜伏，大腿肉肥如兔，跪时肉起如兔之潜而不伏也，故名伏兔"。本穴归属足阳明胃经，为"足阳明脉气所发"，又为"脉络之会"，故具有强腰益肾，通经活络之用，正如《甲乙经》所说"寒疝，下至腹腠，膝腰痛如清水，大腹诸疝，按之至膝上，伏兔主之。"《医宗金鉴》言伏兔主："腿膝寒冷，脚气痛痹"。此外又因本穴归阳明经，阳明多气多血，故对血脉闭阻不通，经络运行受阻之半身不遂、痹证、痿证及下肢诸多症状均有较好的疗效。贺老常用之治疗下肢麻木、肌肉萎缩、坐骨神经痛、腰椎间盘突出等病证。

　　贺老运用本穴的特点是令患者采取跪姿进行针刺，只有取跪姿，才能充分体现伏兔穴的穴名、穴性特征。《针灸大成》云："膝上六寸起肉，正跪坐而取之"，其它如《类经图翼》、《医宗金鉴》、《十四经发挥》也有类似记载。采取这种特定的姿势后使股四头肌隆起，便于取穴和操作，利于准确定位和得气。关于这种体位的论述在《针灸大成》中有具体解释："动物中卧伏牢固者，莫过于兔。人当跪坐之时则腿足之气，冲至两膝以上，则两腿股直股肉绷急，推捏不动，犹兔之牢伏也"。如患者不能坚持此体位，可缩短留针时间。

　　针灸作为一种古老又具有显著特色的治疗手段，在临床上除了要注重选穴配穴以外，还要特别重视体位的选择、手法的运用以及针刺的角度和深度，这一点与现代医学的服药需注意时间、剂量以及禁忌是同样重要的，应该引起足够的重视。

　　【验案举例】

　　刘某某，女，35岁。

　　主诉：右腿疼痛1周。现病史：1周前无明显原因出现右腿痛，向足部窜痛，咳嗽、用力及变换姿势时疼痛加重，重则抬腿困难，行走吃力，伴有腰部酸困、无力、怕凉，纳可，二便调，夜寐安。在外院诊断为"腰部骨质增生"、"坐骨神经痛"，经服活血止痛类的中成药，未见明显效果。

　　望诊：舌暗红，苔薄白。切诊：脉沉细。

　　辨证：肾气不足，气血瘀滞。治法：补肾益气，行气活血。取穴：伏兔、肾俞。刺法：伏兔跪刺，留针20分钟。起针后，伏卧刺肾俞穴，并加艾盒灸。

　　起针后，自觉腰腿轻松。治疗5次，疼痛消失。

（七）养老

　　养老为手太阳经穴，又为郄穴，大凡阳经郄穴以治痛为显效。《类经图翼》云："疗腰重痛不可转侧，起坐艰难，及筋挛，脚痹不可屈伸"。太阳经贯通上下，达于四肢，与督脉、阳跷脉、阳维脉相交会，《素问厥论》："手太阳厥逆……项不可以顾，腰不可以仰……"。故对于肢体活动障碍甚为有效。养老为手太阳之郄穴，郄主急性疼痛之症。贺老单取养老治疗腰腿痛，结合一定的补泻手法，手到病除，立竿见影。养老也是治疗眼部疾患的重要腧穴。

　　【验案举例】

　　刘某某，女，42岁。

　　主诉：腰及右下肢放射性疼痛数月。现病史：患者自今年4月底开始出现腰及右下肢放射性疼痛，站立3分钟以上即出现腰及右下肢疼痛麻木，严重影响日常生活，到北医三院做腰CT示腰椎间盘突出症，建议其卧床休息，重时可予手术治疗。经休息近3个月，患者症状无任何缓解。来诊时由急救中心送到特需门诊。

贺老即取养老穴，用龙虎交战补泻手法，同时嘱患者活动腰部，行针过程中患者即感疼痛明显减轻，贺老嘱其继续活动腰部及右下肢，1个小时后，患者未发作疼痛，自己走出诊室。

（八）上廉

上廉位于肘下3寸，为手阳明经穴，阳明经多气多血，刺之可荣养气血、通经活络。贺老常以上廉为主穴治疗脱发，选穴少而精，取得了较好疗效。必要时配合中脘、足三里、阿是穴等以增强补养气血之功。

近年来，因脱发而就诊的患者越来越多。考虑与现代工作压力大，精神紧张致神经内分泌紊乱、营养代谢障碍有关，也有的继发于慢性疾病或妊娠后。可分为脂溢性脱发、广泛性脱发和斑秃三种。临床表现如下：斑秃起病突然、头发呈斑块状脱落，患处呈圆形或不规则形状，其范围、大小、数目均不相等。脂溢性脱发是由于皮脂腺分泌亢进引起头发营养不良，脱落稀疏。广泛性脱发一般无自觉不适，毛发普遍稀疏，多有家族倾向。

中医认为肾精亏虚，发失所养；或因病后、产后，心脾损伤，气血生化无源，加之劳累、情绪紧张，头发失于滋养所致。

贺老认为气血不足，气血失和，经气阻滞，不能上荣于发而致本病。治疗本病以补肾健脾、养血和血为治则。

【验案举例】

病例一 王某某，女，27岁。

主诉：毛发稀疏3年余。现病史：3年前觉头发开始脱落，逐渐头发越来越少，几见头皮，余无异常感觉，纳食、睡眠均好，二便正常。

望诊：头发稀少，苔白腻。切诊：脉沉细。

辨证：肾气不足，发失所养。治法：补肾益气，健脾养血。取穴：中脘、上廉、足三里。

经3次治疗后，停止脱发，洗发时仅掉少量头发。针12次，已有毛发新生。1年后随访，发长如初。

病例二 张某某，女，36岁。

主诉：头部脱发10年余。现病史：患者素日睡眠不佳，易做恶梦，精神紧张，每遇心中有事，则反复思考，夜眠更差。脱发处，小者如黄豆大小，大者如5分硬币，形状不规则，曾外用某生发精2瓶，未见效果。近半月来工作紧张，夜眠差，头顶和枕部各有一块脱发处，请求诊治。现纳可，二便调。

望诊：舌体胖大齿痕，苔薄白。切诊：脉细。查体：头顶脱发处约2分硬币大，枕部脱发处似黄豆大。

辨证：劳伤气血，血不养发。治法：调补气血，养血生发。取穴：上廉、阿是穴（头部脱发处）。刺法：以毫针刺上廉 1 寸深，密刺阿是穴。

患者针治 10 次长出细发。

病例三 王某某，女，40 岁。

主诉：右侧面瘫 8 年。在治疗过程中，患者诉有慢性脱发病史多年，每次梳头或洗头时即掉头发一大团，贺老在原有面瘫取穴的同时，加用上廉穴，约 5 次后，脱发明显减少。

（九）百会

百会属督脉，为督脉与手足三阳、足厥阴之交会穴，又名三阳五会。具有熄风潜阳，醒脑安神，散邪通督，益气升阳之效，临床常用于治疗头痛、眩晕、中风、失眠等证。因其可升提固摄，贺老常用之于脱肛的治疗。必要时，可配合应用长强穴，则效果更佳。操作时，可毫针刺，用补法，也可采用艾灸和火针治疗。

脱肛是指肛管、直肠、或直肠黏膜、乙状结肠脱出肛门之外，多见于老年、妇女和儿童。病始仅在大便时肛门坠胀，时有脱出，可自行回纳，继而则回纳无力，稍加压力如行走、咳嗽等即脱出。多因久病、体虚等原因，以致中气不足，气虚下陷，升举摄提无力而发病。治宜补中益气，升阳举陷。

【验案举例】

病例一 张某某，男，2 岁半。

主诉：肛门脱出 3 个月。现病史：3 个月来，因消化不良而经常腹泻，致使肛门脱出，不能回纳。

望诊：面白无华，舌淡，苔薄白。切诊：脉沉细。

治法：补阳益气。取穴：百会。刺法：毫针点刺，补法，不留针。

治疗 1 次后，肛门上收，但大便时仍下脱。共点刺百会 6 次后痊愈。

病例二 刘某某，男，26 岁。

主诉：脱肛 20 年。现病史：患者幼时身体健康，6 岁时患痢疾久泻不止，导致肛门脱出多方治疗未愈。工作后，脱肛渐渐加重，大便带血，用力后肛门脱出不能回纳，疼痛严重，不能下蹲。食欲一般，大便质、量正常，常带有鲜血。

望诊：面色黄，身体消瘦。舌苔白。切诊：脉细。

辨证：脾阳不振，中气下陷。治法：升阳举陷。取穴：百会，长强。刺法：以艾卷灸百会，每次 30 分钟，补法。中粗火针速刺长强。

治疗 4 次脱肛消失，至今未再复发。

（十）长强

长强位于尾骨尖端与肛门之中点凹陷处，为督脉之经穴、络穴、督脉与足少阴经之交会穴。关于其主治,《灵枢·经脉》云:"实则脊强,虚则头重,高摇之,挟脊之有过者,取之所别也";《备急千金要方》:"赤白下痢,五痔便血失屎,病寒冷脱肛,历年不愈";《胜玉歌》:主"痔疮、肠风"等。

摇头风多为气血阴阳亏损,血虚风动所致。督脉"上至风府,入脑上巅",又别走任脉,与足少阴经相交,可以调和阴阳、益阴熄风,长强为督脉所起之原,从而治疗摇头风。又因其解剖位置,可调整大肠功能,临床用以治疗脱肛、痔疮、腹泻等症。

【验案举例】

病例一 裴某某,女,56岁。

主诉:头部不自主摇动数年。现病史:数年前原因不清出现头部轻度摇动,不能自制,病情时轻时重,多在恼怒以及情绪波动时加重。曾在某医院神经内科诊断为"脑动脉硬化症"。近几个月加重,终日头摇不停,不能自制。曾服用平肝熄风类中药治疗无效,时常伴轻度头晕,稍有烦躁。一般情况良好,纳佳,二便正常。

望诊:舌质正常,舌苔白。切诊:脉弦滑。

辨证:肾阴不足,水不涵木,督脉失畅,虚风内动。治法:滋阴涵木,养阴熄风,通达督脉。取穴:长强。刺法:以4寸毫针沿尾骨端前缘刺入,行以捻转补法,不留针,得气即出。

初诊后患者感到头部摇动次数明显减少,精神集中时,自己可以控制发作程度。2诊后症状继续减轻,每天仅摇动2~3次,且摇动幅度明显减轻。继续治疗,取穴、刺法不变。5诊治疗后,头摇停止,临床告愈。

病例二 张某某,女,55岁。

主诉:便溏不爽数月。现病史:便溏不爽,每日大便数次,每次大便量少,又总有排不尽感。精神紧张时加重。食欲欠佳,小便正常。面黄无华,声息正常。

望诊:苔白,脉沉细。

辨证:操劳过度,脾肾阳虚。治法:补益阳气,以奏收摄之功效。取穴:长强。刺法:中粗火针,速刺法。

1次火针治疗后,便溏次数减少,排不尽感减轻;2次火针治疗后,便溏又有好转;3次火针治疗后,大便基本成型,日1次;4次后大便正常,带团到国外访问演出。

(十一) 中脘

中脘位于脐上4寸,为任脉与手太阳、少阳、足阳明经交会穴,胃之募穴,腑之会穴。

中脘能振奋阳气、温经散寒，除可以治疗胃脘痛等消化道疾患以外，还可以治疗很多其它疾病。因其鼓舞中焦之气，可以灌溉四旁，使四肢得以温煦，从而治疗四肢无力、肌肉萎缩等症。

冻疮常取中脘治疗。冻疮是由于受寒冷刺激，引起局部血管痉挛、瘀血所致。多发生于手足、耳鼻及面部等部位。初起疮伤表浅，为局部性红斑，自觉痒痛，遇热尤甚，继则皮肤肿胀、破溃，疮伤深重，甚至损及筋骨。冻疮多由体内阳虚生寒，与外寒相合而引发，故治疗重在振奋阳气，灸中脘穴温暖中焦，补益气血而荣养肌肤，故为冻疮所常用。以火针或灸法治疗。

任脉循行至头面，"上颐循面入目"，任脉总任一身之阴，可以燥湿化痰，中脘用于治疗痰湿头痛、前额头痛，穴简而力专。

【验案举例】

病例一 韩某某，男，30岁。

主诉：上下肢活动无力10余年。现病史：10余年前因受凉劳累后，发现双侧下肢不能活动，经输钾治疗后好转。此后经常发作，同时出现两上肢无力，软弱，经医院化验仍诊断为"低钾"，近来发作间隔时间越来越短，几乎每周发作1次，食眠尚可，二便正常。

望诊：舌质红，舌苔白腻。切诊：脉滑。

辨证：脾胃不足，经气不利，筋骨关节失于濡养。治法：健运中焦，通行气血以达于四肢。取穴：中脘。

经过2次治疗后，可以骑自行车，追访至今未复发。

病例二 林某某，男，40岁。

主诉：逢冬两手肿胀、裂口、疼痛、不能参加活动数年。现病史：逢冬季必犯，两手肿胀、裂口、疼痛、不能参加活动，需戴大棉手套休息，已连续数年之久。食欲不振，大便不调，小便正常。

望诊：面黄、舌苔白。切诊：脉沉细。

辨证：中阳不足，不能温煦四肢所致。治法：温中散寒，通经活络。刺法：取中脘，艾盒灸30分钟。

每周治疗2~3次，坚持灸治1个半月，两手冻疮愈合。次年嘱患者自购艾盒灸中脘，随访，冻疮未复发。

病例三 范某某，男，22岁。

主诉：冬季两手肿胀、裂口、疼痛数年。现病史：每逢冬季两手肿胀、裂口、疼痛，不能参加劳动，需要戴大棉手套，已连续数年。纳差，大便溏，小便正常。

望诊：面黄、舌苔白。切诊：脉沉细。

辨证：中阳不足，不能温煦四肢。治法：温中散寒，通经活络。取穴：中脘。刺法：中粗火针点刺。共治疗5次后痊愈，恢复工作。

病例四 许某某，男，45岁。

主诉：头痛数年。现病史：头痛多年，以前额为主。重时满头作痛，并有胀感，恶心。曾多方治疗，未见效。食欲可，大便干，小便黄，血压不高。

望诊：舌苔薄黄。切诊：脉弦数。

辨证：阳明蕴热，夹气上扰，气血阻滞。取穴：中脘。

1次显效，4次痊愈。

（十二）条口

条口穴属于足阳明胃经，阳明经多气多血，如其平调，内外得养，五脏皆安。针刺条口穴，能鼓舞脾胃中焦之气，令其透达四肢，驱除风寒湿邪，促使滞涩之经脉通畅，濡养筋骨，通利关节。

肩周炎又称"漏肩风"、"五十肩"，历来的治疗大多比较重视外邪，而贺老提出该病的病机首先是正气虚弱。结合《素问》中"背为胸中之府，背曲肩随，府将坏矣"的论述可以看出，如果失去正常的生理功能基础，则外邪才会乘虚而入。由表及里，阻滞经络气血的通畅，导致不通则痛的病理表现。采用条口穴治疗本病，效果满意，轻症、重症均适宜。轻者针到病除，短期可愈。重症可配合火针点刺，隔日或每日1次，10次为1个疗程，5~10个疗程可愈。

针刺时可深刺，条口直透承山。《医学举要》曰："若外邪为患，当从太阳经治……"。承山穴属足太阳经穴，透刺后，加强了去除外邪之力。

【验案举例】

病例一 王某某，女，50岁。

主诉：肩部疼痛数年。现病史：右肩部疼痛，抬举不便，逐渐加重，阴天疼痛更甚，背部畏寒，有沉重感，后项部僵硬，连及右侧头部及肘关节作痛，右手指板滞感，心烦，睡眠欠佳，食欲尚好，大便干，小便正常。

望诊：舌苔薄白。切诊：脉弦，沉取无力。

辨证：正气不足，风寒湿三邪侵入肌肤，阻于经络，流于关节，血气不通而致肩痛。治法：祛风寒，通经络。刺法：取患侧条口穴，深刺，不留针，平补平泻手法。

针1次后减轻，同法针7次后痊愈。

病例二 肖某某，女，47岁。

主诉：右肩部疼痛4个月。现病史：自述右肩臂疼痛已4个月之久，阴天及夜间疼痛加重，不能抬举，臂外展、后伸尤为困难。右手拇、食二指有时胀痛，伸屈尚可。曾在某医院针灸治疗，症状未显著减轻。食纳尚可，二便调。

望诊：舌尖红、苔白略腻。切诊：脉细弦。

辨证：体质素虚，卫外不固，感受风寒湿之邪，稽留经络、关节之中，阻滞气血运行，以致肩臂作痛，抬举困难。治法：先补后泻，在补正气的基础上，祛除风寒湿三邪，以达到通经活络，宣通气血之目的。取穴：条口、压痛点（阿是穴）。刺法：条口，深刺，不留针。压痛点（阿是穴）火针点刺。

针3次后症稍减轻，经几十次治疗，约3个月，终告痊愈。

病例三 麦某某，男，54岁，美国大使馆，2002年4月20日初诊。

主诉：左肩疼痛8个月。

现病史：初起因搬重物致左肩部拉伤，局部疼痛，后去滑雪时又局部拉伤，渐出现左肩部活动功能受限，疼痛渐加重，呈烧灼样疼痛。一个月前在美国华盛顿某医院做手术，术后症状无明显改善，仍疼痛，活动仍受限，向前平举幅度小于45°，后伸小于30°，故来就诊。纳眠可，二便调。

辨证：气滞血瘀。治法：行气活血。取穴：条口，缪刺右肩相应部位。并嘱患者活动患侧肩关节。

留针过程中患者即感疼痛减轻，活动范围明显增大。向前平举约70°，后伸约30°。

（十三）膏肓

膏肓属于足太阳膀胱经穴，善治诸虚百损。贺老常取膏肓治疗肩周炎之顽症。患者发病多在半年以上，症见：肩痛，沉重感，缠绵不愈，局部畏风怕凉，活动受限，不能高举，且多伴全身乏力、气短、食欲不振等。此时最宜取膏肓穴治疗。

在治疗肩周炎的病人中对一些比较顽固的情况贺老选用膏肓穴，沿着肩胛骨后缘下方向肩部斜刺，局部配合火针点刺。实际上该穴治疗肩周炎在针灸文献中的记载并不多，贺老主要是根据膏肓俞有治疗"诸虚百损"的道理，在刺法上加以改进，用于临床实践中取得了满意的效果。膏肓既能扶正，还能驱邪，因此对正虚感受外邪的肩周炎最为适宜。

刺膏肓时，用3寸28号毫针，进针前医生用手指揣摩，重按至局部有酸楚欣快之感，方可进针。刺时沿肩胛骨，向肩头部刺入2～3寸深，使肩周产生酸麻胀感。得气后行捻转补法，留针30分钟。隔2日1次，15天为1疗程，一般要治疗1～10个疗程。

【验案举例】

张某某，男，45岁。

主诉：右肩关节周围疼痛10余年。现病史：患者右肩关节周围疼痛，已达10余年之久。疼痛时作时止，时轻时重，阴天和气候变化时，疼痛加剧。曾经中西医多方治疗，疼痛未愈。肩部疼痛，疼重时连及肘关节，局部怕风并有凉感，抬举困难，穿脱衣服受限，当臂外展时疼痛尤甚。食欲欠佳，眠可，大便每日一至二行，小便清长。

望诊：舌苔薄白。切诊：脉沉细。

辨证：正气不足，邪入经络。治则：扶正祛邪，通经活络。取穴：膏肓。刺法：从肩胛下向肩部斜上刺，补法。待得气后行捻转术。局部发凉处，火针点刺数针。

该患者经过 40 次治疗后，疼痛虽未完全消失，但明显减轻。

（十四）肺俞

肺俞为肺脏之气转输、输注之所，穴在肺之分野，可宣肺解表，补益肺气，化痰祛浊，是治疗哮喘、咳嗽的常用穴。关于其主治，《针灸大成》云："肺气热，呼吸不得卧，上气呕沫，喘气相追逐"；《备急千金要方》曰："肺寒，短气不得语，喘咳少气百病"。

【验案举例】

汪某某，女，37 岁。

主诉：哮喘 1 年。现病史：1 年前的春天开始出现哮喘，发作时胸闷气短，呼吸急促，喉中有少量痰。经检查与花粉过敏有关。纳食可，夜寐安，二便调。

望诊：舌淡红，苔薄白。闻诊：呼吸略促。切诊：脉沉弦。

辨证：肺气不足，气机上逆。治法：补肺益气，通调气机。取穴：肺俞。刺法：火针速刺法，每日治疗 1 次。

二诊后胸闷、喘憋等症减轻，喉中清爽无痰。治疗 5 次，诸症消失。

（十五）肾俞

肾俞为足太阳膀胱经穴，为肾脏之气输注之所，可益肾填精，强壮元阳，适用于肾气亏虚，肾阳不足之证，是治疗肾脏疾患的重要腧穴。关于其功效，古籍中有如下记载，《针灸大成》："虚劳羸瘦，耳聋肾虚，水脏久冷，心腹膜满胀急，……小便淋……腰寒如冰，洞泻食不化，身肿如水……"；《胜玉歌》："肾败腰疼小便频"。现代研究证实，针刺肾俞穴对肾脏有调整作用，使尿蛋白减少，酚红排出量增加，泌尿功能加强，血压下降，浮肿减轻等。临床常用于治疗慢性肾炎、肾病综合征等。

久病或过于虚弱的患者可配合应用关元穴，关元为任脉经穴，是任脉与足三阴经之交会穴，具有鼓舞肾气，充盛气血的功效，凡久病沉疴，痼疾顽症均可取其治疗，二穴配伍应用，更强化了补肾壮阳之效。除针刺补法外，可并用灸法。

慢性肾炎、肾病综合征等表现为腰痛腰酸，乏力倦怠，面部、下肢或周身浮肿，纳食不佳，尿量异常等，属中医"腰痛"、"水肿"、"虚劳"等范畴。本病的发生与肺脾肾三脏相关，病初起多为外邪侵入，肺失宣降，脾失健运，久则肾气亏耗，肾阳虚损，命门火衰，治宜补益肾脏，健运壮阳。

【验案举例】

病例一 郑某某，女，4 岁。

主诉：周身浮肿、蛋白尿数年。现病史：（家长代诉病情）因周身浮肿伴腰痛，1984 年去某医院检查治疗。化验结果：尿常规：蛋白（＋＋），白细胞 0～2/HP，红细胞 1～3/HP。诊为肾炎，收入院治疗。入院 1 周后尿蛋白（＋＋＋＋），重度浮肿，确诊为"肾病综合征"，服用泼尼松治疗。45 天后浮肿开始消退，出院继续门诊治疗。查尿蛋白（＋），泼尼松减量服用。两周后尿蛋白（－）。半年后又感不适，化验尿蛋白（＋＋＋），病情忽轻忽重，服用激素类药物病情无明显改善，来针灸科求治。

望诊：面色黄，舌质淡，舌苔白。切诊：脉沉细。

辨证：先天不足，肾虚水泛。治法：益肾行水。取穴：肾俞。刺法：双侧肾俞施用补法，不留针。

每周治疗 2～3 次。嘱注意饮食，免食辛辣咸盐，多食清淡食品，不可过多食用高蛋白食品。注意保暖，避免感冒。坚持针灸治疗，有计划减少激素用量。经过半年治疗，已完全停用激素、尿蛋白阴性，虽患感冒、咽炎等，肾病未再复发。

病例二 李某某，男，23 岁。

主诉：腰痛、浮肿 5 年。现病史：5 年前因感冒引起腰痛剧烈，头面、下肢浮肿、尿血。经查血压 140/100mmHg、尿蛋白（＋＋），红细胞成堆，白细胞 2～3/HP，管型多见。诊为急性肾小球肾炎，予利尿、降血压、抗感染等治疗。经治疗未能根除，其症经常反复发作，每遇劳累、寒凉之后症状加重，诊断为慢性肾炎，经服用中药后症状在一段时间较稳定，最近旧病复发，故来求治。患者腰痛如折，下肢轻度浮肿，纳食偏少，食无味，不喜饮。周身乏力，少言嗜卧，自觉精力不支，四肢冷。尿黄、夜尿 2～3 次，寐安。

望诊：面色黄白无泽，精神萎靡，唇淡，舌苔薄白。切诊：双手凉，脉沉细，双尺弱。查体：血压 140/100mmHg，下肢浮肿Ⅱ°。尿常规：蛋白（＋）、红细胞 3～5/HP，颗粒管型，血色素 100g/L。

辨证：肾阳不足，损及脾阳，阳虚水泛。治法：温补肾阳，行气化水，固本求真。取穴：肾俞、关元。刺法：肾俞、关元均用毫针刺法，施用补法，留针 30～40 分钟。关元加艾条灸法，每次灸 30～40 分钟，每周治疗 2～3 次。

经 20 余天治疗后，病人精神好，纳食好转。四肢冷凉明显好转，腰痛等症均减。下肢浮肿Ⅰ°，血压 120/85mmHg，尿蛋白（＋），未见尿中红细胞，有少量颗粒管型，血红蛋白 120g/L，原方原法不变继续治疗。约 2 个月后，患者症状明显减轻，下肢浮肿消失，血压大致正常，尿常规正常，血红蛋白 130g/L。继续间断治疗，巩固疗效。

（十六）环跳

环跳为足少阳胆经穴位，常用于半身不遂、坐骨神经痛等症。其皮下深浅层有多条神经分布，针感可向多个方向放射，如针刺时，针尖偏向于外阴，提插刺激，针感可传至阴部，用于治疗阳痿、遗精、早泄等生殖系统疾患。本穴的取效关键在于针感。针刺时以4寸毫针刺入环跳3.5寸深，向内上方刺。

【验案举例】

孙某某，男，28岁。

主诉：遗精4年。现病史：自24岁起开始遗精，最近新婚发现阴茎不能勃起，难以完成性交。纳食可，二便调。

望诊：面黄，舌淡红，苔薄白。切诊：脉滑，两尺脉弱。

辨证：肾气不足。治法：益气补肾。取穴：环跳。

刺入一定深度时，出现触电样感觉，向阴茎放射。针刺当晚阴茎勃起，性交成功，治疗2次成功而结束治疗。

（十七）足临泣

足临泣是足少阳胆经的穴位，常用于治疗目赤肿痛、胁肋疼痛、月经不调、瘰疬等症。足临泣是八脉交会穴之一，通于带脉。妇女的经、孕、产、乳与冲、任、督关系密切，而带脉"起于季胁，回身一周"，约束全身纵行的经脉，带脉出自督脉、行于腰腹，腰腹是冲、任、督三脉脉气所发之处，因冲任督皆起于胞中，所以带脉与冲、任、督三脉的关系极为密切，故亦能影响乳汁的分泌，可以治疗溢乳、乳痛等。贺老单取足临泣治疗溢乳，取穴独特，疗效显著，明显优于其他治疗方法。

溢乳是指乳汁不经婴儿吸吮而自然流出，其病机为气血虚弱，阳明胃气不固；或肝经郁热，疏泄失常，迫使乳汁外溢。足临泣疏泻肝胆，从而调节乳汁的分泌。

【验案举例】

病例一　陈某某，女，30岁。2002年5月29日初诊。

主诉：月经量少伴溢乳2年。现病史：患者自2000年3月发现月经量少，每次持续2天，伴溢乳，挤压乳房时乳汁便从乳内溢出，色白，无乳房疼痛。到协和医院就诊，查泌乳素正常，做乳房红外线扫描，除发现双侧轻度乳腺增生外，未见其他异常。头颅核磁共振检查，未见异常，考虑为内分泌失调，未予药物治疗。既往2000年曾发现血压偏高，近2年体重增加近10kg。

取穴：足临泣。

仅治疗1次后，溢乳量已明显减少。共治疗5次而愈。

病例二　张某某，女，23岁。

主诉：右侧乳房肿块 3 月余。现病史：3 月前，洗澡时发现右侧乳房有肿块 2 个，如枣大。近来工作紧张，常有胸部不适感，乳房胀痛，尤以月经前明显，有时气急胸闷。纳可，眠安，二便调。外院诊断为"乳房纤维腺瘤"，因惧怕手术而就诊。

查体：乳房内可触及肿块 2 个，约 1.5cm×2cm 大小，表面光滑，可移动。望诊：乳房外观无异常。舌淡红，苔薄白。切诊：脉细。

辨证：肝郁气滞，气血凝结。治法：疏肝解郁，行气活血。取穴：足临泣。刺法：以毫针刺，施泻法，留针 30 分钟。隔日治疗 1 次。

患者针后，自觉胸中舒畅；针刺 3 次后，肿块减小；共治疗 10 次，肿块消失。

（十八）中渚

中渚为手少阳三焦经输穴，渚是江中小洲之意，三焦水道似江，脉气至此输注留连，犹如江中有渚，故名中渚。手少阳之脉，其支者从耳后入耳中，出走耳前，本穴可清宣少阳经气，祛邪散滞，善于治疗耳部疾患。《针灸大成》言其治疗"耳聋"；《备急千金要方》："颔颅热痛"；《外台秘要》："头痛耳鸣"。临床还常用于治疗落枕、腰扭伤、眩晕、呃逆及咽喉、眼部、肩背部等疾患。

【验案举例】

杨某某，男，35 岁。

主诉：右耳聋 1 周。现病史：1 周前，无明显诱因，突然出现右耳听力下降，发堵，伴有头晕、恶心。次日右耳完全听不到声音，左耳听力也有下降，并觉两腿走路不稳，失去平衡。诊断为"突发性耳聋"。食欲尚可，二便正常。

望诊：舌质紫暗，舌苔薄黄。切诊：沉弦。

辨证：肾阴亏耗，虚火上炎，气血阻滞，耳窍闭塞。治法：泻虚火，调气血，利耳窍。取穴：中渚。刺法：以毫针刺入 1 寸深，用泻法。

针后即觉听力有所恢复。治疗 5 次而痊愈。

（十九）少泽

少泽为手少阳小肠经穴，少为小，泽为润，小肠主液，其穴可润泽身体，井穴脉气始出而微小，故名少泽。关于本穴主治，历代医籍这样记载：《铜人腧穴针灸图经》："目生肤翳覆瞳子"；《针灸大成》："喉痹，舌强，口干，咳嗽，口中涎唾，颈项急不得回顾"；《针方六集》："疟疾、妇人无乳及乳痈痛，乳汁不通，鼻衄不止"。临床上常取之用于循经病证及角膜炎、红眼病等眼疾、缺乳等，也有指压少泽治疗呃逆的报道。手太阳经起于少泽，止于耳前听宫，作为井穴，少泽有通接经气，开窍启闭之功，善于治疗耳疾。下面的这例患者年过四十，阴血已亏，水不涵木，肝火时旺，胆与肝相表里，胆络于耳，肝火循胆经灼于耳，故出现耳痛。治疗此病，选取少泽、阿是穴以滋液熄火、通络止痛。

【验案举例】

鲍某某，女，59岁。

主诉：右耳痛5月余。现病史：5月前无明显病因出现右耳内部疼痛，呈阵发性，尤其急躁时疼痛加剧，呈放电样，纳眠可，二便调。病人痛苦异常，曾多方求治未见效果，经他人介绍才来求治。

望诊：舌质淡暗，苔白。切诊：脉弦。

辨证：肝阴不足，肝胆火旺，灼伤耳络。治法：滋阴平肝，通络止痛。取穴：少泽、阿是。刺法：毫针。

针刺1次后耳痛即明显缓解，针3次后症状完全消失。

（二十）少商

少商为手太阴肺经井穴，行泻法可醒脑开窍，清诸脏之热，点刺出血则有清热泻火，活血消肿，利咽止痛之效，常用于治疗扁桃体炎、咽炎、喉炎等。《针灸资生经》云其主"咽中肿塞，谷粒不下"。

贺老用其治疗鼻出血，中医称之为"鼻衄"。风热犯肺，饮酒、过食辛辣致胃中蕴热或肝郁化火等原因，使热灼脉络，可致鼻部出血。肺开窍于鼻，"病在脏者，取之井"，取少商可宣肺散邪，疏风清热而止血。

【验案举例】

刘某某，女，42岁。

主诉：心中不适伴鼻衄1日。现病史：昨日突然感到心中不适，继而鲜红的血液从鼻中衄出，当即用冷水淋头而血止。下午稍活动后衄血复出，出血量多，不止，感头痛头胀，烦闷，大便干燥，小便黄赤，月经正常。

望诊：声息正常，面苍黄，舌质稍紫，无苔。切诊：脉弦数。

辨证：肝郁不疏，郁久化热上冲，迫血妄行。治法：平肝泻火，清热凉血。取穴：少商。刺法：以中粗火针，用速刺法，点刺少商穴。热盛者可挤出少量血液。

（二十一）委中

委中为足太阳经合穴，"合治内腑"，泻本穴或放血，可清泻里热，凉血解毒，可用于治疗皮肤科和外科疾患。《针灸大成》中有委中治疗"痈疽发背"的记载。湿热内蕴，热毒壅盛，外发于肌肤、肌肉、筋脉，可致湿疹、疔疮、乳痈、丹毒等，均可取委中治疗。热邪、瘀血壅盛时，耳背静脉多会青紫瘀滞，与委中合用，采用三棱针缓刺放血之法，能加强凉血解毒之功，常用于治疗各种皮肤病，如过敏性皮炎、湿疹、银屑病等。

曲泽、委中分别为手厥阴心包经和足太阳膀胱经穴，二者常配合应用于急性胃肠炎、中暑、霍乱等病证，有和胃降逆，凉血解毒之效。

【验案举例】

病例一 张某某，女，20 岁。

主诉：腹部丘疹伴脱屑 3 年余。现病史：腹部丘疹伴脱屑 3 年余，并逐渐扩大到全身多处，以腹部和腋下为重，稍痒。纳食尚可，夜寐欠安，二便调畅。

望诊：舌质红，苔黄。全身多处丘疹、鳞屑。切诊：脉滑。

辨证：风邪侵袭，气滞血瘀。治法：祛风止痒，行气活血。取穴：委中、耳背青筋。以三棱针缓刺放血。

治疗 3 次后，痒感明显减轻；6 次后鳞屑减少；12 次后，痒止，丘疹完全消失。

病例二 薛某某，男，7 岁。

主诉：呕吐、腹泻 2 天。现病史：患者无明显诱因突然出现恶心、呕吐，腹痛、腹胀，腹泻，大便呈水样，每日 7 ~ 8 次，不能进食。伴有精神萎靡，周身乏力，低热。已静脉滴注消炎药，效果不明显。

望诊：面色萎黄，舌淡红，苔白稍腻。切诊：脉弦细数。

辨证：感受时疫，胃肠积滞。治法：除湿逐疫，升清降浊，调和肠胃。取穴：曲泽、委中。刺法：三棱针缓刺法放血。

治疗当日，未再呕吐，腹泻次数减少，治疗 2 次而愈。

（二十二）四缝

四缝位于手第 2 至 5 指掌面，近端指间关节横纹中，一侧四穴，故名。是导滞化痰，消积健脾之经验效穴。最早出于《奇效良方》，用于治疗"小儿猢狲劳"。目前临床常用于治疗小儿疳积、腹泻、百日咳等。据临床实验观察，营养不良小儿合并佝偻病者，针四缝后可升高血清钙、血清磷，有助于患儿的发育和成长。

贺老常用此穴治疗小儿厌食、消化不良、疳积等症。疳积包括积证和疳证两部分，《证治准绳》云："积为疳之母，有积不治乃成疳"，积证为病之始，较轻；疳证为积之渐，较重。小儿脏腑娇嫩，脾胃功能薄弱，饮食失节，则脾胃受损，积滞内停，日久则出现食少、腹胀、便溏等症，形成疳证。提早取四缝治疗，效果显著，疳积已成则取效困难，且影响患儿成长。现在疳积在城市已很少见到。

【验案举例】

病例一 王某某，男，1 岁。

主诉：厌食半年。现病史：（家长代诉病情）患儿半年来厌食，食后腹胀，易哭闹，不爱玩耍，右手经常挖鼻孔，夜寐欠安，大便不调。

望诊：面色萎黄无华，形体干瘦，毛发稀疏发黄直立。舌淡，苔薄白。手指关纹色淡。切诊：脉细数。

辨证：食滞内停，脾胃虚弱。治法：消积化滞，调理脾胃。取穴：四缝。刺法：以细小三棱针，速刺，挤出黄白色黏液。每周治疗1～2次。

治疗2次后，食欲好转。共治疗7次，饮食增加，大便调畅，毛发、面色恢复正常。

病例二 田某某，女，6岁。

主诉：不欲饮食3个月。现病史：3个月前一次食下大量冷饮，后患儿一直食欲不振，正餐进食很少，不喜油腻，每日靠少量零食充饥。乏力倦怠，以前贪玩而现在不爱玩耍，体重下降，夜寐尚可，大便有时偏干。

望诊：面黄无华，身体瘦弱。舌淡，苔薄白。切诊：脉沉细。

辨证：饮食不节，运化失调。治法：调理脾胃，健运中焦。取穴：四缝。刺法：以细小三棱针，速刺，挤出黄白色黏液。每周治疗1～2次。

治疗1次后，食欲即有所增加，有饥饿感，共治疗4次，面色渐丰润，体重上升。

（二十三）四神聪

四神聪为经外奇穴，出自《太平圣惠方》，有宁心安神，明目聪耳之效，《银海精微》言其治疗"眼疾，偏正头痛"。贺老常取之治疗眩晕、中风、失眠等症，针刺放血后可迅速改善头晕等症状，使血压降低。如肝风内动较明显，伴有肢体麻木、力弱、抽搐、震颤等症的，应加用"四关穴"，即合谷、太冲，二穴分别为手阳明大肠经、足厥阴肝经之原穴，配伍应用有开窍醒神，熄风平肝之效。

【验案举例】

病例一 宋某某，男，41岁。

主诉：头晕、目眩数年。现病史：患高血压病数年之久，经常头晕、目眩，时轻时重，发作重时感头重、脚轻，经医院检查血压达200/100mmHg，每劳累后必加重，曾服降压药，疗效不明显。饮食正常，大便干，小便黄。

望诊：体胖，面色黧黑，舌质红，苔薄白。切诊：脉弦滑。

辨证：肾阴素亏，肝阳上亢。治法：滋阴平肝，熄风降逆。取穴：四神聪。刺法：以锋针速刺放血。

当日收缩压下降20mmHg，舒张压下降10mmHg。继续治疗数次，血压维持正常（140/90mmHg）。

病例二 张某某，女，56岁。

主诉：头晕、乏力1天。现病史：昨入睡较晚，夜寐不安，今晨起即觉头晕、恶心、全身乏力，手麻，走路不稳，双腿发软，稍感语言謇涩。测血压220/100mmHg。

望诊：体胖，面赤，舌质红，苔白腻。切诊：脉弦滑。

辨证：阴虚阳亢，水不涵木，肝风内动。治法：平肝熄风，降逆通络。取穴：四神聪、合谷、太冲。刺法：四神聪以三棱针放血，合谷、太冲毫针刺法。

治疗 1 次后，头晕、恶心减轻；治疗 3 次后，诸症均有缓解。共治疗 6 次，症状消失，血压 120/80mmHg。

（二十四）背部痣点

经络有一定的循行部位和脏腑络属，它可以反映所属脏腑的病证。皮部是十二经脉功能活动反应于体表的部位，是十二经脉之气散布的所在。在某些疾病的过程中，在经络循行的通路上，或在经气聚集的某些穴位上，常发现明显的压痛、结节，或斑痕、突起等，颜色或青或红或褐，这就是痣点，也就是临床上所称的反应点，即脏腑疾病在皮肤上的反映。在胸、腹、背部出现的痣点上放血，可以起到治疗脏腑病变的作用。

五脏俞位于背部，所以五脏病变多在背部有反应，而背部又适合拔罐。临床上常采取背部痣点放血拔罐治疗多种病证，如白癜风、痤疮、皮炎等，效果甚佳。

【验案举例】

病例一　谢某某，女，19 岁。

主诉：面部痤疮 4 年。现病史：自 15 岁面部开始起脓疱，发痒，月经前及进食肥甘后加重。曾内服中药治疗，效果不显。纳可，眠可，大便干，小便调。

望诊：舌苔白。切诊：脉滑。

辨证：青春发育，情志不畅，气血瘀滞。治法：通经络，调气血。取穴：背部痣点。刺法：用锋针，速刺放血，辅以拔罐。

治疗 10 次，面部痤疮消失，月经来潮时也未有反应。

病例二　王某某，女，35 岁。

主诉：双侧面部散发黄褐斑 20 余年。现病史：20 余年前，月经周期不准，时来时停，经量时多时少，当时学习较紧张，并未曾治疗。后发现面部有小块色斑，持续几年后消失。结婚生育后面部色斑又起，不规则，双侧颊部较多，双鼻旁互相融合，似蝴蝶样，斑呈黄褐色，或呈咖啡色。现月经尚可，二便调。

望诊：舌暗瘀点，苔薄白。切诊：脉沉细。

辨证：气血失和，经络不通。治法：通经祛滞。取穴：背部痣点（肺俞、肝俞附近）。刺法：以锋针挑刺痣点出血后拔罐。患者每周治疗 1 次。

共治疗 7 次，面部色斑消失，肤色恢复正常。

病例三　王某某，男，52 岁。

主诉：皮肤瘙痒数月。现病史：背部、四肢、双侧腋下及小腹有小红疹，奇痒，夜不成眠，心烦、纳差、二便正常，已数月，曾在多处治疗，服中、西药无效。

望诊：面黄无泽，舌苔白腻，背部、四肢、双侧腋下及小腹均有抓痕，并有褐色痂。切诊：脉滑。

辨证：脾失健运，复受风邪，风湿相搏。治法：祛风利湿、活血通经。取穴：耳背青筋（静脉）、背部痣点。刺法：耳背青筋以锋针用缓刺法，背部痣点用锋针挑刺出血后拔罐。

共治疗 20 余次，2 个月后痊愈，至今未复发。

（二十五）魂门

魂门，为足太阳膀胱经腧穴，位于 T_9 棘突下，旁开 3 寸。穴名之意为肝魂出入之门户，主治肝之疾患。贺老取之治疗痹证，关于其相关主治，医籍有如下记载，《针灸甲乙经》："背痛恶风"；《针灸大成》："胸背连心痛"；《针方六集》："浑身筋骨痛"。

【验案举例】

赵某某，女，49 岁。

主诉：全身酸痛半年余。现病史：无明显诱因出现全身酸痛，尤其颈项部、脊柱旁、腰背疼痛明显，口渴，大便干，性情急躁，无低烧。有低血压病史。理化检查：血白细胞增高，类风湿因子（＋）。

望诊：舌暗红，舌苔薄白。切诊：脉沉细弱。

辨证：风痰阻络，经脉失养。治法：祛风化痰，活血通络。取穴：魂门。治法：艾盒灸。

25 次后基本痊愈。

（二十六）风府

风府，为督脉穴。《素问·热论篇》云："巨阳者，诸阳之属也，其脉连于风府，故为诸阳主气也"，督脉主一身阳气，太阳为诸阳之首，是藩篱之本，通于督脉，风府为督脉穴位，为邪气易于出入之所。《素问·疟论篇》云："言卫气每至风府、腠理及发，发则邪气入，入则病作。……中于手足者，气至手足而病。卫气所在，与邪气相合则病作"，可见关节疼痛、肿胀、变形等常与卫气不行、邪闭经脉、最后阳亏阴耗、关节失养有关。风府可鼓舞阳气，散风祛邪，对外邪侵袭、阳气不足之肢体关节疼痛等症有很好效果，常法所不易取效的风湿顽痹，能显示出神奇疗效，如能配合火针点刺局部，则效果更佳。

【验案举例】

病例一 杨某某，男，20 岁。

主诉：双膝关节疼痛、肿胀 3 个月。现病史：3 个月前，因受凉引起双膝关节轻度疼痛，时有麻木感，未加重视。数周后，疼痛加重，行走困难。经外院检查"类风湿因子"呈阳性，诊断为"风湿性关节炎"，服用抗风湿药物后疼痛减轻。现双膝关节疼痛，压痛明显，关节活动自如。纳可，夜寐安，二便调。

望诊：双膝关节肿胀，皮色正常。切诊：脉弦滑。

辨证：风寒湿邪侵袭，气血不通，经脉不畅。治法：壮阳祛邪，调畅气血，疏通经脉。取穴：风府。刺法：毫针刺法，平补平泻，针感以酸胀为度。留针30分钟，隔日治疗1次。可火针点刺膝关节局部，因患者畏惧火针，故只取风府穴。

2诊后，双膝疼痛有所减轻；原法治疗10次后，疼痛已减大半。20余次治疗后，已无疼痛、肿胀，可自如行走。

病例二 夏某某，女，42岁。

主诉：双膝疼痛2个月。现病史：2月前曾淌水过河，水没膝盖且冰凉，后一直双膝疼痛，怕凉，畏风，遇冷痛甚。纳食可，夜寐安，二便调。

望诊：舌淡，苔薄白。双膝关节无变形。切诊：脉沉细，肢冷。

辨证：寒邪内蕴，阳气不足。治法：振奋阳气，散寒逐邪。取穴：风府、阿是穴。刺法：风府以毫针刺，平补平泻，阿是穴以火针点刺。隔日治疗1次。

治疗2次后，双膝疼痛已明显减轻，怕冷、畏风等症状也有所好转。治疗6次后，膝部已不觉疼痛。

（二十七）天枢

枢，指枢纽，此穴在脐旁，脐上应天，下应地，穴有连通三焦、职司升降之功，故名天枢。天枢属足阳明胃经，为大肠募穴，可升降气机，调整肠胃，其治疗消化道疾病的作用已在临床得到确切验证，这里不再赘述。足阳明经循颜面而行，天枢可治疗面部病证，《备急千金要方》有其治疗"面肿"的记载，临床可用于治疗脾胃不足、邪滞阳明之面痛。

【验案举例】

刘某某，女，44岁。

主诉：左侧面痛3年。现病史：3年前无明显诱因开始出现左侧面部疼痛，疼痛呈烧灼样、电击样窜痛，说话、刷牙等均可诱发疼痛发作。诊断为"三叉神经痛"。纳差，夜寐不安，小便可，大便干，面部扳机点明显。

望诊：面色萎黄，舌淡，苔薄白。切诊：脉沉细。

辨证：脾胃虚弱，阳明壅滞。治法：调和肠胃，清利阳明。取穴：天枢、面部扳机点。刺法：天枢毫针刺法，补法。面部扳机点用细火针点刺，不留针。隔日治疗1次。

2诊后，疼痛程度有所减轻；4诊后发作次数明显减少。治疗15次后，疼痛消失。

(二十八) 曲池

曲池属手阳明经大肠经穴，其经起于示指桡侧，行于上肢外侧，经肩胛颈项至鼻旁，可治疗其经脉循行的病变，所谓"经脉所过，主治所及"。阳明为多气多血之经。气血充盛，加之与手太阴肺经相表里，肺主气，可输布精微，如灌溉雨露，故手阳明大肠穴功擅宣气行血，散结逐瘀，化腐生肌。曲池为其合穴，尤以活血化结见长。《类经图翼》记载："曲池，主治瘰疬、喉痹、不能言"，贺老常取曲池治疗淋巴结炎、淋巴结核等疾患。针刺时，向上透刺。必要时，可配合肩井穴，肩井为胆经穴，可加强曲池疏通气结，调和气血之功。

已故名医王乐亭采用六寸金针曲池透臂臑治疗瘰疬，临床观察治疗 200 例，取得满意效果。坐位，刺前沿曲池与臂臑之间的连线，顺经络循行的方向，抚摩皮肤，揉按肌肉，使经络舒展。消毒后，将针尖蘸少许甘油，医生用右手中指、示指夹住针柄，拇指顶住针的尾端，将针尖触及患者曲池穴，使金针与上臂延长线呈 45°角，刺入皮下 0.5～1cm，然后用拇指、示指握针，缓缓旋转退针至皮下，并将针卧倒，沿皮下透刺，速进缓退，以利进针。针刺时，要将针尖对准臂臑的方向，不可偏移，针体紧贴皮下，深浅适宜。患者会出现发胀和沉重感，可配合刮针柄的方法，以引气、催气。运用捻转补泻法。局部红肿热痛用泻法，局部肿硬无红肿者用补法，针体约旋转 180°。隔日治疗 1 次。

《类经图翼》曰："臂臑主治臂痛无力，寒热瘰疬，颈项拘急"；"五里主治寒热瘰疬"；《百症赋》云："臂臑，兼五里，能愈瘰疬"。采用透穴的方法，一针可担曲池、五里、臂臑三穴之功，而各穴都有主治瘰疬的功能，故可收速效。

曲池常配合血海治疗皮肤疾患。血海为脾经穴位，脾主统血，温五脏，穴为足太阴脉气所发，气血归聚之海，故名血海，又名血郗，具有活血化瘀，健脾利湿之效，多用于妇科月经不调等。皮肤病多与风、湿、瘀有关，和血海化湿、活血的穴性相符，"血行风自灭"，瘀除则风散，因此为皮肤疾病所常用。《胜玉歌》云："热疮臁内年年发，血海寻之可治之"。加之手阳明大肠经合穴曲池清肺散风，理肠活血，二穴配用对风疹、湿疹、丹毒、疔疮、疥疮和皮肤干燥等均有很好疗效。

【验案举例】

病例一 赵某某，男，26 岁。

主诉：左侧淋巴结肿胀、疼痛 3 天。现病史：3 天前开始出现左淋巴结肿胀、疼痛，伴咽部不适，头胀痛。食欲减退，眠可，小便调，大便偏干。

望诊：咽红，舌边尖红，苔黄略腻。

辨证：邪热内蕴，毒热聚结。治法：清热解毒，软坚散结。取穴：曲池。刺法：以 4 寸毫针，刺入穴位后将针卧倒，针尖向上沿皮刺入 4 寸，留针 30 分钟。每日针刺 1 次。

治疗过程中，疼痛逐渐减轻，肿胀减退，3 次而愈。

病例二 田某某，女，8 岁。

主诉：神经性皮炎 6 年。现病史：除面部外，全身皆有神经性皮炎已 6 年之久，两肘、两膝、臀部两侧、后颈部均有皮疹，瘙痒，尤为后颈部及两肘部均呈苔藓样改变、搔痕。纳可，二便正常。

望诊：面黄，苔白，四肢躯干均有苔藓样皮疹。切诊：脉沉细。

辨证：情志不遂，气血瘀滞，血虚生风。治法：祛风利湿，通经络，调气血。取穴：曲池、血海。刺法：以毫针刺入穴位 1 寸深，用补法，留针 30 分钟。

1 诊后刺痒明显减轻；2 诊后皮疹停止新生。共诊治 15 次，诸症消失。

（二十九）至阴

至阴穴在足小指端，为足太阳膀胱经之井穴，膀胱经循头后部而行，因此至阴穴可治疗后头部疼痛。

至阴也是治疗胎位不正的特效穴位。《针灸经纶》云："治横逆难产，危在顷刻，符药不灵者，灸至阴穴三炷，炷如小麦，下火立产，其效如神"；《医宗金鉴》云："妇人横产，子手先出，诸符药不效，灸此，灸三壮……"。

【验案举例】

病例一 李某某，女，46 岁。

主诉：右后头痛 5 年。现病史：右后头痛 5 年，时轻时重，近来因工作劳累发作频繁。伴头晕，低头时加重，食欲不振，二便正常。

望诊：舌苔白切诊：脉沉细。

辨证：操劳过度，气血阻滞太阳经所致。治法：疏风散寒，调和气血，通达经络。取穴：至阴。刺法：毫针刺。

治疗 4 次而愈。

病例二 齐某某，女，28 岁。

主诉：胎位不正 31 周。现病史：怀孕 31 周，产前检查为横位。无特殊不适。

取穴：至阴。刺法：治疗前，让患者排尿，松解裤带，取双侧至阴穴，同时艾条悬灸，调整与皮肤的距离，以局部潮红而患者不感灼痛为度，约 20 分钟，每日 1 次。

灸治 6 次后，产前检查，胎位已恢复正常。

（三十）阴廉

阴廉为足厥阴肝经穴位，常用于治疗妇科疾病，尤其是不孕证的治疗。《针灸甲乙经》曰："妇人绝产，若未曾生产，阴廉主之"；《针灸大成》云："阴廉主妇人绝产，若未曾生产者，灸三壮，即有子"。

【验案举例】

华某某，女，37岁。

主诉：结婚7年未孕。现病史：月经周期35天左右，经量中等，经色暗，夹有血块，经前胸胁胀满，平素性情急躁，食欲尚可，容易出现腹胀、便溏。

望诊：患者形体较胖，舌淡暗，苔薄白。切诊：脉弦细。查体：妇科检查未见明显异常。

辨证：气滞血瘀夹痰湿，闭阻胞宫。取穴：阴廉。刺法：大艾炷直接灸阴廉穴，5~7壮，泻法，灸完一侧，再灸另一侧，每日1次，10次1疗程，疗程间休息5天。

灸8次后，患者月经来潮，色泽转好，且经前症状减轻，继续灸至下一个月经周期，月经未至，经检查，患者已经怀孕，停止治疗。后足月顺产一男婴。

（三十一）神庭

头为诸阳之会，脑为元神之府，神庭为督脉穴位，是督脉与足太阳、阳明经交会穴，贺老常灸之用于治疗各型眩晕，取得满意疗效。轻者只灸神庭即可见效，重者与辨证取穴针刺疗法相结合，留针期间灸神庭。《备急千金要方》曰："主头风眩，善呕烦满"；《玉龙歌》云："头风呕吐眼昏花，穴取神庭始不差"；神庭曾作为禁针穴记载于不少文献中，如《针灸甲乙经》："禁不可刺，令人癫疾，目失睛，灸三壮"；《针灸逢源》："灸七壮，禁针，针令人发狂，目失睛"等，目前神庭已成为针刺常用穴位，并无特殊禁忌，但这些记录至少提示我们神庭穴作为灸穴使用的时间已很长，疗效甚至可能优于针刺。

眩是眼花，晕是头晕，二者常同时出现，故并称。西医的内耳性眩晕、高血压病、动脉硬化症、贫血、神经官能症以及某些脑部疾患等可出现眩晕。

【验案举例】

陈某某，女，54岁。

主诉：头晕2月余，阵发性加重。现病史：2月来头晕沉，劳累则加重，重时头晕目眩，如坐舟车，不能行走，耳鸣，恶心欲吐。纳差，大便溏薄。

望诊：舌淡胖，边有齿痕。切诊：脉沉细。查体：血压90/60mmHg。

辨证：脾虚，气血化源不足，头窍失养。取穴：神庭、中脘、风池。刺法：温和悬灸神庭穴，以局部灼热感为度，灸30分钟，配合针刺中脘、风池。治疗后，自觉头目清爽。每日1次。

连治10天，眩晕未再发作。

（三十二）阳池

阳池，出自《灵枢·本输》。为手少阳经之原穴，可通利三焦水液，使之输布如常，有生津止渴润燥之性。古医籍中记载了如下适应症：肩痛不能自举，汗不出，颈痛，手腕提物不得，消渴、口干、烦闷等。有报道，阳池施用灸法可治疗子宫脱垂。贺老选用阳池治疗失眠，取其疏通少阳，调理气机，输布津液之意。气血、津液得调，则心神可安，失眠可愈。

【验案举例】

郭某某，女，31岁。

主诉：失眠半年。现病史：半年前因家务事争吵后出现失眠，不能入睡，辗转不安，常服安眠药。伴口干，大便干，纳食尚可。

望诊：舌淡红，苔薄白。切诊：脉弦滑。

辨证：阴亏液耗，津不上承，心神失养。治法：养阴安神。取穴：阳池。刺法：毫针刺法，行平补平泻法，每次留针30分钟，每日治疗1次。

3诊后，患者感心中舒畅，已能入睡，但夜间仍睡眠不实，口干稍有好转。6诊后，夜间睡眠较实，口干已不明显，大便干结好转。约经10余次治疗，口干、大便干结等症状消失，大便每日1次，夜眠安好。

（三十三）次髎

次髎，出自《针灸甲乙经》。是足太阳膀胱经的腧穴，具有强腰补肾、调经活血、行气止痛的作用。归属八髎之一。主治腰痛、下肢痿痹、月经不调、痛经、赤白带下、阳痿、疝气等。《针灸大成》云："主小便赤淋，腰痛不得转摇，急引阴器痛不可忍，腰以下至足不仁，背膝寒，小便赤，心下坚胀，疝气下坠，足轻气痛，肠鸣注泻，偏风，妇人赤白带下。"贺老认为此穴对虚者，用补法施术能益其不足；对实者，用泻法操作能损其有余，是临床上常用穴位之一。

【验案举例】

赵某某，女，35岁。

主诉：经行腹痛半日。现病史：患者正值月经期间，晨起突发小腹疼痛，经一位医生针刺治疗后效果不显。现腹痛剧烈，被迫卧位，辗转难安，手足厥冷，冷汗淋漓，痛甚欲厥。追问平素体弱，月经周期尚可，经行腹痛。

望诊：面色苍白，舌质淡。切诊：脉沉细。

辨证：冲任虚寒，血行不畅。治则：温经散寒，活血调经。取穴：次髎。

针灸5分钟后痛止，10分钟后安然入睡。未再进行回访。

（三十四）肓俞

肓俞，出自《针灸甲乙经》，是足少阴肾经穴，为冲脉与足少阴之交会穴。

本穴与膏肓、胞肓、肓门相通，为肾气输注于腹部的要穴，故名。有理气止痛，益肾健脾，润燥通便之效。常用于治疗腹痛绕脐，腹胀，月经不调，疝气，便秘。《类经图翼》云："主治腹痛寒疝，大便燥，目赤痛从内眦始。"

贺老经过对古医书的研究发现，肓俞对偏头痛有治疗作用。

【验案举例】

周某某，男，56岁。

主诉：左侧头部疼痛1日。现病史：患者1日前突发左侧头部疼痛，其疼痛剧烈，经针灸治疗无明显效果，遂来就诊。现头痛难忍，辗转不安。

望诊：面色苍白。切诊：脉沉细。

治疗：扶助正气。取穴：左侧肓俞。

针灸5分钟后平静入睡。

三、对穴用法心得

（一）内关、足三里

内关为手厥阴心包经的络穴，又为八脉交会穴，通于阴维。心包经"下膈，历络三焦"，心包经与少阳经相表里，少阳为气机之枢纽；阴维主一身之里，故内关可以治疗胃、心、胸的病变，如对呃逆有很好效果，有调气降逆之效。

足三里为胃经的合穴、下合穴，阳明亦属土，故本穴为土中之真土，具有强壮脏腑，补气养血，疏通经络之功用，《灵枢·五邪》言："阴阳俱有余，若俱不足，则有寒有热，皆调于三里"，可见其不仅善治吐泻等脾胃疾患，还可作为调节全身的强壮穴使用。内关和足三里二穴常作为主穴用于胃脘痛的治疗中，止痛迅速。

【验案举例】

病例一 王某某，女，25岁。

主诉：呃逆1年半。现病史：无明显诱因1年半前开始出现呃逆，经常发作。伴嗳气、腹胀。纳食可，但食后胃脘不舒，大便干，三日1行，月经后错3天。

望诊：舌淡暗，苔薄白。闻诊：呃逆声频。切诊：脉弦滑。

辨证：肝郁不疏，胃气上逆。治法：疏肝理气，和胃降逆。取穴：内关、足三里。刺法：毫针刺，平补平泻法，留针10分钟。每日针治1次。

初诊将针刺入内关，施用手法后，患者呃逆停止，留针10分钟内，呃逆未再发作。2诊，患者诉当天呃逆复发，但次数和程度均有所减轻。取穴、刺法不变。3诊时，患者诉呃逆已减过半。共治疗5次，呃逆消失，临床告愈。

病例二 牛某某，男，45岁。

主诉：放射反应性呕吐，泄泻3周。现病史：4周前行脑垂体肿瘤手术，术后行放射疗法，1周后出现放射反应，头晕、恶心、呕吐、不能进食、食入即吐。严重时吐黄绿色苦水，周身无力，痛苦不已。约3周放射治疗结束后，仍呕吐不止，伴有腹泻，卧床不起，白细胞4×10^9/L，血小板3×10^9/L以下。

望诊：面色苍白无华，舌苔薄白。切诊：脉沉细。

辨证：不内外因所致脾虚胃弱，水谷运化失常，精气亏耗，气不化津。治法：补益正气，降逆止吐，健脾止泻。取穴：内关、足三里。刺法：均用毫针刺法，行捻转补法，每次留针30分钟，隔日治疗1次。

诊后，患者自觉呕吐、恶心明显减轻，腹泻有所减轻。3诊后，呕吐、腹泻完全消失，精神好，食欲增加，体力有明显恢复。

病例三 王某某，男，30岁。

主诉：胃脘痛2年。

现病史：胃脘痛2年，不能进食，食后则吐，经治好转，近1年胃脘痛复发，以夜间为重，进食则痛减，反酸胀气，大便不爽，经消化道造影诊为十二指肠球部溃疡，现胃脘疼痛不能工作，进食不能缓解，服用溴丙胺太林等药物无效，纳呆、尿黄、大便溏。

望诊：舌质淡，舌苔薄白。切诊：脉弦细。

辨证：素体阴盛，中焦虚寒，肝气横逆，发为胃痛。治法：调补中土，疏达厥阴，通经止痛。取穴：内关、足三里。刺法：以针刺，施以先补后泻法，每次治疗留针20分钟，每天治疗1次。

针刺10分钟后，胃脘痛大减，第2天复诊时疼痛已较治前明显好转，第3诊时诉疼痛基本消失，反酸、胀气均有好转。

病例四 庞某某，男，28岁。

主诉：胃脘痛1年。

现病史：胃脘痛1年，伴大便稀，经胃镜检查后诊为浅表性萎缩性胃炎，常服各种药物效果不佳。表现为胃脘隐痛，嗳气频频，腹胀明显，不欲饮水，不欲进食，尿少而黄，大便不成形。

望诊：面黄消瘦，舌苔白。切诊：脉弦细。

辨证：肝失条达，木郁克土，中焦气滞，发为胃痛。治法：疏肝理气，调理中土，通经止痛。取穴：内关、足三里。刺法：以针刺左内关，右足三里。泻内关，补足三里，留针20分钟，每日治疗1次。

针刺后痛止，嘱继续来诊。2诊后患者诉回家后胃痛复发，但疼痛程度明显减轻。针穴不变。3诊后疼痛消失，嗳气、腹胀均有好转。纳食可，大便已成形。经10余次治疗，患者诸症消失，纳可，二便调，临床告愈。

病例五 贺某某，女，54岁。

主诉：胃脘经常疼痛不适3年。现病史：自年轻时发生胃脘不适，后发展为胃痛，经常发作，每次发作时胃脘胀痛，不能进食，恶心呕吐，大便3～5日一行，尿少而黄。

望诊：舌苔白稍厚。切诊：脉弦。

辨证：胃热于内，升降失司，气机不畅，发为胃痛。治法：清泻胃热，调理气机，通经止痛。取穴：内关、足三里。刺法：毫针刺。用泻法留针20分钟，每天治疗1次。

2诊后其疼痛减轻，恶心消失。3诊后疼痛完全消失，能正常进食，继续治疗。

（二）内关、郄门

内关为手厥阴心包的络穴，为八脉交会穴之一，通阴维脉。因阴维脉也过胸部，故内关穴可通畅心络，理气行血。是治心、胸病变的有效穴位。早在《难经》中就有"阴维为病苦心痛"的记载，《拦江赋》云："胸中之病内关担"，《千金方》曰："心实者，则心中暴痛，虚则心烦，惕然不能动，失智，内关主之"。实验证明：针刺内关穴后，可以改善心肌供血，调整心率；郄门为心包经的郄穴，郄穴长于止痛。二穴相配，可以缓解胸痛、憋闷、心慌等症状，治疗多种急、慢性心脏病，如冠心病、心绞痛、房颤、心律不齐、心脏神经官能症等。心包是心的外膜、外卫，附有络脉，能代心受邪，有保护心脏的作用。手厥阴心包经起于胸中，出属心包络，故常取心包经的内关、郄门等穴治疗心、胸病证。

针刺时，用3～4寸长针透刺，由内关透向郄门。

【验案举例】

病例一 孟某某，男，34岁。

主诉：胸闷、憋气多年，加重2日。现病史：近2日来胸部不适加重，出现喘憋，靠吸氧度日，经检查为"心尖息肉"，纳差，二便正常。

望诊：舌苔白腻。切诊：脉细略数。

辨证：心阳不振，气血瘀滞。治法：温阳通络，活血化瘀。取穴：内关、郄门。刺法：以4寸毫针针刺内关，沿皮向上透郄门，用补法。

经过针刺4次后，症状消失，回原籍。最近一直很好，可以参加体力劳动。

病例二 赵某某，女，78岁。

主诉：胸闷、胸痛10余年。现病史：患者于10余年前开始心前区疼痛，胸闷、时有喘憋，夜间时有咳嗽，咯吐泡沫痰，曾于门诊服中药治疗，效果不显，现仍时胸痛、胸憋闷，夜间时常喘憋，咳嗽、咯吐泡沫痰。伴气短，双下肢浮肿。在西医院诊断为冠心病，心功能不全。纳可，眠差，二便调。

望诊：舌质暗、苔白。切诊：脉沉细。

辨证：气滞血瘀。治法：益气活血通脉。取穴：内关透郄门。刺法：毫针。

2 诊时症情有所好转，仍感胸痛、胸闷、夜间时咳嗽，咯吐泡沫痰，针取内关透郄门，筑宾、天突、膻中（毫针）。针完即觉胸闷减轻。

病例三 于某某，男，39 岁。

主诉：胸闷半年余。现病史：半年余来，患者经常感到胸闷、憋气，休息后可缓解，紧张、劳累时加重。行心电图检查，诊断为"心肌缺血"。纳差，眠安，二便调。

望诊：舌淡暗，苔薄白。切诊：脉弦细。

辨证：心阳不振，气虚血瘀。治法：振奋心阳，补气活血。取穴：内关透郄门。刺法：毫针刺，行补法，内关向斜上方刺。

针刺后，患者自觉周身舒适，胸部豁朗。治疗 5 次，已未再发作胸闷等症，劳累后亦未觉不适。

（三）劳宫、照海

劳宫为手厥阴心包经荥穴，心包经起于胸中，最后进入掌中，出于中指端，并从劳宫分出支脉，与手少阳三焦经相接，劳宫位于掌心，可治疗掌部疾患。荥主身热，善于泻热，《针灸甲乙经》言劳宫主："掌中热"，对手掌的痛痒、起疹等有很好疗效。

照海为肾经穴，足少阴之脉入肺，循喉咙挟舌本。若肺肾阴虚，虚火上炎，可致咽喉疼痛、干咳、咳血。照海又为八脉交会穴之一，肾经脉气归聚于此而生发阴跷，通阴跷、阳跷脉，合于膈喉咙，可滋肺肾之阴，清降虚火，故可治疗上述诸症。《拦江赋》言其治疗"噤口喉风"；《标幽赋》云照海主治"喉中闭塞"。因其益阴清火，滋水涵木，还可用于治疗瘿瘤、瘿病等疾患。

劳宫、照海配伍应用，可治疗口腔溃疡。口舌为心之苗，故劳宫可泻心清火，止口舌疼痛。《针灸大成》云：劳宫主"大小人口中腥臭、口疮"。有补肾滋阴之效，取照海益阴填精，引火下行而口疮可消。心包经五行属火，肾经五行属水，水克火，两穴相配既滋肾水，又清心火，这组穴有补有清，刚柔相济，相辅相成，充分发挥了协同作用。

口腔溃疡，俗称口疮，中医又称为口疳。其特征是口腔黏膜上出现黄白色如豆大的溃疡点，数目不等，有剧烈烧灼痛，具有周期性复发的规律。外感风热之邪；或过食肥甘厚味，心脾积热；或思虑过极，心脾两虚；或肾精亏损，虚热内生，虚火上炎，均可致本病发生。偏热者，伴有发热口渴、便结溲赤，舌红苔黄，脉滑数；偏虚者，伴有五心烦热，失眠盗汗，舌红苔少，脉细数。一般来针灸科求治的患者大多已经治疗过一段时间，但效果不太明显。很多人治疗本病大多采用清热泻火之法，殊不知本病看似症状单一，但如若不抓住根本也很难奏效。本病不仅仅是局部病变，与脏腑亦有密切联系，因此在治疗时应注意调整全身，局部与全身并重。《内经》病机十九条明确指出"诸痛疮疡，皆属于心"。明代《景岳全书·口疮》曰："口疮……虽久用清凉，终不见效，此当察其所由，或补心脾，或滋肾水"。《寿世保元·口舌》言："口疮者，下焦阴火也"。这些著作中对于口疮的虚实证治进行了详明的阐述。选用心包经劳宫穴、肾经照海穴治疗本病针对了病因病机，故可奏速效，还可配涌泉等一起应用。并嘱患者注意口腔卫生，少食辛辣等刺激之品，戒烟戒酒，保持充足睡眠。

【验案举例】

病例一 张某某，男，59 岁。

主诉：双手掌起疹 16 年，加重 2 个月。现病史：16 年来，手掌经常起湿疹，奇痒难忍，时有溃烂流水，时好时发，近 2 月来加重。纳食可，二便正常。

望诊：双手掌潮红，掌面起满小疱疹，流黄水。舌淡红，苔薄白。切诊：脉沉。

辨证：湿毒浸淫肌肤。治法：化毒解肌。取穴：劳宫。刺法：以 1 寸毫针，刺入 5 分深，行泻法。

经 16 次治疗，湿疹消退，不痒，不流水，双手掌皮肤基本正常。3 年后追访，一直未再发作。

病例二 马某某，女，13 岁。

主诉：扁桃体肥大已四、五年。现病史：患者四、五年来扁桃体肥大，常常感冒，咽喉肿痛，发热，每次均需注射青霉素方能奏效。近 3 日来自觉咽喉略有疼痛，口干不欲饮。

望诊：舌红苔薄黄。切诊：脉细。查体：咽两侧扁桃体肥大，略红。

辨证：体内蕴热日久，耗伤阴液，壅滞经络。治法：泻热护阴，通经利咽。取穴：照海、阿是穴（肿大之乳蛾）。刺法：以毫针刺照海穴留针；以火针点刺肿大之乳蛾，有恶血流出时，将其咯出，后以净水漱口。

患者每周治疗 2 次，共治疗 3 次，肿大之乳蛾消失，咽痛缓解。

病例三 藏某某，女，32 岁。

主诉：颈前部肿大半年余。现病史：半年余来，患者出现颈前甲状腺结节肿大，伴有心悸、烦躁、手指抖动，周身乏力。纳食可，二便调。

望诊：面黄，舌体胖，有齿痕，舌质淡，苔薄白。切诊：脉细。

辨证：肝郁不舒，气失条达，气血瘀滞。治法：疏肝理气，条达气机，活血化瘀。取穴：照海。刺法：以毫针点刺，不留针。

共治疗 10 次，不适症状消失。

病例四 王某某，女，45 岁。

主诉：口腔溃疡反复发作 7 年。现病史：7 年前，因为发热而出现口腔溃烂，经治疗后症状好转，但反复发作，且日渐加重，近来整个口腔呈黄白色溃疡面，因疼痛不能说话，不能进食，身体日渐消瘦，二便正常。

望诊：面黄无华，舌质红，苔薄白。切诊：脉沉细无力。

辨证：素体虚弱、虚火上炎，耗损阴液。治法：养阴清热，泻火祛腐。取穴：劳宫、照海。刺法：以毫针刺入穴位，刺入 5 分深，先补后泻，先针照海穴行九六之补法，后针劳宫穴行九六之泻法。留针 30 分钟。

针后 4 小时，病人疼痛大减，可进食水，次日，已能说话；2 诊后，溃疡面缩小，疼痛轻微；6 诊后，溃疡面痊愈。

（四）丘墟、照海

丘墟为足少阳之原穴，具有清宣少阳郁热，清泻肝胆火热，疏利肝胆之功，临床应用范围广泛。贺老用本穴主要治疗肝胆疾患和少阳经分布区域内的病变，如：胆囊炎、胆结石、带状疱疹、疝气等病，同时治疗因肝胆功能失调所致的胸胁胀满疼痛、目痛、耳鸣耳聋等症。本穴的临床应用在古代医籍中已有很多记载，《甲乙经》："目视不明，……目翳……两胁痛，脚废转筋，丘墟主之"；"寒热颈肿，丘墟主之"；"大疝腹坚，丘墟主之"。《千金方》："丘墟主腕不收，坐不得起，髀枢脚痛"。《医宗金鉴》："胆原主治胸胁满，痛不得息，牵引腰腿……足胫难行等症"。该穴为原穴，《灵枢·九针十二原》云："五脏有疾也，应出十二原，而原有所出，明知其原，睹其应，而知五脏之害矣"，原穴可以反映脏腑气血的变化，脏腑出现病理变化后亦在原穴出现反映，根据这个特点我们不仅可以用该穴进行治疗，还可以用于诊察，贺老在针刺前经常触压患者的丘墟穴，以感知病情变化。

治疗时，贺老多取透刺的方法。照海为足少阴肾经穴位，阴跷脉所生，八脉交会穴之一，与丘墟分别位于内、外踝下。由丘墟向照海方向透刺，以在照海穴处触摸到皮下针尖为宜。采用先泻后补的手法，具有疏肝解郁，调气止痛的作用，达到少阳经气疏通以利转枢、阴经气血充濡的效果。一针刺二穴，可减少患者疼痛，又可增强穴位作用，事半而功倍。

【验案举例】

病例一 国际友人，女，70 岁。

主诉：左胁痛数年，咳嗽或深呼吸时加重，曾检查肝功、肝胆B超以及十二指肠引流均未见异常，西医治疗无效。

望诊：舌苔白。切诊：脉弦滑。

辨证：肝郁气滞，经气阻塞不畅。治法：条达肝气，通调经络气血。取穴：丘墟透照海（患侧）。刺法：捻转补泻，先补后泻。

针后即刻疼痛减轻。

病例二 周某某，男，50 岁。

主诉：左侧肩胛缝隙处疼痛数日。现病史：参加劳动时，突然感到左侧肩胛缝隙处疼痛，5~6 日后痛势加剧，继之波及左侧胁部疼痛不已，呼吸加剧，咳则更甚，经服药物后无效。

望诊：舌质紫暗。切诊：脉弦紧。

辨证：劳动时用力不当，致使经络气机不畅。治法：通经活络，行气止痛。取穴：丘墟透照海、曲池（患侧）。刺法：行捻转手法，先补后泻。留针 30 分钟。

起针后，气舒而痛止，欣然而去。

病例三 李某某，男，56 岁。

主诉：右侧胁肋部疼痛 1 年。现病史：右侧胁肋部疼痛，发作重时向右侧背部放射，经超声检查示：胆囊炎、胆结石。

取穴：丘墟透照海。刺法：行九六捻转补泻法。

治疗 10 余次，症状消失。

（五）大椎、腰奇

大椎为督脉腧穴；腰奇为经外奇穴，位于督脉下部，当尾骨端直上 2 寸，骶角之间凹陷中。此二穴常作为治疗癫痫的主穴使用。癫痫，中医称痫证，是一种发作性神志失常的疾病。俗称"羊痫风"。发作时突然昏仆，不知人事，口吐涎沫，双目上视，四肢抽搐，或喉间有痰鸣声，醒后如常人。中医辨证多由肝脾肾等脏器失调，导致一时阴阳紊乱，阳升风动，痰阻清窍所致。大椎为诸阳经之交会穴，具有协调阴阳、平降逆乱的功能；腰奇是治疗痫证的经验穴。临床也常配合四神聪共同使用，以增强开窍醒脑之力。

针治时，用 3 寸毫针，大椎针尖向下，腰奇针尖向上，沿皮刺，酸胀则止。

【验案举例】

张某某，男，24 岁。

主诉：阵发性抽搐，口吐白沫，牙关紧闭，间断发作数年。现病史：数年前因突然昏倒，全身抽搐，口吐白沫，小便失禁等症状，每日发作 1~2 次，每次发作约 2 分钟，醒后头痛、乏力，诊断为癫痫大发作。数年来，间断服用苯妥英钠以及中药涤痰剂，效果甚差。至今每日发作 10 余次，不能工作。

望诊：舌苔白，脉细滑。

辨证：情志不遂，督脉失调，气机逆乱。治疗：通调督脉，调理气机，疏导情志。取穴：大椎、腰奇。刺法：以上法先刺大椎，后针腰奇，施以对刺。留针 30 分钟，隔日治疗 1 次。

2 诊时病人诉针后精神好转，发作症状程度减轻。5 诊后诉精神好，症状明显减轻，发作次数减少，每次欲发作时的痛苦感受明显减轻。9 诊时诉大发作已经停止，仅有瞬间而过的小发作，发作次数明显减少为 3～4 天发作 1 次，自述精神好，纳佳，心情舒畅。治疗 1 个月后，病人诉已经有近 1 周癫痫未发作，精神较好。效不更方，穴法不变。巩固治疗 2 个月痊愈。2 年后随访，未再复发，已胜任工作。

（六）中封、蠡沟

中封为足厥阴之经穴，善主前阴、泌尿、生殖之症，是通达厥阴气血的常用腧穴。蠡沟为厥阴之络穴，别走少阳，可通利三焦，具有疏调气机，化气行滞之功效，两穴合用可疏调经脉气血，常用于治疗前阴疾病。

此处前阴疾患主要指前列腺肥大、慢性前列腺炎、外阴白斑、部分月经失调及泌尿系结石等。经言："经脉所过，主治所及"，足厥阴经脉循行是"循阴股，入毛中，过阴器，抵小腹"，其病候所主为"丈夫㿗疝"，"妇人少腹肿"，"遗溺"，"闭癃"等，均以少腹、前阴疾患为主，因此，治疗此类疾患多选用肝经穴位。

【验案举例】

王某某，男，38 岁。

主诉：右下腹疼痛 3 天。现病史：2004 年 5 月 15 日就诊，患者右下腹疼痛，向会阴部放射，伴血尿，在外科住院，做尿路造影发现右输尿管近膀胱处结石，约 7mm 大小，经外科消炎止痛等治疗后，症状缓解，但结石未排出。

取穴：中封、蠡沟。刺法：用毫针刺法，施用龙虎交战手法，先补后泻。留针 20～30 分钟，配合应用关元、水道、归来、三阴交。并嘱多饮水。

次日排出结石一枚。

（七）章门、合谷

章门为肝经穴位，是脾之募穴，八会穴之脏会，足厥阴、少阳之会。章门为脏气出入之门之意。常用之治疗胁肋痛、积聚痞块、腹痛、泄泻、食积不化等病证。关于其主治，医籍这样记载，《针灸甲乙经》："奔豚，腹胀肿，腹中肠鸣盈盈然；《类经图翼》："主一切积聚痞块"。肝脉挟胃，若气郁伤肝，肝气横逆犯胃，胃气壅滞，气失和降则可发生呕吐、呃逆，章门可疏肝利胆，和胃降逆，故贺老常选用章门治疗呃逆。合谷为手阳明大肠之原穴，"五脏有疾，当取十二原"，可清泻阳明，调中理气，治疗胃肠疾患，与章门配伍应用，对呃逆有较好效果。

【验案举例】

孙某某，男，60 岁。

主诉：呃逆 3 天。现病史：3 天前生气后出现呃逆，发则持续几小时，声高，偶有缓解，旋即再发，入睡后可自行停止。3 天来有逐渐加重倾向。伴有胃脘胀满，胁肋不舒，烦燥，无法正常进食，大便偏干。

望诊：面色萎黄，舌质淡红，苔薄白。切诊：脉弦细。

辨证：木郁乘土，胃气上逆。治法：疏肝解郁，和胃降逆。取穴：章门（左）、合谷（右）。刺法：毫针刺，平补平泻，留针 30 分钟。

第 1 次治疗，针入呃止，但走后再发，频率、程度有所改善，2 次治疗后，呃逆基本平息，再巩固治疗 1 次而愈。

（八）心俞、谚语

心俞穴为心脏之气输注之所，可补心气、宁心神，治疗心悸、心烦、失眠、健忘等证。贺老常取之治疗癫、狂、痫证。思虑过度，劳伤心脾，阴血暗耗，神无所主，神明逆乱，可发癫、狂；心脾气结，郁而生痰，痰蒙心窍，则发痫症，都与心和神明有关，故选用心俞治疗。《针灸大成》言其主"心气乱恍惚，狂走发痫"。谚语为膀胱经穴，常配合心俞应用，治疗精神、神经疾病。

【验案举例】

病例一　王某某，女，29 岁。

主诉：经常自言自语，骂人已有多日。现病史：患"精神分裂症"已 2 年，经住院治疗已趋平稳出院。出院后不足 1 年，又频繁发作，语无伦次，经常骂咧，食欲尚可，二便正常。

望诊：舌苔白，有齿痕。切诊：脉沉细数。

辨证：长期情志抑郁，气血耗散，致成癫证。治法：清心开窍，补益气血。取穴：心俞、谚语。刺法：以毫针刺入 5 分深，用补法，留针 30 分钟。每周针治 1 次。

针刺治疗共 40 余次，精神逐步恢复正常。经随访，见患者精神正常，并结婚已孕。

病例二　王某某，男，40 岁。

主诉：性格暴躁 5 年余，伴幻听幻觉 2 个月。现病史：自 5 余年前开始出现性格暴躁，易思虑，爱出风头，自命不凡，曾服奋乃静等药近 2 个月，易出现幻听、幻觉，动作无目的，记忆力减退，反应慢，梦多、眠差。二便调。

望诊：舌淡苔白。切诊：脉细弦。取穴：心俞、谚语。刺法：以毫针刺入 5 分深，用泻法，留针 30 分钟 。每周针治 1 次。

经治疗 20 余次，性格较前温和，记忆力好转，幻听、幻觉症状明显减轻。

（九）阳溪、后溪

肛门与肠道相连，因此肛门疾病常取大肠、小肠经穴位治疗。阳溪为手阳明大肠之经穴，有清利大肠湿热，通腑行气之功，《铜人腧穴针灸图经》言其治疗

"痔疾";后溪为手太阳小肠经之输穴,亦可清热利湿,《针方六集》中也有后溪治疗"痔疾"的记载,二穴配合,常用于治疗肛门瘙痒。

引起瘙痒症状的原因多与风邪、湿邪有关,如外风侵袭,湿热浸淫等。瘙痒可发生于身体各个部位,风邪袭上,湿热犯下,因此肛门瘙痒多由湿热下注而引发,大肠湿热之人易感染病虫,本病的治则为清热利湿,杀虫止痒。

【验案举例】

金某某,男,56岁。

主诉:肛门周围瘙痒6年。现病史:病初起时肛门周围轻微刺痒,经用高锰酸钾坐浴,服用多种维生素治疗数月,未见好转,且日渐加重,发作时必须用热水烫洗方觉舒适。近1年来,瘙痒尤甚,每发作时必烫洗,每日少则5~6次,多则7~8次,否则瘙痒难忍。纳食尚可,夜寐不安,二便尚调。

望诊:舌淡红,苔薄白。切诊:脉滑。

辨证:湿热下注。治法:清热利湿,止痒。取穴:阳溪、后溪。刺法:毫针刺入穴位1寸深,留针30分钟。

1诊后肛周瘙痒明显减轻,当晚只烫洗1次;2诊后症状继续减轻,不烫洗也可忍受;3诊后基本不痒,可正常入睡。共治疗6次,症状消失。

(十)承山、孔最

承山是足太阳经膀胱穴,膀胱经别自腘至尻,别入于肛,承山通过这条入于肛门的膀胱经经别,可治疗肛门疾患,《玉龙歌》言其主治"九般痔漏"。肛门与大肠相连,肺与大肠相表里,郄穴善于急证和血证,因此肺经郄穴孔最可通腑止血。二穴配合应用,可治疗痔疮出血、肛裂等症。

【验案举例】

陈某某,女,50岁。

主诉:肛门裂痛2年,加重3天。现病史:2年来,无明显诱因出现肛门裂痛,时轻时重。3日前开始疼痛明显,大便时出血较多。伴有乏力、纳少、夜寐欠安,小便调,大便干。

望诊:舌淡,苔薄白。切诊:脉沉细。

辨证:气血不足,肠道失濡。治法:补气润肠,养血止血。取穴:承山、孔最。刺法:毫针刺法,留针30分钟。

针1次后疼痛减轻,2次后出血减少,但仍未能止血。到肛肠科检查后,诊断为"肛裂",一处血管破裂未愈合,经缝合痊愈。

(十一)四花

四花指胆俞与膈俞,左右各二穴,共四穴,主治五劳七伤,尪羸痼疾。贺老常用之治疗低热。

胆俞穴为胆气转输、输注之所，又因少阳为枢，故针灸胆俞，可使气机条达，枢转得利；凡低热日久，必有气血耗伤，瘀血内存；膈俞为血会，可养血益阴，活血通络，二穴相配使用，气机畅，瘀血消，阴血盛，故低热可退。临床改善各种原因所致的骨蒸潮热等症状，对于一些因体弱、植物神经功能紊乱而引起的低热，更有良好效果。另外，大椎、气海、脾俞等也作为治疗低热的穴位，常与四花穴配合使用。大椎能通达周身阳气，阳泄而热解；元气不足者配用气海、脾俞，可增强荣养气血之力。

【验案举例】

病例一 王某某，女，52 岁。

主诉：自觉身热年余。现病史：1 年前手术后自觉身热，不思饮食，周身无力，心悸，失眠，时血压高，二便正常。

望诊：舌尖红、苔薄白。切诊：脉细数。

辨证：术后大伤元气，阴液亏耗，虚热低烧。治法：大补元气，滋阴退热。取穴：大椎、四花、气海。刺法：以 1 寸毫针刺入穴位 5～6 分深，气海刺入 1 寸～1.5 寸深，均用补法。

针治 8 次痊愈。

病例二 王某某，女，32 岁。

主诉：午后低热 3 个月。现病史：3 个月来，午后低热，体温 37.5℃，颧红，体倦，心悸，夜不成寐，不思饮食，面色无华，月经不调，带下，二便正常。

望诊：舌体胖，苔薄白。切诊：脉细弦。

辨证：思虑劳倦伤脾，气血无生化之源，以致阴虚发热。治法：健脾胃，退劳热。取穴：大椎、四花、脾俞。刺法：以 1 寸毫针，刺入穴位 5～6 分深，均用补法。

针后饮食稍增，体温由 37.5℃ 降至 37℃，继用前穴治疗，共针刺治疗 10次，低烧退至 36.5℃，饮食正常，心悸除，体倦消失，痊愈，恢复工作。

（十二）大椎、攒竹

大椎属督脉，与手三阳交会，关于其主治，医籍这样记载：《伤寒论》："太阳与少阳并病"，《针灸甲乙经》："伤寒热盛"，《医宗金鉴》："满身发热"。攒竹属足太阳膀胱经，太阳主表，主一身之藩篱，风邪侵袭，先犯太阳，可出现发热、恶寒、头痛等症，此时常取大椎、攒竹合用，放血以疏风散邪，泻热解表。

【验案举例】

王某某，男，17 岁。

主诉：高热 3 天。现病史：3 天前出现周身冷，肌肤发热，头痛，在外院诊断为"上感"，曾服用复方阿司匹林等药物，发热不退。伴有倦怠乏力，纳差，小便黄，大便干。

望诊：面赤，咽部充血。舌红，苔薄白。切诊：脉浮数。

辨证：风寒束表，入里化热。取穴：大椎、攒竹。刺法：大椎拔罐放血，攒竹点刺放血。

共治疗 3 次，热退症消。

（十三）金津、玉液

此二穴为经外奇穴，位于舌下静脉，常配合放血应用，用于治疗舌肿、中风语言不利等，有泻火解毒，活血化瘀，通利舌窍之功。

据临床观察，金津、玉液放血后 15 分钟，收缩压降低 10 ~ 30mmHg，舒张压降低 10 ~ 20mmHg，可持续 2 ~ 3 周时间不等。放血前后利用聚光光源 450 角落入甲皱放大 60 ~ 80 倍下对比观察发现，放血后迂曲管袢减少，开放管袢增多，血液瘀滞改善。

【验案举例】

王某某，男，46 岁。

主诉：舌肿痛 1 天。

现病史：舌部无明显诱因出现肿胀、疼痛，影响讲话和进食，自服银翘解毒丸未效，且咽部也出现不适感。纳差，小便黄，大便 2 日未行。

望诊：舌红肿苔黄。

切诊：脉弦滑。

辨证：心胃之火上炎，气血阻滞不通。

治法：清热泻火，调畅气血。

取穴：金津、玉液。

刺法：三棱针缓刺放血。

第 1 次放血时，流出较多暗色血液，出血后自觉舌头活动较前灵活，疼痛减轻。每日 1 次，每次选择舌下静脉的不同点。共治疗 4 次，临床痊愈。

四、自拟方

（一）泌尿系结石方

【取穴】主穴：中封、蠡沟。配穴：天枢、水道、归来、关元、三阴交、水泉。

【刺法】用毫针刺法，施用龙虎交战手法，先补后泻。留针 20 ~ 30 分钟，每日或隔日治疗 1 次。

【功用】条达气机，通利水道。

【主治】石淋。尿中夹砂石，排尿涩痛，或排尿时突然中断，尿道窘迫疼痛，少腹拘急；或突发一侧腰腹绞痛难忍，甚则牵及外阴，尿中带血。若病久砂石不去，可伴见面色少华，精神萎顿，少气乏力，舌淡边有齿印，脉细而弱；或腰腹隐痛，手足心热，舌红少苔，脉细数。

【方解】中封、蠡沟穴：都是足厥阴肝经穴位。中封为经穴，主疝癫，脐和少腹引痛，腰中痛，阴暴痛等症。蠡沟为络穴，别走足少阳，与三焦相通，主少腹痛，腰痛，阴暴痛，小便不利，遗尿等证，两穴合用，有疏肝利气，通结止痛利尿的作用。

天枢、水道穴：是多气多血的足阳明胃经腧穴。天枢穴为手阳明大肠经之募穴，主治脐腹胀痛，切痛，有疏调肠腑，理气消滞的作用。水道穴主治小腹胀满，痛引阴中，有通利水道之功。二穴同用，有利尿止痛之效。

关元、三阴交：关元穴是任脉的穴位，为小肠经之募穴，足三阴与任脉之交会穴，可补肾益气。三阴交穴为足太阴经之腧穴，与足厥阴和足少阴经交会，可健脾补肾，调气利水，两穴搭配，能培补脾肾，调气通淋，主治气癃，溺黄之症。

归来、水泉穴：归来为足阳明胃经穴，可疏导气机，通利水道。水泉穴为足少阴肾经的郄穴，肾属水，针水泉配归来有扶正驱邪，疏窍利水之妙。

诸穴配伍，共同达到调整气机，培补脾肾，通利水道之目的。在治疗过程当中，主穴必用，配穴可酌情选取，每次根据辨证选择一两个。有实验表明，针刺这些腧穴可以解除泌尿系平滑肌痉挛，使之扩张，从而缓解疼痛，排出结石。

治疗本病，应采用"龙虎交战"手法。先补阳数9次，后泻阴数6次，使之得气，针感强烈但不伤正气。此法针欲泻而先补，尤如欲跃而先退，作用优于平补平泻，临床常用于镇痛，效果明显，若在疼痛发作时行此法治疗，可立即止痛，运用于本病，还可以提高结石的排出率。

针灸排石有一定的选择范围，一般结石在1cm之内较易成功。若结石较大，位置较高，或并发严重感染者，则应考虑外科治疗，不可单纯依赖针灸，以免延误病情。治疗前均嘱患者大量饮水，治疗后用小筛网滤尿查石。

（二）小儿弱智方

【取穴】百会、四神聪、风府、哑门、大椎、心俞、谚谙、通里、照海。

【刺法】用毫针快速点刺，不留针。进针要稳、准、轻、浅、快，即持针要稳，刺穴要准，手法要轻，进针要浅且快。力求无痛，针不可提插捻转。每日针刺1次，或隔日1次，以3个月为1疗程。

【功用】填髓通督，健脑益智。

【主治】小儿弱智。患儿与同龄儿相比智力发育明显落后，同时伴有适应性行为缺陷。轻者表现为理解力差，运算能力差，吐字不清，精细动作困难，严重者智力低下，无言语或只能片语，无理解能力，不能行走，或可行走，但步态不稳。生活不能自理，容易恐惧。

【方解】百会：出自《针灸甲乙经》。本穴在巅顶，为手足三阳、督脉之会；头为诸阳之会，百会穴居最高之位，四周各穴罗布有序，如百脉仰望朝会。《会元针灸学》"百会者，五脏六腑奇经三阳，百脉之所会，故名百会"。主治：癫痫狂证，角弓反张，健忘失眠，惊悸目眩，小儿夜啼等。

四神聪：出自《太平圣惠方》（早在《铜人针灸经》中就有此穴名的记载）奇穴。主治：失眠健忘，癫痫狂乱，肢体不利，中风不语及头部各疾。

风府：出自《灵枢·本输》。督脉穴，为督脉、足太阳经、阳维脉交会穴。因本穴主治中风舌缓等风疾，故名风府。主治：颈项强痛，癫痫癔病，中风不语，肢体不利。

哑门：出自《素问·气穴论篇》督脉穴，为督脉与阳维脉交会穴。"哑门者，为发音之门……故名"。主治：舌缓不语，颈项强直，脑性瘫痪等。

大椎：出自《素问·气府论篇》。督脉穴，为督与手足之阳经交会穴，穴在第一椎上凹陷处，因其椎骨最大，故名。主治：癫痫癔病，头痛项强，咳嗽热病等。

心俞：出自《灵枢·背俞》。足太阳膀胱经穴，为心之背俞穴，心形如未放莲花，附着于脊之第五椎，是经气所委输之处，又为治心病之要穴。主治：失眠健忘，癫痫盗汗及各种心部病。

譩譆：出自《素问·骨空论篇》。太阳膀胱经穴，《素问.骨空论篇》："譩譆，在背下夹脊旁三寸所，压之令病者呼譩譆，譩譆应手。"主治：咳嗽，气喘，目眩，疟疾，热病汗不出，肩背痛。

通里：出自《灵枢·经脉》。手少阴心经络穴，《会元针灸学》"通里者，由手少阴络，通于手太阳也。与手厥阴邻里相通。手少阴心之经脉会于此。支走其络，连络厥阴、太阳，故名通里"。主治：舌强不语，失音失语，心悸心痛，心烦失眠，遗尿脏躁等症。

照海：出自《针灸甲乙经》。足少阴肾经穴，为八脉交会穴之一，通于阴跷脉。照即光照，海为百川所归。本穴位于然谷后，然谷属足少阴肾经穴之荥穴，在五行属火，犹龙雷之火有光照之象；阴跷脉发生于本穴，肾气归聚似海，故名。主治：失眠癫痫，便频，不寐等。

本病属虚多实少，主因先天不足，后天失养，故补益先后为其大法，辅以益智开窍醒神，本方多采用督脉之穴，总督一身之阳气，充实髓海，健脑益智；足太阳膀胱之脉，挟脊抵腰络肾，取心俞和譩譆二穴，开通心窍，镇静安神。足少阴肾经照海之穴，滋补肝肾；取通里，心经络穴调补心气心血，与照海相配，共奏补益心肾，使水火相济，心肾相交之功。四神聪为典型的健脑醒神之穴，其连于督脉，太阳经与肝经之间，故善调一身之阴阳，针之可熄风宁神定志。在临床中，当辨证以虚为主时，取百会、四神聪、哑门、心俞、谚语、通里、照海为首。少数以实证为主者，则采用扶正与祛邪并举之法，即在虚证的基础上，加上风府、大椎、腰奇三穴。切不可手法过重，泻之过重。

在贺老诊治的儿科病证中小儿弱智占很大比例，经临床观察多例，有确切疗效。小儿为"纯阳"之体，生机蓬勃，活力充沛，反应敏捷，所以在生长发育过程中，从体格、智力以至脏腑功能，均不断向完善、成熟方面发展。相对而言，年龄越小，生长发育速度也愈快，这就提示我们：小儿弱智之病，要早发现，早治疗。在治疗中，因其病为痼疾，所以要有耐心，帮助家长树立信心。治疗时间以3个月到半年为佳。

（三）中风方

【取穴】主穴：四神聪放血（放血仅用于急性期）、合谷、太冲。

配穴：① 神志：昏蒙嗜睡甚至昏迷者，若血压正常则针刺人中，血压高者十二井放血与十宣放血交替使用；躁扰、失眠、乱语者刺本神。② 失语：刺通里、照海、哑门。③ 头面五官：眩晕急性期四神聪放血，血压高者灸神庭；头痛刺合谷、太冲；饮水反呛、吞咽困难刺天突、内关；牙关紧闭刺下关、地仓、颊车；舌强语謇或伸舌喝斜刺金津、玉液放血；舌体萎缩或卷缩刺风府、风池、哑门；流涎刺丝竹空。④ 肢体：上肢不遂刺条口；下肢不遂刺环跳；足内收刺绝骨、丘墟；强痉用火针点刺局部；抖颤难自止刺少海、条口、合谷、太冲；麻木刺十二井放血。⑤ 二便：大便秘结刺支沟、丰隆、天枢；小便癃闭刺关元、气海；大、小便自遗刺灸神阙。

【刺法】急性期：除气虚血瘀型外均用强通法，百会、四神聪、金津、玉液、十宣、十二井放血均采用三棱针速刺法；曲泽、委中采用三棱针缓刺法；余穴用毫针刺，穴取患侧为主，平补平泻，留针30分钟，每日治疗1次。

恢复期、后遗症期：诸穴以细火针点刺，之后毫针留针治疗。穴取患侧为主，平补平泻，留针30分钟，每日治疗1次。

【功用】开窍启闭，疏通经络，调和气血。

【主治】中风。主要表现为突然昏仆，不省人事，半身不遂，偏身麻木，口眼喝斜，言语謇涩等。轻症仅见眩晕，偏身麻木，口眼喝斜，半身不遂等。发病之前多有头晕，头痛、肢体一侧麻木等先兆症状。常有眩晕，头痛、心悸等病史，病发多有情志失调、饮食不当或劳累等诱因。

【方解】四神聪位于头之巅顶，令其出血，可使逆上气血下降，暴涨之阳得平，瘀滞经脉通畅。多以三棱针点刺出血，其出血量宜多。太冲为肝经原穴，既可调补肝阴，又可补气升阳，因此临床既可抑制阳亢，又可益气壮阳，促进气血的平调，是治疗中风的要穴；合谷为手阳明大肠经之原穴，与太冲合曰"四关"，两穴一上一下，一阴一阳，一主气，一主血，相互协调，可共奏清热泻火、镇静安神、平肝潜阳和熄风通络之效，用于中风闭证可以解郁开闭。

急性期过后症状稳定时，据病人病情之虚实寒热，选用不同的腧穴给予微通法毫针治疗。持久治之不能操之过急。虚证多选太溪、太冲、气海、足三里等，以阴经腧穴为主。实证多用环跳、阳陵泉、曲池、合谷、绝骨、四神聪等，以阳经腧穴为主。加强通经活络之作用，同时施以补泻，给予适当的刺激量，宜守方而治。

贺老认为，中风的产生，不论出血或是梗塞虽然病因及机制各有不同，但究其根源，经络瘀而不通是最根本的病机所在。经络是运行气血的通路，气血是荣养四肢百骸、五脏六腑的物质。在生理上则是相互依存，"气为血帅、血为气母"相互为用。无论各种各样的病因，最终不外乎导致经络气血不通，经气瘀滞。因此，采用强通法强制经脉通畅的放血方法是治疗中风急性期发作的重要一环。气行则血行、血行则气畅，气血通畅而达到清心开窍、平肝潜阳、滋阴熄风、通经活络的效果。

中风后遗症病人患侧上下肢多为肌张力高，迈步困难，关节屈伸困难，手指不能伸开，形成"挎篮""划圈"姿态。祖国医学认为：四肢拘紧，屈伸不利实属经筋之病，多为寒凝脉阻、气血瘀滞，经筋失荣以致拘紧不伸、肿胀不用等。

贺老治疗中风后遗症主要采用温通法和微通法。火针是治疗经筋病的最好方法，使用火针首先要根据其应刺部位选择粗细相当的火针，要求将针烧红、烧透，趁针具极热之时迅速刺入皮肤肌肉，随即拔出即可。其选用腧穴多以局部阿是穴为主，配用相应经穴。例如：肩关节疼痛僵硬，肘关节疼痛僵硬发紧，应用火针速刺阳明经循行部位，指关节肿胀僵硬不能伸屈，应用火针速刺掌指关节、指关节、八邪及阳经循行部位。不能抬步、膝关节活动不利，可用犊鼻及局部腧穴。除火针温通外，酌情选用太溪、太冲、环跳、听宫、阳陵泉、合谷也是常用方法。太溪、太冲可培本补益肝肾，使气血有生化之源。环跳为人之躯体贯通上下阴阳气血之大穴。可疏导周身气血，以阳行阴，以中而行上下，是通畅气血经脉的主要腧穴。针刺时针感要麻窜至下肢，针感不宜过分强烈。听宫是手太阳腧穴，相续足太阳。太阳主筋，太阳经气通达，周身经脉得以充润。听宫穴的应用是笔者长期临床经验的总结，与环跳合用可通畅全身气血经脉，是治疗中经络与中风后遗症的重要腧穴之一。

（四）癫痫方

【取穴】大椎、腰奇。

【刺法】先以 4 寸毫针刺入大椎穴后，针尖向下（尾骶方向）将针卧倒，以沿皮刺法刺入 3 寸半，施以龙虎交战手法。再用 4 寸毫针刺入腰奇穴后，针尖向上（头项方向）将针卧倒，以沿皮刺法刺入 3 寸半，与大椎穴形成对刺，施以龙虎交战手法，隔日针治 1 次，留针 30 分钟。

【功用】涤痰祛风，通调督脉。

【主治】癫痫。突然昏倒，不省人事，两目上视，四肢抽搐，口吐涎沫，或有异常叫声等，或仅有突然呆木，两眼瞪视，呼之不应，或头部下垂，肢软无力，面色苍白等。

局限性发作可见多种形式，如口、眼、手等局部抽搐而无突然昏倒，或凝视，或语言障碍，或无意识动作等。多数在数秒至数分钟即止。

发作前可有眩晕、胸闷等先兆症状。发作突然，醒后如常人，醒后对发作时情况不知，反复发作。

脑电图在发作期描记到对称性同步化棘波或棘 – 慢波等阳性表现。

【方解】本病是风动痰涌，阴阳逆乱，神明受蔽所致，故取大椎以清泄风阳，宁神醒脑；腰奇为经外奇穴，是古人治疗痫证的经验效穴。二穴配合应用为治疗癫痫的最基本配穴对穴，治疗虚、实证。大椎总督诸阳，腰奇通于髓海，二穴共调阴阳表里，治疗癫痫疗效确切。四神聪位于巅顶之上，属经外奇穴，具有清热镇惊之功效，与大椎、腰奇合用增加清热、通经、镇惊、安神之作用。多用于癫痫病及某些神志意识障碍疾病中。因背俞穴分布于脊柱两侧，故用梅花针叩打，可作用于心俞、脾俞、肾俞、肝俞以达健脾益气、和胃化浊、滋补肝肾、潜阳安神的作用。临床要注意施术。可根据具体辨证情况，分别加用四神聪、百会、上星、合谷、太冲等醒脑开窍。

针灸对痫证有一定的治疗作用，尤其近十几年来，由于科学的进步，增添了许多新的治疗方法，为进一步提高临床疗效开辟了更多的途径。但对大发作期间的治疗，因病人肢体抽搐，针刺时应防止事故；对癫痫持续状态，应进行及时的急救处理，以免延误治疗时机。患者需保持精神舒畅，防止过度疲劳及情绪波动，参加适当的体育锻炼，坚定战胜疾病的信心，可增加和巩固疗效。

（五）颈椎病方

【取穴】主穴：大椎、大杼、养老、悬钟、后溪。配穴：风寒湿型配外关、昆仑；气滞血瘀配支沟、膈俞；痰湿阻络配列缺、脾俞；肝肾不足配命门、太溪；气血亏虚配肺俞、膈俞。

【刺法】毫针刺法，进针后捻转或平补平泻手法，以得气为度，针颈部穴位，针感向肩背部下传，针肩部穴位针感下传至手指，留针 30 分钟，每日针 1 次，10 次为 1 疗程。

【功用】行气活血，补肾通督。

【主治】颈椎病。颈部局限性疼痛，部分患者可向肩、上臂乃至手指放射，且有麻木感或疼痛感。有的患者伴头晕头痛、耳鸣、视力减退、心慌气短、呕吐等各种症状。

【方解】颈椎病是中老年人常见病之一，是年老气血渐衰不能濡养筋骨，功能退化的一种表现，这时因正气不足，腠理空疏，卫外不固，往往风寒乘虚而入，经络受阻，气血不畅。贺老临证治疗以扶阳益气，温通经络为大法，给予局部火针点刺，疗效满意。

大椎乃颈项之门户，为督脉与手足三阳经交会穴，督脉为"阳脉之海"，总领诸阳经，气血经络由此而过，针刺大椎穴可振奋督脉之阳气，使气旺血行，从而改善颈项部的血液循环，缓解局部神经血管压迫。大杼为八会穴之骨会穴，对缓解颈神经压迫，改善颈椎局部水肿，解除神经根刺激具有良好效果。养老，属手太阳经郄穴，《针灸甲乙经》卷十："肩痛欲折，臑如拔，手不能自上下，养老主之"，《针灸大成》卷六："主肩臂酸疼，肩欲折，臂如拔，手不能自上下，目视不明"，说明养老有活血通络的作用。悬钟为八会穴之髓会穴，有补髓壮骨，通经活络的作用。后溪，属手太阳小肠经，是八脉交会穴之一，与督脉相通，有关资料报道，后溪穴通督脉的循行路线是：起于后溪穴，沿小肠经上行于腕部，从尺骨小头直上，沿尺骨下缘出于肘内侧（在肱骨内上髁和尺骨鹰嘴之间），向上沿上臂外后侧，出肩关节部，绕肩胛，交肩上，在大椎穴与督脉相交，然后督脉夹脊穴下行……因此针后溪穴治颈椎病是"经脉所过，主治所在"理论的具体应用。

（六）偏头痛方

【取穴】主穴：丝竹空、率谷、合谷、列缺、足临泣。配穴：内迎香、行间、四神聪、悬颅、颔厌、中脘、足三里、丰隆、气海等。

【刺法】丝竹空多透率谷，其余穴多用毫针刺法，泻法为主。内迎香采用放血疗法。

【功用】通调少阳之气。

【主治】偏头痛。一侧头痛，或时剧烈发作，或常缠绵不断。剧烈发作时或欲撞墙而死，或欲哭欲嚎，痛不可忍。剧痛过后其疼痛多转为缠绵不断；时发时止，久治不愈。疼痛性质：气滞者多为胀痛，血瘀者多为刺痛，痰湿者多为重痛。伴随症状因证型而不同。如外感头痛，痛连项背，恶风畏寒；肝阳上亢者伴烦躁易怒，夜寐不宁，口干面赤；痰湿内蕴者头痛昏蒙，胸满痞闷，呕吐痰涎；气血不足者头痛昏重，神疲乏力，面色不华，劳则加重；瘀血头痛则见痛如锥刺，痛有定处等。

国医大师贺普仁
GUO YI DA SHI HE PU REN

【方解】丝竹空为足少阳脉气所发之处，也是手少阳三焦经的结止穴，率谷属足少阳胆穴位，而且它又是足少阳、足太阳二经的会穴，一针二穴，宣散少阳经脉风热，通调少阳经气而止痛，有立竿见影之效。《玉龙歌》记载："偏正头风痛难医，丝竹金针亦可施，沿皮向后透率谷，一针两穴世间稀"。丝竹空透率谷是治疗一切偏头痛的有效主穴。合谷是手阳明经原穴，五行属木，对于疏通少阳有突出的效果，具有镇痛的效果，在临床广泛应用。列缺为手太阴经的络穴，《马丹阳天星十二穴治杂病歌》："列缺善治偏头患"，与合谷相配，更有原络配穴的意义。足临泣是足少阳胆经的腧穴，远离病所，可引热下行，五行亦属木，《类经图翼》云："木有余者宜泻此……使火虚而木自平"。丝竹空透率谷、合谷、列缺、足临泣作为基本方用于治疗各种偏头痛。症属实热者，常配合内迎香、丝竹空放血，以通脉络瘀滞，并配合针刺四神聪、行间等穴醒脑泻热；属虚弱者，可取中脘、足三里、丰隆、气海等穴益气健脾化痰，虚寒明显者，关元、气海可针灸并用。悬颅、颔厌除了有局部取穴的近治作用外，此二穴还是足少阳、阳明两经的交会穴，兼有和胃益中的作用，可以提高疗效。缪刺法亦可应用于本病的治疗中。

（七）三叉神经痛方

【取穴】合谷、内庭、二间、大迎、天枢。

【刺法】天枢、合谷、内庭、二间等均用毫针刺法，酌情使用补泻手法。大迎用放血强通法。面部阿是穴用火针点刺以温通。每次留针20分钟，隔日治疗1次。

【功用】疏散外邪，通经活络。

【主治】三叉神经痛。面部疼痛，多为半侧面部发作，其疼痛表现为阵发性，疼痛剧烈，如刀割、电击、火灼、针刺等，痛不可忍，一般不持续发作，多瞬间而过，可反复发作。常因说话、吹风、洗脸、饮水、吃饭等为发作诱因。

【方解】二间、内庭为阳明经荥火穴，可清热泻火，通利阳明。热象明显者，大迎放血，大迎为足阳明胃经穴位，有驱风止痛，消肿活络之效，《胜玉歌》："牙腮疼紧大迎全"。合谷为手阳明之原穴可使气血两清，疏通阳明经脉。还可选择天枢等穴，以调理阳明，补益中焦脾胃使阳明经气充盛，以利局部阳明瘀滞通行。如有风寒拘紧之象，可在面部阿是穴以细火针点刺。如面部扳机点明显，痛不可触者，可取颜面痛处的相应健侧，以毫针刺，即缪刺法，配合辨证取穴，也可取得满意疗效。

（八）下肢静脉曲张方

【取穴】阿是穴、血海、太冲、足三里。

【刺法】选中粗火针，以散刺法。在患肢找较大的曲张的血管，常规消毒，再将火针于酒精灯上烧红，迅速准确地刺入血管中，随针拔出，即有紫黑色血液顺针孔流出，勿须干棉球按压，使血自然流出，"血变而止"，待血止后，用干棉球擦拭针孔。

毫针刺余穴，进针后捻转或平补平泻。得气后留针 20 分钟。

【功用】活血化瘀，舒筋散结。

【主治】下肢静脉曲张。下肢，尤其在小腿，静脉明显扩张，隆起弯曲，状如蚯蚓聚结，小如豆、大如栗，表面青蓝色，质地柔软或因发炎后变成硬结。患者常感下肢沉重、紧张，容易疲倦，小腿有隐痛、踝部和足背往往有水肿出现，每因站立或午后上症加重。若患肢抬高则曲张可减轻。晚期小腿皮肤常呈营养性障碍现象，如萎缩、色素沉着、鳞屑、发痒、局部皮肤变硬等症。且常并发下肢慢性溃疡、慢性湿疹、曲张结节破裂或血栓性静脉炎。

【方解】太冲、血海可疏肝解郁、清泻血中郁热，足三里为胃经的合穴、下合穴，阳明属土，故本穴为土中之真土，具有强壮脏腑，补气养血，疏通经络之功。三穴合用可培补中气，健脾摄血。

（九）震颤麻痹方

【取穴】气海、中极、列缺、听宫。

【刺法】均以毫针刺法，施以补法，每次留针 30 分钟或稍长，隔日治疗1 次。

【功用】滋阴补肾，养血祛风，疏风通脉。

【主治】震颤麻痹。主要表现为震颤、肌强直及运动障碍。多发生在手、膊、头、舌、唇等部位。手的颤动表现为"捻丸样动作"，多为一侧发生。肌强直表现为肌张力增强，扳动困难，呈"铅管样强直。"运动障碍表现为上肢做精细动作、书写困难，表现为"书写过小症"。下肢为"慌张步态"。面部因运动减少表现为"面具脸"。

【方解】贺老认为，治疗震颤或以补益为主，或以通经活络为主，其法并非一成不变。若补调正气肾精，兼以养血祛风，选用气海、中极行补法，可以调补正气，益肾充精。如疏调经脉，选用列缺以金克土通畅经络；听宫为手太阳小肠腧穴，反克于木，与列缺合用数诊可愈。

（十）摇头风方

【取穴】四神聪、大椎、腰奇、长强。

【刺法】均以毫针刺法。长强以 4 寸毫针沿尾骨端前缘向上刺入 3～4 寸，多用补法；留针或不留针。其余腧穴用 1.5 寸毫针施以平补平泻手法，隔日治疗1 次。

【功用】滋补肝肾，养血熄风，调通督脉。

【主治】摇头风。头部不自主的摇动，频率多快，其摇头程度与人的情绪变化、注意力集中程度有关，多在情绪激动、精神紧张时症状加重，反之则减。注意力集中时症状加重，反之则轻。醒后症状发作，入睡则症状消失。

【方解】长强为督脉首穴，络于任，与少阴相会，是纯阳初始，可使脏腑阳气春发，诸阳调合，阳生阴长。如《灵枢·经脉》云："督脉之别，名曰长强。挟膂上项，散头上，下当肩胛左右，别走太阳。入贯脊。实则脊强，虚则头重，高摇之……。"可见脊强与头摇同属一症，仅为虚实不同，症状部位、程度不同。因此，治疗头摇一症，长强为主穴，可使阳气春发，阴血得以化生。起到经脉通畅，养血荣筋，柔肝熄风之作用。刺长强一穴，强调用4寸毫针。进针后，使针尖沿尾骶骨前缘平缓进针2～4寸，不可直刺过深。以免伤及直肠。操作多用捻转之补法。腰奇，为经外奇穴，位于尾骨尖端直上2寸，善治癫痫等神志病。经贺老长期临床观察，认为本穴除治疗癫痫外，对头摇尚有一定效果，作为长强的辅助用穴，常与大椎合用，治疗神志病有较好疗效。针刺方法，用3～4寸毫针行沿皮刺，针尖向大椎方向，多用捻转之补法。大椎为手足之阳与督脉之会穴。其穴性可调达周身之阳气，多用于惊痛、热症等。与长强等穴合用，可增加效力，起到通达督脉阳气，使之气血调和的作用。四神聪为经外奇穴，出自《太平圣惠方》，有宁心安神，明目聪耳之效。贺老常取之治疗眩晕、中风、失眠等症，针刺放血后可迅速改善头晕等症状，使血压降低。如肝风内动较明显，伴有肢体麻木、力弱、抽搐、震颤等症的，配伍应用有开窍醒神，熄风平肝之效。

贺老认为四神聪，大椎，长强等穴，可共同发挥潜阳平肝，调和气血之用。

（十一）郁证方

【取穴】风府、内关、心俞、大陵、大椎、谚语。

【刺法】以毫针微通，施用平补平泻法，每次留针30分钟，隔日治疗1次。

【功用】开窍解郁，安神定志，疏条气机，通经活络。

【主治】郁证。初起失眠，食纳减少，精神欠佳。久则出现焦虑不安，坐卧不宁，紧张恐惧，情绪低落，悲观失望，遇事多疑，主观臆断严重等等。可伴有躯体自主神经功能紊乱，表现如四肢发凉、汗出、头晕乏力、月经不调等。

【方解】心俞为经气输注之俞穴，为调理心阴之气要穴，刺心俞可使周身气血达于脑窍。谚语具有通达气血、开窍安神、疏通经络的作用。风府为督脉之穴，具有开窍醒神、安神定志的作用。大椎为督脉之穴，与诸阳经相会，可通达周身阳气，使气血调和。内关为厥阴之络，络于少阳，少阳为枢，刺内关可解郁宽胸而使情志条达，郁闷可解。上述诸穴合用，则可使气血调和，经脉通畅，脑窍得开，而使病愈。

（十二）腰腿痛方

【取穴】 肾俞、中空、养老、环跳、局部阿是穴。

【刺法】 均用毫针刺法，酌情使用或补或泻手法，每次留针 20～40 分钟，每日或隔日治疗 1 次。

【功用】 益肾通络，行气活血，散寒除痹。

【主治】 腰腿痛。自觉一侧或两侧腰腿痛为主症，或痛势绵绵，时作时止，遇劳则剧，得逸则缓，按之则减；或痛处固定，胀痛不适；或如锥刺，按之痛甚。

【方解】 各种腰腿痛与少阴、太阳、少阳经脉关系密切。足少阴经筋："其病……在外者不能俯，在内者不能仰"；足太阳膀胱："……抵腰中，入循膂，络肾，属膀胱"；少阳"厥逆……机关不利者，腰不可以行"。故治疗腰腿痛多取有关经脉的穴位。肾俞补肾壮腰；养老为郄穴，主治急性疼痛，"养老……疗腰重痛不可转侧，坐起艰难……"；环跳有很强的通经活络作用，腿痛连及腰痛时取之；中空为经外奇穴，属局部取穴。

（十三）慢性支气管炎方

【取穴】 肺俞、大杼、风门、定喘、曲垣、秉风。

【刺法】 以毫针刺法，以先补后泻之法。隔日针治 1 次，每次留针 30 分钟。

【功用】 通调经络，宣通肺气。

【主治】 慢性支气管炎。风寒束肺者，咳嗽，吐稀白痰，恶寒头痛，鼻塞流涕，苔薄白，脉浮。风热犯肺者，咳嗽，吐白黏痰或黄黏痰，口渴思饮，或身有微热，或便秘，苔薄黄，脉滑数。燥伤肺阴者，干咳，痰不易咯出，咽干，舌苔薄白，脉细弦数。

【方解】 咳嗽的针刺治疗大法可分为散风祛邪、健脾化痰、泻肝肃肺、益阴清热。主穴为大杼、风门、肺俞，三个穴均为太阳经穴，可共济宣肺止咳之效。肺俞为手太阳肺经背俞穴，为太阴经气输注之地，肺俞通畅，可使太阴经气旺盛，经气旺盛，肺脏充实，卫外坚固不易感冒，则可行宣肃之功，咳嗽得消；肺气充盛，津液得以输布，痰浊得化。曲垣、秉风为手太阳小肠经穴。太阳为藩篱之本，经气充盛可司卫外固表之能，以祛风散寒，与肺俞相伍，可使腠理充实，免受外邪侵袭。定喘是近部取穴法，为降气平喘之效穴。另外，所有腧穴均位于背部，背部为肺所居，故又有局部治疗作用，可刺激局部气血，加强肺脏气血供养，以利肺气。临证时还应结合不同证型灵活选配其他穴位，对慢性患者平素可艾灸风门、肺俞等穴，持之以恒，定有益处。

（十四）银屑病方

【取穴】 委中、耳背青筋、膈俞、局部阿是穴。

【刺法】委中、膈俞、耳背青筋均可用三棱针点刺放血，患处局部用火针治疗。

【功用】调理气血，清热祛风，止痒。

【主治】银屑病。皮疹初起为淡红色点状斑丘疹，逐渐扩大或融成斑片，边界清楚，表面覆盖干燥的白色鳞屑，刮除表面鳞屑，露出一层淡红发亮半透明薄膜，称为薄膜现象。再刮除薄膜为细小的出血点，称为点状出血现象，以上为本病的两大临床特征。患者常伴有皮肤瘙痒，口干舌燥，大便秘结，心烦易怒，小便溲赤等全身症状。舌质红，舌苔薄白或黄，脉弦滑或数。

【方解】委中，别名血郄。善治一切血分病证。具有祛风清热、凉血活血的功用。所以凡血分有疾，再感受风热之邪引起的各种皮肤病皆可应用，是治疗皮肤病的常用穴。耳背穴与之相配，可增强其清血分之热、行血分之瘀的功效，活血可祛瘀、祛瘀能生新，进而达到养血润燥止痒的目的。与膈俞同用，可调和气血而疏风。火针治疗可改善局部气血。

（十五）脱发方

【取穴】中脘、足三里、上廉。

【刺法】以毫针刺入1寸，用补法。

【功用】补脾益肾，养血和血。

【主治】斑秃。起病突然，头发呈斑块状脱落，患处成圆形或不规则形状，其范围、大小、数目均不相等，多呈圆形或不规则形，边界清楚，继续发展，则损害的数目、范围均可增多、扩大，甚至累及全身毛发。患者可无自觉症状，发病前常有精神紧张或过度疲劳。广泛性脱发一般无自觉不适，毛发普遍稀疏。

【方解】中医认为肾精亏虚，发失所养；或因病后、产后，心脾损伤，气血生化无源，加之劳累、情绪紧张，头发失于滋养所致。贺老认为气血不足，气血失和，经气阻滞，不能上荣于发而致本病。治疗本病，以补肾健脾、养血和血为治则，选穴少而精，仅取足阳明胃经上廉穴，取得了较好疗效。足阳明胃经多气多血，针刺上廉穴，可起调和气血之目的。中脘为胃募穴、腑会穴及任脉与手太阳、手少阳、足阳明经交会穴，配合强壮要穴足三里益肾健脾，补气养血，为治本之法。

（十六）遗尿方

【取穴】关元、中极、气海、肾俞、三阴交。

【刺法】以毫针刺入穴位0.5～1寸深，视患者胖瘦而定，针刺前排尿。用补法。

【功用】调补脾肾，固摄下元。

【主治】遗尿。睡梦中遗尿，轻者数夜1次，重者每夜1次或数次，若迁延日久,可有精神不振,食欲减退,以及消瘦萎黄等症。尿常规及尿培养无异常发现。X线检查部分患儿可发现有隐性脊柱裂,或做泌尿道造影可见畸形。

【方解】三阴交补脾气以调理后天,并可通调肝、脾、肾三经经气;肾司二便,遗尿以肾虚为本,故取肾脏经气输注之肾俞穴以培补先天;关元、中极穴为任脉经穴,为强壮要穴,中极又为膀胱募穴,功专助阳、利膀胱,可以温肾固摄,治疗遗尿;气海培元固本。亦可在肾俞、关元加灸,以增强温补肾阳之力。诸穴共济温补脾肾,固摄下元之效。

(十七) 多动症方

【取穴】攒竹、谚语、大椎、腰奇。可以配合百会、心俞、通里、照海。

【刺法】毫针刺,用平补平泻法,每日1次,每次留针30分钟,10次为1疗程。小儿不便留针者,可毫针快刺。

【功用】平衡阴阳,调和气血,安神宁志。

【主治】多动症。患儿智力大致正常,注意力涣散,活动过多,情绪不稳定,易兴奋恼怒,打人骂人,蒙骗家长老师。课堂上患儿不能控制自己,做小动作,说话多,好插嘴干扰别人说话,做作业时难以保持安静,故学习成绩较差、学习困难等。

【方解】攒竹为足太阳膀胱经穴,有镇静安神之效,为安神要穴;大椎、腰奇通调督脉,平衡阴阳。谚语、心俞合用,功善养心定智;通里与照海合用交通心肾;百会位于巅顶,可醒神聪脑。

(十八) 失音方

【取穴】液门、听宫、水突、鱼际、列缺。

【刺法】以毫针刺之,留针30分钟。水突刺入0.5寸深,使针感向上传导至咽喉;液门向上斜刺2寸;听宫直刺1.5寸;鱼际直刺0.5~1寸。

【功用】宣降肺气,滋阴降火,通经调气,升津润喉。

【主治】失音。声音嘶哑,其声不扬,重者不能出声。急者卒然发病,缓者逐渐形成,如外感表证兼有发热、恶寒、喉痛等;病久者多兼有咽喉干痒不适,胸闷等症。

【方解】液门是手少阳三焦经荥穴,为三焦经脉气所发之处,状如小水,以毫针向上斜刺液门2寸,可调三焦之气滞,肾为下焦,故此穴亦可调肾,而起到育阴升津润喉之效。听宫穴是手太阳小肠经穴,与手足少阳经交会,深刺此穴2寸深,可调喉部经气。水突是足阳明胃经穴,位居颈部,邻近于喉,是治疗咽喉疾病的局部穴位,刺此穴宜5分许,亦有调喉部经气的作用,经气得调,则热邪可疏。"肺主声",声音的产生与肺的功能有关,鱼际为手太阴肺经荥穴,列缺为手太阴肺经络穴,针刺二穴可泻肺热、调经气、生津润喉以治音哑。故诸穴配合应用，可起到育阴清热，通经调气，升津润喉的作用。

（十九）高血压方

【取穴】四神聪、膈俞、内关、丘墟、蠡沟。

【刺法】以三棱针速刺法，刺四神聪放血。余穴用毫针刺。

【功用】平肝潜阳，滋养肝肾。

【主治】高血压。眩晕，耳鸣，头痛，因恼怒而头晕、头痛加剧，面色潮红，性急易怒，少寐多梦，口苦，舌红，脉弦。

【方解】四神聪为经外奇穴，有宁心安神，明目聪耳之效。贺老常取之治疗眩晕、中风、失眠等证，针刺放血后可迅速改善头晕等症状，使血压降低。如肝风内动较明显，伴有肢体麻木、力弱、抽搐、震颤等症，应加用"四关穴"，即合谷、太冲，二穴分别为手阳明大肠经、足厥阴肝经之原穴，配伍应用有开窍醒神，熄风平肝之效。膈俞为足太阳膀胱经的腧穴，也是八会穴之血会，具有补血、止血、活血化瘀、理气降逆之功，善治一切与血有关的病证。内关为手厥阴心包经之络穴，络于三焦经，又是八脉交会穴，通阴维脉，具有宁心安神、调理三焦、理气和胃、镇静止痛、疏经活络的作用。丘墟为足少阳胆经原气经过和留止的部位，蠡沟为足厥阴肝经之络穴，二穴同用可疏肝降逆。

（二十）调畅情志方

【取穴】丘墟、蠡沟、神门、内关。

【刺法】毫针刺，留针30分钟。

【功用】疏肝解郁，理气畅中。

【主治】精神抑郁，情绪不宁，胸部满闷，胁肋胀痛，痛无定处，脘闷嗳气，不思饮食，大便不调，苔薄腻，脉弦。

【方解】丘墟为足少阳胆经原穴，蠡沟为足厥阴肝经之络穴，二穴同用可疏肝理气。内关为手厥阴心包经之络穴，络于三焦经，又是八脉交会穴，通阴维脉。因阴维脉也过胸部，故内关穴可通畅心络，理气行血，是治心、胸病变的有效穴位。神门为心经之原穴，可宁心安神、疏肝解郁。诸穴相伍，共奏疏肝解郁、理气畅中之效。

（二十一）乙肝方

【取穴】足三里、丘墟透照海。

【刺法】毫针刺，留针30分钟。

【功用】疏肝解郁，理气健脾。

【主治】乙型肝炎。轻者可无任何明显症状。随着病情加重，可伴有乏力、纳差、头晕、肝区不适、肝肿大、压痛。肝功能显示血清转氨酶反复或持续升高。肝脏活检可见慢性活动性肝炎的病理改变。

【方解】丘墟为足少阳之原穴，具有清宣少阳郁热，清泻肝胆火热，疏利肝胆之功，临床应用范围广泛。贺老用本穴主要治疗肝胆疾患和少阳经分布区域内的病变，同时治疗因肝胆功能失调所致的胸胁胀满疼痛等症。治疗时，贺老多取透刺的方法。照海为足少阴肾经穴位，阴跷脉所生，八脉交会穴之一，与丘墟分别位于内、外踝下。由丘墟向照海方向透刺，以在照海穴处触摸到皮下针尖为宜。采用先泻后补的手法，具有疏肝解郁，调气止痛的作用，达到少阳经气疏通以利转枢、阴经气血充濡的效果。一针刺二穴，可减少患者疼痛，又可增强穴位作用，事半而功倍。足三里为足阳明胃经之合穴，属土。胃之下合穴。合主逆气而泄，有调理胃肠功能，健中补虚之效。亦是为四大补穴之一。既可改善患者乏力纳差等症，又可扶助正气，驱邪外出。

（二十二）安神（失眠）方

【取穴】主穴：百会、神庭、神门、照海。配穴：烦躁加本神；气虚加百会、气海；压力大加丘墟、蠡沟；胃不和加中脘、解溪、丰隆；阴虚加三阴交；肝阳上亢加四神聪；梦多加通里、内关。

【刺法】毫针刺，留针30分钟。

【功用】补虚祛邪，交通阴阳。

【主治】不寐。指睡眠时间及深度的不足，轻者入睡困难，或寐而不酣，时寐时醒，或醒后不能再寐，重则彻夜不寐，常影响人们的正常工作、生活、学习和健康。常伴有头痛，头昏，心悸，健忘，神疲乏力，心神不宁，多梦等症。

【方解】不寐病位在心，取心经原穴神门宁心安神，取督脉百会充荣髓海、神庭镇静安神，三穴共奏养心安神之效。照海属肾经，通于阴跷，滋阴养心，诸穴共用有交通心肾，使阴阳平衡之效。

（二十三）降糖方

【取穴】百会、曲池、内关、太渊、建里、关元、足三里、丰隆、三阴交、太溪、公孙。

【刺法】毫针刺，留针30分钟。

【功用】清热润燥，养阴生津。

【主治】消渴证。口渴多饮、多食易饥、尿频量多、形体消瘦或尿有甜味等。有的患者初起时"三多"症状不著，但若于中年之后发病，且嗜食肥甘、醇酒厚味，以及病久常会并发眩晕、肺痨、胸痹心痛，中风、雀目、疮痈等病证。

【方解】足三里为胃之合穴，"合治内腑"，可健脾和胃、扶正培元、通经活络；太溪为足少阴肾经之输穴、原穴，有滋补肾阴之用；三阴交为肝脾肾三经之交会穴，可健脾胃、补气血；关元为小肠募穴，功可补肾益精、扶正固本，四穴共奏益气养阴之效。内关为手厥阴心包经之络穴，通于少阳经，少阳乃气机之枢纽，可助脾胃之升降；建里亦可健运脾胃、消积化滞，公孙为足太阴脾经穴，又为与冲脉交会穴，阴维与冲脉合于心、胸、胃，故此组穴位可用于调和中焦。

血管损害是糖尿病多种并发症的病理基础，如糖尿病眼底病变、糖尿病脑血管病变、糖尿病心血管病变、糖尿病肾病等，其中医病机以血脉涩滞，瘀血痹阻为核心，活血化瘀是防治糖尿病并发症的关键。丰隆为足阳明经之络穴，长于祛痰化浊；曲池为多气多血之手阳明经合穴，可清热活血通络。太渊为手太阴肺经之输穴、原穴，五行属土，系脉会。肺朝百脉，有扶正祛邪，补气益肺之效。可改善其微循环的状况。百会为督脉与足太阳、手足少阳、足厥阴之交会穴，为百神之总会。有升阳固脱，平肝熄风，开窍养神之效。

（二十四）外感方

【取穴】主方：合谷、大椎、外关。配穴：各经外感选用各自的经穴；风寒选加荥穴；风热配伍合穴；湿邪加用输穴；暑邪以井穴放血、人中、合穴。

【刺法】毫针刺，留针 30 分钟。

【功用】祛风散寒，清热肃肺。

【主治】感冒。风寒束表者，恶寒重，发热轻，无汗，头痛，肢节酸痛，鼻塞声重，或鼻痒喷嚏，时流清涕，咽痒，咳嗽，痰吐稀薄色白，口不渴或渴喜热饮，舌苔薄白而润，脉浮或浮紧。风热犯表者，身热较著，微恶风，汗泻不畅，头胀痛，面赤，咳嗽，痰黏或黄，咽燥，或咽喉乳蛾红肿疼痛，鼻塞，流黄浊涕，口干喜饮，舌苔薄白微黄，舌边尖红，脉浮数。

【方解】大椎为诸阳之会，可振奋全身阳气，解表退热，清脑宁神；合谷为手阳明之原穴，手阳明大肠经与手太阴肺经相表里，有清肺退热之功；外关系手少阳三焦经之络穴、八脉交会穴，通阳维脉，"阳维为病苦寒热"，故可达解表清热之效。

（二十五）减肥方

【取穴】①支沟、后溪、中脘、关元、腹结、丰隆、然谷、足临泣。②督脉（大椎至腰阳关）、脾俞。可轮换应用。

【刺法】毫针刺，留针 30 分钟。

【功用】健脾理气，祛湿化痰。

【主治】肥胖症。初期轻度肥胖仅体重增加 20%～30%，常无自觉症状。中重度肥胖常见伴随症状，如神疲乏力，少气懒言，气短气喘，腹大胀满等。

【方解】丰隆为足阳明之络穴，可治疗一切"痰证"；支沟为手少阳三焦经之经穴，可宣通三焦气机，二穴合用可通调腑气。关元有固元之用；中脘为胃募穴，八会穴之腑会，可健脾和胃；后溪为手太阳小肠经之输穴，八脉交会穴，通于督脉；腹结为足太阴脾经之腧穴，可行气活血，理气降逆；然谷为足少阴肾经之荥穴，有补阳化谷之功；足临泣为足少阳胆经之输穴，八脉交会穴，通带脉，属木，有平肝熄风，消肿止带，调经回乳之效。诸穴共奏健脾理气，调肠通腑之效。

督脉起于小腹内，行于背部正中，多次与手足三阳经及阳维脉交会，是阳脉之督纲，对全身阳经起到调节作用，为阳脉之海，可起到激发人体阳气的作用。脾俞为脾之背俞穴，治脾疾之要穴，可健脾利湿，升清止泄。善治脾阳虚之病证。与督脉同用，共奏振奋人体阳气，加快机体的代谢之功。

（二十六）补血方

【取穴】血海、膈俞、中脘、绝骨、关元、三阴交、太冲。

【刺法】毫针刺，留针 30 分钟。

【功用】补血调营。

【主治】血虚证。面色淡白或萎黄，眼睑、口唇、舌质、爪甲的颜色淡白，头晕，或见两目干涩，心悸，多梦，健忘，神疲，手足发麻，或妇女月经量少、色淡、延期甚或经闭，脉细无力。

【方解】贺老认为中脘为腑会，又为胃募，能补能通，位于中焦，与脾胃有密切联系，而中焦受气取汁，变化而赤，是谓血。悬钟为髓会，有益肾填髓之效，可强筋壮骨，舒筋活络，益髓生血；关元为小肠之募穴，足三阴与任脉之交会穴，为元阴元阳关藏之处，有培补元气之效；血海穴为足太阴脉气所发，血液积聚之海，有健脾化湿，调经统血之效，为妇人调经要穴；太冲为足厥阴肝经之输穴、原穴，属土，女子以肝为先天，有疏肝熄风，养血调经之功；膈俞为血会，有养血调血，宽胸开膈，降逆通脉之效，善治与血有关的疾病；三阴交为足三阴经之交会穴，有滋阴养血，健脾利湿，益肝肾之效。

（二十七）补气方

【取穴】百会、太渊、膻中、气海、关元、各经原穴。

【刺法】毫针刺，留针 30 分钟。

【功用】补中益气。

【主治】气虚诸证。气短声低，少气懒言，精神疲惫，体倦乏力，脉虚，舌质淡嫩，或有头晕目眩，自汗，动则诸症加重。甚则出现脱肛、或小便浑浊如米泔，或内脏、子宫下垂等证。

【方解】关元为元气之所，是足三阴经与任脉之交会穴，可以培肾固本，补益元气。气海亦可以补气。膻中为心包募穴，气会，有理气宽胸，平喘止咳之效，善于治疗胸闷、气虚之病，哮喘，噎膈，呃逆之病。太渊为手太阴肺经之输穴，原穴，五行属土，系脉会，有扶正祛邪，补气益肺之效。原穴为脏腑原气输注、经过和留止的部位，"原"即本原、原气之意，是人体生命活动的原动力，为十二经之根本。故有"脏病取其原"之说，原穴对所在部位所联脏腑有很好的治疗作用。百会为督脉与足太阳、手足少阳、足厥阴之交会穴，为百神之总会，有升阳固脱，平肝熄风，开窍养神之效。

（二十八）健骨方

【取穴】主方：悬钟、太溪、大杼、养老、申脉。配穴：颈椎病配列缺、支正、大椎及局部阿是穴。腰椎病配肾俞、后溪、昆仑、命门及局部阿是穴。骨关节病配关元、太白、解溪。风湿病配风市、血海、阴市、外关。

【刺法】毫针刺，留针30分钟。

【功用】补肾填精，强壮筋骨。

【主治】腰膝酸软，筋骨痿弱，腿足消瘦，步履乏力，或眩晕，耳鸣，遗精，遗尿。

【方解】养老为手太阳小肠经之郄穴，可增液养筋，明目清热，舒筋活络。善治视力不佳，肩痛，急性腰痛，脊椎病；大杼为骨会，足太阳、手太阳之交会穴，又为手足太阳、少阳、督脉之会，有壮骨强筋，祛风解表之效，主治一切骨病，发热，咳嗽，颈项强痛，肩胛疼痛；申脉为八脉交会穴之一，通于阳跷脉，有镇痉止痛，安神宁心，益肾健骨之效；太溪为足少阴肾经之原穴，有大的流水之义，又为输穴，属土，有滋阴壮阳之效，为四大补穴之一；悬钟为髓会，有益肾填髓之效，可强筋壮骨，舒筋活络，益髓生血。

（二十九）调理脾胃方

【取穴】足三里、中脘、太白、丰隆等。

【刺法】毫针刺，留针30分钟。

【功用】益气健脾。

【主治】脾胃虚弱证。面色萎白，语声低微，气短乏力，食少便溏，舌淡苔白，脉虚弱。

【方解】中脘为胃之募穴、任脉合穴、腑会，手太阳、少阳、足阳明交会穴，位于胃之中部，有和胃健脾，通降腑气，生血安神之功。太白为足太阴脾经之原穴、输穴，属土，可健脾化湿，理气和胃。足三里为足阳明胃经之合穴、下合穴，合主逆气而泄，有调理胃肠功能，健中补虚之效，为四大补穴之一，足三里为阳明经合穴、下合穴，五行属土，阳明亦属土，故本穴为土中之真土，具有强壮脏腑，补气养血，疏通经络之功用。

（三十）先天调养方

【取穴】关元、气海、命门、肾俞、太溪。

【刺法】毫针刺，留针30分钟。

【功用】培补先天，填精益髓。

【主治】小儿生长发育迟缓，身体矮小，囟门迟闭，智力低下，骨骼痿软；男子精少不育，女子经闭不孕，性欲减退；成人早衰，腰膝酸软，耳鸣耳聋，发脱齿松，健忘恍惚，精神迟钝，两足痿软，动作迟缓，舌淡，脉弱。

【方解】关元为小肠之募穴，足三阴与任脉之交会穴，为元阴元阳关藏之处。有培补元气之效。气海为肓之原，生气之海，有补肾益气，调经固精之效，与关元同为补虚要穴。命门位于两肾俞之间，当肾间动气之处，为元气之根本，生命之门户，有滋阴壮阳双调作用，偏于补阳，为补穴之一。肾俞为肾之背俞穴，有补肾纳气，助阳气化，固精强腰，明目聪耳之效。太溪为足少阴肾经之原穴，有大的流水之义，又为输穴，属土，有滋阴壮阳之效，为四大补穴之一。诸穴共起培补先天，填精益髓之功。

验案撷英

一、内科

（一）中风

【病案】

病例一　王某某，男，70 岁。

主诉：左侧半身活动不利，语言欠清 2 天。现病史：2 天前晚饭时与家人生气，饭后突昏仆倒地，约 2 分钟后苏醒，随即出现左侧肢体不遂，语言不利，口眼㖞斜。送急诊，诊为"右侧基底节脑梗塞"，经治疗，病情未见明显变化。纳可，夜寐欠安，二便尚调。患者平素性情急躁易怒。既往史：高血压病 10 年，血压最高 200/110mmHg，平时间断服用"降压 0 号"。

查体：神志清楚，不完全运动性失语，左额纹浅，伸舌左偏，左侧肌张力高，左侧上下肢肌力 3 级，左上下肢锥体束征（＋），血压 170/95mmHg。望诊：舌质红，苔黄厚。切诊：脉弦滑数。

辨证：阴虚阳亢，风痰阻窍。治则：滋阴潜阳，熄风化痰。取穴：四神聪、曲池、合谷、丰隆、三阴交、太冲、太溪、涌泉。刺法：四神聪点刺放血，合谷、太冲、丰隆施以泻法，太溪、三阴交施用补法，余穴以得气为度。留针 30 分钟。每日治疗 1 次。

经 10 次治疗，左手能持轻物，行走较有力，语言基本清晰，夜寐安。查体：伸舌稍左偏，左侧肌张力高，左侧上下肢肌力 4 级，血压 150/90mmHg。予患肢加用火针，停四神聪放血，其它治法同前。又经 10 次治疗，查体语言流利，肌力 5 级，血压 140/85mmHg，临床痊愈。

病例二　李某某，男，57 岁。

主诉：左半身活动不利、语言不清 3 天。现病史：3 天前在下楼时突然左侧半身活动不利，语言不清，口眼㖞斜。无头痛及二便失禁，未曾仆倒。送至急诊，诊为脑梗塞。予抗血栓药物治疗。患者当晚病情加重，呕吐两次，但无神志意识障碍。一般情况尚好，纳可，二便调。

望诊：左上下肢瘫痪，面白，舌苔白腻，中心略黄厚。切诊：脉沉细。查体：神志意识清楚，语言不清，上下肢肌力2级，伸舌左偏，左侧上下肢锥体束征（＋）。

辨证：素体气虚，风中经络。治则：调补阴阳，疏风通络。取穴：听宫、列缺、条口。刺法：均用毫针施以补法，予轻刺激量，每日治疗1次。

1诊后病人感到轻松，精神好。2诊时说话明显好转。吐字较前清楚。3诊后患者自感肌力明显增加，左上肢可抬起，经搀扶可行走，说话已接近正常，肌力3级，走路较平稳。原方原法不变，继续治疗至10诊，临床痊愈，语言流畅，自由行走，无不适感。

病例三 李某某，男，35岁。

主诉：左侧偏瘫，语言不畅3天。现病史：高血压病数年，血压不稳定，血压最高180/120mmHg，最低120/80mmHg。昨晚坐位起立时突感头目晕眩，仆倒在地，随即语言謇涩，口眼㖞斜，流涎不止。左侧上下肢不能活动，送医院急诊，诊为"脑出血"，以脱水药及止血药治疗，症状未减来诊，大小便正常。

望诊：左上下肢瘫痪、舌尖红、苔黄燥。切诊：脉弦滑数。查体：神志意识清楚，语言不清，口眼㖞斜，左侧上下肢肌力3级。伸舌左偏，左上下肢锥体束征（＋），血压220/120mmHg。

辨证：阴虚阳亢，肝风内动。治则：滋阴潜阳，平肝熄风。取穴：四神聪、合谷、太冲、太溪。刺法：四神聪点刺放血，合谷、太冲施以泻法，太溪施用补法，留针30分钟。每日治疗1次。

2诊时患者头晕好转，语言不清似见好转，流涎明显好转，血压200/120mmHg，肢体活动能力未见好转。脉象趋于和缓，舌苔仍黄，燥象已解，舌尖红。3诊以四神聪点刺放血，合谷、太溪、太冲、曲池、阳陵泉、足三里、环跳并用。其中环跳以泻法不留针，要求针感串至下肢为好。金津、玉液放血，要求出血以色鲜不暗为度。4诊时语言不清大有好转，已能令人听懂，惟吐字仍不清晰。流涎基本消失。肢体活动好转，肌力3级。脉和缓，黄苔已减，血压160/110mmHg，以上穴加颊车、地仓。5诊时患者精神好、神清，语言较流畅。口㖞明显好转，已止流涎。伸舌仍左偏，左上下肢肌力4级。自觉有力，灵巧度较前好转，搀扶下已可行走。脉弦已减，舌苔由黄转白，仍腻。血压150/100mmHg。针治减金津、玉液放血，余治同前。7诊时语言流畅清晰。患侧上下肢肌力已达5级，伸舌大致居中，血压120/80mmHg，治疗同前。

经10余诊治疗，患者自我感觉良好，查体语言流畅，肌力5级，临床痊愈。

病例四 翁某某，女，53岁。

主诉：右上下肢活动不灵，语言不利1天。现病史：昨天突发头目眩晕，口㖞眼斜，语言不利。渐出现右上下肢活动不灵，纳尚可，二便调，寝安。

望诊：舌质红，少苔。切诊：脉沉细。查体：神志意识清，语言欠流畅，口角稍偏，右上下肢肌力4级。痛觉减弱，右上下肢锥体束征（＋），舌右偏，血压180/120mmHg。

辨证：阴虚阳亢，肝风内动，风中经络。治则：滋阴潜阳，平肝熄风，疏通经络。取穴：四神聪、曲池、合谷、阳陵泉、足三里、太冲、气海。刺法：四神聪点刺放血，曲池、合谷、阳陵泉施以泻法，足三里、太冲施以补法，气海施以灸法，每日治疗1次。

3诊时患者诉精神好转，恐惧心理已消，肢体活动有所恢复，手能握物。头晕目眩明显好转，血压160/100mmHg，舌脉如前，效不更方，针法不变，连续治疗10余次症状完全消失，语言肢体功能活动正常。血压160/90mmHg，临床治愈。

病例五 许某某，女，13岁。

主诉：左侧肢体麻木、活动不利，语言不清3天。现病史：3天前在体育活动中突然左侧肢体麻木，随即不能动，语言不清，经外院诊为"小儿脑血管畸形"。病儿一般情况尚好，纳呆，尿频，便常。

望诊：舌苔白。切诊：脉细稍数。查体：神志意识清，语言不流利，左鼻唇沟浅，左上肢肌力3级，左下肢肌力4级。伸舌左偏不著，左上下肢锥体束征（＋）。

辨证：禀赋素虚，复感风邪，风中经络，气血不畅，筋脉失养。治则：祛风散邪，疏风通络，调和气血。取穴：颊车、曲池、合谷、环跳、足三里、绝骨。刺法：均以毫针刺患侧，施以平补平泻手法，以局部酸胀为度，不留针。每日治疗1次。

2诊后效果明显，活动功能有所恢复，手能持物，可独立跛行，尿频如前，苔薄白，前方去足三里加阳陵泉、风市。3诊时患者自述患侧上下肢较前有力，各关节可自由屈伸，活动较自如，语言清晰流畅。鼻唇沟对称，伸舌居中，四肢肌力5级。末端关节活动良好。嘱再针1次巩固疗效，共针治6次，患儿恢复正常。

病例六 王某某，男，53岁。

主诉：左上肢不能动2个月。现病史：2个月前因呕吐，头痛头晕，腹泻导致言语不利，左上肢不能动。曾用中西药物治疗。语言欠流畅，纳可便调。

望诊：左上肢瘫痪，舌苔白，中间色黄。切诊：脉弦沉。查体：语言欠流畅，口角右偏，左上肢肌力3级，肌张力高。患侧手指关节僵硬不能张开，肿胀明显伴疼痛。血压160/110mmHg。

辨证：素体阴虚阳亢，肝风内动导致气血失和，血脉不畅，经筋不利。治则：疏通经气，调和气血。取穴：听宫、八邪、阿是穴。刺法：听宫予毫针施用补法，八邪及关节阿是穴予火针速刺，均刺患侧。

2 诊后患者自觉肢体轻松，3 诊后患者自觉患肢疼痛减轻，肿胀稍减，手指感觉稍见灵巧。5 诊后手指疼痛消失，肿胀消退明显，上肢及腕部活动灵巧度增加，活动稍有力。8 诊后患侧肌张力开始逐渐降低，手指能张开，肿胀消失，前法不变。10 余诊后病人患肢疼痛、肿胀消失，肌张力趋于正常，肌力增至 5 级，再巩固治疗数次，治疗结束。

病例七　高某某，女，54 岁。

主诉：右手无力、动作不灵活 1 年余。现病史：1 年前因中风右瘫，经治症状好转，可自行走动，惟右手无力，不能握物，发凉发紧，麻木肿胀。经常头晕，腰痛，大便干，夜尿频，寝欠安。

望诊：右上肢瘫痪，舌苔白。切诊：脉沉细。查体：右手活动不灵巧，腕关节肌力 3 级，指关节肌力 3 级，肌张力高。手掌、手指肿胀，伸屈困难，触之发凉。局部发白欠红润，皮肤粗糙。

辨证：气血失和，瘀滞不通，经筋不利。治则：调和气血，活血化瘀，通经活络。取穴：列缺、太溪、局部阿是穴、听宫。刺法：列缺、太溪以毫针补法，针刺双侧。听宫以毫针补泻并用，先补后泻，针刺双侧，手指等局部阿是，用火针点刺，每次 5 穴左右，隔日治疗 1 次。

3 诊后患手麻木、发凉、发僵、肿胀等均有好转，穴法不变。5 诊后肌张力过高明显缓解，麻木、发凉等症基本消失。肌力增加至 5 级。10 余诊后手部症状基本消失，肌张力缓解明显，肌力大致正常，结束治疗。

病例八　胡某某，女，56 岁。

主诉：左手指不能伸屈 3 年。现病史：3 年前因血压增高导致左侧半身不遂，平素血压高达 170/110mmHg。经各种中西药物治疗后，左上下肢活动大致正常。血压平稳，现左手指不能伸屈，局部肿胀，发凉，颜色较暗，皮肤粗糙，纳可。二便调。

望诊：舌苔白。切诊：脉沉细。查体：左手指肌力 3 级，肌张力高，局部皮肤营养不良，扪之发凉、粗糙。

辨证：气血不畅，经脉瘀滞，指尖失于荣养。治则：温通经脉，调和气血，化瘀除滞。取穴：八邪、指关节阿是穴。刺法：均用火针速刺不留针，每次 6 ～ 10 穴，隔日治疗 1 次。

火针点刺治疗后，手指当即能够舒展，并能握拳，手指呈现红润，6 诊后手指发凉消失，关节伸屈度明显增加，局部红润，粗糙好转，过高肌张力明显缓解，再予 2 诊结束治疗。

病例九　苏某某，男，61 岁。

主诉：左侧半身不遂 4 年。现病史：左侧半身不遂 4 年，不能走路，手不能握物，生活自理较困难，左上、下肢肿胀明显。经中、西医治疗，效果不明显。

食欲尚可，大便秘结，小便频数。血压 140/90mmHg。

望诊：体胖面黄，舌苔白厚。切诊：脉沉弦。

辨证：形盛气虚，不能帅血运行所致。治则：温通经络，行气行血。取穴：八邪、阿是、三阴交（患侧）。刺法：以中粗火针，用速刺法。

1 次火针治疗后，从针孔中流出许多液体，肿胀减轻。2 次火针治疗后，肿胀显著减轻，流出液体亦大大减少。3 次后，肿胀又大减轻，尤其是左手肿胀消失，恢复正常。再针 1 次以巩固疗效。

病例十 韩某某，男，57 岁。

主诉：右半身不遂 8 年。现病史：8 年前患者因血压高达260/140mmHg随即中风昏倒，经医院检查，诊断为"脑出血"。后抢救脱险，转院治疗。屡经针灸及按摩治疗效果不明显。现仍右半身肢体无力，步履不便，肌肉轻萎缩，麻木不仁，经常头晕，舌强语涩，口眼㖞斜，口流涎液，食欲不振，口舌干燥，睡眠欠佳，右侧肢体发凉，大便正常，小便时有失禁。血压 160/100mmHg。

望诊：神清，面色正常，舌苔白。切诊：脉弦滑。肤温低。

辨证：阴虚阳亢，肝风内动，中于经络，气滞血瘀，运行不畅。治则：通经活络，行气行血。取穴：手、足阳明经穴为主，以及委中、环跳、风市、阳陵泉等穴。刺法：以中粗火针，用速刺法。

共治疗 20 次，右上、下肢发凉及麻木等均消失，并自觉有发热感，步履较前稳健，肌肉较前有力，语言较前清楚，血压 140/90mmHg。停止治疗。

【按语】

"贺氏针灸三通法"可应用于中风病的各个阶段，现简单探讨其作用机理。中风急性期之实证以气血上逆、痰火内闭、瘀血阻痹等为表现，危、急、重是其病证特点，根据贺氏针灸三通法理论，必须用局部放血疗法以治血调气。此期应用放血疗法目的主要是针对其病机发挥强通法，以起清热泻火、止痛、镇吐、救急危症等作用。同时配合微通法以畅气机、行气血。下面分别论述。

清热泻火：心属火，心阳过亢则出现心烦不安，甚至神昏谵语，心主血，故放血可以直接减轻心阳过盛的病理状态；肝藏血，放血亦可治疗肝火妄动之病证。根据以上思路，针对急性期因颅压增高、高血压等因素出现的神昏、烦躁、甚至昏迷，伴息粗、脉实、舌红、苔厚者，给予三棱针放血疗法。阳气盛必然导致血热，放血可消减血热，以减轻脉中的热邪，因而退热。人身之气以血为本，同时又随血出入，迫血外出能泻出过盛的阳气，从而改善了阳盛的状态，使机体的气血趋于平衡，热而自平。根据以上思路，将针对急性期因感染或其他因素导致的身热、脉实、舌红、苔厚之实热者，给予三棱针放血疗法。如对高血压患者用三棱针速刺四神聪，深度为 1～2 分，挤出血液数滴。四神聪位于头顶部，其功效《圣惠方》云："理头风目眩，狂乱风痫。"《类经图翼》云："主治中风，风痫。"该穴具有平肝熄风潜阳之用，故对血压高患者用之有效。

止痛：祖国医学认为，"通则不痛，痛则不通。"意思是说，伴有疼痛的病证，其经脉中必有闭塞不通的地方，强通法直接迫血外出，疏泄瘀滞，畅通经脉，故疼痛可止。根据以上思路，针对急性期因颅压增高、高血压等因素出现的头痛给予三棱针放血疗法。

消肿："肿"大都由气滞血涩、脉络瘀阻直接造成的，放血能直接排出局部经脉中"菀陈"的气血和病邪，以促使经脉畅通无阻，以达到消肿的目的。根据以上思路，针对中风所致舌强言謇或伸舌喝斜，脉实、舌红、苔厚者给予三棱针放血疗法。

镇吐：恶心呕吐多属于胃热或肝气横逆犯胃，放血能泻热平肝逆。根据以上思路，针对急性期因颅压增高、高血压等因素出现的呕吐给予三棱针放血疗法。

急症解救：综上所述，放血疗法可通过泻热凉血、启闭开窍、醒神清脑的作用急救卒中昏厥不省人事的病人，是有效的急救手段。

恢复期以血瘀、痰凝、气机不畅致经脉失养为主证，主要用微通法以通调经脉，并根据需要配以温通之火针疗法；后遗症期多气虚血瘀、脉络痹阻而肢体废而不举或拘挛不伸，主要用火针疗法温通经脉、行气活血。根据贺氏针灸三通法理论，火针疗法应用于恢复期、后遗症期，主要发挥其消癥散结、益肾壮阳、温中和胃、升阳举陷、止痛、除麻、定痫、熄风等作用。

人体疾病不论外感内伤，其致病原因虽有各种各样，但病机所在，不外气血不通、上下不达、表里不和，火针因其有针有热，故集中了针刺与艾灸双重优势，可借助针力与火力，无邪则温补，有邪则祛邪。故火针有借火助阳、温通经络、以热引热等作用外，还具有疏导气血的作用。其所消之癥结包括气、血、痰、湿等积聚凝结而成的肿物、包块、硬结等。瘀血、痰浊、痈脓、水湿等均为致病性病理产物，它们有形、属阴、善凝聚、一旦形成就会停滞于局部经络，致气血瘀滞，脏腑功能低下，引起各种病证，日久形成痼疾、顽症。火针借助火力焠烙病处，可治本排邪，同时借火助阳鼓舞血气运行，促使脏腑功能恢复，有事半功倍之效。此时若以毫针，功效则微；若以三棱针，只有刺络排邪而不能温经助阳、鼓舞气血运行。根据以上思路，将针对出现于恢复期及后遗症的肌张力明显增高、关节活动度差甚至拘挛变形者，给予关节周围局部火针疗法，以降低肌张力，缓解挛缩；针对出现于恢复期气虚血瘀、脉络痹阻而肢体废而不举者，以散结开滞，借火助阳鼓舞血气运行。

益肾壮阳、升阳举陷、温中和胃：点刺肾俞、命门等，借助火针的热力使肾的气化功能加强，元阴元阳资源化生，达到益肾壮阳的作用。点刺足三里、内关、脾俞、中脘等穴，可使脾胃经脉行气行血，振奋脾胃阳气，使脾胃健运之功得以恢复，有助于疾病之恢复。火针点刺肾俞、命门、足三里、内关、脾俞、中脘等穴将用于恢复期兼有脾肾阳虚之证。

解痉止挛：肌肉抽搐乃筋失血养所致，细火针烧红后点刺抽搐、拘挛之局部，可促使其气血运行，加强局部血液供给，筋得血则筋柔而不拘急，抽搐自定。根据以上思路，将针对出现于恢复期及后遗症期的面肌痉挛用局部火针疗法。其他痉挛、癫痫须用强通法放血治疗。

除麻：经络阻滞，阳气不能帅血濡养肌肤所致。火针治疗温经助阳，气至血通，麻木自除。

（二）眩晕

【病案】

病例一 邹某某，男，56 岁。

主诉：头晕 5 个月。现病史：5 个月前工作中发现头晕，渐加重。最近 2 个月头晕以颈部活动时为著。自述有踩棉花感，晕时无头痛呕恶，伴左上肢经常麻木，经各种治疗，效果欠佳。

望诊：面黄体胖、舌苔薄黄。切诊：脉弦涩。查体：颈部及上肢无明显活动障碍。X 线片显示 $C_4 \sim C_6$ 明显骨质增生。

辨证：气血瘀滞，经络不通。治则：通调气血，疏通经络。取穴：曲泽、绝骨、听宫。刺法：均以毫针补法，每日针治 1 次，每次留针 30 分钟。

3 诊后，头晕显著减轻。踩棉花感好转。5 诊后头晕消失，踩棉花感消失，活动自如。左上肢麻木基本消失。巩固治疗数次，临床告愈。

病例二 武某某，女，47 岁。

主诉：头晕 2 个月。现病史：约 4 个月前饮食不节后出现脘腹胀满不舒，后渐出现便溏，每日 1~3 次，经常胃脘部不适。近 2 个月来头晕乏力明显，常在动作稍急时头晕加重。一般情况好，纳食佳，饮少，寝安。

望诊：面黄，体弱，舌质淡，苔薄白。切诊：脉沉弦。

辨证：脾胃虚弱，中土不运，气血不足。治则：补益脾胃，益气养血。取穴：中脘、天枢、足三里、内关。刺法：均以毫针刺法，施用补法，针双侧。隔日针治 1 次，每次留针 30 分钟。嘱注意饮食，多食易于消化主食，少吃零食。

针 2 次后。病人述胃脘不舒感消失，大便溏稍好转。5 诊后诉胃脘部无不适感，大便溏消失，大便每日 1 次。头晕乏力基本消失，原方原法不变，再治数次告愈。

病例三 王某某，女，38 岁。

主诉：头晕经常发作 10 余年。现病史：10 余年前因工作劳累及家庭关系紧张，渐渐感到头晕，严重时走路需扶墙而行，以后经常出现心慌心悸，劳累及精神紧张时症状加重。食欲可，大便稍结，两日一行。夜寝欠安，多梦，性情急躁，情绪不稳定。月经正常。

望诊：精神不爽，面黄，舌苔薄白。切诊：脉沉细。

辨证：气血不足，肝郁不舒，头窍失荣。治则：调补气血，舒肝理气，荣养头窍。取穴：四神聪、神门、内关、三阴交。刺法：均以毫针刺法。四神聪、内关施用泻法，神门、三阴交施用补法，隔日针治1次，每次留针30分钟。

2诊后，患者感到心慌有所好转，精神不爽好转，余症同前，依前方前法针治不变。3诊后。诉头晕开始好转，心慌未发，精神好。6诊时，患者诉头晕消失。心慌、心悸未复发。多梦失眠均有好转，依上法上穴再治数次。约10诊病人各种症状消失，精神情绪稳定，临床告愈。

病例四 朱某某，女，54岁。

主诉：头晕耳鸣1年。现病史：1年前无明显诱因出现耳鸣，时轻时重，或如雷声大作或尖响如蝉鸣，听力明显下降，约2个月后出现耳聋，头目眩晕，视物旋转。自述天旋地转，不能睁眼，不能起床，胸满呕恶。经中药、西药、针灸等治疗效果不佳。纳可，便调，寝安。

望诊：面黄白，舌质胖大，苔白稍厚。切诊：脉沉细。

辨证：痰浊内蕴，少阳失畅，清窍失荣。治则：化痰除浊，通畅少阳，荣养清窍。取穴：四神聪、合谷、太冲、听宫、中脘。刺法：均以毫针刺法，施以泻法，每日针治1次，每次留针20分钟。

2诊后患者诉头晕症状（主要是旋转感）好转，余症同前。约5诊后，耳鸣、胸中满闷、呕恶欲吐感减轻，针法方穴不变，治疗同前。7诊后，病人高兴诉道：天旋地转感基本消失，头晕短暂而过，耳鸣、胸中满闷等症均明显减轻。经10余诊，除耳聋减轻外，主要症状均已消失。巩固治疗。

病例五 马某某，女，53岁。

主诉：头晕目胀4年。现病史：患高血压病4年，常头晕头胀，目昏花，眠差。测血压170/110mmHg。

望诊：面赤红，舌苔薄黄。切诊：脉弦细。

辨证：阴虚于下，阳亢于上。治则：滋阴潜阳。取穴：百会、气海、曲池、合谷、内关、阳陵泉、足三里、三阴交。

1诊后头晕胀减轻。3诊睡眠、纳食转佳，头晕大减。5诊眩晕全除，诸症消失，血压降为128/84mmHg，又针2次以巩固疗效。

【按语】

眩晕一症，古代又称为"头眩""风眩"等，既为中医病名，也是临床症状。既可单独存在，亦可与他症共同出现。本文论述以眩晕为主诉的病证。

由于眩晕多与心肝脾肾四脏有关，在认识上也不外从四脏的藏象、病机去考虑问题，如"诸风掉眩，皆属于肝"、"无痰不作眩"以及"无虚不作眩"等。

贺老认为，对于眩晕应有特定的认识，在临床上既不能单独用脏腑气血理论去认识，也不能单纯地用经络腧穴理论去理解，而是要用完整的中医理论进行全面的认识。将脏腑理论、气血理论、经络腧穴理论整体、有机地联系起来，进行细致地辨病诊断和辨证论治，才能提高疗效。

病例一为颈椎病男患者，主诉为头晕，特点是颈部活动时头晕加重。虽然有"踩棉花感"及上肢经常麻木，根据症状与舌脉可以认定为气血瘀滞，经络不通之症，而非脏腑虚证。因此，属经络病变。选用少阳绝骨，太阳听宫为主穴，上肢经常麻木，选用厥阴曲泽之合穴使气血通畅。

病例二为贫血女患者，主诉为头晕。纵观病史及舌脉，其眩晕乃以饮食不节导致中气不足为是。可以认为气血不足为本，眩晕为标，宜从本而治。气血充盛则眩晕消矣。选用任脉、阳明、厥阴等经脉，以调补脾胃，益气养血。

病例三女病人为神经官能症患者，主诉头晕1年，久治不愈，仔细推敲病史，本病例为虚实夹杂之症。由于肝郁不舒，肝气不达而致中焦失运、气血不足、心神失养，产生一系列症状。大便干结，舌苔脉象乃肝郁不达，气血失和之象。

病例四为梅尼埃综合征女患者，为脏腑病与经络病合病之病例，痰浊内蕴，脾失健运，中焦不化出现头目眩晕。少阳循行于耳。经气不通出现耳鸣耳聋。故选用合谷、中脘以化痰解郁。选四神聪、太冲、听宫以定眩开窍。

从治疗眩晕一症，可以看到贺老临床认病识证及辨证论治之一斑，结合"头痛"等章节内容，仔细推敲，认真揣摩，必心之大悟。

（三）高血压

【病案】

病例一 宋某某，男，41岁。

主诉：经常头痛、头晕数年。现病史：数年前因头痛头晕诊为高血压病，经常头晕、头痛，目眩，时轻时重，收缩压经常在200mmHg。血压增高时不能用脑，每每劳累后症状加重。长期服用降压药物。现症：头痛头晕，视物眩晕，面赤，口苦，口干喜饮，大便干结，数日1行，尿黄赤。血压210/110mmHg。

望诊：面赤，舌质红，舌苔黄。切诊：脉弦滑数有力。

辨证：素体阴虚，肝阳上亢，化火生风。治则：急则治标，清热平肝，滋阴潜阳。取穴：四神聪、合谷、太冲。刺法：以锋针速刺四神聪出血，出血量不拘。毫针刺合谷，太冲，施以泻法，给予强刺激量。

针后30分钟，患者自觉症状减轻，头痛、头晕明显减轻，测血压为180/100mmHg，基本恢复到平素水平。第2天来诊，诉其头痛、头晕症状完全消失，心中平静，治疗前测血压为 180/100mmHg，治法不变。巩固治疗。

病例二 应某某，男，63 岁。

主诉：头晕目眩、恶心呕吐 1 天。现病史：前 1 天晚上因食肥甘厚味后与家人生气，随即感到神倦不适，头晕目眩，恶心欲呕，心中烦乱不宁。渐感周身出冷汗，四肢厥冷，经家人劝慰后稍感症状减轻入睡。既往血压正常，体健。现症：头晕，动则眼冒金花，头痛，恶心欲呕，急躁易怒，四肢末端麻木。

望诊：面红赤，舌苔中间厚白腻。切诊：脉弦滑数，双尺脉弱。查体：血压 190/110mmHg，双手握力未减，手足欠温。

辨证：郁怒伤肝，肝阳上亢，阴亏于下。治则：平肝潜阳，疏肝解郁，兼以补正敛阴。取穴：人中、四神聪、十二井、曲泽、足三里、太溪。刺法：急取人中速刺出血，四神聪速刺出血，十二井穴速刺出血，上穴均出血"豆许"而止。曲泽用缓刺出血法。足三里、太溪以补法轻刺激，留针 30 分钟。

治疗后半小时测血压 170/90mmHg，患者眩晕、恶心、头痛等症状消失，四肢厥冷缓解。疗效满意。嘱回去静养休息，明日再诊。第 2 天来诊，测血压 150/90mmHg。症状未见反复。更换腧穴，取太溪、内关、足三里，均用补法，巩固治疗 2 次。

病例三 张某某，女，56 岁。

主诉：头晕，右半身无力，语言欠流畅 3 天。现病史：3 天前因工作紧张休息甚晚，夜寐不实，晨起后感到头晕，恶心，右半身无力，手麻，走路发软。自觉舌僵不灵活，语言不流畅。一般情况尚好，纳可，大便调，尿黄。既往史：高血压病多年，血压最高 220/110mmHg。

望诊：面赤，舌质红居中，舌苔腻。切诊：脉弦滑。查体：血压 220/120mmHg，神志意识清，语言欠清晰，右上肢肌力 3 级，未引出锥体束征。

辨证：素阴亏于下，水不涵木，风从内生，经脉失养。治则：滋阴潜阳，平肝熄风，通经活络。取穴：四神聪、合谷、太冲。刺法：以锋针速刺四神聪出血，其出血量以挤不出为度。合谷、太冲以毫针行泻法。

治疗后 30 分钟测血压为 180/110mmHg。头晕恶心明显减轻，手麻、语言不流畅、舌僵均有好转，嘱注意休息，明日再诊。第 2 天来诊右半身无力、手麻等症基本消失，治疗不变。第 3 天来诊诉精神好，半身无力、手麻完全消失，测血压 150/100mmHg，腧穴不变，四神聪放血改为毫针针刺，留针 30 分钟，疗效满意，此后改用他法不论。

【按语】

本文所述高血压病以急进性和顽固性高血压为主。患者血压多在 180/110mmHg 以上，多数呈急性发作状态。包括高血压脑病、顽固性高血压、高血压危象、一过性脑缺血发作等。此类高血压病临床以实证为多，虚证为少。可见肝胆火盛，肝风内动，阴虚阳亢等类型。

贺老认为，本病发展快，症状危重，如不及时解救则后果严重。因此应给予相当重视，不可掉以轻心。本病以实证为多，故应以放血之强通法为首要治疗手段。强通，强制也，迫使风熄火降，肝气得平，诸脉通畅。此法不仅有治疗作用，还可预防脑血管病的发生。同时佐以毫针微通治法最终使气血调和，症状缓解，经脉通调。待急性危重症状稳定缓解之后，酌情选用相应方法巩固治疗效果。

治疗中，凡患者舒张压在 110mmHg 以上，伴有阳盛之实证表现时，首选四神聪以平肝降逆，清泻肝火。法以锋针速刺出血，出血量据病之轻重而定，少则"豆许"，多则数滴；严重者以出血颜色由暗红变为鲜红色且自尽为度。如病人头痛剧烈，视物不清或语言不利，肢体麻木等症明显时，表示症状危急、病情严重，为经脉气血亢盛之极，欲将崩溃之象，治疗切不可掉以轻心，应慎之又慎。除四神聪放血外，尚应以曲泽、委中等穴缓刺放血及点刺十二井穴出血。以迅速清泻阳盛之热，潜阳平肝，达到清除气血瘀滞，调和经脉的目的。

治疗中有部分患者虽然血压较高，但或因久病，或因年高，或因体虚，其症阴亏于下，阳亢于上，除阳盛之症外，尚有阴亏表现，如头晕耳鸣，心烦目涩，渴不欲饮，失眠多梦，腰膝酸软等。临床需要加用补益肝肾、滋阴潜阳之腧穴，如合谷、太冲、太溪等穴。施以微通法以因势利导，通经而不强制，清泻而不伤正。待其急性症状稳定之后。再据病之症状变化进行辨证，施用相应疗法继续治疗。

（四）头痛

【病案】

病例一 应某某：女，72 岁。

主诉：头痛 2 个月余。现病史：2 年前行肺切除手术，1 年前开始化疗，今年 4 月份开始头痛，有时右侧偏头痛，有时全头痛，呈跳痛，曾服索密痛等止痛药无效，复查肺 CT 及头颅 CT 未见转移灶，纳差，眠差，大便干，小便少。

望诊：舌质暗、苔厚。切诊：脉弦。

辨证：痰瘀阻络，脑窍失养。治则：化痰活血、通络止痛。处方：中脘、内关、足三里、丰隆、合谷、列缺、足临泣、丝竹空、阿是。刺法：毫针。

针后当天及次月未发作头痛，但第 3 月开始病情同前，加局部火针。共治疗 14 次而愈。

病例二 张某某，男，20 岁。

主诉：头痛间歇发作近 1 年。现病史：患者自去年 3 月份开始头痛，初起为双侧太阳穴处疼痛，后觉枕部疼痛，曾在外院做头 CT、MRI 均未见异常，脑电图示：中度广泛异常。12 月份又出现头痛剧烈，以枕部明显，发作时言语错乱，于天坛医院行腰穿未见异常。昨日上午又出现疼痛，夜晚 10 点多疼痛发作剧烈，伴耳聋，言语不能，纳差，眠可，二便调。

望诊：舌暗红，苔白。切诊：脉细涩。

辨证：气滞血瘀，清窍失养。治则：行气活血，通经开窍。取穴：百会、神庭、本神、中脘、内关、涌泉。刺法：毫针。

经 12 次治疗，临床症状消失。

病例三 张某某，男，52 岁。

主诉：颈项强及后头顶部胀痛 2 个月。现病史：颈项强及后头顶部胀痛 2 月之久，双手手指及左下肢麻木。患者素患高血压，时感眩晕，上重下轻，长期失眠，二便正常。血压 150/110mmHg。

望诊：面色潮红，舌赤少苔。切诊：脉沉细而滑。

辨证：阴虚阳亢，上逆清空，头则晕痛交作；阴精暗耗，筋脉失养，故肢体麻木。治则：滋阴潜阳，疏经活络。取穴：至阴（双侧）。刺法：毫针。

2 诊后头痛及颈项强大减，但仍时有眩晕，睡眠不足。取穴至阳、三阴交、太冲、百会、神门、内关、合谷。遵前方连针 6 次，后头痛颈项强及肢麻愈，眩晕等症均有改善，治疗告终。

【按语】

贺老认为，头痛的类型很多，应根据病人头痛的性质、部位、舌脉等综合表象加以认识，进行辨证论治，选用三通法不同的治疗方法进行治疗。由于经络循行方向、部位与头部有十分密切的关系，故治疗头痛应首先从经络的角度去理解。如后头痛多用至阴穴，前额痛多用内庭穴等。头痛日久必由经络不通导致内脏病变，临床需审证认辨。

（五）偏头痛

【病案】

病例一 周某某，男，55 岁。

主诉：偏头痛 11 年。现病史：左侧头痛 11 年，经治未愈，时轻时重，近一月来因工作劳累，疼势加重，连及左目胀痛，影响入寐，伴有耳鸣，眩晕，左侧半身麻木，纳可。

望诊：舌苔薄白。切诊：脉沉细。

辨证：劳心过度，气血暗耗，以致水不涵木，风邪乘虚入客少阳，引动肝风，上扰清窍。治则：疏风驱邪，通经止痛。取穴：丝竹空透率谷、风池、合谷、列缺、足临泣、翳风。刺法：用泻法，留针 20 分钟。

针后偏头痛减轻，头部轻松，再以原方针 2 次，以调理气血平补平泻手法，再针 2 次痊愈，共针治 5 次痊愈。

病例二 范某某，女，30 岁。

主诉：左侧偏头痛牵及眉棱骨处疼痛。现病史：左侧偏头痛牵及眉棱骨处，时轻时重，烦躁口渴，欲吐，胃脘不适。

望诊：苔白。切诊：脉弦。

辨证：土虚木乘，肝胆虚热夹胃气上逆，累及少阳。治则：平肝降逆，疏经止痛。取穴：丝竹空透率谷、风池、合谷、列缺、太冲。刺法：用泻法，针患侧，留针 20 分钟。

2 诊后头痛减轻，惟烦躁口渴未减，胃脘作痛，时时欲吐，脉弦。取前方加中脘、足三里。3 诊后头痛显著减轻，胃脘不作痛，烦躁口渴亦轻，仍欲呕，脉稍弦。据此症情，系少阳经脉已通，肝木尚未平复，予平肝降逆为主。4 诊后诸证显著减轻，以原方针 1 次痊愈。

病例三 侯某某，男，52 岁。

主诉：左侧头痛目胀已半载。现病史：半年来左侧头痛目胀，痛剧时不可忍耐，眠食俱废，大便干燥，久治不效。

望诊：患者体盛，面赤，舌苔黄。切诊：脉弦滑有力。

辨证：阳明胃热夹肝胆之火，上冲头目。治则：去肝胆之火，泻胃腑郁热。取穴：太阳、下关、合谷等穴。刺法：用泻法，留针 30 分钟，疼痛有所缓解。

但 1 小时后患者又来门诊，谓回家后 50 分钟，突然左额剧痛如裂，目胀痛似脱，旋予速刺内迎香放血，血未尽而疼自止，患者转悲为喜。后经追访，病未再发。

病例四 陈某某，男，47 岁。

主诉：左侧偏头痛 2 周。现病史：患者自 2 周前不明原因出现左侧偏头痛，自左侧前额至左侧颞部、顶部疼痛不适，头摇时即出现疼痛，纳可，眠差，二便调。

望诊：舌暗红、苔白。切诊：脉沉细。

辨证：气血亏虚，髓海失养。治则：扶正止痛。取穴：阳白、风池、头临泣、瞳子髎、合谷、列缺。刺法：毫针缪刺。

经 1 次治疗，即告痊愈。

病例五 赵某某，男，53 岁。

主诉：左侧偏头痛数年。现病史：原因不清偏头痛数年，经常发作，痛势剧烈，严重时痛不可耐，辗转难安。

望诊：面色不华，舌苔白。切诊：脉沉细。

辨证：劳累过度，气血耗伤，风邪客于少阳，留而不去，清窍闭塞。治则：扶正驱邪，通络止痛。取穴：左侧肓俞。刺法：毫针刺法，留针 20 分钟。

针后 5 分钟即感痛减，安然入睡。

【按语】

从经脉循行分析，偏头痛一证与少阳经关系最为密切。手少阳三焦经"上项，系耳后，直上，出耳上角"；足少阳胆经"起于目内眦，上抵头角，下耳后"，除少阳偏头痛外，少阳与它经病变同时并存的情况也不少见，如少阳厥阴同病、少阳阳明同病等。丝竹空为手少阳三焦经的结止穴，率谷属足少阳胆穴位，而且它又是足少阳、足太阳二经的会穴。丝竹空透率谷，一针二穴，通调少阳经气而止痛，有立竿见影之效。《玉龙歌》记载："偏正头风痛难医，丝竹金针亦可施，沿皮向后透率谷，一针两穴世间稀"。故丝竹空透率谷是治疗一切偏头痛的有效主穴。合谷是手阳明经原穴，五行属木，对于疏通少阳有突出的效果，具有镇痛的效果，在临床广泛应用。列缺善治偏头疾，与合谷相配，更有原络配穴的意义。足临泣是足少阳胆经的腧穴，远离病所，可引热下行，五行亦属木，《类经图翼》云："木有余者宜泻此……使火虚而木自平"。丝竹空透率谷、合谷、列缺、足临泣作为基本方用于治疗各种偏头痛。证属实热者，常配合内迎香、丝竹空放血，以通脉络郁滞，并配合针刺四神聪、行间等穴醒脑泻热；属虚证者，可取中脘、足三里、丰隆、气海等穴益气健脾化痰，虚寒明显者，关元、气海可针灸并用。悬颅、颔厌除了有局部取穴的近治作用外，此二穴还是足少阳、阳明两经的交会穴，兼有和胃益中的作用，可以提高疗效。缪刺法亦可应用于本病的治疗中。

（六）三叉神经痛

【病案】

病例一 杜某某，男，62 岁。

主诉：右下唇疼痛 3 年。现病史：3 年前拔牙后出现右下唇疼痛，说话则痛，洗面触及亦痛，夜不能寐。伴有口干舌燥，小便黄，大便秘结。

望诊：舌质红，苔薄黄。切诊：脉弦滑。

辨证：热入阳明，经脉壅滞，气血失调。治则：清泻阳明，通经活络，调和气血。取穴：合谷、内庭、二间、大迎。刺法：大迎放血，余穴毫针刺，行捻转泻法，留针 20 分钟，每日治疗 1 次。

初诊治疗出针后，患者自觉面部轻松，疼痛大减。以手试之，亦无发作感。治疗 3 次后，诸症消失。

病例二 张某某，女，65 岁。

主诉：右侧面痛 2 年。现病史：在外院诊为"三叉神经痛"，经多种中西医治疗，效果不显。

针刺健侧阿是穴，配合远端合谷、内庭，针后即感疼痛减轻。

病例三 田某某，女，42 岁。

主诉：右侧面痛 3 年。现病史：3 年前患右侧面神经麻痹，病愈后面部出现烧灼样疼痛，伴窜痛，时呈持续状，诊为"三叉神经痛"。曾经针灸、电针、理疗及服用中西药物等治疗均未有效。曾持续发作 1 年的时间。疼痛止后，间歇一段时间复又发作。近来发作频繁，每逢发作，如电击样及放射样疼痛，不能纳食，不能说话，面部扳机点明显。

望诊：面黄，舌苔白。切诊：脉沉细。

辨证：脾胃虚弱，面部风寒未尽，滞留阳明，经络不通。治则：调理肠胃，温经通络，调和阳明。取穴：天枢、面部扳机点阿是穴。刺法：天枢以毫针施用补法。面部扳机点阿是穴用细火针行温通法，不留针。隔日治疗 1 次。

2 诊后，患者诉面部疼痛开始减轻，每次发作时间减短。5 诊后发作次数明显减少，疼痛继续减轻。原穴原法不变，共治疗 10 次，诸症消失，临床痊愈。

【按语】

颜面痛从病因病机来看，多为风气挟寒或挟热上攻于阳明所致。从经络循行看，颜面为手足阳明循行所过。手阳明"从缺盆上颈贯颊，入下齿中"。足阳明"起于鼻，交頞中，旁约太阳之脉，下循鼻外，入上齿中，还出挟口环唇"。临床以取阳明经脉为主。选用阳明经荥火穴二间、内庭以清热泻火，通利阳明。热象明显者，大迎放血，大迎为足阳明胃经穴位，有驱风止痛，消肿活络之效，《胜玉歌》："牙腮疼紧大迎全"。还可选择天枢等穴，以调理阳明。如有风寒拘紧之象，可在面部阿是穴以细火针点刺。如面部扳机点明显，痛不可触者，可取颜面痛处的相应健侧，以毫针刺，即缪刺法，配合辨证取穴，也可取得满意疗效。

由于本病发作急骤，疼痛剧烈，病势较重，治疗需综合应用针灸三通法，以毫针微通为基础。

（七）癫痫

【病案】

病例一 朱某某，男，9 岁。

主诉：发作性抽搐 7 日。现病史：（家长代诉病情）患儿从 7 岁开始出现抽风，发作频率每月 1 次至 7 次不等，面黄，抽时忽然跌倒，不省人事，继则斜视，口吐白沫，约半小时后苏醒，醒后疲乏，精神不振，经过针灸治疗症状好转，已有 8 个月未犯。近 7 天又发现抽搐，记忆力减退，食纳减少，睡眠及二便均正常。

望诊：面色淡黄，舌质淡红，苔白。切诊：脉滑数。

辨证：痰饮瘀滞中焦，中气不降，随肝胆之气上扰。治则：蠲化痰饮，熄风降逆。取穴：四神聪、中脘、颊车、地仓、合谷、太冲。针法：毫针点刺，不留针。

每周针1~2次。第10诊家长代述从初诊到现在约2个月，始终未抽搐，精神好，惟记忆力仍较差。取穴百会、上星、中脘、合谷、太冲。刺法同前。第16诊家长代述从上次针后情况很好，一直未再发病，所以2个月未来诊治。但在1周前又连续2日抽搐，每日1次，约10分钟缓解，抽后四肢疲乏，精神欠佳，脉沉滑。此为阳气不足，不能化痰。取穴大椎、腰奇。刺法为大椎针尖向下刺；腰奇针尖向上刺，均刺入3寸半深。共观察治疗半年，针治9次。随访5年，病情未犯。

病例二 张某某，男，24岁。

主诉：阵发性抽搐，口吐白沫，牙关紧闭数年。现病史：数年前因突然昏倒，全身抽搐，口吐白沫，小便失禁等，诊为癫痫大发作，每日发作1~2次。每次发作约2分钟即止，醒后头痛、乏力。数年来未间断服用苯妥英钠及中药涤痰剂，效果甚差。现每日发作10余次，不能参加工作。

望诊：面黄，精神尚好，舌苔白。切诊：脉细滑。

辨证：情志不遂，督脉失调，气机逆乱。治则：通调督脉，调理气机，疏导情志。取穴：大椎、腰奇。刺法：以上法先刺大椎，后针腰奇，施以对刺。留针30分钟，隔日治疗1次。

2诊时病人诉针后精神好转，症状发作程度减轻。5诊时诉精神好，症状明显减轻，发作次数减少，每次欲要发作前的感觉明显减弱。9诊时诉大发作已停止，仅有瞬间而过的小发作，发作次数明显减少为3~4天发作1次。自述精神好，纳佳，心情舒畅。治疗1个月后，病人诉已有近1周癫痫未发作，精神较好。效不更方，穴法不变，巩固治疗2个月治愈。2年后随访，症状未复发，已胜任工作。

病例三 龚某某，女，19岁。

主诉：癫痫发作6年。现病史：6年前发生癫痫，发作较有规律，每晚发作1次。发作前先有周身抖动，数十秒后神志不清，抽搐，口吐白沫，两目上视，喉中痰鸣，数分钟后苏醒。苏醒后感到周身乏力，头晕，嗜睡，纳呆，大便日1行，夜尿频，月经尚可，时有腰痛。

望诊：面红，精神尚好，舌苔白腻。切诊：脉沉细。

辨证：气阴不足，痰浊上扰，督任失调。治则：补益气阴，祛痰化浊，调理督脉。取穴：大椎、腰奇、心俞、肾俞。刺法：以上法先针大椎，后针腰奇。均用4寸毫针施以对刺，行龙虎交战手法。心俞、肾俞以毫针刺法，先刺心俞，后刺肾俞施以捻转之补法。留针30分钟，隔日治疗1次。

3诊时病人诉自第2次治疗后症状未发作，乏力好转，夜寝仍不安，多梦，针治穴法不变。7诊后病人诉第2次治疗以来仅发作1次，且症状较前明显减轻。夜尿较频，脉沉细。上穴法不变，加照海予捻转之补法。10诊后癫痫未再发作，针法不变，巩固治疗2个月。半年后随访，症状未再复发，临床治愈。

病例四 邵某某，女，20岁。

主诉：发作性意识障碍伴四肢抽搐5年。现病史：1986年9月因突发性意识障碍，四肢抽搐就诊。因有食用未熟猪肉史，外院怀疑为脑囊虫病。化验脑囊虫血清试验（－）。脑电图不正常，诊为癫痫，以抗癫痫药物及针灸治疗，效果不佳。癫痫发作数日1次。每次发作症状表现较刻板，尤以经前经后及外感发热时为著。每逢月经前1~2天突发四肢抽搐，口吐白沫，神志意识丧失等，持续时间不定，短则数十分钟，长则数小时。每次发作停止后神志意识欠清，意识障碍可达1~2天方能完全清醒。胆怯，多梦，反应能力差，表情呆板，记忆力尚可，纳可，便调，月经大致正常。

望诊：舌质淡，苔白。切诊：脉弦滑。

辨证：痰饮上扰清窍，气机失调。治则：蠲化痰饮，调理气机，通调经脉。取穴：四神聪、大椎、腰奇。刺法：毫针刺四神聪，行卧刺法，得气乃止。大椎、腰奇均以4寸毫针沿皮对刺，以平补平泻手法给予中等刺激量。每次留针30分钟，每周治疗2次。

针治4次后，患者诉神精好，癫痫未发作，其他症状大减，夜寝安和，梦减。针治10次后，患者诉在治疗期间，癫痫仅发作1次，而且症状明显减轻，所有症状均在2分钟内消失。依上法继续巩固治疗不变，每周1~2次。经4个月治疗，症状无复发，疗效满意，临床痊愈。

【按语】

癫痫，古称"痫"或"痫症"。首见于《内经》，历代均有论述。其病证与现代医学的癫痫病相同。就其产生的原因而言，多与风、火、痰、虚有关；就症状发作的程度与形式来讲，分为大发作和小发作；就病在经络而言，多与督脉、任脉、太阳、少阴有关。

在临床辨证中，癫痫病的辨证有多种多样，应用针灸方法治疗本病与服用药物治疗有所不同，对本病的认识也略有不同。贺老把癫痫病从根本上分为虚实两大类：实证者，体质强，患病时间短，以大发作为主。病因以痰、火、风为论。治疗以大椎、腰奇、四神聪为主穴。施用泻法。神志不清伴有抽搐者加用人中，予强刺激法。经常发作者加用合谷、太冲，予中等刺激量。虚证者，体质较弱，患病时间较长，以小发作为主，病因多以气血两虚，肝肾阴亏为论。治疗以大椎、腰奇为主穴。气血两虚症状明显者，多加用中脘、足三里；肝肾阴虚症状明显者，多加用肝俞、心俞、肾俞，均用轻刺激量。若中土不运，痰浊内生者可加用中脘、丰隆。小发作仅以吸吮、口角抽动、瞬目等面部症状为主症者，多加用阳明局部俞穴如颊车、地仓等。上述各类病证久治不愈，发作次数频繁者，可加用长强，虚则补之，实则泻之。治疗癫痫病，应首选大椎，腰奇。此二穴合用具有镇静安神、醒脑开窍、蠲痰定志之作用。无论虚实均可作为治疗癫痫的基本方穴。使用此二穴时，强调治疗成年人时需用4寸毫针，先针大椎后针腰奇，施以沿皮对刺。具体操作方法前面已述。主要掌握偏于实证者应以泻法操作，偏于虚证者应以补法操作。酌情给以相应的刺激量，大椎为督脉腧穴，位于督脉上部，是诸阳之会，具有通阳通脑的功效。腰奇位于督脉下部，为经外奇穴，位于尾骨尖上2寸。二穴合用，可使督脉经气通畅，气血调合。正确应用大椎，腰奇的操作方法，对治疗癫痫有着十分重要的意义。

四神聪位于巅顶之上，属经外奇穴。具有清热镇惊之功效，与大椎、腰奇合用增加清热、通经、镇惊、安神之作用。多用于癫痫病及某些神志意识障碍疾病中。

针灸对痫证有一定的治疗作用，尤其近十几年来，由于科学的进步，增添了许多新的治疗方法，为进一步提高临床疗效开辟了更多的途径。但对大发作期间的治疗，因病人肢体抽搐，针刺时应防止事故；对癫痫持续状态，应进行及时的急救处理，以免延误治疗时机。患者须保持精神舒畅，防止过度疲劳及情绪波动，参加适当的体育锻炼，坚定战胜疾病的信心，可增加和巩固疗效。

（八）低颅压综合征

【病案】

周某某，女，38岁。

主诉：头部外伤后头痛，恶心呕吐2个月。现病史：约2个月前晚间行走遇劫，头右颞顶部遭钝器击打。回家后出现头痛，恶心，呕吐1次。伴紧张、嗜睡，经某医院行腰穿术测脑脊液压力（CSF）为294.21kPa（30mmH$_2$O），诊为"外伤后低颅压征群"。经多方治疗效果欠佳。刻下证：经常头痛，恶心，有时进食则吐，记忆力明显减退。紧张、胆怯、多梦，有时嗜睡，有时不眠，纳食欠佳，二便调。

望诊：面㿠白，舌淡，苔白。切诊：脉细稍数。

辨证：惊恐伤肾，肝肾亏虚，气血不足，经脉失畅。治则：滋补肝肾，调理气血，通经活络，安神定志。取穴：肾俞、肝俞、中脘、内关。刺法：均用毫针刺法，内关用平补平泻法，余穴用补法。每次治疗留针30分钟，每周治疗2~3次。

1诊后患者诉头脑清楚，头痛减轻，紧张感有所减轻。3诊后头痛基本消失，头脑清楚，睡眠改善，梦已少，嗜睡消失，精神好。5诊后患者诉各种不适症状均已消失，纳食佳。精神好，睡眠安，临床痊愈。

【按语】

低颅压综合征为临床少见病种,常以暴力、外伤于头部而引起,除症状外,卧位穿刺脑脊液压力低于 686.42kPa (70mmH$_2$O) 时诊断成立。

由于本病多由外伤打击头部所致,必致脑海受到冲击,精髓不安而气血不能通畅。突受暴力,惊吓成恐,必伤于肾,肾精亏耗,肝失所养,阴血不足,清窍失养而致头痛、嗜睡,清阳不升,浊阴不降必有恶心、呕吐。因此,治疗本病应以补益肝肾,通调气血,通经活络为原则。肾俞、肝俞为主穴,此二穴皆为本经背俞穴,为经气输注之地,补此二穴可补肾益肝,肾精充盛,肝阴得养,谓之"肝肾同源"。中脘为胃之募穴,又为腑会,为调达中焦运化之要穴,补中脘可使中焦气血有生化之源,而使经络得以运行通畅。内关为厥阴之络穴,通于少阳,可行宽胸解郁之功,而使症情稳定,情意调和,五志顺达。诸穴合用起到相互补充,相互协调作用,最终使气血充盛,气机条达而成效。

(九) 睡眠障碍

【病案】

病例一 崔某某,女,54 岁。

主诉:失眠 1 年余。现病史:1 年多前,因过分劳累,思虑过度出现夜不能寐,入睡困难,常自服安眠药物。初服药时尚可入睡,夜眠较实,久服药物后,药效欠佳。近日因工作原因,失眠加重,有时彻夜不眠,经各种中西药物治疗效果欠佳。目前症状加重,不能入睡,睡则梦多,多有梦魇,意乱心烦,腰痛膝软,疲乏无力,性急易躁,尿少而黄,大便秘结,月经已停。

望诊:面赤,唇红,舌淡红,舌苔少。切诊:脉沉细数。

辨证:思虑过度,心肾不交,心神失养。治则:交通心肾,养心安神。取穴:心俞,肾俞。刺法:均用毫针刺法,行以微通,用捻转补法,每次留针 30~40 分钟,每日治疗 1 次。

1 诊后当晚患者夜梦减少,余症未减。3 诊后患者入睡似有好转,感觉夜梦明显减少。5 诊后患者大悦,述针后当晚上床较早很快入睡,夜梦基本消失,晨起后精神振作。经约 10 余次巩固治疗,患者失眠多梦完全消失,疲乏无力、性急易躁等症均有明显好转,失眠告愈。

病例二 陈某某,女,35 岁。

主诉:失眠多梦多年。现病史:经常失眠多梦,原因不清,不能入睡,寐中易醒,醒后不易入睡,尤以劳累、紧张后症状加重。常服安眠药物维持睡眠。近来因肝功出现异常,要求针灸治疗。伴全身乏力,疲劳倦怠,四肢发凉,食纳可,大便秘结,3 日一行,月经量少,每月错后。

望诊:面色无华,唇淡,舌质淡、舌苔白。切诊:脉沉细无力。

辨证：心脾两虚，气血不足，心神失养。治则：调理心脾，补益气血，养心安神。取穴：中脘、内关、足三里。刺法：均用毫针行以微通，施用捻转补法。每次留针30分钟，隔日治疗1次。

2诊后患者诉睡眠似有好转，审证认方，原穴原法不变。5诊时患者诉已能入睡，夜梦减少且梦景浮浅，疲劳乏力有所好转。8诊时患者诉入寐较快，夜眠较实，已基本无梦。自觉体力明显增强，感到精神舒畅。同时感到肢体发凉有所好转，大便秘结好转，经10余诊治疗，患者失眠多梦完全消失，余症均有好转，失眠告愈。

病例三 郭某某，女，31岁。

主诉：失眠半年。现病史：半年前因家务事吵架后出现失眠，不能入睡，辗转不安，伴口干，便结，常服安眠药物。

望诊：舌苔白。切诊：脉弦滑。

辨证：阴亏液耗，津不上承，心神失荣。治则：益阴安神之法。取穴：阳池。刺法：用毫针刺法，行平补平泻法，每次留针30分钟，每日治疗1次。

3诊后患者感心中舒畅，已能入睡，但夜间仍睡眠不实，口干稍有好转。6诊后夜间睡眠较实，口干已不明显，大便干结好转。经约10余诊治疗，患者口干消失，大便干结消失，恢复每日1次。夜眠安好，较充实。

病例四 陈某某，女，49岁。

主诉：失眠2月余。现病史：无明显诱因而出现入睡困难，入睡后梦多，易醒，每晚断续睡眠不足3小时。伴有心慌，耳鸣，口干，腰膝酸软等症。

辨证：阴虚火旺，心肾不交。治则：滋阴降火，交通心肾。取穴：心俞、肾俞、照海。刺法：心俞用补法，余穴用泻法。

患者当晚顺利入睡，持续近6小时。治疗10次后，睡眠已正常。

病例五 陆某某，女，16岁。

主诉：睡眠多4年。现病史：患者4年前的一天晚上，在哭泣中入睡，自此后出现睡眠多，经常不自主入睡，入睡后不易被叫醒，睡眠时间明显增多，醒后双眼发红，纳可，二便调。曾服中药治疗，效果不明显。

望诊：舌淡红，苔白。切诊：脉沉滑。

辨证：气机不畅，痰蒙神窍。取穴：中脘、睛明、解溪、内关。

治疗5次后，症状便明显改善，睡眠时间减少，且易被叫醒。

【按语】

失眠一症，临床多见，多与心、脾、肾三脏及气血津液相关。临床应辨证与辨经相结合，既要从脏腑气血津液理论出发究其病机所在，也要从经脉循行理论去认识，进行综合分析，决定选经配穴及手法的应用。

贺老治疗失眠以分析病因病机为本，来决定选穴。同时在选穴方面又有与众不同的特点。

病例一女性患者 54 岁，失眠 1 年余。审证求因，分析病机为肾阴不足而致心肾不交，心神失养所致。鉴于病机所在，乃从手足少阴入手，选用心俞、肾俞，滋肾阴，养心神。施用补法以利交通心肾而取效。

病例二女性患者 35 岁，失眠多梦多年。审证求因，分析病机为心脾两虚、气血不足所致失眠。心阴赖脾气充盛方能神安。故用健脾益气为大法。取中脘、足三里以补中气，培补中土，配用内关以养阴安神而取效。

病例三女性患者 31 岁，因气恼后出现失眠，口干便结。审证求因，分析病机乃为少阳失畅，阴液不足所致。少阳为枢转之机，郁怒于内而使少阳枢转不利。手足少阳相通，少阳枢转不利而使三焦津液不得正常输布，以致神不得安、失眠不寐。选用手少阳阳池。阳池为少阳之原穴，其性善能止渴生津润燥，有通利三焦水液使之输布之功效，故用阳池而取效。

综上所述贺老治疗失眠的特点，以分析病因病机为根本。据病因病机特点进行选经配穴。尤其是例 3 选用阳池一穴，思维独特，取穴独树一帜，值得研究、总结和应用。心俞宁心安神，肾俞滋阴补肾，照海属肾经，通于阴跷，滋阴养心，诸穴共用有交通心肾，使阴阳平衡之效。

（十）练功出偏

【病案】

陈某某，男，22 岁。初诊日期：2002 年 12 月 29 日。

主诉：自觉气窜半月余。现病史：患者半月前在练八卦掌后因劳累过度而出现气窜横行感，自觉气从臂部向上向手乱窜，难以忍受，以致夜不能寐，纳食不下。经多方求治未见疗效，现患者仍自觉气乱窜，夜不能寐，纳差。

望闻：神疲，精神较弱，舌红苔黄厚腻。切诊：脉细弦。

辨证：气机不畅。治则：理气纠偏。取穴：人中、委中、内关。刺法：毫针刺。

1 次治疗即痊愈。

【按语】

本病的治疗，应以调理气机、安神定志为主，主要从以下几个方面考虑：①以中焦脾胃为主，中焦为气机升降之枢扭；②通调任督小周天；③肝之疏泄开发；④肺主气，主肃降；⑤肾主纳气，固藏精气；⑥心主神，主血脉，为五脏六腑之大主，若神明已乱，当调养心神为主。临床实际当中，视具体情况而酌情应用。

临床上练气功出偏者较多，而练武术出偏者较少，但本例就属练武出偏。治疗以人中开窍醒神、通调任督小周天；因八卦掌以腰为枢扭，故取委中以调理腰肾；再根据气窜感，取内关调理气机。诸穴合用，而能取得满意疗效。

（十一）头摇

【病案】

病例一　裴某某，女，56岁。

主诉：头部不自主摇动数年。现病史：数年前原因不清出现头部轻度摇动，不能自制。病情时轻时重，多在发怒及情绪波动时加剧。曾在某医院神经内科诊为"脑动脉硬化症"。近几个月症状加重，终日头摇不休，不能自已。曾用平肝熄风类中药治疗未效。时伴有轻度头晕，稍有烦躁之候。一般情况好，纳佳，二便正常。

望诊：面色常，头部不自主摇动，时轻时重，候诊时头摇时止，稍后复发。舌质红，舌苔白。切诊：脉弦滑。

辨证：肾阴不足，水不涵木，督脉失畅，虚风内动。治则：滋阴涵木，养阴熄风，通达督脉。取穴：长强。刺法：以4寸毫针沿尾骨端前缘刺入，行以捻转补法，不留针，得气即出。

初诊后患者感到头部摇动次数明显减少，当精神集中时自己似能控制发作程度。2诊后症状继续减轻，每天仅摇动2~3次。摇动幅度明显减轻。继续治疗，穴法不变。经过5诊治疗，头摇停止，临床告愈。

病例二　于某某，女，30岁。

主诉：头部不自主摇动1年余。现病史：1年前因与家人生气，数日后出现项部发僵，自感转动不利，但无明显受限。继而出现头部轻微颤动，未治，症状渐加重。头部由颤动变为抖动，每日发作数次，每次发作时间不等，少则数分钟，多则十数分钟。一般情况好，纳可，二便调，月经正常，寝安。

望诊：面黄少泽，头部时有轻度摇动，可自已，舌苔白。切诊：脉弦滑。

辨证：气郁伤肝，阴亏于内，督脉失调，风阳上扰，以致风动。治则：养阴平肝，通调督脉，熄风止摇。取穴：四神聪、大椎、腰奇、长强。刺法：均以毫针刺法，长强用4寸毫针沿尾骨端前缘刺入2~3寸，施以捻转补法，留针30分钟，余穴用1.5寸毫针。刺大椎穴针尖向下朝尾骶方向。刺腰奇针尖向上朝大椎方向。每周治疗2次，每次留针30分钟。

2诊后患者诉头摇减轻，颈部发僵明显减轻，穴法不变。3诊后诉头摇每天发作次数明显减少，且发作时摇动幅度亦有减轻，经6次治疗，症状基本消失。

病例三　张某某，女，10岁。

主诉：头部不自主摇动1年余。现病史：1年多前无明显诱因出现头部不自主摇动，一般症状可，无其他明显不适。

取穴：长强、少海、足三里。

治疗 2 次后症状基本消失。

【按语】

头摇是针灸临床顽固病证之一，从祖国医学角度认识，本病证既可发生于外感伤寒中，也可发生于脏腑气血病中。既可仅以头摇症状出现，也可见于头摇合并于其他症状中。

本文仅讨论以单纯头摇为主的病证。

头摇，其证为风动之象，故与肝关系密切，"诸风掉眩，皆属于肝。"又因肝肾两脏在脏腑联系中有肾水肝木的相生作用，故多认为头摇与阴血、肝肾关系密切。如《篙崖尊生书》云："头摇多数风，风主动摇……肝肾之经血亏之症。"除脏腑气血理论外，从经络腧穴角度认识本证是重要的。这是因为运用针灸疗法与其他疗法有着理论和治疗方式的不同。

头摇一证多见于女性，病性多为气血、阴阳亏损。头为人体之巅，高巅之上惟风可至。督脉者，督辖诸阳，其循行"并于脊里，上至风府，入脑。"督脉为病，经气不畅，血虚风动，随经脉上行于头，筋失所养，故而头摇。长强为督脉首穴，络于任，与少阴相会，是纯阳初始，可使脏腑阳气春发，诸阳调合，阳生阴长。如《灵枢·经脉》云："督脉之别，名曰长强，上项，散头上，下当肩胛，左右别走太阳，入贯脊。实则脊强，虚则头重高摇之。"可见脊强与头摇同属一证，仅为虚实不同，症状、部位、程度不同。因此，治疗头摇一证，长强为主穴，可使阳气春发，阴血得以化生。起到经脉通畅，养血荣筋，柔肝熄风之作用。

刺长强一穴，强调用 4 寸毫针。进针后，使针尖沿尾骶骨前缘平缓进针 2～4寸，不可直刺过深。以免伤及直肠。操作多用捻转之补法。

腰奇，为经外奇穴，位于尾骨尖端直上 2 寸，善治癫痫等神志病。经贺老的长期临床观察，认为本穴除治疗癫痫外，对头摇尚有一定效果，作为长强的辅助用穴，常与大椎合用，治疗神志病有较好疗效。针刺方法，用 3－4 寸毫针行沿皮刺，针尖向大椎方向，多用捻转之补法。大椎为手足之阳与督脉之会穴。其穴性可调达周身之阳气，多用于惊痫、热证等。与长强等穴合用，可增加效力，起到通达督脉阳气，使之气血调和的作用。

综上所述，头摇虽为风动之病，但应认真地从经络腧穴与脏腑气血的关系中去理解其中的有机联系，并将其深化，进而达到触类旁通的目的。

（十二）震颤麻痹（震颤）

【病案】

病例一　夏某某，男，51 岁。

主诉：右上肢震颤 1 个月。现病史：1 个月前突发脑血管病，偏瘫，诊为

"脑动脉硬化症，脑血栓形成"。经治偏瘫好转，渐出现右手震颤，颤动呈捻丸动作，紧张时加重，静坐时加重，入眠则止，醒后即发。一般情况好，纳尚可，二便调。

望诊：行路尚可，舌质暗，苔薄白。切诊：脉沉。

辨证：阴虚风动，血虚于内，筋脉失养。治则：养血荣筋，祛风定颤。取穴：列缺，听宫。刺法：以毫针刺法，施用补法，每次留针30分钟，隔日治疗1次。

初诊仅用双侧列缺，效果不明显。考虑单穴效力不支，2诊时加用听宫。针刺后病人感到颤动减轻，上法不变，共针治4次，颤动消失，情绪紧张时亦不复发，告愈。

病例二 刘某某，男，35岁。

主诉：右上、下肢不自主颤动1年余。现病史：1年前因疲劳过度，夜间突觉饥饿，胸闷心慌，右侧头部发胀。随即出现右上、下肢不自主抖动，后渐加重，行路、写字困难。抖动时轻时重，每日发作数次，短则10分钟，多则数小时。一般情况尚好，纳可，二便调，寝安。

望诊：面黄少泽，舌稍有卷缩，舌苔白。切诊：脉弦细。

辨证：阴虚于内，劳伤心脾，筋失所养。治则：养阴益气，濡养筋脉。取穴：气海、中极。刺法：以毫针刺法，施用补法，每次留针30分钟，隔日治疗1次。

3诊后患者诉颤动始见好转，抖动次数及幅度均有好转，5诊后颤动已明显好转，每天仅出现1~2次，每次发作数分钟则止。约8诊后诉颤动基本消失，患肢活动自如，已无行路及书写困难。又诊数次，诸症消失，疗效稳固，告愈。

病例三 钱某某，男，50岁。

主诉：肢体不自主颤动1年。现病史：1年前无明显诱因出现一侧肢体不自主颤动，经中西医治疗未效。一般情况可，无其他明显不是。

治疗：以火针针刺督脉，配合少海、条口、中脘。

经数次治疗后可出差工作。

【按语】

震颤麻痹主要发生于老年人，由于本病的发病年龄、性别、症状表现的特殊性，因此，治疗本病不能仅用治疗一般颤抖症状的"治风先治血"、"血行风自灭"的治疗原则来认识，应究其生理病机变化，进一步深化认识。

贺老认为，震颤麻痹发病的几个特殊性构成了认识本病、治疗本病的特点。首先发病的年龄及性别为老年男性，症状表现为不随意运动的增多和随意运动的减少，形成肌肉运动的不协调。《素问·上古天真论篇》云："六八阳气衰竭于上，面焦，发鬓颁白；七八肝气衰，筋不能动，天癸竭，精少，肾脏衰，形体皆极；八八则齿发去。"说明男性至老年，肾脏衰竭天癸将尽，肾精亏耗不能荣养肝阴而致肝气衰，筋不能动而出现不随意运动增多，如头摇、唇颤、舌抖，肢动等。天癸将尽，脑髓不足，气血亏虚，肝阴不荣经脉，而出现随意运动减少，如面具脸，写字过小症、慌张步态等。其运动的不随意动作增多与随意动作减少，均由天癸将尽而致。只是临床表现不一样，故调补先天则为重要的一部分。

治疗本病不同于治疗一般的风证，治疗一般风证多从肝入手用以养血荣筋熄风之法。震颤麻痹虽然与肝、血有关，但在治疗上以补调正气肾精为主，兼以养血祛风之法。就病机变化而言，阴精气血不足必致经络不畅或瘀滞不通。因此在临床上需将肾亏、血虚、经络不畅综合考虑加以认识，相互参照，认真辨证选其适当的治疗方案，或以补益为主。或以通经活络为主，其法并非一成不变。

病例一、病例二虽然均为震颤麻痹，但病因病机不尽相同，选用不同的治则、腧穴均取得良好疗效，说明临床辨证论治取穴对治疗震颤麻痹是十分重要的。

（十三）小舞蹈病

【病案】

白某某，男，11 岁。

主诉：（家长代诉病情）全身不自主抖动 2 年。现病史：2 年前双眉不自主抖动。渐舌部、唇部、鼻梁及双下肢踝部不随意动作增多，不能休止。近来症状加重，四肢不规则、不随意运动明显增多，经某医院诊为"舞蹈病"。食纳不佳，时有腹痛，大便正常，小便频。

望诊：面黄，舌苔白。切诊：脉滑细。

辨证：先天不足，经脉空虚，失其濡养。治则：培元补气，通经活络。取穴：中脘、气海、关元。刺法：均用毫针刺法，行补法，不留针。隔日治疗 1 次。

数诊后，患儿感到不规则运动似有减轻，有时可控制部分不随意运动。经原方原法约 12 次治疗，病情渐渐减轻，症状消失，恢复随意运动。告愈。

【按语】

小舞蹈病其证虽变化多端，但仍属"风"，病脏归肝。治疗本病，求本而治为大法。从症状讲，风者善行而数变，一言而尽。就病因而言，患者多为先天禀赋不足，肝肾亏虚，阴主静，阳主动，而本病因肝肾不足，阴虚不能制阳而动。故治疗本病，则应以补阴益元，调达气血为本，元气旺盛，脉道充实，则筋肉可养，疾病可愈。

中脘为任脉之穴，腑会、胃之募穴。补益中脘可使中土得运。脾胃运化，气血得以化生，则筋脉充实。关元为任脉之穴，善补真元之气，并可调补一身阴血，与中脘相伍，中脘补阳，关元补阴，阴阳调和，筋脉运动自如。气海为任脉之穴，善补元气，上与中脘相伍可鼓舞中焦，使气血得以化生，下与关元配伍可益元固肾，大补阴精而使气血调和，阴平阳秘，经脉通畅。

本病为针灸临床少见病种，但认真审证、治疗，效果较好。

（十四）面瘫

【病案】

病例一 杨某某，男，49岁。

主诉：右侧口眼㖞斜4个月。现病史：4个月前无明显原因出现口眼㖞斜，右眼闭合不全、流泪，进食困难。经针灸、中西药物治疗有所好转，但仍有遗留症状。现症可见：右面部麻木感，容易流泪，迎风时明显，饮水时口角流涎，进食时易塞食。纳差，眠安，便调。检查：右侧额纹浅，右眼闭合欠紧、露睛，右鼻唇沟浅，口角略向左偏斜，示齿、鼓腮功能不全。

望诊：舌淡暗，苔薄白。切诊：脉细滑。

辨证：脾胃不足，气血瘀滞，经脉不畅。治则：健运脾胃，行气活血，调畅经脉。取穴：风池、阳白、瞳子髎、鱼腰、颊车、地仓、四白、颧髎、巨髎、下关、合谷、足三里、太冲。刺法：浅刺，留针10～15分钟，或不留针。面部穴位每次选5～6个，肢体穴位必取。细火针点刺不留针，再行毫针刺法，小幅度捻转，平补平泻，留针30分钟，隔日1次。

治疗3次后，口角较前有力，塞食现象减轻；针治5次后额纹开始恢复，流泪、流涎有所好转；10次后基本可正常进食和饮水；治疗15次后右目可完全闭合，不露睛，额纹及鼻唇沟对称，示齿、鼓腮等动作能正常完成，临床痊愈。

病例二 周某某，男，21岁。

主诉：右口眼㖞斜10天。现病史：10天前晨起发觉右侧口角不利，饮食漏水，感觉面部紧涩，㖞斜。两日后右眼闭合不灵，并有向下牵拉感。服药效果欠佳，一般情况尚好，纳食佳，二便调。

望诊：舌苔白。切诊：脉弦滑。查体：右额纹消失，蹙眉困难，右眼裂增宽、不能闭合，口角左偏，右鼻唇沟浅，伸舌居中。

辨证：卫外不固，风邪侵袭，客于经络，气血不畅。治则：祛风除邪，疏通经络。取穴：阳白、四白、瞳子髎、下关、颧髎、颊车透地仓、合谷、足三里。刺法：均以毫针刺患侧，先补后泻，留针30分钟，每日治疗1次。

3诊后患者感到面部轻松、额纹稍现，可轻微蹙眉，口角㖞斜减轻，饮水已不外漏。6诊后患者自己感到面部症状基本消失，已无不适感，左右额纹大致对称，口角基本恢复正常。巩固治疗至10诊临床痊愈。

病例三 姚某某，男，2岁半。

主诉：（家长代诉病情）右侧口眼㖞斜20余天。现病史：20天前不明原因发现右口角㖞斜，进食困难，未治。数日后症状明显加重，右眼不能闭合，流泪明显，经服维生素，抗病毒药物未效。一般情况好，纳食佳，二便调。

望诊：舌苔白。切诊：脉弦滑。查体：右额纹消失，右眼裂增宽、流泪，右鼻唇沟浅，口角左偏显著，啼哭时尤显，右耳后乳突压痛，伸舌居中。

辨证：风寒侵扰，客于经络，阳明失畅。治则：祛风散寒，疏通阳明。取穴：阳白、四白、瞳子髎、下关、颧髎、人中、颊车透地仓、合谷、足三里。刺法：均以毫针刺患侧，先补后泻，留针20分钟，隔日治疗1次。

3诊后家长代诉口角㖞斜已明显减轻，右眼稍能闭合，耳后疼痛扪之明显好转。患儿精神好转，经9次治疗，各种症状完全消失。查体正常。

病例四 方某某，女，60岁。

主诉：面部肌肉麻痹3天。现病史：3天前乘长途车时发现左侧面部肌肉麻痹，2日前又发现右侧面部肌肉同样麻痹，额部平滑无皱纹，眼裂扩大，双目不能闭合，鼻孔不能扩张，发不出唇音，咀嚼不便，双口角流涎，心烦，胸闷不舒，体倦无力，食欲欠佳，睡眠欠安，二便正常。

望诊：面色萎黄，面部无任何表情，精神不振。舌质淡苔白腻。切诊：脉弦滑、沉取无力。

辨证：年满花甲，气血已衰，跋涉劳累，邪犯经络，致成上证。治则：疏风通络、调和气血。取穴：翳风、颊车透地仓、阳白、四白、瞳子髎、下关、颧髎、人中、承浆、合谷（双侧）。刺法：以毫针刺患侧，用先补后泻法。

2诊病情无明显改善，双腿从膝眼以下疼痛。取穴同上加足三里（双侧）。3诊病情稍有好转，配穴同上。按原方共针9次，颜面神经麻痹恢复正常，双目已能完全闭合，额纹显出，流涎已止，一切复如常人。

【按语】

㖞斜眼斜症首见《灵枢·经脉》，称为"口㖞""卒口僻"。《金匮要略》则称为"㖞僻"。

本病病因多与风寒热虚有关。常因外感风寒，经脉不畅；或外感风热，经脉不通；或久病体虚，汗出受风；或情志不舒，气血瘀滞，复感外邪而导致本病。

在经络系统中，本病多与手足阳明、手太阳、任脉及经筋有一定关系。《灵枢·经筋》："足阳明之……其病……卒口僻"。《灵枢·经脉》："胃足阳明之脉……是主血所生病者……口㖞"。

面神经炎是针灸临床最常见病证之一，可发生于各个年龄组和不同性别。面瘫以早治为好，绝大多数病人都能获得满意疗效。但也有部分病例因误治、失治等原因效果不佳、病情加重或成面肌痉挛、面肌倒错等顽固症状。针灸要点：越早治越要注意调整周身的气血。体壮者多用合谷，体弱者多用合谷、足三里。人体气血充盈，经脉通畅是治疗本病的基础。在早期，疾病处在发展亢奋阶段，要因势利导，不可强拒。治疗时面部用穴要相对少，刺法要轻，刺入要浅。待病情稳定后（约3天至1周）正气充盛，邪气不亢时才以疏通面部阳明为主。按病情之寒热虚实施以不同手法。热证面部肌肉松弛、苔黄，宜采用放血、拔罐及毫针泻法；寒证面部拘紧滞涩，宜用毫针先泻后补，可配用灸法。

若面瘫已形成后遗症，面部肌肉痉挛，面肌倒错等，宜用火针刺之。参见面肌痉挛一文。

患面瘫后，应注意休息，切忌劳累，治疗和恢复期间尽量避免夫妻性生活，要保证眼部清洁，可适当外用眼药水以保护球结膜，尤其应减少用眼时间，不宜长时间看电视和使用电脑，患部要避风、保暖。如积极治疗的同时，注意以上事项，大多数患者可获痊愈。但是，如果失治、误治或高龄、糖尿病患者、体质过于虚弱者，可能会遗留后遗症，影响正常生活。

（十五）面肌痉挛

【病案】

病例一 陈某某，女，86岁。

主诉：左眼睑抽动20余年，左面部抽动2年。现病史：20年前因意外精神刺激导致左眼睑时有抽动，未予治疗。近2年来症状加重，扩大到左面颊肌肉抽动，严重发作时左眼几乎不能睁开，引颊移口，面部紧涩，有时整个面部不能自主。精神紧张或遇寒冷后症状明显加重。一般情况尚好，纳可，便调，寝安。

望诊：面黄，左颊不停跳动，频率时快时慢，幅度时大时小。舌质淡苔薄白。切诊：脉弦滑。

辨证：肝郁气滞，气血失调，筋脉失养。治则：行气活血，养血荣筋，疏导阳明。取穴：角孙、头临泣、丝竹空、地仓、阿是穴、合谷、太冲。

诊后患者自觉面部轻松有舒适感，5诊后面部颤动次数减少。望诊已能看到面部抽动频率、次数明显好转，舌脉如前。治疗穴位不变，两疗程后，患者只诉偶有面部轻微蠕动。望诊肌肉震动已消失，面肌活动自如，原方巩固治疗两个疗程后临床痊愈。

病例二 王某某，女，54岁。

主诉：左眼睑颤动2年。现病史：2年前原因不明出现左眼睑轻度跳动，经常发作。近9个月来上眼睑跳动停止，下眼睑跳动幅度增大，入眠则止，醒后则复发，伴有耳鸣，情绪波动时症状加重。严重时目不能睁，口角向左牵拉，导致口眼㖞斜。抽动静止后面部恢复正常，同时感到面部拘紧不灵活，纳可，寝安，便秘，尿常。

望诊：体瘦，面黄，左眼下睑跳动明显，伴口角㖞斜。舌质淡，苔白。切诊：脉细缓。

辨证：气血俱虚，不荣经脉，阳明失畅。治则：疏通经脉，调理气血。治疗：以细火针速刺面部阿是穴，隔日治疗1次。

1诊后症状无改善，3诊后下眼睑跳动次数减少，患者诉面部始有舒展感，偶感跳动停止。效不更方，穴法不变，4诊后至10诊，效果明显，约13诊后，下睑跳动停止，面部形态正常，临床痊愈。

病例三 程某某，女，43岁。

主诉：左侧面肌痉挛4年。现病史：初病时左侧眼周肌肉抽动，半年来口角也有抽动，且发作逐渐频繁，每日发作2~5次，每次抽动2~5分钟，发作时左眼裂小，口角向左侧偏斜，牵涉左侧头部胀满不适，抽动可自行停止。患者纳可，便调，平素性情急躁易怒。

望诊：舌淡，苔薄白。切诊：脉弦细。

辨证：肝阳化风。取穴：阿是穴、地仓、丝竹空、风池、合谷、太冲、足三里、三阴交。刺法同上例。

治疗1次后，患者即觉患部轻松，随着治疗次数增加，发作次数逐渐减少，程度减。2疗程后，已渐无发作，继续巩固治疗1疗程。半年后随访未见复发。

【按语】

祖国医学认为面肌痉挛、跳动、颤动仅是程度不同，而在病因病机、临床辨证方面均有着共同的认识。其病因多与精神情绪的变化有关，女性多于男性。另外，脑力工作者用脑过度，精神紧张亦为好发原因之一。在脏腑往往与肝有关，肝气瘀滞不畅必然导致肝血亏耗，阴血不足，不能荣于颜面而致风生。亦可因口眼㖞斜或风痰眩晕日久不愈导致久病气虚，风痰相搏阻于阳明经脉，产生痉挛抽动。

在经络系统，本病常与经脉循行有关，"头为诸阳之会"。多条阳经循行于面，尤以阳明、少阳更为重要，阳明经多气多血，少阳经多气少血，均与人体气血有着明确显著的关系。正是由于经脉性质与循行部位的重要性，贺老认为，虽然本病产生的病因病机及病势发展有不同，但其实质都是面部经脉滞涩不畅、气血不行、局部肌肉失于荣养而致。大量的临床资料证明，本病证状仅以局部为主，不论病之轻重、性别年龄，患者均很少出现全身症状。基于对此本病的认识，经络系统的理论是重要的，局部治疗也占有重要的地位。

治疗本病非火针莫属，用一般的药物及针灸方法很难奏效。疗效的产生与火针的功效特点分不开。正如《针灸聚英》云："火针亦可行气，火针惟假火力，无补泻虚实之害。"因此，尽管对本病的认识有气血虚实之分，就火针治疗而言，尽可应用不得拘泥。需注意的是操作要"准、稳、快"。针要烧红、烧透，刺之要准确。所刺部位首选痉挛跳动局部阿是穴，次选面部疼痛压痛点及面部腧穴。

每次针3~6穴，不可用太多腧穴，隔日治疗1次。

有些病人尚伴有其他症状或病因不同，可酌情使用相应腧穴，配以毫针治疗。风寒重者多用风池，肝郁气滞者多用合谷、太冲。气血不足者加用中脘、足三里。同时予适当补泻手法。另外，对患者要嘱其注意休息，鼓励建立信心，遵守疗程。

大部分患者第一次火针后，自觉面肌舒适轻松，2~3次就开始抽搐减轻，个别精神紧张，畏惧火针者第1次治疗后可能抽搐加剧，但坚持2~3次后就开始好转。通过对火针治疗的面肌痉挛患者的临床疗效分析，可以看出，病程愈短、痉挛范围越小，临床疗效越佳；而痉挛时间较长、范围较广，临床疗效则较差。如病程在3年以内者，控制率高，而病程在3年以上控制率低。

对于本病，一般的药物及针灸方法很难奏效。不少医生认为，面肌痉挛的本质是神经、肌肉处于兴奋状态，局部取穴只会增加对局部的刺激，可诱发痉挛发作，使病情加重。我们通过临床观察发现，选取局部穴，只要方法得当，可优于其它穴位，只要深浅适宜，刺激量得当，并不会加重局部痉挛，反而有止痉的作用。面部应选用细火针，速刺即出，以免留下瘢痕。很多患者随面肌痉挛的减轻，舌、脉有所改善，原来舌质紫暗、淡暗、暗红者都不同程度的转为红舌、淡红舌。除了对患者进行了临床症状和体征的观察外，还对其中的部分患者做了治疗前后的甲皱微循环和红外热像图检查，发现治疗后患者的微循环有明显的改善，表现为血色变红，血流速度加快，血流态好转等，红外热像图反应出治疗后患者患侧面部温度升高。

（十六）多发性神经炎

【病案】

刘某某，男，41岁。

主诉：左下肢麻木半个月。现病史：左腿股前臁半月来麻木不已，发作无休止，行履不便，余无不适。

望诊：面黄、苔白，声息正常。切诊：弦滑。

辨证：脉络流注不畅，气血阻滞，肌肤失养所致。治则：温通经脉，疏导气血。取穴：阿是穴。刺法：以中粗火针，用散刺法于麻木之处点刺。

3次后痊愈恢复如常。

（十七）麻木

【病案】

病例一 李某某，女，29岁。

主诉：双上肢肘以下麻木1个月。现病史：1个月前小产后发现双上肢肘关节以下发麻，有时感到麻木向双臂及肩部走窜，以蚁行感为主，伴急躁易怒，夜麻不安，月经量少，经期后错。

望诊：面色白，舌苔白，有齿痕。切诊：脉沉细。

辨证：气血两虚，经络瘀滞，肌肤失荣。治则：补益气血，通调经络。取穴：大巨、足三里、三阴交、太冲、手三里、十二井穴。刺法：十二井穴锋针点刺出血。余穴均以毫针补法，每次留针 30 分钟，每天治疗 1 次。

3 诊时病人感到上肢轻松，麻木感减轻。6 诊时病人感到麻木感已减大半，每天发作时间很短。8 诊时诉麻木已基本消失，且麻不安及多梦也已基本消失。9 诊时诉所有不适感觉均已消失，巩固治疗两次，告愈。

病例二　徐某某，男，50 岁。

主诉：左手拇指、示指麻木数日。现病史：数日前因夜卧受风，晨起发现左手拇指、示指麻木，时发时止，平素畏寒喜暖。体质较弱。

望诊：体形瘦弱，舌苔薄白。切诊：脉细缓。

辨证：阳气虚弱，邪风客络，气血瘀滞。治则：引阳达络，通调气血。取穴：少商、商阳、曲池、合谷。刺法：少商、商阳以锋针速刺出血，曲池、合谷用毫针施以平补平泻手法。每次治疗留针 30 分钟，每两天治疗 1 次。

2 诊后患者感到麻木消失明显，3 诊后麻木完全消失。

病例三　吴某某，女，70 岁。

主诉：下颌麻木 1 周余。现病史：1 个月前因饮食欠佳引起吐泻，每日腹泻 20 余次，2 天后腹泻渐止，但觉体力下降，周身无力。1 周前发现下颌麻木，左侧明显。麻木呈持续状态。入眠则止，醒后即作。饮食尚可，二便调。

望诊：舌苔白。切诊：脉沉细。

辨证：病后体虚，气血不足，经气瘀滞。治则：补益气血，化瘀除滞。取穴：承浆、中脘、照海、列缺、局部阿是穴。刺法：局部阿是穴火针点刺，余穴均以毫针刺法，施以补法，每次留针 30 分钟，隔日治疗 1 次。

1 诊治疗后患者感到局部麻木有所减轻。2 诊时诉晚间麻木已基本缓解。3 诊诉麻木基本消失。5 诊时患者诉已有 2 日未再复发，局部感觉正常，停止治疗。

【按语】

麻木只是临床一个症状，可发生于许多疾病中。常见发病部位有口唇、舌体、头皮、四肢末端、胸肋部位等。其病因也不尽相同，对于本证历代均有记载，如金元时期的《丹溪心法》就提出"手足麻者属气虚，手足木者有湿痰死血，十指麻木是胃中有湿痰死血。"麻木的症状鉴别是："麻，非痒非痛，肌肉之内如有千万小虫行，或遍身淫淫如虫行有声之状，按之不止，搔之愈甚。木，不痛不痒，自己肉如人肌肉，按之不知，掐之不觉，有如木厚……。"也指出了麻木证的治疗原则："治之之法，总须以助气血培本为要，不可专用消散，切记切记。"同时也指出了本证对中风的预防有重要意义："至人有大指次指麻木不仁者，三年之内须防中风。宜一切预防。"

从理论认识与临床分析来看，本证以气血虚为本的患者居多，以实证为标的患者居少。大部分患者虚实夹杂，或本虚标实。治疗原则是治病求本，急则治标，缓则治本，以及标本同治。

贺老认为虽然本证以气血虚为本，但由于病因可能由肝气、痰浊、瘀血、阳虚所致。也由于其麻木部位之不同与经络循行有很大关系。因此，强调抓住气虚为本，以"治气在补，行气在通"为原则，并根据病人病情的辨证，经络循行部位及标本虚实选用腧穴。同时又以"气血瘀滞不通，经气不行，皮部失荣，腠理失密"为病机要点，选用强通和温通两法颇为重要。

病例一为小产后出现上肢麻木，舌胖大齿痕，脉沉细，均为气血虚之象。选用补益气血腧穴，"气为血帅，血为气母"、"气行血行"。经数诊而愈，为治本之例。

病例二患者仅有左手两指麻木，全身状况良好，病情简单。可认为其证仅为阳气失畅，不达四末而致，而非本虚。故用通达阳气之法，2诊治愈。说明强通治标之法的应用价值，为治标之则。

病例三患者年事已高，为病后体虚、气血不足而致。因此，采用标本同治法，以治本为主，兼以治标，数诊而愈，为标本同治之例。

从上例可以看出，由于麻木仅为一症状，可发于多种部位，病因病机及经脉循行又不尽相同。在认识治疗本证过程中就要全面、系统地加以分析。切不可只用一招一术、一法一穴简单处理，标本同治对多数病例来讲是适宜的。

（十八）周围神经炎（痿证）

【病案】

王某某，男，54岁。

主诉：双下肢痿软无力1年半。现病史：1年半来双下肢无力，尤以踝部以下部位为著，伴有麻木、表面痛觉减弱，尚可行走。自述抬脚上楼梯最为困难，渐有加重趋势，曾诊为"糖尿病性末梢神经炎"，予西药治疗。一般情况好，纳尚可，二便调，寝安。

望诊：面黄白，行走困难，足趾活动不能，舌尖红，舌苔白。切诊：脉弦滑。

辨证：气血阻滞，经脉不通，肌肤失养。治则：疏导气血，通经活络，荣养肌肤。取穴：局部阿是穴及局部腧穴。刺法：以火针行温通法，以散刺为主，隔日治疗1次。

3诊后患者诉局部麻木明显好转。5诊后诉下肢无力减轻，麻木基本消失。经约10诊后下肢痿软无力明显好转，继续治疗。

【按语】

周围神经炎可由多种原因引起，临床常见有糖尿病、有机磷中毒、慢性肠胃病、胶元病等。亦可见于原因不清发病者。

本病的产生原因有虚有实，症状表现也不尽相同，虽均有手足痿弱无力之症，但有或痛或麻或不仁之分。痛者多为邪实，瘀滞经脉不通而成痿成痹，如《素问·痹论篇》云："痹……痛者，寒气多也，有寒故痛也"。麻或不仁者，多为气血亏虚或湿浊于内，经脉闭阻而成痿成痹。如《素问·痿论篇》云："肾水脏也，今水不胜火，则骨枯而髓虚，故不任身，发为骨痿。故下经曰：骨痿者，生于大热者。"

虽然本病有寒热虚实之分，各种原因最终导致筋肉失养而发为痿证，然经脉不通为主要病机。由于严重的经脉不通，施用普通毫针微通法不足以使气血通畅，故选用疏通经脉效力较强的火针温通法，且寒热虚实之证均可使用，"火针惟假火力，无补泻虚实之害。"

本病例患周围神经炎虽一年半之久，但观其整体状况，舌脉相参，认为本病非整体虚弱之象，实属局部气血不畅，筋肉失于濡养所致。故选用火针以温通，仅在局部施用散刺法而取效。

若患者整体状况差，气血亏虚症状明显，可酌情在火针治疗局部的基础上，加用足三里、阳陵泉、中脘、气海、关元等腧穴，用毫针刺法，多用补法，临床可灵活掌握。

（十九）周期性麻痹（痿证）

【病案】

韩某某，男，30岁。

主诉：双上下肢发作性活动无力10余年，近日加重且发作频繁。现病史：10余年前，因疲劳受凉后出现双下肢不能活动，经检查诊断为"低钾性周期麻痹，"经输钾后症状好转。此后经常反复发作，且伴双上肢无力。经某医院检查仍诊为"低钾"。近年发作间隔时间越来越短，每周必发1次，今日症状复发来诊，纳可、二便调、寐安。

望诊：上下肢不能活动，舌质红，舌苔白腻。切诊：脉滑。

辨证：中气不足，阳明失濡，筋脉失养。治则：健运中土，通调阳明，濡养筋脉。取穴：中脘。刺法：以毫针行补法，每日治疗1次，每次留针30~40分钟。

初诊后，当天病人下肢能活动，较前有力。2诊后各种症状消失，肌力恢复正常，上班工作，经追访未复发。

【按语】

周期性麻痹为常见病之一。本病发病较急，可在数分钟至数十分钟内发展为完全性下肢瘫痪，反复发作是特点之一，由于病人发病的因素多为饮食不节而致，故本病多为脾胃受伤、中气不足、筋脉失荣。少数人可为脾失健运、中焦湿蕴所致。

本病发病的特点为中焦气血不足，筋脉失于濡养。因此，在治疗上多选用中脘穴。中脘为任脉之穴，为八会穴之一，为腑气汇通之穴，同时亦为中焦胃之募穴。针刺中脘施用补法可使任脉气血充盛，中土得运。气血充盛，筋脉得濡而麻痹则可缓解。由于中脘能够健化中土，故若因中焦有湿而致周期麻痹者，亦可应用本穴，其理在于中位气血旺盛，脾气充盛，水湿自然得化，湿浊蠲化、脉道通畅则症可消。

（二十）痿证

【病案】

病例一　王某某，女，31岁。

主诉：双下肢不能动4年。现病史：4年前感冒后出现周身无力，双下肢不能动，麻木、发凉，基本生活不能自理。右眼失明。经多家医院诊治，收效甚微，曾诊断为"多发性脊髓炎"、"视神经萎缩"。患者对生活工作丧失信心，经人介绍来诊。主症为双下肢不能动，轮椅推入诊室。双下肢麻木发凉，肿胀，纳食较少，寐安，二便调畅。

望诊：体瘦，面黄，下肢肌肉萎缩。舌淡红，苔薄白。切诊：脉沉细。下肢肤温凉。

辨证：脾胃不足，气血虚弱，筋脉失养。治则：补益脾胃，温通阳明，濡养筋脉。取穴：中脘、气海、天枢、督脉阿是穴、足阳明经腧穴。刺法：火针速刺法，每周治疗2~3次。

开始时每周治疗3次，初用火针治疗时，针刺处无痛觉，经数次治疗后，能逐渐感受到痛觉。20余次后能站立扶床行走数步，下肢麻木发凉感减轻。以后每周治疗2次，12次为1疗程，每疗程后休息1~2周。经1年的治疗，患者症状消失，生活能自理，临床痊愈。

病例二　李某某，男，43岁。

主诉：全身乏力6年。现病史：6年前出现全身乏力，咀嚼无力。于外院诊断为"运动神经元损伤"，经中西医治疗效果不佳。

取穴：中脘、肩髃、曲池、合谷、气冲、阴市、足三里。刺法：先以火针刺中脘，余穴以毫针刺。

治疗3个月后，患者上肢肌肉较前丰满，可自行穿衣。

【按语】

本病中医辨证多属虚证，或虚实夹杂，足阳明经脉为多气多血之经脉，与脾胃后天之本相连。因此，多选用足阳明胃经腧穴行火针温通法，可令气血充盛，瘀滞得除，经脉得以运行而"主润宗筋，利机关也"。即云"治痿独取阳明"也。贺老认为痿证的治疗多选用任脉、督脉和足阳明经血以养阴壮阳，荣养气血，扶正固本，施以火针温通使气血流畅，经脉通利，加强扶正之力。痿证一般病程较长，治疗不易见效，可备选上述经脉的几组穴位，轮流应用，并配合肢体功能锻炼。

（二十一）股外侧皮神经炎

【病案】

病例一　张某某，男，59 岁。

主诉：双下肢大腿外侧麻木 2 年余。现病史：2 年前原因不明发现右下肢大腿外侧发麻，时轻时重，未予重视。后麻木加重不能缓解，经服用中西药物治疗效果欠佳。近 1 周来继发左下肢大腿外侧麻木，时轻时重，伴有针刺样疼痛，发无定时，并感觉局部发凉怕冷。全身一般症状尚好，纳可，二便调，寝安。

望诊：面白，舌质淡红，舌苔白。切诊：脉沉。查体：右下肢股外侧前下方约 10cm×15cm 面积痛觉减弱，部分区域痛觉消失，左下肢股外侧下方约 20cm×5cm 面积痛觉减弱，有压痛点数个。

辨证：气血不畅，瘀滞皮部。治则：活血调气，疏通经络。取穴：火针局部痛点点刺，隔 2 日治疗 1 次。

2 诊时病人诉局部怕凉、压痛均有明显好转，双下肢麻木亦有减轻。查体左下肢股外侧压痛点消失，依法治疗同前。3 诊来时病人诉双下肢麻木明显好转，麻感消除大部，局部发冷怕凉感完全消失。查体右下肢股外侧痛觉减弱面积为 6cm×6cm，左下肢股外侧痛觉减弱面积为 6cm×4cm，患病区域明显缩小。4 诊来时病人诉诸症基本消失。现主观感觉局部稍有麻木感外，余无不适。查体双下肢痛觉减弱区域已基本消失，再诊数次巩固疗效。

病例二　赵某某，男，49 岁。

主诉：左下肢大腿前外侧麻木伴有热感 2 周。现病史：2 周前原因不明发现左下肢大腿外侧有蚁行感，自以为是坐姿不当而致，未加注意。数日后症状加重，感觉局部有许多蚂蚁爬行，终日不止，难忍之极。纳尚可，大便干结，3 日一行，寝安。

望诊：舌质淡红，苔白稍黄。切诊：脉滑数。查体：左下肢股外侧皮肤约 30cm×12cm 面积痛觉减退。表面经触摸则蚁行感明显加重，其蚁行感程度随指之压力递增。

辨证：素体有热，邪气亢盛，热郁络脉，气血不通，皮部失荣。治则：清泄邪热，活血调气，通经活络。取穴：局部阿是穴、血海、风市。刺法：局部阿是穴锋针速刺出血拔罐，留罐 15 分钟。血海、风市以毫针施以泻法，留针 30 分钟，隔日 1 次。

3 诊后患者诉蚁行感明显减弱，以手扪之其麻感程度已不再明显加重，查体如初诊，治疗不变。4 诊后蚁行感大部分消失，但病人又诉病变部位经常出现"咕咚"样的流水感觉，查体左下肢股外侧痛觉减弱，面积稍有减小，边缘界线不清，上法加足三里，施以补法。6 诊后患者局部蚁行感消失，麻木感明显减轻，局部流水样感觉时断时有，查体病变面积约 22cm×10cm，局部痛觉减弱。8 诊后患者诉局部流水样感觉完全消失，蚁行麻木感均消失。偶有轻度反复，查体双下肢皮肤痛觉大致对称。再以原法巩固治疗两次，临床痊愈。

【按语】

股外侧皮神经炎仅为麻木证之一种。多发生于中老年年龄组，以男性居多。虽然本病发生的原因很多，但以气血虚弱为本。气血两虚，经脉失畅以至不荣腠理，皮部失养而致。加之年老阳气亏耗，中土虚弱以至气血生化之源不足则更易发病。气血亏虚，脉道不充，则经络气滞，阻滞于阳明、少阳，则产生股外侧麻木。日久不愈或气虚血滞血瘀则伴发疼痛不移。

本病的病因以虚为本，瘀滞为标。贺老认为治疗本病需标本同治。而首先要以"通"为主。若瘀滞消除，则气血易于生新通利。因此，临床常用强通、温通法则治疗。微通仅是辅助治疗。在具体治疗过程中，病人整体情况好，或病证无明显虚实变化时，多以火针速刺局部，以麻木部位为腧。依病变部位大小，行不同的点刺针数。一般用数针至十余针，不可再多。如果瘀滞明显，局部有疼痛或触压有压痛点，则应以痛点为腧，病例一就是较典型治疗过程。

在临症时，患者的整体情况较差或素体虚弱，除了酌情应用局部治疗外，尚应考虑到其正虚、体弱，选用补益调整之法，尤其是应用放血疗法时应减少出血量及针刺点。病例二在治疗数次后，虽然症减，但患者感到局部有"咕咚"样的流水感，这是正气不足，无力鼓动气血运行，经气循行不能接续的现象。加用多气多血的胃经腧穴之后，此症消失。总之，治疗本病以刺局部为主，兼顾整体，不可偏颇。

（二十二）癫狂

【病案】

病例一　张某某，女，34 岁。

主诉：语无伦次，行为异常半年。现病史：半年前因家务琐事导致情绪不畅，继而出现呃逆气短，善太息，吞咽不利。后因悲伤思虑过度，病情加重。现神志昏乱，行为异常，语言不分伦次，双颊发紧，张口困难。曾多方治疗无效，遂来诊，身体一般情况尚好，纳佳，便调，寝安。

望诊：形弱体瘦，面色萎黄，闭口不张，未见舌象。切诊：脉弦滑。

辨证：心情抑郁，耗伤营血，痰气内结，蒙闭包络，发而成癫。治则：舒肝解郁，顺气豁痰，宁心安神。取穴：合谷、太冲、内关、丰隆、颊车、地仓、气海。刺法：以毫针刺入腧穴5分~1.5寸，施以泻法。气海施以补法，留针1小时。

针后当即神志意识清醒，语言行为趋于合理，嘱其戒怒少思，弃其前嫌，善自调养，巩固治疗。

病例二 王某某，女，29岁。

主诉：精神不正常，经常自言自语2年。现病史：2年前突然语无伦次，谩骂詈言，诊为"精神分裂症"住院治疗。病情平稳后出院。出院后不足1年，病证频发，语无伦次，时不识人，自言自语，詈言谩骂，近日加重，遂来诊。食纳极佳，二便调。

望诊：表情淡漠，舌苔白有齿痕。切诊：脉沉细数。

辨证：情志抑郁，日久不畅，气血耗散，清窍失荣，以致成癫。治则：清心开窍，补益气血，养心安神。取穴：心俞、噫嘻。刺法：取伏卧位，以毫针刺入5分深，施用补法，留针30分钟，每日治疗1次。

本病之治疗非一日之功，需慢慢调理，并配以良言开导。穴法不变治疗约40次后，渐渐恢复正常。经随访，患者精神正常，症未复发，临床治愈。

【按语】

癫狂早在《内经》就有专论。本病虽为两证，因其病因及病机有类同之处，故多相提并论。

癫证，《寿世保元》云："癫者，喜笑不常，癫倒错乱之谓也。"形象地说明了"癫"的特点。对于癫的病机《临证指南医案》云："癫由积忧积郁，病在心脾胞络，玄阴蔽而不宣，故气郁痰迷，神志为之混淆……"。

《证治汇补》也记载到："有视听言动俱妄，甚则能言平生未见闻事及五色神鬼，此乃气血虚极，神光不足或挟痰火，壅闭神明，非真有祟也，宜随证治之。"由上可见癫症多系气血虚弱，肝心脾不足，痰浊蒙蔽清窍，神志不明而发病。因其病多为少动多静，不及他人，其性质为阴，故称为"文痴"。

狂证，《素问·厥论篇》云："阳明之厥，则癫疾欲走呼，腹满不得卧，面赤而热，妄见而妄言。"《灵枢·经脉》云："是动则病，洒洒振寒。善呻数欠，颜黑。病至则恶人与火，闻木声则惕然而惊。心欲动……甚则欲上高而歌，弃衣而走。"

《杂病源流犀烛》云："狂之患固根于心，而亦因乎胃与肾，此癫狂兼致之故。"

由上可见狂证多因痰火内盛，阻络心包，神明失养而致。因其症又是狂走暴动，詈言谩骂为主，其性质为阳，故称为"武痴"。

贺老认为，本病的产生不论文痴武痴，导致病证产生的根本所在是痰闭心窍，神明受阻。文痴多由患体虚弱，肝脾不足以至气血两亏，湿痰内阻而致。武痴多因素体阳盛，复因情志不遂，肝火炽盛，引动痰浊上闭清窍所致。

治疗癫证文痴，足太阳膀胱经及背俞穴为重点经络和腧穴，足太阳膀胱经在循行系是"络肾"、"从巅入络脑"。而足太阳膀胱经循行于后背，人之肾俞穴则是人之气血经气转枢条达之处，凡虚证可从肾俞穴着手治疗。

治疗癫证，穴不在多而在精，法不经杂而在通。治疗本证，心俞、譩譆两穴是主要的，并非愈多愈好。心俞通于心窍，乃心窍之门户，刺心俞可使周身气血与心窍相通，气血调达，痰浊蠲化，心窍开通。譩譆亦为太阳经穴，位于 L_6 棘突下旁开 3 寸。此穴在临床少用。纵观经典古籍，譩譆多治疗肩膊痛，热病汗不出等症。很少见治疗癫证。鉴于对癫证的认识，贺老发现、总结了譩譆的特殊功效。本穴在治疗癫证方面有较好的疗效。其功能是：蠲化痰浊，调达气血，开窍安神，疏通经气。在具体使用方面，如何选取准确的腧穴是十分重要的。根据临床实践，本穴虽在 L_6 棘突下旁开 3 寸，但每个人尚有病情与个体的差异。贺老的经验是：在 L_6 棘突下旁开 3 寸处，医者以指按之，若病人有疼痛酸楚感，出现"唏嘘"之声即为此穴。

上 2 穴均使用补法，多用捻转补泻法之补法，以鼓舞正气。除了正确的选穴和施用手法外，进行心理上的治疗也是必要的。可针对病人发病之根源、现在之要求，进行良言劝解。并令家属予以合作。应用上法，宜守方而治，不可操之过急。

由于武痴产生的原因多为肝胆火热，痰火内结而上蒙清窍，此乃阳盛之证。因此，多从痰火着手，在经络多取阳明、厥阴，以清泻痰火，豁痰开窍，开胸解郁，宁心安神。其关键在于"通""泻"，多首选丰隆，以化痰通络，泻热安神，配以合谷、太冲开四关以调达气血，宁心定志。内关为厥阴心包经之络穴，善解郁宽胸，使心窍豁达。地仓、颊车为阳明腧穴，是治疗狂症的经验穴，《千金方》云："狂风骂詈挝斫人……狂走刺人，或欲自死，骂詈不息，称神鬼语，地仓主之。"地仓、颊车在临床治疗狂证有一定效果。

由于狂证多为实证，阳证，在刺激手法上应施以泻法，给予重刺激量，使病人感到针感很重。如果病情严重，狂妄之极，可据病情酌情加以汤药，针药并用。如病人体有虚证，可加用气海以培本。

（二十三）癔病（脏躁）

【病案】

病例一 吕某某，女，23 岁。

主诉：全身抽搐9小时。现病史：昨晚因吵架气恼，胸闷不舒，自觉气滞于内，少言不语，不能入睡。至凌晨4时开始流泪无声，伴有抽噎。胸中苦满，嗳气有声，气郁不舒，头痛如裂，咽喉不利，欲咽不能，时发四肢抽搐。

望诊：呼吸不畅，叹息不止，四肢时有抽搐，舌苔黄厚。切诊：脉沉弦有力。

辨证：肝气久郁，气机不畅，经气失调。治则：平肝降逆，理气宽胸，调达气机，疏调经气。取穴：素髎、内关、合谷、太冲。刺法：以毫针刺法。施用泻法，留针1小时。

初诊针刺施用手法后，病人感到胸中气郁稍有通畅，四肢抽搐缓解。嘱回去后将心放宽，好生休息，明日再诊。2诊来时诉抽搐未发，睡眠尚好，胸闷口苦得解，咽喉通利，余症均减。惟头痛仍有，且不思饮食，针法不变。3诊来时除身倦、稍有头痛外，余症均消。针法不变。再针治1次，诸症悉平。

病例二 赵某某，女，14岁。

主诉：双下肢不能动1个月。现病史：1个月前在学校突发原因不明的哭笑无常，言语错乱，随即出现不能站立行走。经外院诊为"癔瘫"。经治效果欠佳，来诊。病人烦躁不安，语言似欠流畅，易于惊惕，回答问题尚准确，双腿无力，不能行路，不能抬起，双上肢活动正常。

望诊：面萎黄，双腿不能站立，不能迈步行走，舌苔薄白。切诊：脉弦细。查体：神志意识清晰，意向性语言欠流畅。颅脑神经正常。四肢肌张力正常。双下肢意向性肌力减弱。四肢生理腱反射正常对称。未引出锥体束征，双侧感觉对称。

辨证：邪闭脏腑，气机逆乱，经脉失调。治则：调理脏腑，通畅气机，疏经活络。取穴：心俞、哑门、大椎、神门、大陵、内关、隐白、中脘。刺法：均以毫针刺法，施以泻法，留针1小时。

1诊治疗后，患者语言流畅，感到下肢有力，可以抬起。渐可下地经家人搀扶行走。2诊后，患者可自己行走，语言流畅，精神平和。再诊1次巩固疗效，嘱保持稳定情绪，避免复发。

病例三 张某某，男，21岁。

主诉：突发喘息半小时。现病史：半小时前在工作中与同伴吵架时突然出现胸中发闷，喉中不利，即而喘息，不能自平，来诊。

望诊：张口喘息，颇为困难，未见"三凹"征，舌苔薄白。切诊：脉弦稍涩。

辨证：肝郁失疏，肺失宣畅，气机逆乱，经脉失调。治则：理气疏肝，通畅气机，宽胸解郁。取穴：内关、膻中。刺法：均以毫针刺法，施用泻法，留针15分钟。

针刺的捻转过程中，病人自觉喘息渐平，胸闷好转。留针 15 分钟后症状消失。

【按语】

癔病是神经官能症之一。患者以年轻女性多，绝大多数患者在精神因素刺激后发病，多呈阵发性发作，临床症状复杂多样。若不能给予积极适当的治疗，可导致其症反复发作，久治不愈。

中医学认为本病是一种比较复杂的疾病，与内脏、气血、精神有着十分密切的关系，其病可表现为多种多样。并根据表现部位、性质及症状不同分为"奔豚气"、"梅核气"、"厥证"、"郁证"等不同类型。就其病因病机而言，以气郁恼怒、肝郁不舒最为多见。也有脾虚痰阻，营血不足等，不尽相同。

贺老认为虽本证产生原因甚多，临床变化多端，但究其根本而言，是"气"和"郁"。而气郁之病因导致的最根本的病机是"郁而不通"、"气机逆乱"。正是由于这种郁而不通，气机逆乱，才会导致周身气血失调，脏腑不和，精神不宁，经脉不通等各种临床表现。

就脏腑气血而言，气郁不畅，肝脏首当其冲，气郁于内、肝失疏泄，气机不能条达而致肝阴不足，心脾失养。肝郁不舒，横逆犯土而出现相应症状。

就经络而言，手足厥阴循行乃"历络三焦""循胸""出胁""属肝络胆，布胁肋""上注肺"。说明厥阴之脉对气血通行，阴血濡养脏腑、筋脉有着重要意义。由于厥阴脉循行与胁、肋、胸、目、咽等部位有关，因此，厥阴经脉不畅则上述部位容易出现各种症状。正如厥阴经病候所述：心痛、胸闷、心悸、心烦、掌心发热、胸满、呃逆等。

鉴于上述特点，贺老治疗脏躁首选内关穴以平肝理气、疏通气机、通调经络，使厥阴调畅，气血得和。然后根据脏躁的不同症状表现及不同性质、病机酌情选用其他腧穴，如突发昏厥，加用人中、素髎；胸中满闷、气郁严重，加用合谷、太冲、膻中；情志不畅，少言不语，加用大椎、哑门；心志不遂、言语错乱，加用神门、心俞、大陵；喘息样发作、胸中不畅，加用天突、膻中；癔瘫不起，萎弱无力，加用环跳、合谷、太冲等。

治疗癔病除了选穴以外，贺老认为针刺内关穴的手法，操作是重要的。具体的方法是：取 4 寸毫针常规进针后将针体卧倒，使针尖向郄门方向沿皮透刺，并根据病人病情不同施以捻转补泻手法，多数病人在施术过程中就会感到胸中豁然开阔，如释重负，增加了病人就诊治疗、战胜疾病的信心。且由于本病是精神因素而致的高级神经中枢功能失调的疾病，在治疗过程中，贺老常常给病人以必要的安慰鼓励，使病人建立起信心。充分利用患者的视、听、等感觉器官沟通外界信息，提高他（她）们的信念，从根本上治愈本病。

（二十四）更年期忧郁症（郁证）

【病案】

李某某，男，52 岁。

主诉：胸闷发憋、牙关紧 7 个月。

现病史：约 7 个月前，患者与他人生气后出现胸闷发憋、牙关不开，并诉之有周身"叫劲"之感。于半年前经常失眠，多梦，食纳差，口干。大便结，经常大发脾气，经某医院诊为"更年期抑郁症"、"强迫观念"。现症：患者不语少动，问之回答甚少，胸堵发憋不畅。自述病情严重，牙关时而放松，时而紧闭不开，偶有磨牙之声，睡眠少，每夜 3～4 小时，梦多，周身乏力，食纳差，大便秘结，3 日一行。

望诊：面黄，舌苔白。切诊：脉沉滑，手欠温。

辨证：恼怒伤肝，木失条达，气机逆乱，经络不畅而致。治则：开窍解郁，疏肝理气，调达气机，通经活络。取穴：风府、大椎、谵语、内关、心俞、大陵。刺法：均以毫针刺法，施以平补平泻手法，每次治疗 20 分钟，隔日 1 次。

诊后当天胸憋发堵明显好转，牙关紧闭消失，张口自如。2 诊后胸闷发堵不畅消失，周身"较劲"明显好转，自觉胸中气畅疏达，睡眠时间有所增加，每夜能睡 5 小时。5 诊后病人主诉各种症状基本消失，语言增多，交流自如，睡眠好，食纳增加。再针 1 次，临床治愈。

【按语】

更年期忧郁症，以忧郁、焦虑、紧张为主要症状，可表现为多种形式。"郁"则为阻滞不通之意，指因各种原因造成的气机逆乱，瘀滞不通，经络不行的病机。由于郁为一病机的概括、反映，故可导致其他症状的出现，如《丹溪心法·六郁》云："人体气血冲和，万病不生，一有拂郁，诸病生焉。故人身诸病多生于郁。"由于人体气为血帅，血为气母，气行则血行，气滞则血瘀，若情志不遂，伤于忧思恼怒，必首犯气机，气病及血，气血同病而发病证多端。

除忧思恼怒与气血相关外，本病的发病又值肝肾亏虚、天癸衰竭之年龄，内脏空虚也为主要原因，加之七情所伤，必生诸症。

治疗本病应以解郁开窍、通达气血为大法，临床多选用心俞、大陵、谵语、大椎、风府、内关等穴。心俞为经气输注之腧穴，为调理心阴之气要穴，刺心俞可使周身气血达于脑窍。谵语具有通达气血、开窍安神、疏通经络的作用。风府为督脉之穴，具有开窍醒神、安神定志的作用。大椎为督脉之穴，与诸阳经相会，可通达周身阳气，使气血调和。内关为厥阴之络，络于少阳，少阳为枢，刺内关可解郁宽胸而使情志条达，郁闷可解。上述诸穴合用，则可使气血调和，经脉通畅，脑窍得开，而使病愈。

（二十五）高热

【病案】

病例一 栾某某，女，8岁。

主诉：（家长代诉病情）高热不退5天。现病史：5天前出现高热，头痛，不欲进食，渐头痛加重，项强。经某医院怀疑为"脑膜炎"，欲做"腰穿"进行检查。家长不同意，来诊。刻下：高热，体温39.6℃，神志不清，面垢容倦，前额剧烈疼痛，烦躁，口苦，尿黄，大便干结。

望诊：舌苔薄黄。切诊：脉浮数。

辨证：风热遏表，热及阳明，表里并病。治则：行宣散泻热之法。取穴：大椎、攒竹、手足十宣放血。刺法：大椎拔罐放血，留罐10分钟，攒竹、手足十宣点刺放血，出血数滴。

针刺当晚体温下降至38℃，诸症减轻，已能进食，再以原法治之，加用风池、风府。3诊时体温正常，诸症皆消。

病例二 王某某，男，17岁。

主诉：高热3天。现病史：3天前出现恶寒发热，渐感头痛，经某卫生院诊为"上感"，曾服用复方阿司匹林等药物，发热不退。刻下：高热，体温39.6℃，头痛，倦怠无力，食纳不佳，大便干，尿黄。

望诊：面赤，舌苔白，咽部充血。切诊：脉浮数。

辨证：风寒束表，入里化热。治则：解表清热。取穴：大椎，攒竹。刺法：大椎拔罐放血，攒竹点刺放血。

共针治2次，热退症消。

【按语】

放血强通疗法，对解除多种原因引起的高热有较好的退热作用。临床实践证明，凡火热之症如高热而致面赤、口渴、咽痛、尿赤、便结等急性热症，均可用强通法治疗。据100例高热病例观察，经放血后1小时，患者体温均有下降，体温越高，下降越明显。同时末梢血象亦随之变化。

常用腧穴为大椎、攒竹、井穴、十宣等，临床可酌情选用。

由于引起高热的原因不同，与高热并存的症状不同，因此，其治疗的方式方法也不尽相同。本文所述为治症之法，多数患者在经治热退之后尚有其他症状，还需采用他法继续治疗。

（二十六）低热

【病案】

病例一 李某某，女，25岁。

主诉：低热3周。现病史：3周前咽痛愈后出现全身无力，食欲不佳，烦躁，测体温在37.4~37.7℃之间，睡眠不安，二便正常。

望诊：面红，舌苔薄白。切诊：脉细数。

辨证：阴分不足，阴虚内热。治则：滋阴清热，疏导气机。取穴：大椎、四花、肝俞。刺法：均以毫针刺法，施用补法。

穴法不变，针治6次，低热已退，体温正常，恢复工作。

病例二 王某某，女，52岁。

主诉：自觉身热年余。现病史：1年前因外科手术后出现饮食不佳，周身乏力，心悸失眠。测体温经常在37.5℃，有时略高，有时接近正常，血压经常偏高，二便正常。

望诊：舌尖红，舌苔薄白。切诊：脉细数。

辨证：术后伤元，阴亏液耗，脏腑失和。治则：补阴益元，调和脏腑。取穴：大椎、四花、气海。刺法：均用毫针刺法，施用补法，每次留针30~40分钟，每周治疗2~3次。

3诊后患者心悸失眠好转，烦躁好转，体温已降低0.3℃，穴法不变，经8诊后体温正常，诸症消失。

病例三 王某某，女，32岁。

主诉：午后低热，体温37.5℃持续3个月。现病史：3个月来午后低热，体倦，心悸不寐，不思饮食，月经错后，带下，二便正常。

望诊：面黄无华，舌胖大，舌苔白。切诊：脉细弦。

辨证：劳思伤脾，气血不足，中土失调。治则：调补中土，益气养血。取穴：大椎、四花、脾俞。刺法：均用毫针刺法，施用补法。每次留针30~40分钟，每周治疗2~3次。

数诊后饮食稍增，体温降至正常。穴法不更，共针治10次，体温保持在36.5℃，饮食正常，心悸消除，体力增强，恢复工作。

【按语】

低热一症多见于女性患者，由于是全身性疾病，故发病原因很多，临床辨证分型也较多。

贺老认为从中医角度认识，低热应为一病，强调运用经络腧穴的治疗特点和作用，同时运用脏腑气血理论使经络腧穴与脏腑气血辨证相结合，选用适当的腧穴，二者缺一不可。

治疗低热，应以大椎、四花穴为首选穴组，在此基础上再据脏腑气血辨证之不同选用肝俞、脾俞、气海等。大椎为督脉之穴，为手足之阳之交会穴，故有"诸阳之会"之称。由于大椎通于阳经的特点，故可通达周身阳气，使阳气得以泄越而热解。四花穴即双侧的胆俞、膈俞，主治男女五劳七伤，气虚血弱，骨蒸潮热，尪羸痼疾等，颇有效果。背俞穴为经气输注之地，少阳为枢，胆俞充盛可使气机条达，枢转得利。与大椎相伍可使阳气得以泄越，低热可解。膈俞为血之盛会，凡低热或新病或久病，必有阴伤血耗，取膈俞可使阴血通畅、气血旺盛，而使气机条达。上三穴共同使用可起事半功倍的效果。再据脏腑气血辨证之不同，酌情加用肝俞以调理阴血，加用脾俞以养阴益气，加用气海以补气和阳。

病例一女性患者 25 岁，证为低热，辨证为阴虚内热，必用调理阴血之法。故用大椎、四花，加用肝俞以调理阴血，疏调气机。

病例二女性患者 52 岁，证为低热，其因为手术所致，辨证为脏腑失和，气血不足，故选用大椎、四花，加用气海以补气血和脏腑，增加鼓舞阳气之功。阳气充盛，气机方能调畅。

病例三女性患者 32 岁，辨证为中土失调，气血不足。故选用大椎、四花，加用脾俞以调补中土，使之有气血生化之源，气血充盛，气机得以调畅，低热得解。

从现代医学角度认识，低热仅为一症状表现，除一部分病例为体弱、自主神经功能紊乱失调外，绝大部分患者均有内在导致低热的因素，如结核、体内感染病灶、甲亢、血液病、月经病等，在临床上若久治不愈，则应考虑致热因素何在，应进行相应的检查与处理。

针灸治疗因体弱及自主神经功能紊乱失调而致低热者，有良好的效果。对他病引致低热者，有解除低热症状的效果。

（二十七）甲状腺功能亢进（瘿病）

【病案】

病例一 藏某某，女，32 岁。

主诉：颈前甲状腺结节肿大半年余。现病史：半年前患者自觉心慌，烦躁，颈前区域肿大，经医院检查后，诊断为"甲状腺功能亢进"。现证：甲状腺结节肿大，伴有心慌，烦躁不安，手指发抖，周身无力，饮食可，二便调。

望诊：面黄，舌体胖大、边有齿痕，舌苔薄白。切诊：脉细。

辨证：肝郁不舒，气失条达，气血瘀滞，痰湿凝结而致此病。治则：疏肝理气，条达气机，活血化瘀，化痰散结。取穴：照海。刺法：以毫针点刺，不留针。

患者隔日针治 1 次，共按原方治疗 10 次，诸症消失。

病例二 鲁某某，女，19 岁。

主诉：心慌气短半年。现病史：患者半年前出现心慌气短，全身乏力，多汗，颈两侧肿胀。经医院诊断为"甲状腺功能亢进"。

望诊：面色正常，颈部弥漫性肿大，右侧较明显，局部无压痛，舌苔白。切诊：脉细。

辨证：肝失条达，气机不畅，痰湿凝聚。治则：调气安神，化痰散结，通络。取穴：神门、内关、三阴交、局部阿是穴。刺法：颈部左右各刺3针，不留针；其他穴留针30分钟（以上均用毫针）。

患者隔日针治1次，共针治10次，两侧甲状腺明显缩小，接近正常范围。基础代谢为+2%，临床痊愈，停针。

病例三 王某某，女，32岁。

主诉：心慌气短已2年。现病史：患者2年来，自觉心慌心跳，气短乏力，失眠多梦，食欲尚可，二便正常，经实验室检查后诊断为"甲亢"。

望诊：舌苔薄白，颈左右侧漫肿。切诊：脉滑。

辨证：肝郁气滞，气血瘀滞，痰凝成核。治则：舒肝安神，活血通络，化痰散结。取穴：神门、内关、三阴交、局部阿是穴。刺法：以毫针点刺局部阿是穴左右各3针，不留针。其他穴留针30分钟。

患者隔日针治1次，共治疗12次，诸症均除，两侧甲状腺大小基本正常。基础代谢为-8%，停针观察。

【按语】

甲亢一病多与肝脾心肾有关，然诸脏之中又以肝脏为最。肝主疏泄条达，失于疏泄，则肝气瘀滞。及于他脏，则可见心脾肾诸脏之证。如心慌失眠为心病；纳食异常，体重下降，倦怠乏力为脾病；五心烦热，舌红等症属肾病，可见肝气郁则五脏之气皆郁，肝气滞则五脏之气皆滞，故贺老提出"病多气滞论"。古人云，肝为五脏之贼，亦说明了肝气的疏泄与条达直接影响到五脏功能。

贺老把甲亢的致病原因归结为肝气瘀滞为主，而治疗上却另有独到之处。甲亢患者性情多有急躁，病久必热郁化火，火热为盛，如迎而扑之，往往有煽风助火之弊，如从心脾肾治之，则为巧取之法。如从心治可以泻火，从脾治可以土壅抑木，从肾治可以滋水潜阳以制肝，故见肝之病不治肝，而以他经治之是谓巧，此为上工之法也。

本病表面上看来，好似亢进之证，为实证。实质上，此病多虚中夹实，故治疗中当亦补亦泻，临证据证情以区别对待之。

（二十八）慢性支气管炎（咳嗽）

【病案】

病例一 王某某，女，48岁。

主诉：咳嗽1年。现病史：1年前出现咳嗽，吐白色痰，夜间及晨起后症状加重，冬季寒冷时症状加重，经胸透诊为"慢性支气管炎"，纳食可，二便正常。

望诊：舌苔白。切诊：脉沉滑。

辨证：肺气不足，外受风寒，肺失清肃。治则：益肺祛寒，宣肺止咳。取穴：肺俞、大杼、风门。刺法：均以毫针刺法，先补后泻，留针 30 分钟，隔日治疗 1 次。

1 诊后症状减轻，咳嗽减少，痰量未减，穴法不变，加用大椎拔罐。6 诊后症状明显减轻，咳嗽少，痰量减少，继续治疗。经 12 次治疗，症状消失。

病例二 张某某，男，78 岁。

主诉：咳嗽伴痰多数年。现病史：数年前因受凉感冒后咳嗽不止，经治未愈。后渐咳嗽加重，伴有少量白痰。每逢天气转凉或受凉时咳嗽加重，白痰增多，常服止咳化痰药物，效果欠佳。一般情况尚好，纳可，饮可，二便调，经常有胸闷发憋，夜寐欠安。

望诊：面色黄白，舌苔薄白。切诊：脉沉滑。

辨证：肺气不足，痰浊阻肺，肺失宣肃。治则：益肺温阳，止咳化痰。取穴：肺俞、大杼、风门、内关。刺法：均以毫针刺法，施用补法，每次留针 30 分钟，每周治疗 2～3 次。

5 诊后咳嗽明显减轻，痰量减少，自觉胸中气畅。穴法不变，约 10 诊后咳嗽基本消失，偶有少量白痰咳出。再诊数次，诸症消失。

病例三 陈某某，男，8 岁。

主诉：（家长代诉病情）咳嗽，经常感冒 1 年。现病史：患儿平素易于感冒，每次感冒均以咳嗽发热为主。1 年前发热咳嗽，热退后咳嗽不减。1 年来经常不断咳嗽，似有少量痰液（患儿不能吐出）。常服中西药未效。精神好，纳可，寐安，二便调。

望诊：舌苔白。切诊：脉弦滑数。

辨证：素体虚弱，卫表不固，肺失宣肃。治则：补肺固表，清降肺气。取穴：肺俞、大杼、风门、曲垣、秉风。刺法：均以毫针速刺，得气出针，隔日 1 次。

2 诊后咳嗽开始减轻，3 诊明显减轻，5 诊后已基本不咳，痰液已消。嘱经常来诊以提高机体抵抗力，避免感冒。

【按语】

咳嗽又称"咳逆"，虽有"五脏六腑皆令人咳"之理论，但其是泛指各种咳嗽而言。就慢性支气管炎而言，咳嗽与肺脾两脏与手太阴经脉关系密切。

贺老认为，无论何种咳嗽，或肺虚，或肾虚，或脾虚，或热症，或寒症等，其咳嗽均为手太阴经脉气血瘀滞，肺气失于宣肃而致。故治疗首先要辨病，抓住手太阴经脉与肺脏是关键，然后进行详细辨证，以背部腧穴为主，首选肺俞、风门、大杼、曲垣、秉风等。肺俞为手太阴肺经背俞穴，为太阴经气输注之地，肺俞通畅，可使太阴经气旺盛。经气旺盛，肺脏充实，卫外坚固不易感冒，则可行宣肃之功，咳嗽得消。肺气充盛，津液得以输布，痰浊得化。风门、大杼为太阳膀胱之穴，太阳为藩篱之本，经气充盛可司卫外固表之能，以祛风散寒，与肺俞相伍，可使腠理充实，免受外邪侵袭。

临床除用上述腧穴外，尚应根据辨证之寒热虚实，针对病因酌情选用拔罐艾灸等方法。一般热证型气管炎，除针刺外多加局部腧穴拔罐，热重者可加用大椎、风门、肺俞穴锋针点刺拔罐放血。一般寒证型气管炎可加用火针点刺上穴，虚寒型者则加用艾条灸，每次使用腧穴可酌情而定。

（二十九）哮喘

【病案】

病例一 武某某，女，38岁。

主诉：哮喘28年。现病史：年幼时即患气管炎，10岁以后开始哮喘，经肌注或静点氨茶碱后才能控制，夏季较重。近10年来，一年四季都要发作，咳喘难忍。食欲尚可，大便不畅，月经量少，经期不准。

望诊：面黄，消瘦。舌质红，苔薄白。切诊：脉滑数。

辨证：先天不足，脾失健运，肺气虚弱。治则：扶正定喘。取穴：大杼、风门、肺俞。刺法：火针点刺。

治疗当日明显减轻，隔日治疗1次，10次治疗后，哮喘未再发作。

病例二 宋某某，男，43岁。

主诉：哮喘2年。现病史：2年前出现哮喘，经查与螨虫及花粉过敏有关。反复发作，每次发作时喉中痰鸣，需肌注氨茶碱才能控制。刻下：胸闷发憋，气短乏力，尿短少，大便正常。

望诊：面色㿠白，舌苔薄白。切诊：脉沉细。

辨证：肺气不足，气机不利。治则：补肺定喘，疏调气机。取穴：肺俞。刺法：以火针点刺。每日治疗1次。

2诊后，患者诉哮喘减轻，自觉气憋开始好转，喉中清利。5诊后，诸症明显好转，活动自如。8诊后，患者精神好，各种症状均消失。再针数次以巩固疗效。

病例三 陈某某，女，41岁。

主诉：哮喘20余年。现病史：约20岁时，春季出现喘憋气短，经治未愈。以后每逢春季及秋季冷热变化时喘憋加重，且喉中有声，痰多。发作前有胸闷、鼻塞流涕等先兆。哮喘终日不休，需用氨茶碱药物注射方能缓解。待夏季气候变热时哮喘方止。刻下：喘憋而哮，喉中痰鸣，痰不多，时有白沫吐出。口干，纳尚可，二便调。

望诊：痛苦面容，呼吸急促，张口抬肩，汗多，舌苔薄白。切诊：脉沉细。

辨证：肺气不足，气机失调。治则：补肺定喘，疏调气机。取穴：肺俞。刺法：以中粗火针，施用速刺法，每日1次。

3诊后患者自感喘憋好转，喉中痰鸣好转。7诊后喘憋基本消失，听诊哮鸣音减轻。约 10 诊后喘憋哮鸣基本消失。巩固治疗数次。

病例四　赵某某，男，12 岁。

主诉：哮喘 3 年。现病史：3 年前因"上感"后出现喘憋气短，渐渐加重并出现喉中哮鸣。经查与螨、霉菌等多种因素有关，常服西药及中药治疗。病情时轻时重，已休学 2 年。刻下：气短憋气，喘息不安，喉中哮鸣，痰多易出，肢冷汗出。纳可，便调。

望诊：面色黄白，有汗，舌苔薄白。切诊：脉弦细。

辨证：肺卫失宣，阳气不足，痰浊内生。治则：宣肺定喘，鼓舞阳气，祛痰化浊。取穴：定喘、大椎、肺俞、曲垣。刺法：均以中粗火针，行速刺法。每日治疗 1 次。

2 诊后憋气减轻，躁动不安好转。3 诊后哮鸣减轻，患儿自觉喉中清利，痰始见少。5 诊后诸症继续减轻。约 10 诊患儿哮喘消失，精神好，痰已消失。再以数诊巩固治疗。

【按语】

中医学认为，哮与喘是两个病证。哮为喉中有声鸣响；喘为气促喘憋，呼吸困难。如《医学正传》云："大抵哮以声响名，喘以气息言。夫喘促喉间如水鸡声者谓之哮。气促而连续不能以息者谓之喘。"由此可见喘可无哮，哮必有喘。两者常同时举发，病因病机治法大致相同，故合兼叙述。

哮喘是临床常见病，亦为较难治愈之病。传统认识本病的产生多与痰、湿、饮、寒等因素有关，并有寒热虚实之分。强调要从肺脾肾三脏认识等，其治疗方法也各有异。针灸治疗绝大部分取穴为肺俞、列缺、尺泽、膻中、膏肓、气海、太溪、太渊、足三里等。或针或灸或针灸并用。

贺老治疗哮喘病，首先强调辨其病，以过敏性哮喘为主要病种，兼有喘息型支气管炎等。因心脏等原因引起的喘憋不在此列。

哮喘的辨证有多种变化，如肺虚、肾虚、风寒、痰热等。虽然证型很多，而这些因素均会导致气血瘀滞，气机失调，肺气不足而痰阻于内。若肺气充盛，气血调畅，即便有肾虚、风寒等因素也不能令肺哮喘。即便有"肺为储痰之器，脾为生痰之源"之理论，其脾生痰也因肺气充盛，气血调畅而不会储留在肺而产生哮喘。

由于对此理论的独特认识，贺老强调治疗哮喘其本在肺。肺气充盛，气血经络调畅则病可愈。方法以温通法为主。其首选腧穴为肺俞，其次为定喘、大椎、曲垣、秉风等穴。

就温通而言，火针治疗具有效力强，生效迅速，用穴少等特点，虚实证均可使用。肺俞为手太阴之背俞穴，为太阴经气输注之处，火针施于肺俞可使火针的特点与肺俞的特点结合起来而使肺气充盛，气机调畅，瘀滞之气血经气通散，达到痰消喘定之目的。故肺俞是治疗哮喘的首选腧穴。

其他腧穴如大椎、定喘等均作为辅助用穴，临证可酌情化裁使用。原则是少用穴，用穴精。部分患者有惧火针心理，可酌情采用定喘、肺俞、风门、大杼、曲垣等穴，配以列缺行毫针针刺。待出针后再予后背上述腧穴行拔罐疗法。只要坚持治疗，亦可取得较好疗效。

（三十）胸膜炎

【病案】

王某某，男，39岁。

主诉：发热、咳嗽1周。现病史：1周来发热，体温37.6℃~38℃，咳嗽，伴右侧胸痛，咳即痛，不能右侧卧位，否则气促不能入睡，经某军队医院透视拍片检查，谓胸膜增厚，诊断为"胸膜炎"。纳呆，二便正常。

望诊：声息促，舌苔薄黄。切诊：脉滑数。

辨证：痰热蕴结，胸阳不振。治则：清热宣肺，逐饮，消炎退烧。取穴：曲池、丘墟透照海。刺法：以3寸毫针刺入曲池2寸深，行泻法。刺入丘墟3寸深直透照海，先补后泻。

当针刺治疗3次后，去原检查医院复查，经透视检查谓胸膜增厚明显好转。低热退，体温36.5℃，右胁痛显著好转。又针治6次咳嗽停止，疼痛消失。

【按语】

胸膜炎是一种由多种病因引起的以胸膜炎症为病理特点的非单纯性疾病。临床可分为二种，一种是独立病证，其绝大多数是结核性的，往往由肺结核蔓延而致，另一种继发于胸部疾病，是原有疾病在胸膜上的一种表现。本病可包括中医学的"胁痛"、"悬饮"范畴。是由于正气不足，外邪侵袭，致痰热蕴结，闭阻胸肋所致，或因病久，或劳倦内伤，脾肾不足，脾阳不振，水湿停滞胸肋，潴留而成饮。治以清热泻肺，和阳遂饮。从经络循行角度讲，本病与肺经、肝胆经关系密切。肺与大肠相表里，针刺曲池可宣肺疏风清热；丘墟为足少阳之原穴，具有清宣少阳郁热，清泻肝胆火热，疏利肝胆之功，在操作上采用"一针两穴"的透针针刺方法，即由丘墟透向对侧少阴的照海穴，达到少阳经气疏通以利转枢，以及阴经血气充濡的效果。

（三十一）胸痹

【病案】

病例一 刘某某，女，60岁。

主诉：胸闷胸痛5年余。现病史：患者5年余前开始胸部憋闷，时有心前区疼痛，呈刺痛，伴有气短，心慌，经含服硝酸甘油可缓解。每遇劳累、生气等诱因发作。纳可，眠差，二便调。既往高血压病史。

望诊：舌质暗，苔白。切诊：脉沉细。

辨证：气滞血瘀，心脉不畅。治则：益气活血，通利心脉。取穴：膻中、内关、郄门、然谷。刺法：毫针刺内关透郄门，然谷放血，灸膻中。

针刺后自觉胸中舒畅。随着针刺进行，发作程度及次数明显减少。针刺10次后，已少有发作。

病例二 赵某某，女，78岁。

主诉：胸闷、胸痛10余年。

现病史：患者于10余年前开始心前区疼痛，胸闷，时有喘憋，夜间时有咳嗽，咯吐泡沫痰，曾于门诊服中药治疗，效果不显，现仍时有胸痛、胸部憋闷，夜间时常喘憋，咳嗽，咯吐泡沫痰，伴气短，双下肢浮肿。纳可，眠差，二便调。既往高血压病史。

望诊：舌质暗、苔白。切诊：脉沉细。

辨证：气滞血瘀。治则：益气活血通脉。取穴：内关透郄门、筑宾。刺法：毫针。

2诊时症情有所好转，仍感胸痛、胸闷，夜间时咳嗽，咯吐泡沫痰，针取内关透郄门、筑宾、天突、膻中（毫针）。针完即觉胸闷减轻。

病例三 孟某某，男，4岁。

主诉：胸闷、憋气1年余，加重2日。现病史：胸闷、憋气年余，近2日来加重，喘憋，靠吸氧度日，经查为"心尖息肉"，纳差，二便正常。

望诊：苔白腻，喘重。切诊：脉细略数。

辨证：心阳不振，气血瘀滞。治则：温阳通络，活血化瘀。取穴：内关、郄门。刺法：以4寸毫针刺内关沿皮向上透郄门，用补法。

经针刺治疗4次，诸症消失，回原籍。最近托人带信来说，身体一直很好，能参加农村劳动。

【按语】

膻中为气会，可调畅气机，气行则心脉可通；内关为心包经络穴，别走少阳之经，且与阴维相会，"阴维为病苦心痛"，内关透郄门，中间透过间使穴可散寒，郄门穴可活血止痛，二者共为主穴，宽胸理气止痛。灸膻中温阳散寒；中脘、丰隆长于祛痰化浊；然谷为肾经荥穴，心与肾为同名经，然谷放血祛胸中瘀血，心脉通畅而痛可止。

针灸治疗胸痹效果可靠，针刺内关穴可使心肌缺血性心电图得到明显改善。临床急救时可用内关透郄门，可谓"一针三穴世间稀，救治冠心显神奇"。

（三十二）慢性风湿性心脏病（怔忡）

【病案】

病例一 赵某某，女，54岁。

主诉：心慌胸闷时作约20余年。现病史：约20年前，原因不明发生心慌，全身乏力，动则尤甚，经诊断为"风湿性心脏病"、"房颤"。长期服用中西药物，症状时好时发。刻下：心慌不安，胸闷，夜寐不安，多梦，面肿，周身疲乏。纳可，二便调。长期服用地高辛。

望诊：面部浮肿，面色黄白，舌质淡苔白。闻诊：语言无力，听诊心律绝对不齐，心率120次/分。切诊：脉结代，双脉均弱。

辨证：气血闭阻经脉，心气不足，心神失养。治则：通调经脉，益气安神。取穴：内关。刺法：双侧内关均用毫针，行捻转补法。每次治疗留针30分钟，隔日治疗1次。

初诊后当时患者感到胸闷、心慌有所好转。听诊心率在100次/分左右，心律仍不齐。2诊时原穴原法不变，患者感到胸闷基本消失，心慌明显减轻。5诊后心慌消失，脉律较齐。听诊心率90次/分左右，每分钟早搏约10余个。同时面肿有所减轻。约10诊患者心慌消失，面肿消失，精神好。听诊心律较齐，偶有早搏。

病例二 刘某某，女，50岁。

主诉：胸闷心悸20年。现病史：约20年前，因风心病渐至二尖瓣狭窄，心功能下降。常有气喘、胸闷、心慌、心悸、疲乏无力，不能工作，常服中西药物。刻下：胸闷，心悸，心慌不能自止。时有憋气，胸部疼痛，夜寐不实，纳尚可，二便调。

望诊：面㿠白，舌苔白。闻诊：语声低弱，少言懒语，听诊心率90次/分左右，心尖区为双期杂音，每分钟早搏8~10个。切诊：脉结代。

辨证：气血闭阻经脉，心气不足，心神失养。治则：通调经脉，益气安神。取穴：内关。刺法：双侧内关均用毫针刺法，行捻转补法，每次治疗留针30分钟，隔日治疗1次。

2诊后患者心慌、心悸、胸闷、疼痛均有明显好转，心脏早搏明显减少，约每分钟2~3个。3诊时患者诉心慌、胸闷等症状均已消失，心脏早搏偶见，脉律齐，再以原穴原法巩固治疗2次。

【按语】

《医学正传》云："夫所谓怔忡者，心中惕惕然动摇而不得安静，无时而作者也。惊悸者蓦然而跳跃而有欲厥之状，有时而作者是也。"说明心悸为较短暂的心慌不安的症状，而怔忡则为无时发作，心中不安较严重的症状。风心病临床常见心慌、胸闷、气憋、气喘等症状，其证以虚证为多，实证为少。气血不足，心阳不振为最主要的发病原因。也可由厥阴脉脉气不畅而使气血不达胸膺而致。如《灵枢·经脉》云："是动则病……甚则胸胁支满，心中憺憺大动。是主脉所生病者，烦心、心痛……"说明厥阴经气不畅，气血不行可导致心气不足、心阳不振，而发生怔忡之证。

贺老认为，风心病为不易治愈之疾病，但针灸治疗可缓解部分应急症状，尤以心悸、怔忡、胸憋、气短等症效果良好。要点是本病患者多为体质衰弱。因此，不宜多用腧穴，要少用穴，并采用补益手法以鼓舞人体之正气，使经脉气血通畅而症状得以缓解。

内关穴则为疗效相对稳定可靠的腧穴。本穴为厥阴之络穴，通于少阳，又为八脉交会穴之一而通于阴维。故临床治疗心胸脘腹之证往往取效。

在临床上贺老仅用此穴，加之相应手法，往往能够明显缓解症状，达到临床取效的目的。若要进一步提高疗效，扩大疗效范围，则应针药并用，不能偏颇。

（三十三）多发性大动脉炎（无脉症）

【病案】

周某，女，26岁。

主诉：左侧桡动脉摸不到，后背疼痛多日。现病史：患者多日来后背、双肩及腹部疼痛，低热，脸色发青，周身无力，胸闷，失眠，食欲不振，后经检查发现，左侧桡动脉摸不到，血压无，右侧血压 170/100mmHg。

望诊：面色青无华。舌尖红，苔白。切诊：右脉滑数，左脉无。

辨证：肺气不足，寒邪侵袭，闭阻经脉。治则：益气活血。温经散寒，通调经脉。取穴：阿是穴，沿肺经循行路线取穴。刺法：以中粗火针，速刺法。

第1次针后，寸口脉已能摸到，但搏动微弱；第2次针后，低热已退，背部及两肩微痛，寸口脉较上次搏动明显，经火针治疗10次后，诸症消失，恢复工作。由于过度劳累，背痛复发，寸口脉又摸不到，继用前法治疗8次，病痊愈。后逢秋收，天气寒冷且工作劳累，背痛再次发作，脉搏又无，且食欲不振，体渐瘦，又依前法治疗，1诊后寸口脉微微跳动，背痛减轻；2诊后背痛消失，寸口脉较上次有力。又连续治疗10次，病情痊愈，停针观察。

【按语】

气为血帅，血为气母，血行于脉中，依赖于气的推动，气充足则推动血液在脉中运行畅通无阻，反之则涩滞不通；又因气血得温易行，得寒则凝滞不畅，故寒邪侵袭经脉，气血凝滞，亦可造成无脉之症。本病的形成主要是由于气虚寒凝所致，其治疗之法，当以益气活血，温经散寒，通调经脉为法，发生在上肢的无脉症，以火针刺阿是穴，沿肺经循行路线取穴，因肺主气，刺之可调补气血，通经脉；如发生在下肢的无脉症，以火针刺阿是穴，沿脾胃经循行路线取穴，因脾胃为后天之本，刺之可补气养血，调畅脉道。火针之法以火胜寒除寒，故刺之获效。本文列举之病例反复发作，反复治愈，从复发的情况看，此病人劳累后和感受寒冷时易于发病，由此可知此乃气虚不耐劳累、气虚不能胜寒所致，故此病治疗始终以益气祛寒为主法，每次发作均予以治愈。

（三十四）呃逆

【病案】

病例一　王某某，女，25岁。

主诉：呃逆1年半。现病史：呃逆已有1年半，原因不清，经常不断发作。伴嗳气，腹胀，纳可，但食后胃脘不舒，大便干结，三日一行，月经后错3天。

望诊：呃逆频频，舌苔薄白。切诊：脉弦滑。

辨证：肝郁不舒，气机不畅，胃气上逆。治则：疏肝理气，调和气血，和胃降逆。取穴：内关。刺法：以毫针刺法，施用平补平泻法，每次留针10分钟，每日针治1次。

初诊术者将针刺入内关施用手法时，患者呃逆停止，留针10分钟内未见呃逆再作。2诊来时患者诉针后当天呃逆复发，但次数及程度均有减轻，再针内关。3诊时患者诉呃逆已减少过半。共针治5次，患者呃逆消失，嗳气消失，临床告愈。

病例二　李某某，男，8岁。

主诉：（家长代诉病情）呃逆已有20天。现病史：约20天前，患儿因饮食过量后当即出现呃逆。家长予饮热水，恐吓等方法均未制止呃逆发作。经多方治疗未效，其呃逆发作时轻时重，除睡眠外，昼夜不休，呃逆频频。刻下：呃逆不止，胃脘不舒，不欲饮食，大便日1次，偏干，尿可，寐安。

望诊：舌苔白罩黄。切诊：脉弦滑。

辨证：饮食不节，阻遏胃气，胃失和降。治则：清热除滞，和胃降逆。取穴：左章门、右合谷。刺法：均用毫针刺法，补章门、泻合谷，每次留针20分钟，每日治疗1次。

初诊针刺治疗过程中，患儿呃逆停止。2诊时家长诉患儿回家后，仅有少量呃逆。穴法不变，经4诊治疗，患儿呃逆消失。

病例三　石某某，男，36岁。

主诉：呃逆1年4个月。现病史：1年多前，因生闷气饮酒后入睡发生呃逆。自觉腹内有气上窜，随即呃逆，最多时每日可达800次左右，痛苦之极，经多方治疗未效。食佳、眠安，大便有时溏。

望诊：面色红润，舌质绛，舌苔薄白润。切诊：脉弦细。

辨证：肝郁气滞，木盛土衰，胃气不降。治则：理气宽中，培土抑木，降逆止呃。取穴：内关、膻中、天突、天枢、足三里、三阴交、中脘、气海。刺法：气海施用灸法，每次20分钟，余穴均用毫针刺法，平补平泻，每次留针30分钟，每日治疗1次。

1诊后患者感胸脘舒适，穴减天突。2诊后自述呃逆已减少过半。原方穴加期门，依上法针灸并用共11次，症消告愈。

病例四　张某某，男，59岁。

主诉：呃逆1周。现病史：素有高血压病病史，10天前突然头痛剧烈，言语不能，血压190/110mmHg。诊为脑血管病。7日前出现呃逆不止，伴有胃脘疼痛，发胀，食后即吐，纳少，大便日行一次，不溏，小便尚可。

望诊：面色萎黄，精神不振，苔白微腻少津，舌向右喝。切诊：脉弦细。

辨证：平素阴虚肝旺、木克脾土，中气虚弱，胃气上逆。治则：健脾和胃平呃。取穴：章门（左）、合谷（右）。刺法：平补平泻，留针30分钟。

2诊后呃逆稍缓解，仍有发作，纳食略有好转。针穴同前。3诊后呃逆停止，仅昨晚呃逆两声，精神好转。2个月后追访，一直未复发。

【按语】

呃逆俗称"打嗝儿"古典医籍中又称为"哕"。针灸疗法有较好的疗效。

呃逆产生的原因虽然很多，但归纳起来以肝与胃最为重要。肝主疏泄，性喜条达，属木。胃主受纳腐熟，其气主降，属土。凡肝旺横逆克土或胃弱肝气乘之均可导致胃气受阻，不能下降而致呃逆；凡饮食不节，阻遏胃气，也可使胃气不降而致呃逆。因此，针灸治疗中多选用厥阴及阳明之腧穴。

（三十五）放射反应性吐泻

【病案】

牛某某，男，45岁。

主诉：放射反应性呕吐，泄泻3周。现病史：4周前行脑垂体肿瘤手术，术后行放射疗法，1周后出现放射反应，头晕、恶心、呕吐，不能进食，食入即吐。严重时吐黄绿色苦水，周身无力，痛苦不已。约3周放射治疗结束后，仍然呕吐不止，伴有腹泻，卧床不起，白细胞4×10^9/L，血小板3×10^9/L以下。

望诊：面色苍白无华，舌苔薄白。切诊：脉沉细。

辨证：不内外因所致脾虚胃弱，食谷运化失常，精气亏耗，气不化津。治则：补益正气，降逆止呕，健脾止泻。取穴：内关、足三里。刺法：均用毫针刺法，行捻转补法，每次留针30分钟，隔日治疗1次。

2诊后患者自觉呕吐、恶心明显减轻，腹泻有所减轻。3诊后呕吐、腹泻完全消失，精神好，食欲增加，体力有较明显恢复。

【按语】

放射反应症状是针灸科少见病证，虽古籍中并无记载，但纵观其病证产生原因、症状表现，可认为是不内外因所致。病机可为脾胃中焦受损，日久不愈必致精气亏耗，故治疗本病应从脾胃中土着手，选用内关、足三里二穴，以健脾和胃而取效。其穴解理论可参阅“呕吐”一文。

由于上证病例不多，仅提出上述看法，供读者参考。

（三十六）呕吐

【病案】

王某某，男，13岁。

主诉：频繁呕吐4年余。现病史：4年前因饮食不节而呕吐，常服各种中西药物效果不佳。每因感冒、晕车、学习紧张则呕吐频繁，以至完全不能进食。曾在澳大利亚住院治疗数次未愈。回国后曾在三家医院住院治疗未愈。刻下：呕吐严重，20～30分钟呕吐一次。呕吐初起有胃内容物，继而呕吐酸水。伴头痛、头昏，不能进食，大便少，平卧时症状加重。

望诊：精神萎靡，舌苔白。切诊：脉细数。

辨证：肝气郁内，胃气上逆。治则：理气平肝，和胃降逆。取穴：魄户、中府、内关、足三里。刺法：均用毫针刺法，施用平补平泻手法。每次留针30分钟，每日治疗1次。

3诊后患者症状稍有缓解，呕吐次数减少，能平卧，能进食。再取左内关、右足三里隔日治疗1次，经数诊后呕吐停止。饮食正常，二便正常，患者精神好。此至夏季来临，因贪食冷凉，呕吐复作，但呕吐次数已较前明显减少。取穴魄户、中府，2诊见效，呕吐停止。今冬季因感受外邪而致发热、呕吐、脉浮数，舌质红，苔黄，证为热滞中焦，胃气不降，予锋针刺金津、玉液出血，症消告愈，未再复发。

【按语】

产生呕吐的原因很多，不外是脾气不升、胃气不降所致。而脾气不升，胃气不降乃是经脉不通的具体病机转化，呕吐则是其外在症状表现。因此，和胃降逆止呕仍以通调经脉为大法，常用经脉以手厥阴、足阳明为主。

手厥阴与阴维脉相通而共主心胸腹之病，足阳明连于胃，主治本经及脾胃之病。内关为本经之络穴，通于阴维，善理气宽胸止呕降逆，是治疗呕吐的主穴。足三里为阳明之合穴，善治内腑之症，可使经脉通畅，胃气得降而止呕。

除上两穴外，太阴经的中府与太阳经的魄户两穴均为降逆止呕的要穴。此二穴并用为“偶刺”法。临床上屡效不鲜。如《甲乙经》云：“中府治……悒悒然善呕胆……”。《千金方》云，中府治“气满食不下”。《甲乙经》云：“霍乱呕吐烦满，魄户主之。”等。

作为一般性的肠胃性呕吐，可酌情应用上法。若患者热重、呕吐属实，则应加用曲泽、金津、玉液放血，以清泻内热、降逆止呕。使用得当，可使呕吐立止。

（三十七）腹泻

【病案】

病例一 李某某，男，43岁。

主诉：腹痛、泻泄2天。现病史：昨天午饭后出现胃脘轻微不适、疼痛，然后出现水样泄泻7次。泻后胃脘不适疼痛好转，晚饭不欲进食，自服药物不详。今天症状不见好转，晨起已泻2次，伴胃脘痛，肠鸣，口不干，不欲饮食。

望诊：舌苔白稍厚。切诊：脉紧。

辨证：饮食不节，伤及脾胃，中土失和。治则：和胃理脾，消滞止泻，理气化滞。取穴：曲池、足三里。刺法：均以毫针刺法，施用泻法，每次留针20～30分钟，每日治疗1次。

诊后肠鸣消失，胃脘疼痛消失，当日腹泻1次。2诊后腹泻止，3诊巩固治疗，临床告愈。

病例二 张某某，女，41岁。

主诉：腹泻、腹胀反复发作2个月。现病史：2个月来无明显诱因出现腹泻，每日2～3次。大便有时稀溏，有时不成形，有时则呈正常便形。每逢大便稀时则伴有胸闷，腹胀，矢气多。多项大便化验正常，常服中西药物，效不显。刻下：大便每日2～3次，较稀不成形，腹胀明显，胸闷，性急躁，纳尚可，尿少，寐安。

望诊：舌苔白。切诊：脉沉弦。

辨证：脾虚肝郁，肠胃失和。治则：补益中土，调和肠胃。取穴：曲池、足三里、天枢。刺法：均以毫针刺法，曲池施用泻法，足三里、天枢施用补法，每次留针30分钟，每天治疗1次。

3诊后患者诉仍有腹泻，每天2～3次，但大便已成形。效不更方，穴法不变，继续治疗。5诊后大便每天1～2次，腹胀基本消失。又治疗数次，大便恢复正常，诸症好转，再予巩固治疗数次。

病例三 潘某某，女，49岁。

主诉：腹泻14年。现病史：自14年前患急性胃肠炎之后渐渐形成慢性腹泻，时轻时重。有时连续月余大便稀溏，有时偶发大便稀溏。每当饮食不当时腹泻加重，腹胀满。刻下：大便稀溏已半月，每日1～2次，无腹痛。稍有腹胀，纳食可，尿可，寐安。

望诊：体弱面黄，舌胖大，舌苔白。切诊：脉弦滑，手欠温。

辨证：中土不足，脾胃失和，升降失司。治则：温补中土，调和脾胃，理气通滞。取穴：长强、天枢、气海、中脘。刺法：长强予火针温通法，行速刺法。余穴予毫针针刺行补法。每次留针30～40分钟，隔日治疗1次。

初诊后患者诉腹中舒适。2诊后大便每日1次,稍有成形。3诊后大便明显好转,已基本成形,食纳佳。5诊后大便正常,诸症均好转。减火针及长强穴,余穴不变,施用补法。慢慢将息调理。

病例四 焦某某,女,40岁。

主诉:五更泻数年。现病史:数年前因腹痛腹泻自服药后症状消失。数日之后因夜间腹部受寒凉后出现五更泻,多年久治不愈。曾诊为"慢性结肠炎",服用中西药物及针刺效果欠佳。刻下:每早起床后腹痛,肠鸣,即欲临厕。大便不成形,泻后轻松,腹痛、肠鸣消失,一切如常。腰痛,腹凉,喜热饮食,尿常。

望诊:体瘦面黄,精神好,舌淡苔白滑。切诊:脉沉细,手欠温。

辨证:脾肾不足,阳气亏虚。治则:益火温阳,调补脾肾。取穴:长强、天枢、气海。刺法:均用火针温通,行速刺法,每日治疗1次。

针5次后患者诉肠鸣腹痛减轻,晨起临厕已不急迫,大便溏稀似有好转。10诊后患者诉大便已明显见好,每天已能控制到工作地点后上厕所。腰痛、腹凉等症均有好转,原法原穴不变,巩固治疗。

【按语】

腹泻是临床常见症状,也是针灸临床疗效较好的病种之一。

祖国医学认为,引起腹泻的原因甚多,其分类也不尽相同。就原因而言,可有七情所伤、外感寒湿、饮食不节、食入不洁等因素;就脏腑来讲,可有肝、脾、肠、胃、肾的病变;就经络来讲,可与足明阳、手阳明、足太阴、足少阴、足厥阴等经脉有关;就性质来讲,可有寒热虚实之分等等。

诸此多种复杂的因素和条件,从何着手认识治疗,贺老认为应根据针灸临床的特点抓住主要矛盾。一是根据病变部位首先抓住胃肠与肾(下焦)的关系;其次要抓住与上述病变部位有关的几条经脉,如阳明、少阴等;第三就是抓住病之虚实变化。只有抓住上述的几个要点,腹泻一证就能治疗有望。与此同时酌情选用针灸三通法的不同刺法,并注意尽可能少用腧穴。

腹泻分为虚实,认清虚实是治疗本证的要点,实证病程短,病在肠胃,取阳明经,用微通法。多选用曲池、足三里。曲池为手阳明之合穴,具有清热除滞、通经止痛止泻作用,可使经脉调畅;足三里为足阳明之合穴,具有通调胃肠之气,通经止痛止泻的作用。二穴合用,加强通经止泻作用,同时酌情施用补泻手法,临床每用必效。

虚证病程长,病在下焦,宜取督任之穴,用火针温通法,多选用长强、气海、中脘、天枢等。长强为督脉之穴,是温阳固脱,止泻的效穴;气海、中脘可补益中气,兼补下焦,起到温补脾肾、固元止泻之作用;天枢为辅助用穴,功在中土。诸穴合用,相得益彰。每每取效。

通过治疗腹泻可以看出,取穴不在多而在精,是贺老临床治病的一大特点。

（三十八）胃脘痛

【病案】

病例一　施某某，女，29岁。

主诉：胃脘痛2月余。现病史：自2月前出现胃脘疼痛，时轻时重，胸闷发堵，烦躁易怒，两胁作痛，纳少，二便正常。

望诊：舌苔白。切诊：脉弦滑数。

辨证：木旺横逆，克犯脾土。治法：疏肝解郁。取穴：中脘、内关、足三里、合谷、太冲。刺法：用泻法，留针40分钟。

共针3次而愈。

病例二　康某某，女，29岁。

主诉：胃脘痛1个月。现病史：近1月胃脘疼痛，伴吞酸嘈杂，饮食不下，食入即吐，喜冷饮，大便干，3日一行，小便黄。

望诊：舌质淡红，少苔。切诊：脉弦细滑稍数。

辨证：阳明胃热，中焦食滞。治法：化滞和胃。取穴：内关、足三里、合谷、天枢、上脘、中脘、下脘。

共治疗9次，胃痛消失。

病例三　王某某，女，53岁。

主诉：胃脘痛1周余。现病史：自1周前出现胃脘痛，伴脘腹胀满，纳差，大便如常。既往有胃溃疡病史。

望诊：舌苔白，舌边齿痕。切诊：脉弦。

辨证：肝胃失和，气机阻滞。治法：调气和胃，止痛。取穴：中脘，气海，足三里，内关。

针刺5次后痛止。

病例四　王某某，男，30岁。

主诉：胃脘痛2年。现病史：2年前出现胃脘痛，不能进食，食后则吐，经治好转。近1年胃脘痛复发，以夜间为重，进食则痛减，反酸，胀气，大便不爽，经消化道造影诊为十二指肠球部溃疡。刻下：胃脘疼痛，不能工作，进食不能缓解，服用溴丙胺太林等药物无效。纳呆，尿黄，大便溏。

望诊：痛苦面容，精神不振，舌质淡，舌苔薄白。切诊：脉弦细。

辨证：素体阴盛，中焦虚寒，复值肝气横逆，发为胃痛。治则：调补中土，疏达厥阴，通经止痛。取穴：内关、足三里。刺法：以毫针微通，施用先补后泻法，每次治疗留针20分钟，每日治疗1次。

针刺10分钟后，胃脘痛大减。第2天复诊时其疼痛已较治疗前明显减轻。第3诊时诉疼痛基本消失。反酸、胀气均有好转。继续调治。

病例五　庞某某，男，28 岁。

主诉：胃脘痛 1 年。现病史：1 年前因劳累后饮食无度出现嗳气，胃脘痛，伴大便稀。经胃镜诊查为浅表性萎缩性胃炎，常服各种药物效果不佳。刻下：胃脘隐痛，嗳气频频，腹胀明显，不欲饮水，不欲进食，尿少而黄，大便不成形。

望诊：面黄，消瘦，舌苔白。切诊：脉弦细。

辨证：肝失条达，木郁克土，中焦气滞，发为胃痛。治则：疏肝理气，调理中土，通经止痛。取穴：左内关、右足三里。刺法：以毫针刺法，泻内关，补足三里，留针 20 分钟，每日治疗 1 次。

针刺后痛止，嘱继续来诊。2 诊时患者诉回家后胃痛复发，但疼痛程度明显减弱。针穴不变。3 诊后疼痛消失，嗳气、腹胀均有好转，4 诊后诉各种症状均有好转，纳食可，大便已成形。经 10 余次治疗，患者诸症消失，纳可，二便调，临床告愈。

病例六　贺某某，女，54 岁。

主诉：胃脘经常疼痛不适多年。现病史：自年轻时发生胃部经常不适，后发展为胃痛，经常发作，每次发作时胃脘胀痛，不能进食，恶心呕吐。大便经常干燥，3～5 日一行，近日旧病复发。刻下：胃脘疼痛，发胀，不能进食。恶心、未吐。大便结，尿少而黄。

望诊：舌苔白稍厚。切诊：脉弦。

辨证：胃热于内，升降失司，气机不畅，发为胃痛。治则：清泻胃热，调理气机，通经止痛。取穴：内关、足三里。刺法：均以毫针刺法，施用泻法，留针 20 分钟，每天治疗 1 次。

2 诊后其疼痛减轻，恶心消失。3 诊后疼痛完全消失，已能正常进食，精神好，继续治疗。

【按语】

胃脘痛又称"心痛"、"心下痛"。按病因病机可分为九种心痛，如气痛、热痛、虚痛、寒痛、瘀痛等，实质均为胃脘痛。如《医学正传》云："古方九种心痛……详其所由，皆在胃脘而实不在于心。"应区别于朝发夕死之"真心痛"。

虽然引起胃脘痛的原因很多，病机变化也很多，究其共同点有二：一为其痛为经脉气血瘀滞运行不畅所致；二为其疼痛部位均在于胃，部位明确。同时许多胃脘痛与厥阴肝木联系密切。肝主疏泄，喜条达。若经脉不畅，肝之疏泄功能失调，则必发胃脘疼痛。

因此，治疗胃脘痛，通其经脉及调其血气为主要指导思想，体现了"以通为顺"的学术思想。

经过多年的临床筛选，贺老将内关、足三里作为首选腧穴，治疗胃脘痛往往取效。内关为手厥阴心包之络穴，络于少阳三焦，少阳为气机之枢纽，气机通利，可助胃气下降、脾气上升，而达到疏调脾胃气机，通经活络、和胃止痛之效。足三里为阳明之合穴，合主逆气而泄，施用适当手法可通调经气，和胃止痛，二穴合用具有疏通经脉、通调气机、运行气血、和胃止痛、降逆止呕等功效。

胃脘痛为急症范畴，治宜"急则治标"，待痛止后据病之寒热虚实，体质强弱之不同，选用不同的治疗原则和方法，继续调治，进而治愈疾病。

（三十九）胃下垂

【病案】

赵某某，女，29岁。

主诉：胃脘不适，经常胀气数年。现病史：数年来经常饭后脘腹饱胀，恶心呕吐，曾在某医院钡餐造影诊为"胃下垂"。低于正常位置12cm。刻下：食欲不佳，食后脘腹饱胀，发坠，嗳气明显。大便不调，时干时稀，精神较差，四肢力弱，月经量少。

望诊：面色萎黄，无华，舌质淡，舌苔白。切诊：脉细弱无力。

辨证：中气不足，脾阳不升。治则：补益中气，升阳举陷，健脾和胃。取穴：第1组中脘、内关、足三里；第2组脾俞、肾俞。刺法：均以中粗火针行速刺法，不留针，隔日治疗1次，两组俞穴交替使用。

2诊后患者感脘闷胀气减轻。3诊后食欲增加，脘腹下坠感消失，大便正常。5诊后脘腹饱胀感明显减轻。原方原法不变，治疗10次后复查钡餐造影，胃的位置正常，临床诸症消失，痊愈。

【按语】

胃下垂多属中医腹胀、嗳气范畴。脾胃虚弱，中气不足为主要病因。在治疗上应选用升阳举陷，鼓舞中气为大法。本病病程较长，病势顽固，采用一般方法多难取效。故选用火针疗法以温通经脉，升阳举陷，临床常可奏效。

腧穴多选用健脾和胃、补益中气之穴，如中脘、内关、足三里、脾俞等。配用肾俞以鼓舞肾之阳气而使中阳得举，胃腑得以提托。

中脘为胃之募穴，募穴为经气汇聚之穴。又为腑会，为腑之经气集聚之穴。故中脘为主穴可使经气充盛，胃气得以鼓动，胃气盛则可行升提之功而使其复位。配以内关、足三里，以宽胸理气，消胀止呕，消食导滞，通利肠腑。脾俞、肾俞为背俞穴，是经气转输之穴。取脾俞可使经气通畅，内腑调合，中气得充。胃下垂为中气不足，中阳不振，取肾俞以温通少阴之气，以火补土而使中阳得温，阳气充盛。脾气充盛而使内陷之腑得以提托升举。此二穴取穴精练，穴义明了，意味深长，又加以火针以温通，更为穴法相融，足见医者匠心所在。

由于此类患者病程较长，中州为虚，体质多弱，每次治疗不宜针刺过多。故选用前后两组腧穴，交替使用更为适宜。

（四十）便秘

【病案】

李某某，男，8岁。

主诉：大便干结数年。现病史：自幼大便干燥，数日一行。无其他明显不适。形体偏瘦，纳食一般。

治则：行气通便。取穴：中脘、天枢、气海、支沟、阳陵泉、三阴交。刺法：毫针刺，快针治疗，不留针。

患儿自述当晚即排便。

【按语】

便秘依其发病特点可分虚实两类。实秘主证：大便坚涩难下，经常三、五日或更长时间一次。或身热，烦渴，口臭，脉数，苔黄燥；或胁腹胀满疼痛，噫气频作，纳食减少，苔厚腻，脉弦。虚秘主证：便秘而排便无力，或见面色口唇苍白无华，头晕心悸，神疲气怯，舌淡苔薄，脉象虚细；或见腹中冷痛，喜热畏寒，舌淡，苔白润，脉沉迟。其治法：实秘用泻法，以清热润肠，疏肝理气；虚秘用补法，以补益气血，润肠通便；寒秘加灸或火针以温下焦通便秘。

便秘病因不同，但其本质是津液不能濡润大肠，使大肠的传导功能失调所致。太渊为肺经穴，肺与大肠相表里，针刺太渊可宣肺以疏通大肠腑气；大肠俞为大肠背俞穴，天枢为大肠募穴，俞募相配，以疏通大肠腑气，腑气通则传导功能复常，便秘可止；支沟为三焦经火穴，可宣泄三焦之火以通便；阳陵泉可疏肝利胆，使疏泄有常、腑气通降；肾俞、照海穴滋肾水以增液润肠；合谷泻大肠腑气以泄热通便；中脘疏通三焦；足三里扶助中气，脾胃气旺，则能生化气血，为虚秘治本之法；灸气海温下焦理气滞以通便。

针灸治疗便秘，效果较好，如经多次治疗而无效者，应采用多种方法治疗，并进一步查明病因，以防延误病情，平时宜坚持体育锻炼，多食蔬菜，逐步养成定时排便的习惯。

（四十一）肠粘连

【病案】

病例一 郭某某，男，62岁。

主诉：右下腹术后疼痛10余年。现病史：1971年行阑尾切除术，1972年开始感觉右下腹疼痛，1986年出现局部反跳痛。每逢劳累或饮食不当后加重，诊为"术后肠粘连"，经中西多方治疗未效。食纳较差，大小便正常。

望诊：面黄，消瘦，舌质淡，舌苔白。切诊：脉沉滑。

辨证：气滞血瘀，经络不通。治则：行气活血，通经活络。取穴：阿是穴。刺法：用中粗火针行温通法，穴用局部阿是穴，行速刺不留针，刺入5分深，隔日治疗1次。

复诊时述局部疼痛减轻。3诊时述局部疼痛明显减轻，食纳好转。原法原穴经5次治疗后局部疼痛消失，食纳明显好转，临床告愈。

病例二 许某某，女，33岁。

主诉：腹痛7年。现病史：7年前行空肠吻合术后出现肠粘连梗阻性腹痛，又行第2次手术。术后虽梗阻解除，但仍有腹痛，诊为"粘连性腹痛"。每遇气候变化则局部疼痛加剧，食纳不佳，晚间腹胀明显，大便秘结，2~3日一行。腰背酸楚不适，夜眠不安，体重减轻，日见消瘦。

望诊：体瘦，精神欠佳。舌苔薄白。切诊：脉沉细。

辨证：素体不足，术伤气血，脾胃虚弱，气滞不行而致。治则：鼓舞正气，调理肠胃，疏导气机。取穴：曲池、内关、足三里、上巨虚、下巨虚。刺法：均以毫针刺法，施用补法。每次留针30分钟，隔日治疗1次。

经2次治疗后，患者局部疼痛消失，近期疗效良好。

【按语】

肠粘连性腹痛为针灸科少见病种，使用针灸三通法治疗有较好疗效。

病例一男性患者62岁，腹痛10年，经审证认为是气滞血瘀，经络不畅所致。由于病程已久，经络不畅已成痼疾，非火针温通而不能使其经脉通畅，故选用局部阿是穴行火针刺法进行温通，以使瘀滞经脉复以通畅。该病例为局部治本之法，局部气血通畅，全身症状均得以好转。

病例二女性患者33岁，腹痛7年。由于屡次手术，元气大伤，经审证认为是气血虚弱，气滞不行而致腹痛，人以气血为本，无奈气虚不能鼓动血脉经络运行，故应以鼓舞正气，通调经脉为大法，选用微通法治疗，近期疗效较好。该病例为整体治本法，由于正气得到鼓舞，故腑气得以通畅。

上两例说明，对肠粘连造成的腹痛，必须认真审证，认清气血虚实何在，方能对症选法选穴。由于肠粘连多为局部气血不畅，凝滞于肠，经脉不通，临床多以火针点刺行温通法，以利局部气血温化，经脉通畅。如有体虚正气不足，可配用相应调整周身气血的腧穴，鼓舞周身气血而使局部凝滞散化，经脉通畅。

（四十二）胆囊炎（胁痛）

【病案】

王某某，女，50岁。

主诉：右胁下疼痛3年。现病史：3年前突发右胁下疼痛，经某医院疑为胃之病变，久治不愈。后疼痛经常加剧，其痛常向右肩胛处放射。1985年突发高热，寒战不已。经B超检查，发现胆囊内有数个光团，大小0.5cm～0.8cm不等。诊为"胆囊结石合并胆囊炎"，住院治疗。约15天后热退，但局部疼痛无明显变化，建议手术摘除。患者因惧怕手术而出院，曾服用多种消炎利胆类药物，也曾用耳针、耳豆治疗，效果不佳。1986年胆囊造影仍有众多结石，经常低热，37.5℃左右，纳食差，性易急躁，尿黄，大便可。

望诊：舌苔白。切诊：脉细弦。

辨证：肝郁不疏，胆道不利。治则：疏肝利胆，通经活络。取穴：丘墟、照海、曲池。刺法：均用毫针刺法，丘墟、照海行透刺法，以透至照海皮下为度，施用泻法。曲池施用泻法，每次留针20分钟，隔日治疗1次。

针8次后体温恢复正常，右胁及右肩背痛减。食欲增加，乏力消失，精神好转，继续治疗。约15次治疗时，胁部疼痛完全消失，周身各种不适感均消失，经X线显示：胆囊内仅余0.8cm结石2个，其余均已排尽。

【按语】

胆囊炎为现代医学名称，在古籍中与胁痛有关。胆囊炎的临床辨证较多，如邪在少阳：胁痛，往来寒热，胸胁苦满等。肝气郁结：胁痛，痛无定处，善太息等。瘀血阻络：胁痛，痛有定处，入夜则重等。肝胆湿热：肋痛满胀，口苦心烦，胸闷纳呆等。

就经络而言，胁肋为少阳、厥阴所过，以足少阳为主。足少阳循行："络肝，属胆，循胁里……"、"循胸，过季胁……"足厥阴肝经循行："属肝，络胆，上贯隔、布胁肋……"。

虽然对胆囊炎的胁痛认识较多，但贺老认为不论辨证如何，针灸治疗应抓住经络主体，认清疾病实质。凡胁痛均以疏通少阳经脉为大法，取少阳经脉之原穴丘墟为基本腧穴，同时在操作上采用"一针两穴"的透针针刺方法，即由丘墟透向对侧少阴的照海穴，达到少阳经气疏通以利转枢，以及阴经血气充濡的效果。丘墟透照海为治疗胆囊炎等胆系疾病的重要腧穴。其操作手法多采用先补后泻的捻转手法，达到通经活络、行气活血、解痉止痛的目的。

若肝气郁结、气滞不畅、瘀滞内停明显者，可加用双侧曲池穴。曲池为阳明之合穴，主周身气血，具有清热化滞的作用。凡上症不利者均可使用，为治疗胆囊炎的辅助腧穴，其手法操作采用捻转之泻法，以利结滞之经脉气血通畅。

（四十三）疟疾

【病案】

钱某某，男，37岁。

主诉：寒热往来5日。现病史：5日前发生寒战、壮热、头痛，于地方医院就诊，经血液涂片找到疟原虫，诊断为疟疾。现先有呵欠乏力，继则寒战鼓颌，寒罢则内外皆热，头痛面赤，口渴引饮，终则遍身汗出，热退身凉，每日或间1~2日发作1次，寒热休作有时。

望诊：舌红，苔薄白。切诊：脉弦。

辨证：疟邪伏于少阳，与营卫相搏，正邪交争。治法：祛邪截疟，和解表里。取穴：大椎、后溪、间使、液门。刺法：发作前2小时左右，用毫针泻法治疗，留针20~30分钟，留针期每隔5分钟捻转1次，以持续保持酸胀感。

治疗3次后，症状明显减轻。连续治疗10余次后已无寒热往来，后经理化检查证实病已痊愈。

【按语】

针灸治疗疟疾效果较好，但应掌握好治疗时间。发作时需安卧，忌受风寒，寒战时应多加棉被，高热时可适当降温，热盛汗出后宜多饮开水，并用干毛巾擦除汗液。病愈后宜忌食生冷腥腻之物半月，否则有复发之虑。

（四十四）急惊风

【病案】

马某某，女，6个月。

主诉：（家长代诉病情）阵发性四肢抽搐10余日。现病史：患儿于10天前发热体温38.7℃，后抽搐，当即赴某医院就诊，经检查后诊为"脑膜炎"，治疗后热退，抽搐止，待3天后抽搐又作，发作时两目圆睁，口开不闭，上下肢抽动，角弓反张，呼吸急促，痰声漉漉，每日2~3次，每次持续约3分钟，抽止汗出，深睡不醒，醒后稍进饮食，旋即又睡，大便稀薄，小便正常。

望诊：面色红润，舌苔白。切诊：关纹淡紫，脉细数。

辨证：内有蕴热未尽，日久灼伤津液，引动肝风，挟痰上扰所致。治则：清热保津，平肝熄风，安神止惊。取穴：大椎、攒竹、合谷、太冲。刺法：以毫针点刺穴位，不留针。

1诊后只抽1次，较前减轻。2诊后患儿未抽，但睡眠不实，易惊醒。3诊后未抽，以上诸症均消失。4诊后饮食增加，二便正常。

【按语】

惊风是一种小儿常见的症状。习惯上将"惊风"称作一种病。"惊"指的是惊惕，悸动不安，"风"指的是抽搐。临床上"惊"与"风"常常同时出现，故称之为"惊风"。与惊风相近的还有癫痫，主要临床表现也是抽搐，与风相似，但其表现以屡发屡止，抽时吐沫，喉间作声为特点。中医认为，"诸风掉眩，皆属于肝"。临床上凡抽搐振掉多与肝有关。"心主惊"，惊惕，惊动不安又与心有关。而心与肝又有密切关系，两者可以相互影响，肝气太过可以生火，即"气有余便是火"，"木旺生火"，心火太盛，可以引动肝风，风火相煽，发为抽搐等症。"风气通于肝"，肝喜疏泄条达，如因食滞痰郁，化生积热或阻遏肝的疏泄功能，均可引起惊风。

惊风按其病因病机及临床表现分为3种：急惊风，正气未伤，属于实证、热证者居多。如惊风日久不治，反复发生，可以转为慢惊风。慢惊风时致惊原因尚未去尽，而正气已虚，属于虚中夹实之证。如慢惊风仍未控制，最后可以发展为慢脾风，到了慢脾风，则正气耗竭，脾肾阳微，为难治之证。

贺老认为，急惊风的治疗以泻实热之邪、熄风止痉为主，取督脉大椎穴泻实热，此穴位位于 C₇ 棘突下，为手足三阳与督脉之会穴，功专疏风解表，清热通阳，为治疗热证的主要穴位之一。该穴在清热的同时，还可以通调诸经之阳气，使之郁结消除，脉道通畅，以防热盛气壅，壅而为郁，郁而化热，热盛风动的发生，故大椎穴是治疗急惊风的主要穴位之一。攒竹穴为足太阳膀胱经穴，位于眉头，可安神镇惊以熄风。合谷、太冲为四关穴，具有开窍醒神、熄风止痉的作用，历来为止抽的常用穴位。以上穴位合用，共同起到清热熄风，安神止惊的作用。如临床上，患儿口噤不开，神志不清，亦可加用人中、十宣等穴，以开窍醒神、止抽。

（四十五）疳积

【病案】

病例一　季某某，女，8 岁。

主诉：（家长代诉病情）食欲不振 4 个月。现病史：4 个月前，患儿感冒发热，口渴欲饮，连续吃冰棍 2 支，后经口服中药汤剂后，发热退，感冒愈，但食欲一直不好，厌油腻，饥饿时常吃巧克力以充饥，体力差，上课时精力不集中，平日大便时有干燥。

望诊：身体瘦弱，皮肤干皱，面色失润发黄，有白斑，舌苔白。切诊：脉沉细数。

辨证：病后正气不足，饮食失于调理，脾胃不运，中焦积滞。治则：消积祛滞，调理脾胃。取穴：四缝。刺法：以小三棱针速刺穴位，挤出少量黄白色黏液。

患儿每周针治 1~2 次，共治疗 5 次，饮食增加，大便调，皮肤、面色恢复正常。

病例二　王某某，男，1 岁。

主诉：（家长代诉病情）厌食半年。现病史：患儿半年来厌食，食后腹胀，大便不调，面黄消瘦，毛发稀疏发黄直立，右手经常挖鼻孔，易哭闹，不玩耍。

望诊：形体干瘦，面色萎黄无华。舌苔薄白，关纹色淡。切诊：脉细数。

辨证：饮食不节，克伤脾胃。治则：调理脾胃，消积化滞。取穴：四缝。刺法：以细小三棱针，速刺穴位，挤出黄白色黏液。

患儿每周治疗 1~2 次。治疗 2 次后，食欲好转。共治疗 7 次，饮食增加，二便调，毛发、面色恢复正常。

病例三　何某某，女，9 岁。

主诉：（家长代诉病情）食欲不振 1 年。现病史：1 年来，患儿食欲不振，食纳甚少，日渐消瘦，性情急躁，易患感冒，夜间出汗，头晕，乘车尤甚，大便不调，时干时溏，小便正常。

望诊：面黄无华，体瘦，舌苔薄白。切诊：脉细数。

辨证：食滞化热，中焦失运。治则：消滞清热，健运中焦。取穴：四缝、脾俞。刺法：以三棱针速刺四缝，挤出黄白色液体；以毫针点刺脾俞，不留针。

患儿经 25 次治疗后，纳食大有改善，体重增加，大便调，性情平和。

【按语】

疳积一病所包括的范围较广。从中医角度，此病包括积滞和疳证两部分，但由于其致病原因相同，只是疾病程度轻重不同，症状表现轻重有异。《证治准绳》说："积为疳之母，所以，有积不治，乃成疳。"可见积证为病之始，较轻，疳证为病之后，较重。由于医疗的发展，现今积证多见，疳证已大为减少，但积证如久延不治，亦会严重影响患儿健康。

本病的发生主要责之于脾胃，胃主受纳和腐熟水谷，这一过程即相当于食物的加工研磨过程；脾主运化是水谷精微的分布利用过程。这两个过程一前一后，相互衔接，任何一环节停止或消极工作，均会引起本病发生，出现厌食、腹胀、大便不爽、消瘦等症。日久不愈者，还可积滞化热，加重病情。

治疗方面以四缝穴为主，此穴位最早出自《奇效良方》一书，穴位居于第 2~5 指掌面，近端指关节横纹中点。此穴主治小儿疳积，为其经验效穴。贺老在前人应用此穴的基础上，多次加以验证，治愈了多例小儿疳积患者。如病情需要，在应用四缝穴的同时，还可配以脾俞、胃俞、中脘、足三里等穴，但每次选配 1~2 穴即可，临床可据病情选穴配伍，不必拘泥。

（四十六）小儿多动症

【病案】

病例一　患者刘某某，男，14 岁，主因"全身不自主多动三年"就诊，患者全身扭动，频频咬牙，双手不自主拍双肩，严重影响日常生活及正常学习，迫不得已而休学。采用百会、攒竹、心俞、谚语、通里、照海、大椎、腰奇等穴位，毫针刺，用平补平泻法，每日 1 次，每次留针 30 分钟，经治疗十几次后，症状明显减轻。

病例二　吕某，男，9岁。

主诉：多动多语已10个月。现病史：患儿1年前有外伤病史，头部被击伤，头皮下血肿，经治疗后血肿消失，10个月前开始，患儿常耸肩搐鼻，挤眉弄眼，手脚易动，上课时精力不集中，做小动作，说话，不团结同学，有时骂人打人，被老师多次留校，学习成绩明显下降。开始时家长误认为孩子淘气，常施以严格管教，但毫无奏效，后经某医院诊断为"进行性抽搐"，又经某儿童医院诊断为"秽语综合征"，经治疗后未见明显效果，经人介绍来此就诊。

望诊：舌淡红、苔薄白。患儿来就诊时，不自主地搐鼻耸肩、挤眉弄眼。切诊：脉细数。

辨证：患儿外伤，气血瘀滞，阴阳不调，心肝失养，神魂不安。治则：调和阴阳，化瘀通络，宁神安魂。取穴：攒竹、谚谵、大椎、腰奇。刺法：以毫针刺之，不留针。

患者隔日针治1次。5诊后挤眉弄眼、搐鼻耸肩动作消失；10诊后活动明显减少，较少与同学吵架骂人，自我控制能力增强；15诊后患儿已能遵守课堂纪律，学习成绩较前提高；20诊后已基本正常，能团结同学，尊敬老师，按时完成作业。

【按语】

多动症是发生在儿童的一种疾病，在6~8岁儿童中发病率最高，或者说在此期间的临床表现最为突出，由于本病的发生是渐进性，病程多在6个月以上，从中医角度可以认为是在儿童发育过程中渐进形成的一种阴阳失调现象。儿童在此阶段的发育特点是功能（阳）蓬勃旺盛，物质（阴）相对消耗过多的"纯阳之体"，阳主动，阳盛阴衰，阴阳失衡是多动症患者发病的关键。心藏神、肺藏魄、肝藏魂、脾藏意、肾藏志，此为五神。五神是五脏的生理活动，也包含了现代医学所指的中枢神经活动。五神的活动实际上以心为主，即心神居于统率其他四神的地位。儿童多动症，不论何种类型，所共同的表现均为五神失调，尤以心神失调最为多见，即神不宁、意不周、志不坚、思不专（不能反复计度）、虑不远、智不谧的神志病变。中医强调形体决定精神，又重视精神在生命活动中的统帅地位，多动症患者心神不宁，五神不安则表现形体多动、口多言、打人骂人、自我失控。气与血，一阴一阳，互为根本，相互促进。维持着脏腑生理功能正常协调，经络间相互沟通流畅。多动症患者气血逆乱，脏腑失养，经络不畅，故失其和平，出现病态。以上讨论了多动症的发生主要与阴阳失衡、脏腑失调、五神失宁、气血失和有密切关系。

治疗多动症要重视调理气血阴阳，安神宁志。常用穴位中以督脉之大椎穴，以及督脉循行线上的腰奇穴（本穴为奇穴，但位居督脉线上）。抑阳而熄风。督脉属阳，多动症临床表现以多动多言为主，故为阳盛之证，取督脉阳经之穴以抑制阳盛而达调理阴阳之目的；攒竹为足太阳膀胱经穴，有镇惊安神之功，历来为医家所用安神之要穴；譩譆亦为足太阳膀胱经穴，位居背后 T_6 棘突下旁开 3 寸，是治疗神志病变的效穴，也是贺老善于应用之穴。以上四穴合用，治疗多动症可收到很好效果。

（四十七）小儿麻痹

【病案】

陈某某，女，5 岁。

主诉：双下肢痿软无力 10 天。现病史：（家长代诉病情）患儿两腿软弱无力，不能独自站立约有 10 天。初起时发烧，体温达 38.3℃，恶心呕吐，头晕，不思饮食，汗出，大便已有三四天未解，小便黄。烧退后即发现两腿发软、发麻，不能站立活动，经某院神经科诊为"小儿麻痹"。

望诊：面色正常，双腿不能站立，仰卧腿不能高抬，伏卧位时两腿不能屈曲，脚趾不能活动。唇干，舌苔白根厚。

辨证：湿热炽盛，灼烧津液，阳明气血不能濡筋骨、利关节所致。治则：清热养血，通经活络。取穴：髀关、风市、阴市、足三里、上巨虚、下巨虚、解溪、内庭。刺法：点刺不留针，隔日 1 次。

2 诊时双腿好转，自己能站立片刻，且能向前迈一步，仰卧已能抬腿，俯卧时已能屈曲，脚趾稍能活动，食纳乏味，大便正常，取穴同前，点刺不留针。3 诊两腿大见好转，已能独立自行数步，脚趾活动较前灵活，食欲二便好转，取穴同前，点刺不留针。4 诊时两腿走路如常，且能跑步，外观无畸形，饮食、二便正常。取穴同前，点刺不留针。1 周后复查两腿走路无异常。

【按语】

小儿麻痹是小儿神经系统的传染性疾病，若治疗不当可使肢体麻痹，严重者可出现关节畸形、肌肉萎缩。贺老认为本病的治疗越早越好，治疗上以足阳明胃经穴为主，因足阳明经多气多血，取该经穴可养血活血，通调瘀滞；阳明者，五脏六腑之海，主润宗筋，宗筋主束骨而利关节也，故刺该经穴可调整五脏六腑之功能，营养筋脉肌肉，加强肢体活动。另针刺足阳明经穴可清热祛湿。

（四十八）小儿弱智

【病案】

病例一 孙某，男，3 岁半。

患者足月顺产，幼时并未发现其异常，但至今一直不能行走，仅能说很少话语，吐字不清，无理解力，胆怯怕人，对陌生环境恐惧不安。体质欠佳，易感冒。夜间哭闹，尿床，纳食少，体瘦。舌淡苔薄白，脉沉细。查脑 CT 正常。诊断为小儿弱智。

贺老取百会、四神聪、风府、哑门、大椎、心俞、谚语、通里、照海等穴位，用毫针快速点刺，不留针。进针稳、准、轻、浅、快，力求无痛，针不可提插捻转，每日针刺 1 次，或隔日 1 次。治疗 2 月余后，患者渐能行走，吐字较前清晰，爱说话，性格较前开朗，能识别父母以外的其他人，体质有所改善。

病例二 钱某某，男，14 岁。

主诉：智力低下 10 余年。现病史：患儿自幼智力低下，学习成绩不佳，初中一年级，语文、数学均不及格。平素急躁易怒。

治疗：以上述方法治疗 1 年后，可以与人正常交流，语言、礼节如常人，所有课程均达到及格水平，英语成绩 70 分以上，后参军入伍。

【按语】

从穴位的组成可以看到贺老非常重视督脉的作用，他认为：督脉"并于脊里"、"入脑"，故取督脉之穴以通调督脉经气，充实髓海，健脑益智。本病治以"补"、"调"之法，即补先天以固本，调周身之阳气，通其混沌之清窍，使其脑神醒来。

患儿智力低下，不会与医者进行配合，且疼痛及刺激会使其更辗转翻腾。故针刺宜轻浅不留针，即快针疗法。"刺小儿，浅刺而疾发针"，小儿脏腑娇嫩，形气未充，正是"稚阴稚阳"之体，故采用针法以补为主，以轻浅为宜。另外，对于快针疗法有一种说法，认为快针为轻度刺激，轻刺激属于补法的一种。因进针速度非常快，患儿无疼痛感。本方多为头部及四末之穴，针之方便，坐之可取，易被患儿及家长接受，不伤病儿脏器。

本病患病率较高，病因复杂，临床表现多样，治疗较为棘手。所以积极预防显得格外重要，积极开展医学遗传的咨询工作，加强婚姻指导和计划生育，预防孕妇婴幼儿各种传染病，以避免小儿弱智的产生。

（四十九）癃闭

【病案】

王某某，男，65 岁。

主诉：小便不利 2 年。现病史：二年前因劳累和精神抑郁始见小便不利，近半年来排尿困难加重，腹胀难忍，有尿意但不能自行排出，尿量过多时才有尿外溢，为此该患者痛不欲生，多次萌生轻生之念。多处求医，未见好转。医院欲做"造瘘"手术，未同意。纳差。

望诊：面黄无华，体瘦，少腹硬满，浮肿，舌质淡，苔薄白。切诊：脉细弱。

辨证：肾气虚弱，肺失肃降，膀胱气化不利，三焦决渎无力，导致尿闭。治则：补益正气，温肾健脾，升清降浊，通调水道。取穴：气海、关元、水道、大赫、阴陵泉。刺法：以 2 寸毫针，刺穴位 1.5 寸深，用补法。

针后当日晚上即尿出小便 500ml。原方治疗 6 次，排尿困难完全消失，小便通畅。

【按语】

癃闭是指排尿困难，甚则小便闭塞不通的一种常见急证。其中以小便闭塞，点滴不通最为急重。早在帛书《阴阳十一脉灸经》中就提到了癃闭证，《灵枢·热病》还主张刺血法治疗："癃，取之阴跷及三毛上及血络出血。"《金匮要略》记载，刺泻劳宫及关元，可治疗妇人伤胎之"小便不利"。至晋代，《脉经》采用针泻横骨、关元的方法治疗"小便难"。

本病针灸治疗效果较好，取穴以腹部腧穴为主。气海、关元、水道、大赫居于小腹，与膀胱相邻，具有疏利膀胱之作用。另加脾经腧穴阴陵泉以运化水湿。以上诸穴，共同起疏导气机，通利水道，促进排尿之作用。

（五十）慢性肾炎

【病案】

病例一 郑某某，女，4 岁。

主诉：周身浮肿 2 年。现病史：（家长代诉病情）因周身浮肿伴腰痛于 1984 年去某医院检查治疗。诊为"肾病综合征"，服用泼尼松治疗。45 天后浮肿开始消退，出院继续门诊治疗。查尿蛋白（＋），泼尼松减量服用。两周后尿蛋白（－）。半年后又感不适，复诊。化验尿蛋白（＋＋＋），病情忽轻忽重，服用激素类药物病情无明显改善，来针灸科求治。

望诊：面色黄，舌质淡，舌苔白。切诊：脉沉细。

辨证：先天不足，肾虚水泛。治则：益肾行水。取穴：肾俞。刺法：双侧肾俞施用补法，不留针。每周治疗 2 次。医嘱：注意饮食，免食辛辣咸盐，多食清淡食品，不可过多食用高蛋白食品。注意保暖，避免感冒。坚持针灸治疗，有计划减少激素用量。

经过半年治疗，已完全停用激素，尿蛋白阴性，虽患感冒、咽炎等，肾病未再复发。

病例二 李某某，男，23 岁。

主诉：慢性肾炎 5 年。现病史：5 年前因感冒引起腰痛剧烈，头面及下肢浮肿，尿血。经查血压 140/100mmHg，尿蛋白（＋＋），红细胞成堆，白细胞 2 ~ 3/HP，管型多见。诊为急性肾小球肾炎，予利尿、降血压、抗感染等治疗。经治疗未能根除，其症经常反复发作，每遇劳累、寒凉之后症状加重。经服用中药后症状在一段时间较稳定，最近旧病复发，求治。患者腰痛如折，下肢轻度浮肿，纳偏少，食无味，不喜饮。周身乏力，少言嗜卧，自觉精力不支，四肢逆冷。尿黄、夜尿 2 ~ 3 次，寐安。

望诊：面色㿠白无泽，精神萎靡，唇淡，舌质淡，舌苔薄白。切诊：双手凉，脉沉细，双尺弱。检查：血压 140/100mmHg，下肢浮肿Ⅱ°。尿常规：蛋白（＋＋）、红细胞 3～5/HP，颗粒管型，血红蛋白 100g/L。

辨证：肾阳不足，及于脾阳，阳虚水泛。治则：温补肾阳，行气化水，固本求真。取穴：肾俞、关元。刺法：肾俞、关元均用毫针刺法，施用补法，留针 30～40 分钟。关元加艾条灸法，每次灸 30～40 分钟，每周治疗 2～3 次。

经 20 余天治疗后，病人精神好，纳食好转。四肢冷凉明显好转，腰痛等症均减。下肢浮肿Ⅰ°，血压 120/85mmHg，尿蛋白（＋），未见尿中红细胞，有少量颗粒管型，血红蛋白 120g/L，原方原法不变继续治疗。

约 2 个月后，患者症状明显减轻，下肢浮肿消失，血压大致正常，尿常规正常，血红蛋白 130g/L。继续间断治疗巩固疗效。

病例三 王某某，男，27 岁。

主诉：慢性肾炎 4 年。现病史：4 年前因突然发烧致腰痛、尿频、下肢浮肿。经某医院诊为"急性肾小球肾炎"。予激素、抗菌素等药物治疗，症状及化验结果稍见好转。经常间断服药，经常反复发作，始终未愈，约 1 年前出现尿少，腰痛明显，时有恶心，不思饮食。经相关化验检查，诊为"慢性肾功能衰竭"，给予西药对症治疗，并予中药治疗。患者一般情况尚好，精神可，面白而黄，腰痛腰酸，下肢轻度浮肿，痿软无力，口不喜饮，尿量偏少而黄，大便正常。

望诊：面色白黄，唇淡，舌质淡，舌苔薄白。切诊：四肢欠温，脉沉细。检查：血压 140/110mmHg，血红蛋白 90g/L，尿素氮 54mmol/L，尿蛋白（＋＋＋）。

辨证：肾阳不足，命门火衰，气化失常。治则：补益肾阳，益火之源，行气化水。取穴：肾俞、关元、中极。刺法：均以毫针微通，施用补法，每次留针 30～40 分钟。关元穴施用艾条灸，每次 30 分钟。每周治疗 2～3 次。医嘱：忌食辛辣，坚持治疗，注意休息。

经约 1 个月治疗，病人精神好，食纳佳，腰膝酸软消失，下肢浮肿消失，四肢欠温好转，血压稍降低 130～140/90～100mmHg，血红蛋白 100g/L，尿素氮 46mmol/L，尿蛋白（＋＋）。经 2 个月治疗后，病人主观不适症状基本消失，血压大致正常，血红蛋白 120g/L，尿素氮 40mmol/L，尿蛋白（＋），病情稳定好转。原方原法不变，继续巩固治疗。

病例四 戴某某，男，17 岁。

主诉：2 年来反复尿蛋白阳性。现病史：2 年前，外感后周身发痒，查尿蛋白（＋＋），腰酸、乏力，无水肿及高血压，协和医院诊为"肾炎"，虽经中、西医多次治疗，但尿蛋白总是反复为"微量"、"＋"、或"＋＋"，有时也为

"阴性"。多在劳累，心情不宁或感冒后尿蛋白增多，近两年迁延不愈。

望诊：面色㿠白无华，舌苔薄白，质淡。切诊：脉沉细。

辨证：证系外感风寒，肺气不利，则气不化水，脾阳不振，土不利水，导致肾阳虚弱，膀胱气化不能所致。治则：大补元气，温肾利水。取穴：肾俞。刺法：以1寸毫针，点刺穴位3分深，不留针，每周针2次。2个月复查尿多次，均正常。

【按语】

慢性肾炎是现代医学名称，是一种感染后引起肾小球损害的变态反应性疾病。临床以高血压、浮肿、血尿、蛋白尿为主要表现。久治不愈在1年以上者为慢性肾炎。现代医学治疗本病多借助于中医方法。慢性肾炎久治不愈，可发展为急慢性肾功能衰竭而危及生命。

慢性肾炎有多种表现，常属于中医"腰痛""浮肿""虚劳"等范畴。病情迁延，伤及脏腑，其证多为脾气不足，脾肾阳虚，命门火衰等虚证。其治不外补脾、补肾或脾肾双补。所举病案，虽病略有不同，但纵观全部病情，其症均为肾阳不足或命门火衰所致。治疗此类病证，非补肾益火而不愈。

贺老常以肾俞、关元为主穴，必要时加灸，坚持治疗临床常多取效。

肾俞为足少阴之背俞穴，为少阴经气输注之地。针刺补法施于肾俞可鼓舞少阴正气。肾俞充盛，少阴得畅，可使五脏六腑之精华汇集于肾而使肾气充盛。肾气充盛则诸症可消。关元为小腹任脉与足三阴交会穴，为元气通畅之关守要穴，可使足三阴经气充盛，阴平方能阳秘，为强壮腧穴之一，具有调补先天，鼓舞肾气，充盛气血的强大作用。凡久病沉病，痼疾顽症，久治不愈发为虚劳羸瘦之病证，均可选用关元。可针可灸，也可针灸并用，尤以阳气不足之证，施用灸法，长久坚持使用，必有其效。中极为任脉与足三阴交会穴，可使足三阴经气充盛，肝脾肾三脏气血得调，阴血充盛则五脏六腑气血调和，为关元的辅助用穴。

贺老认为，治疗慢性肾炎应该将辨病与辨证相结合，不能偏颇。从脏腑理论认识，肾为水火之脏，水为至阴，非火而不能温，重点要放在补肾益火方面，由上述病例可见一斑。

（五十一）泌尿系感染（淋证）

【病案】

病例一 周某某，女，30岁。

主诉：尿频、尿急、尿混浊不清1周。现病史：1周来原因不清出现少腹胀满，频有尿意，尿液欠清。近3天症状加重，尿急而量少，时有尿道灼热感，尿液混浊。口干不喜饮，烦躁，周身力弱，食纳可，便干结，2日一行。尿常规检查，尿中白细胞0~1/HP，红细胞2~6/HP。

望诊：面白，舌质稍红，舌苔白稍厚。切诊：脉弦滑。

辨证：湿热积于膀胱，气化不利。治则：清利湿热，调达气血。取穴：中极、大赫、三阴交、天枢。刺法：均以毫针刺法。天枢用补法，其他穴用泻法。每次治疗留针20~30分钟，每日治疗1次。

1诊治疗后，患者当即感觉小腹轻松，尿意明显减轻。2诊后诉尿痛、尿频、尿急明显好转。3诊后诉症状完全消失，查尿已恢复正常。再治2次，临床告愈。

病例二 贾某某，女，46岁。

主诉：尿频、尿急、尿道痛2天。现病史：昨天早上出现小便急，频数，尿道灼痛，尿色深。伴腰酸无力，食纳可，大便正常。

望诊：舌苔薄黄。切诊：脉滑数。

辨证：下焦湿热，膀胱失利。治则：清利湿热，通利膀胱，疏调气机。取穴：关元、水道、中极、三阴交。刺法：均以毫针刺法，施以泻法。每次治疗留针20~30分钟，每日治疗1次。

针后当天下午，尿频、尿急、尿道灼痛均明显减轻。第2天再针1次，症状完全消失。2次治疗，临床告愈。

病例三 许某某，男，61岁。

主诉：腰痛、小便频数4年。现病史：4年来自觉腰痛，阴囊肿，小便频数，不能控制，淋沥不断，伴有两膝关节疼痛，全身乏力，食欲不振，大便干燥。平素嗜酒。

望诊：舌苔白。切诊：脉沉细。

辨证：过食酒甘厚味、性欲不节，致使肾阳不足，开合失司所致。治则：补益肝肾，通利膀胱。取穴：肾俞、关元、大赫、气冲、三阴交。刺法：肾俞补法点刺不留针，其他穴留针30分钟，用补法。共治20次，诸症消失。

【按语】

泌尿系感染属中医气淋、血淋范围，为五淋之一。临床辨证多为实证，以湿热结于膀胱者为多，多见于女性。

本病针灸疗效较好，取穴以腹部腧穴为主，如中极、大赫、关元、水道、天枢等。关元、中极为任脉之穴，居于小腹，与膀胱相邻。关元为小肠募穴，中极为膀胱募穴，具有疏利膀胱之作用。水道、天枢为阳明之穴，可疏导气机，通利水道，促进排尿。另选脾经之三阴交以调和气血，运化水湿。

要求尽量每日针治1次，必要时治疗2次，并要有良好针感，施用泻法，以取得较大的刺激量为好。嘱病人多饮水，忌食辛辣。

（五十二）水肿

【病案】

李某某，男，69岁。

主诉：两下肢浮肿 2 个多月，且逐渐加重。现病史：下肢浮肿先由两足开始，渐向上延伸，两腿胀沉。近 5 日来面部亦发现浮肿，伴有尿少，纳差，既往有胃病史，时有作痛。大便正常。

望诊：面黄少泽，舌质淡，苔薄白，眼下如卧蚕状。切诊：下肢浮肿，按之如泥。脉寸微关弱尺弦。

辨证：脾胃气虚，运化失职，水湿泛溢，聚而为肿。治则：调理三焦，健脾利湿。取穴：水沟、支沟、中脘、足三里、三阴交、太溪。

刺法：以 1 寸半毫针刺入穴位行补法。针 6 次后，两腿浮肿消。取穴同上，加偏历，刺法同前。共针 11 次后，浮肿完全消失，善后调护、停止治疗。

【按语】

本病可因外邪或内伤引起，与肺脾肾三经的关系最为密切。临床多分为阳水、阴水二种。阳水治宜清热散寒、疏风利水；阴水治宜健脾温肾、助阳利水。中脘、足三里分别为胃经的募穴、合穴，可健脾利湿；三阴交为脾经穴，可通调肝、脾、肾三经经气；太溪为肾经穴，可调补肾气；水沟穴位于鼻柱下沟中央，其穴正夹于手足阳明经之中，如经水交会，可化气行水；支沟为三焦经穴，可通调水道。诸穴合用，共起调理三焦，健脾利湿，化气行水之作用。

（五十三）遗尿

【病案】

病例一 孟某，女，5 岁。

主诉：遗尿 1 年余。现病史：自 1 年前出现遗尿，白昼较重，夜间轻，小便频数。近两月来，淋沥不尽，不能自行控制，入睡后略好转，纳食尚可，大便正常。

望诊：舌苔白。切诊：脉细。

辨证：先天禀赋不足，肾气虚弱。治法：温补肾阳。取穴：气海、中极、三阴交。

每日治疗 1 次，治疗 8 次后患儿痊愈。

病例二 张某，男，10 岁。

主诉：自幼遗尿。现病史：自幼尿床，每夜尿 1～2 次，因惧怕尿床，患儿于晚上不敢饮水，手足凉，纳一般，二便调。

望诊：身体瘦弱，面色萎黄，舌苔白。切诊：脉细。

辨证：脾肾不足，下元失于固摄。治法：补益脾肾之阳气，固摄下元。取穴：中极、关元、三阴交。

隔日针刺 1 次，针治 5 次后，尿床明显减少；10 次后已基本不尿床。

病例三 赵某，女，17 岁。

主诉：遗尿10余年。现病史：遗尿10余年，每夜2~3次，昼感尿急，难于控制，久治不效。

望诊：面黄不泽，舌胖嫩少苔。切诊：脉沉滑。

辨证：气虚肾弱，膀胱失约。治疗：益气补肾。取穴：气海、三阴交、丰隆。

针治6次，诸症悉平，3个月后追访，病未复发。

【按语】

小儿遗尿多由肾气虚弱所致，虽临床有脾气虚者，但皆以肾虚为根本。小儿本为稚阴稚阳之体，如因先天不足，肾气虚弱，气化无权，则不能自行控制而遗尿。对此病的治疗原则是温补肾元，采用关元、中极、气海、三阴交等穴补之。亦可用艾灸关元，更加强温补肾阳的作用，其灸之法，可告知患儿家长，自行回家艾灸，每次约半小时为宜，每日1次。

三阴交补脾气以调理后天，并可通调肝、脾、肾三经经气；肾司二便，遗尿以肾虚为本，故取肾脏经气输注之肾俞穴以培补先天；关元、中极穴为任脉经穴，为强壮要穴，中极又为膀胱募穴，功专助阳，利膀胱，可以温肾固摄，治疗遗尿；气海、足三里培元固本；膀胱俞以利膀胱；阳陵泉、太冲调气舒肝；百会振奋阳气，升阳举陷。亦可在肾俞、关元加灸，以增强温补肾阳之力。诸穴共济温补脾肾，固摄下元之效。

曾用此法治疗85例遗尿患者，男性54例，女性31例，最小者3岁半，最大者62岁。病程5年以下者27例，6~10年者50例，11年以上者8例。经治疗后，疗效显著者39例；其中29例治疗后，连续5~85天未发生遗尿；10例遗尿明显减少，10~15天才有1次遗尿。39例中治疗1疗程者8例，治疗2疗程者18例，治疗3个疗程以上者13例。症状减轻者41例，患者由每晚遗尿变成隔晚1次，或由每晚遗尿3~4次减为1次。无效者5例，其中3例治疗1个疗程，2例治疗2个疗程。总有效率94.1%。

（五十四）慢性前列腺炎（淋证）

【病案】

病例一　金某某，男，48岁。

主诉：尿意频频，淋沥不尽2年。现病史：2年前无明显原因出现尿痛，尿道有灼热感，排尿总有不尽感，每天最多排尿20余次，每次尿量极少。经查诊为"慢性前列腺炎"，常服用中西药物。最近症状加重，身体乏力，精神差，自觉体力不支。腰酸痛无力，阴囊坠胀，尿中有白色浊液，夜尿频频。纳食差，饮水少，口干不欲饮。大便偏稀，肠鸣时作。

望诊：面黄，精神差，舌质胖大，舌苔白厚。切诊：脉沉滑。

辨证：下焦不足，气化不利，气滞于内。治则：调补下焦，行气化滞。取穴：中封、蠡沟。刺法：均用毫针刺法，施用补法，每次留针30~40分钟，每周治疗2~3次。

3诊后患者诉阴囊坠胀好转，腰痛腰酸明显好转。7诊后阴囊坠胀消失，尿频好转，能够忍住，尿色白浊稍有好转。经过15诊后尿频明显好转，每天尿7~8次，每次尿量较多，尿色白浊基本变清，继续治疗。

病例二 米某某，男，58岁。

主诉：尿频，尿急、尿痛多年。现病史：数年前发现尿频，尿急、尿痛、发热，诊为急性前列腺炎，经治好转后遗留尿频，尿意不尽。经常小腹及骶部疼痛。有时疼痛不能忍受。最近旧病复发。刻下：小腹、骶部疼痛明显，尿急、尿频、轻微尿痛，尿液混浊，纳食不佳，大便尚可，寐安。

望诊：面㿠白无泽，精神欠佳，舌胖大，舌苔白稍厚。切诊：脉弦滑弱。

辨证：下元不足，气化不利，肺失宣肃，气滞于内。治则：调补下焦，行气化滞，利肺宣肃。取穴：列缺、中封。刺法：均用毫针刺法，施用补法，每次留针30分钟，隔日治疗1次。

初诊出针后，患者诉骶痛、小腹疼痛明显减轻。2诊时诉，初诊回去当晚尿急、尿频、尿痛好转，尿液清亮。经3诊治疗，患者骶痛、小腹痛、尿急、尿频、尿痛均消失。

【按语】

慢性前列腺炎属中医淋证之"劳淋""膏淋"范畴，多由急性前列腺炎治疗不当而致。由于久病不愈，必将导致身体抵抗力下降，每逢劳累、寒凉、外感时则易复发。尿液多呈混浊状，称为"白浊"。

本病多由下元亏虚，经脉气血瘀滞不通所致。故应以补益下焦，通经活络，调达气血为大法。

由于足厥阴经脉循行是"循股阴，入毛中，过阴器，抵小腹"及病候所主为"狐疝""遗溺""闭癃"等，均以少腹、前阴疾患为主，因此，治疗慢性前列腺炎多选用厥阴经腧穴。

中封为厥阴之经穴，善主前阴、泌尿、生殖之症，是通达厥阴之气血的常用腧穴。蠡沟为厥阴之络穴，别走少阳，可通利三焦，具有疏调气机，化气行滞之功效。二穴合用可疏调经脉气血，通淋化滞。此二穴是贺老治疗前阴、泌尿等疾病的常用腧穴。列缺为手太阴之络穴，是八脉交会穴之一，通于任脉。手太阴肺病候所主"小便数而欠"、"溺色变"。针刺列缺可使肺气通畅，津液得以疏布调畅。三焦通利，而使尿意频频、尿痛之症消失，尿液充足，尿道通利，则白浊可消，尿液清澈。同时列缺通于任脉，任脉"起于中极之下，以上毛际，循腹里，上关元"。针列缺可使任脉通畅，周天通达，少腹及骶部疼痛消失。列缺与中封相伍，诸症皆消。

通过此 2 例病例可看出，治疗慢性前列腺炎经络、腧穴的理论占有相当地位，同时脏腑理论也是不可忽视的内容。

（五十五）遗精

【病案】

病例一　王某某，男，28 岁。

主诉：梦中遗精 2 年多。现病史：约 2 年前，出现梦中遗精，屡发不止，最短每夜 1 次，最长 4 天 1 次。头昏脑胀，白天工作学习精力不能集中。曾服中药未效，一般情况好，纳可，尿常，大便干，2 日一行，夜梦纷纭。

望诊：神疲，舌苔薄白。切诊：脉沉细。

辨证：心肾不交，精关不固。治则：交通心肾，固摄精关。取穴：心俞、肾俞。刺法：均以毫针刺法，施用补法，每次治疗留针 30 分钟，隔日治疗 1 次。

3 诊后，患者诉夜梦开始减少，夜间休息较好，精力有所恢复。5 诊后诉遗精开始好转，自治疗开始仅遗 1 次。经 10 余次治疗，患者夜梦消失，睡眠充实安稳，遗精完全消失，精力充沛，诸症皆消。

病例二　刘某某，男，47 岁。

主诉：头晕目眩，记忆力减退伴滑精 7 年。现病史：7 年来经常头晕目眩，心慌心悸，气短乏力，动则气喘，记忆力明显减退。后服用鹿茸精补养。服后出现滑精，每夜 3~6 次。腰酸膝软无力，精神萎糜，纳可，夜眠安。

望诊：面色黄暗，体瘦，精神萎糜，舌苔薄白。切诊：脉沉而芤、细无力。

辨证：肾气不足，精关不固，相火旺盛。治则：急则治标，疏泄相火；缓则治本，补益肾气，固摄精关。取穴：环跳（左）。刺法：以 4 寸毫针，进针 3 寸，施用泻法，使针感传向小腹及会阴部，然后施用补法。

针 2 次后滑泄始有好转，3 诊后未出现滑泄。4 诊述仍未见滑泄，余症同前。拟更方改穴，去环跳，取神阙、气海，只灸不针，以益元固本。灸后患者自述精神好，诸症均见好转。效不更方，巩固治疗 3 个月，遗精未见反复。腰酸膝软，心慌气短等症消失。

【按语】

遗精是临床常见症状，以青年男子，尤其未婚者居多。若偶有夜间梦遗则属精满而溢。如《素问·上古天真论篇》曰："男子二八肾气盛，天癸至，精气溢泻"。为正常生理现象，不能以病相论。若遗精过多，出现其他不适症状，以至婚后仍频繁出现则为病态。

从理论上讲，梦遗有多种辨证，但临床针灸治疗仍以交通心肾为大法。故常用心俞、肾俞以鼓舞脏腑经气，交通心肾两脏，可使心肾相交，水火既济。具有安神益肾之功，临床往往取效。

滑泄较梦遗为重，往往滑泄不禁，不分昼夜，遇色动念则易精出，其病多为肾气不足，阳气衰败，病情较为严重，治疗原则需先止住滑泄，然后慢慢调理正气，方能根除病患。故其大法为急则治标，缓则治本，且守方而治，灸重于针。

病例二中年患者，多年神经官能症不愈，肾阳衰弱以至滑泄。先用环跳以治其标，待滑泄好转后，再治其本。施用灸法，鼓舞阳气，充填肾阴，固摄精关。经治滑泄病愈，且体质增强，诸症悉平。

需注意的是，针环跳一穴其针感要窜至小腹，最好窜至会阴或前阴，效果较好；针环跳而滑泄止仅为治标之效，有效后需改用灸法以治其本。若环跳久用易伤正气，反而不利疾病痊愈。

（五十六）阳痿

【病案】

病例一 陈某某，男，70岁。

主诉：阳痿4年。现病史：4年前患阳痿、早泄，阴茎勃起无力。原孤身一人，无意治疗。近日再婚，求治心切。食欲好，夜寐安，小便频数，大便正常。

望诊：舌淡红，苔薄白。切诊：脉沉缓。

辨证：年已古稀，肾阳不足。治则：添精髓，补肾阳。取穴：关元、大赫、三阴交。刺法：毫针刺入1.5寸深，补法。

2诊症状无明显改善；3诊自述症状好转，晨起前能自动勃起。4诊自述勃起坚硬，阳气大振，犹如壮年。

病例二 伍某某，男，46岁。

主诉：阳痿2个月。现病史：患者婚后性生活一直正常，2个月来，工作紧张，压力大，出现阴茎不能勃起，情绪低落，有时心慌。入睡困难，夜寐不安，纳食尚可，二便正常。

望诊：舌淡红，苔薄白。切诊：脉弦细。

辨证：气机不畅，心肾亏虚。治则：补益心肾，通调气机。取穴：关元、大赫、三阴交、神门、内关、心俞。

1诊后，当晚入睡顺利，睡眠时间明显延长，心情较舒畅；2诊后稍能勃起；3诊后勃起较坚，性交成功。后治疗由每日1次改为一周2～3次。共治疗2周，诸症消失，临床痊愈。

病例三 周某某，男，54岁。

主诉：间断发生阳痿数年。现病史：在1990年曾经一度发生阴茎不能勃起，服用中药后恢复正常，1991年发现肾结石，服用中药后结石排出，但随后阴茎不能勃起，至今半年，服用药物后无效。

望诊：舌暗红，舌苔薄黄干。切诊：脉沉弦。

辨证：肾气亏损。治则：补益肾气。取穴：大赫、中封。刺法：先以毫针针大赫、中封，再分别加灸。

针刺 30 次后能行房事。

病例四 肖某某，男，27 岁。

主诉：阴茎不举，不能性交数月。现病史：素精神易于紧张，数月前新婚。女性对性生活过于紧张，心理恐惧。患者惟恐性交不行，心理负担过重以至新婚之夜阴茎勃起不能，以后则发生阳痿病症，不能同房，一般状况好，食眠均正常，体质尚好。

望诊：舌苔薄白。切诊：脉弦细。

辨证：情志不畅，气血不荣经脉，损伤肾阳。治则：疏调气机，通达经脉，益肾壮阳。取穴：关元、大赫、三阴交、内关。刺法：均以毫针刺法，施用补法。关元穴则要求针感传至阴茎或前阴部位为好。每日治疗 1 次，每次留针 30 分钟，辅以言语开导。

1 诊后，病人精神紧张稍有放松，当夜感到阴茎有所勃起。3 诊后诉阴茎勃起较坚，当夜性交成功。以后巩固疗效，原方原法不变，后来人报喜，其症数月未犯，女性已怀孕 4 个月。

病例五 孙某某，男，28 岁。

主诉：阴茎不举 2 周。现病史：2 周前新婚之夜发现阴茎勃起不能，当夜性交失败，患者有遗精病史，伴早泄，食欲及二便正常。

望诊：面黄，舌苔白。切诊：脉弦滑，两尺脉弱。

辨证：肾气不足，宗筋失濡。治则：补益肾阳，通调经络。取穴：环跳。刺法：用 4 寸毫针，以针感向少腹或阴茎放射为度。每天治疗 1 次，每次留针 30 分钟。

针后当晚阴茎勃起，性交成功。经 2 次治疗，疾病痊愈。

【按语】

阳痿，是男性病科最常见症状，也是针灸治疗效果较好的病种。多发生于青壮年。

本病的发生多与心脾肾三脏有关，尤以命门火衰者居多，其次是劳伤心脾、气血不足者。本病虚证居多，实证偏少。

由于针灸临床根于经络腧穴系统，因此治疗本病要结合脏腑气血学说，从经络腧穴角度综合认识注解。

《素问·痿论篇》云："思想无穷，所愿不得，意淫于外，入房太甚，宗筋弛纵，发为筋痿。"《黄帝内经素问集注》云："前阴者，宗筋所聚……入房太甚则宗筋弛纵，发为阴痿。"准确地说明阴茎属宗筋，本病与筋有明确关系。在治疗中既要考虑到心脾肾，也要考虑到经络中的足少阴、任脉、足少阳、足厥阴等经脉。

贺老认为，本病虽以虚证为多，实证为少，但治疗上并不能完全将虚实截然分开，这是针灸治疗的特点。无论发病原因如何，或虚或实。发病之病机总为气血瘀滞于内，肾阳不足，宗筋不荣。因此，通调少阴、任脉等经脉则为常规大法。腧穴多选用大赫、中极、关元等，并据气血虚实酌情选用三阴交、内关、环跳等腧穴。

关元以填精补阴，温阳通脉，治疗中强调针感要串至会阴或阴茎。大赫、中极为局部用穴，辅助关元增加效力。三阴交以养阴血，鼓舞后天脾胃，气血得充，五脏得以调养。内关、环跳枢转阴阳之气，调和诸脉，使宗筋得养。

二、外科皮科

（一）甲状腺腺瘤（瘿瘤）

【病案】

病例一 路某某，女，21 岁。

主诉：喉部左侧发现一肿块月余。现病史：患者结喉左侧发现一肿块已月余，自觉局部不适，发堵，吞咽不便，纳食可，二便正常，经期不准，月经量少。

望诊：舌淡苔白。切诊：脉沉细。查体：结喉左侧可扪及胡桃大小肿物，质地坚实，表面光滑，无压痛，可随吞咽动作上下移动。

辨证：气机不畅，痰阻经络，结于喉间。治则：调气化痰，解闭散结。取穴：俞府、照海、肺俞、阿是穴。刺法：以中粗火针，用速刺法点刺局部阿是穴。以毫针刺俞府、照海，平补平泻法，留针 30 分钟；肺俞穴以毫针点刺。

患者每周治疗 2 次，经 4 次治疗后，肿物变小，再经 4 次治疗，肿块消失，临床痊愈。

病例二 杨某某，女，32 岁。

主诉：结喉右侧肿块 4 个月。现病史：患者于 4 个月前发现结喉右侧肿块，曾去医院检查，诊断为"甲状腺腺瘤"，建议手术切除，患者惧怕手术，故前来要求针刺治疗。现症：结喉右侧肿块大如胡桃，吞咽时局部发憋，胸闷，易急躁，纳一般，二便正常。

望诊：舌淡苔白。切诊：脉弦。查体：在结喉右侧，可扪及胡桃大小圆形肿块，质硬，光滑，随吞咽可上下移动。

辨证：肝郁气滞，痰湿凝结。治则：理气消瘿，化痰散结。取穴：阿是穴、三阴交、内关。刺法：以中粗火针，用速刺法，点刺肿块局部 3～5 针。以毫针刺三阴交、内关，用泻法，留针 30 分钟。

患者每周治疗 2～3 次，共治疗月余，肿块消失，临床痊愈。

【按语】

甲状腺腺瘤系良性肿瘤，中医属于"瘿瘤"的范围，瘿瘤的名目较多，《圣济总录》有五瘿，为石瘿、泥瘿、劳瘿、忧瘿、气瘿；《三因极一病证方论》也有五瘿，为石瘿、肉瘿、筋瘿、血瘿、气瘿。其发病皆因气滞痰凝而成。从病名考虑，甲状腺腺瘤属于"瘿瘤"范围中的"肉瘿"。关于"瘿瘤"的记载较多，古人多以理气化痰、软坚散结之药剂治之。贺老认为，引起此病的关键是气滞，气滞则痰凝成核，发为肿块，反过来肿块又加重气滞，而出现胸闷发憋等不适，从临床考虑，当先软坚散结，结散则气调，气调则滞消，经络通畅而病愈。治以取火针刺之，火针具有温通的作用，可以助阳化气，气机疏利，津液运行，化痰祛湿，故可消癥散结。在病例一中，针刺肾经之俞府、照海穴以行气开闭。肾足少阴之脉"从肾上贯肝膈、入肺中，循喉咙，挟舌本。"取照海穴为循经远端取穴，病在上，取之下；取俞府穴乃循经邻近取穴。肺俞穴位于胸背，可调胸中之气；三穴合用，调理气机，气调则痰散，与火针一起共同起到软坚散结消瘤的作用。病例二中，在应用火针的同时，针足太阴脾经穴三阴交以运湿化痰，针手厥阴心包经络穴内关以行气宽胸，二穴同用，行气化痰，配合火针刺局部，亦收到了治愈病瘤的满意效果。

（二）颈淋巴结结核（瘰疬）

【病案】

张某某，男，31 岁。

主诉：左侧颈部长一硬结 1 年余。现病史：1 年前，患者左颈部长一硬结，初如黄豆粒大小，渐状如核桃，疼痛、发胀，约 4cm×4cm，周围有散在大小不等硬结数枚。曾在某医院检查诊断为"颈淋巴结结核"。现仍颈部疼痛不适，按之压痛明显，推之可移动。因用链霉素过敏，故治疗效果不显著。

望诊：面色黄，体瘦，舌苔白，舌质淡。切诊：脉细。

辨证：正气不足，肝郁不舒，痰湿不化，痰气凝结，阻于经络。治则：温通经脉，除痰湿，散郁结。取穴：病灶局部（阿是穴）。刺法：以火针，点刺结核上 5 针，隔日 1 次。

共针治 2 个月，结核消失，病情痊愈。

【按语】

颈部淋巴结结核古称瘰疬，如陈实功在《外科正宗》中云："瘰疬者累累如贯珠，连接三五枚。……其患先小后大，初不觉痛，久方知痛。"

针灸治疗本病，在古代文献中有不少记载，如《针灸大全》载："项生瘰疬，绕颈起核，名曰蟠蛇疬，天井二穴，风池二穴，肘尖二穴，缺盆二穴，十宣十穴。"《针灸大成》载："肘尖穴，治瘰疬。左患灸右，右患灸左，如初生时，男左女右，灸风池。"现在针灸治疗瘰疬的方法，是在古代治疗方法的基础上发展而来的。贺老治疗瘰疬，依据病情需要，或局部火针点刺，或循手阳明，手少阳经远端取曲池、肩井穴，或取经外奇穴肘尖，以上穴位或配合或单独应用，均能起到行气消痰，软坚散结的作用。关于火针的应用，因淋巴结结核与痰核流注，经气阻滞有关，痰病得火而解者，是以热则气行，津液流通故也。

（三）乳房纤维腺瘤（乳癖）

【病案】

病例一　张某某，女，23 岁，未婚。

主诉：右侧乳房肿块 3 月余。现病史：3 月前，患者洗澡时发现右侧乳房有肿块 2 个，如枣大，近来因工作紧张，常有胸部不适感，乳房胀痛，尤以月经前明显，有时气急胸闷，曾去西医院，诊为"乳房纤维腺瘤"，建议观察一段时间，如继续长大，可手术切除，患者因惧怕，故来就诊。

望诊：乳房外观正常，无红肿。舌淡红，苔薄白。切诊：脉细。查体：乳房内可触及肿块 2 个，大者约 1.5cm×2cm，表面光滑，可移动。

辨证：肝郁气滞，气血凝结。取穴：足临泣。刺法：以毫针刺入足临泣穴，用泻法，留针 30 分钟。隔日 1 次。

患者针后，自觉胸部舒畅，针刺 3 次后，肿块减小，共治疗 10 次，肿块消失。

病例二　章某某，41 岁，女。

主诉：左乳房内生一硬块已数年之久。现病史：患者左侧乳房内上方长一硬块已达数年之久，开始如枣大，近年来因恚怒、情志抑郁逐渐增大如胡桃，且下方亦生小结块数枚，有压痛，推之可移动，恐生恶性肿瘤，即去某医院检查，诊断为"乳腺增生病"。

望诊：面色黄，舌苔白。切诊：脉细弦。查体：左乳内上方可触及一肿块，约 3cm×3cm，乳房下方小结块数枚。

辨证：肝肾不足，肝郁气滞，气血凝聚。治则：滋阴养肾，疏肝解郁，温通经络，调和气血。取穴：照海、足临泣、局部（阿是穴）。刺法：以毫针刺照海、足临泣穴，前者补之，后者泻之，留针 30 分钟。以粗火针，用速刺法，点刺肿块 3~5 针（每个均刺）。

2 次针后，压痛消失，共治疗 8 次，硬块基本消失，停止治疗。

【按语】

本病证分三型，肝郁气滞型多见于发育期青壮年，此时女子情绪波动较大，易于激动，故常易出现肝气郁滞，以致气血凝结而成此病，此证属实证，可取足临泣穴以刺之，足临泣为足少阳胆经之穴，肝胆相表里，刺此穴可调节肝经气机，解郁除滞，病自能除。肝肾阴虚型多见于中年及更年期妇女，此时女子因生育或劳累所致，加之体质素虚，可出现肝肾两亏之虚证，针足少阴肾经照海穴以补肾阴。冲任不调型多见于绝经期妇女，此时妇女因生理机能发生改变，常伴有多种症状出现，多呈现虚实夹杂之征象，故可取照海穴以补之，足少阳胆经足临泣穴以泻之，二穴一补一泻，具有调肝补肾之功，冲任之脉与肝肾经脉联系密切。故调补肝肾即调补冲任之脉也，本病的局部征象为乳房内肿块，火针点刺肿块，有散结除滞之功，故刺之效佳。临床根据实际情况，三种证型均可以毫针远端取穴，配以火针点刺局部肿块，二者配合使用，临床效果更佳。

（四）乳腺癌（乳岩）

【病案】

病例一 某女，45岁。

主诉：左乳房内肿块3年余。现病史：3年前，发现左侧乳房内有硬核，逐渐肿大，破溃，流臭稀脓水，经某综合医院病理切片检查，确诊为"乳腺癌"。食欲尚可，二便及月经正常。自觉左臂发沉，胸口郁闷不适。

望诊：形体消瘦，左乳疮口紫褐色，有分泌物，恶臭难闻，周围皮肤坚硬，舌苔白。切诊：脉沉细。查体：左侧腋下淋巴结肿大约1cm×1cm，触之移动。

辨证：肝郁气滞，瘀血阻络，毒邪停聚。治则：舒肝调气，行血化瘀，化腐解毒。取穴：疮口及周围阿是穴。刺法：以粗火针，慢刺法点刺疮口内之腐肉；快速法刺周围阿是穴。

患者每周治疗2次，共火针治疗8次。疮口愈合，周围肿胀消失，腋下淋巴结亦渐缩小。回农村休养。半年后随访，病未复发。现已经5年，仍身体健壮。

病例二 陈某某，女，28岁。

主诉：右侧乳房肿物2月余。现病史：2月前，发现右侧乳房肿物，经某医院诊断为"乳腺癌早期"，伴精神不振，郁闷不舒，纳可，二便调。

望诊：舌质淡，苔白。切诊：脉细弦。查体：右侧乳房肿块约2cm×3cm，光滑，可推动，无压痛。

辨证：肝郁不舒，气滞血瘀，毒邪结聚。治则：调气行瘀，通经活络，解毒散结。取穴：阿是穴。刺法：以中粗火针，用速刺法，点刺肿物中心及上下左右共5针。

每周治疗2次，共火针治疗10次，肿物消失。

【按语】

《外科正宗》云："忧郁伤肝，思虑伤脾，积想在心，所愿不得志者，致经络痞涩，聚结成核"。病程久者，肝肾虚损，出现恶病质征象。故该病与肝脾心肾皆有关系。从外在体征看，患者乳房局部肿块，实乃由多个脏腑功能失调，经络不畅，气血凝聚所致，故本病发于局部，而与全身机能状态有关，临床上患者一旦得知患乳腺癌，往往精神负担很重，这样就会加速脏腑功能失调，愈加降低了机体的抗病能力，从而加速了疾病的恶化，促进了死亡的到来。贺老治疗本病，以诚恳的话语鼓励患者，增加其战胜疾病的信心，又以精湛的针刺技巧见著于医疗。贺老认为，本病的关键是毒邪结聚，气滞血瘀，其治之法以火针行气活血，解毒散结，可使毒瘤消除，毒瘤既除，患者精神放松，负担减轻，反过来又可以有利于机体抗病能力的提高，故局部除瘤是关键。患者如全身症状较多，亦可采用毫针刺法，取肝肾脾胃等经穴位调理，也会取得很好的治疗效果。临证要根据病情需要，灵活掌握，不必拘泥，随证而变。

（五）阑尾炎（肠痈）

【病案】

李某某，男，36岁。

主诉：右少腹疼痛2天。现病史：2天前上午发生腹痛，时痛时止。昨天开始右下腹疼痛，渐漫延至全腹痛，伴脘痞呕恶，微热。当时曾大便3次，服止痛药及镇静剂未效，夜间又呕吐1次，口苦纳呆，眠不佳，微咳，时有便意，尿少，伴尿道涩痛。

望诊：舌苔浮黄厚燥。切诊：脉浮弦。查体：麦氏点压痛明显，反跳痛明显，白细胞15.3×10^9/L，中性粒细胞80%，淋巴细胞14%。

辨证：饮食不节，脾胃受损，食积不化，湿热壅滞，气滞血瘀，发为肠痈。治则：疏调气血，通经活络，理气止痛。取穴：阑尾穴，局部阿是穴。刺法：均用毫针刺法，施以泻法，每次留针30分钟，每日治疗1次。初日诊治2次。

2次治疗后，局部疼痛减轻，症状缓解，腹部仍有不适感。查血象：白细胞9.1×10^9/L，中性粒细胞80%，淋巴细胞20%。3诊后其痛已基本消失，腹部仍有不适感。查血象：白细胞6.2×10^9/L，中性粒细胞71%，淋巴细胞25%。针穴改腹结（右），府舍（右），阑尾穴（右）。5诊时腹痛消失，腹部舒适，食纳好转，大便稍溏，临床症状消失，告愈。

【按语】

肠痈为急腹症之一，所痛之处为足阳明循行所过，其循行"起于胃口，下循腹里，下至气街中而合。"虽痈痛为大肠腑病，但手足阳明相通。凡饮食不节或肠胃运化失调，皆可导致腑气不通，气机阻滞，进而化热，即成痈痛。胃足阳明主血所生病者"循膺乳气街……皆痛"说明胃肠蕴热，热结血脉必致经气不通，而不通则痛。

由于痈痛为局部炎症，热结于内而致气机失畅，血气瘀滞，故用毫针针局部阿是穴，以泻其邪，给予强刺激，以令经脉通畅，热清气散。配用经外奇穴阑尾穴，鼓舞阳明正气，以利气血运行。

通过此病例可以看出，针灸不仅对慢性病有良好疗效，而且对某些急症、炎症也有治疗效果，为针刺治疗急腹症提供了经验，可供治疗其他急腹症参考。

（六）疝气

【病案】

卓某，男，42岁。

主诉：睾丸疼痛4年。现病史：患者于4年前因于劳累后受寒引起睾丸疼痛下坠，痛及少腹，阴囊冰冷。

望诊：苔薄白。切诊：脉弦迟。

辨证：肾虚久劳，外邪客于厥阴之脉，寒阻脉中而致寒疝。治疗：针刺大敦、中封、蠡沟、三阴交、阴陵泉、照海、气海、关元。

共针12次，取得满意效果。

【按语】

足厥阴肝经"循股阴，入毛中，抵小腹"。故肝经可以治疗前阴病等泌尿生殖系统疾患，故取大敦、中封、蠡沟为主穴。大敦为肝经的井木穴，可疏理下焦，开窍泻肝，自古即是治疗疝气的常用穴位，《千金方》云："治小儿阴肿方，灸大敦七壮"；《医学纲目》曰："卒疝少腹痛，取大敦三分，陷六呼，灸七壮"；《针灸聚英》言："大敦、照海，患寒疝而善蹶"。取三阴经穴和任脉穴位以调理气机，补肾益气。寒象明显，可在腹部配合灸法。

（七）脱肛

【病案】

病例一　张某某，男，2岁半。

主诉：（家长代诉病情）脱肛3个月。现病史：3个月来，患儿消化不良，食则泄泻，每日4~5次，甚至8~9次，虽经服药治疗，但效不显，后发现患儿常有哭闹，坐卧不宁，大便时发现肛门脱出，常以手送回，但每次大便时即出，近日加重，故就诊。

望诊：面色㿠白，舌苔白。切诊：脉沉细。

辨证：脾肾气虚，中气下陷。治则：振奋阳气，提肛举陷。取穴：百会。刺法：以毫针刺之，不留针，补法。

1诊后脱肛上收，但大便时仍下脱；共点刺百会穴6次，脱肛不再复发，临床痊愈。

病例二　刘某某，男，26岁。

主诉：脱肛20年。现病史：患者幼时身体健康，6岁时患痢疾久泄不止，以致肛门脱出，虽经多方医治，泄泻止而脱肛不愈。参加工作后，脱肛渐重，大便时带血，稍一用力即肛门脱出不能回纳，疼痛难忍，不能下蹲，患者十分痛苦。纳食一般，大便正常，常有鲜血便出。

望诊：舌苔白，面色黄，身体消瘦。切诊：脉细。

辨证：脾阳不振，中气下陷。治则：振奋阳气，升阳举陷。取穴：百会、长强。刺法：以艾卷灸百会，每次 30 分钟，补法。以中粗火针速刺长强，用速刺法。

第 1、2 诊以艾卷灸百会，每次 30 分钟，灸后患者仍诉脱肛如前。第 3 诊时以中粗火针速刺长强穴处，每次 2 ~ 3 针，针后当即肛门回缩。共治疗 4 次脱肛消失，经追访，至今未复发。

【按语】

脱肛一病，现代医学称肛管直肠脱垂，认为与提肛肌松弛关系密切，尤其是当腹内压力增高时，直肠或肛管被挤出体外就产生脱垂。中医认为此病属气虚下陷，升举无力，不能固摄而致脱肛，因此治疗应采用升补、固摄之法。百会为手足三阳督脉之会，有升阳举陷的作用，临床应用时可针可灸，均有效。长强为督脉之气所发，足少阳、少阴之所结，有固摄升陷的作用，用火针点刺该穴，更加强其升阳之功。以上两穴可单独使用，亦可配伍治疗脱肛，有良效。

（八）肛裂

【病案】

病例一　祖某某，女，54 岁。

主诉：肛门裂痛已数年。现病史：患者数年来肛门裂痛，时轻时重。近日来肛门疼痛难忍，行路时痛重，且大便时下血如注，体渐不支，服药不效，要求针刺治疗。

望诊：舌淡，舌苔厚。切诊：脉沉细无力。

辨证：气血两亏，肠管失润。治则：调气润肠，养血止血。取穴：承山、孔最。刺法：以毫针刺之，留针 30 分钟。

针后当日疼痛大减，血下如故，次日又针刺前穴，疼痛消失，但大便时仍下血，建议去肛肠科检查，后告诉有一处血管破裂，缝合 3 针后病愈，至今未发。

病例二　刘某某，男，45 岁。

主诉：肛门疼痛 1 年余。现病史：1 年多来，肛门疼痛时轻时重，近日来疼痛加重，尤在排便后疼痛可持续 4 ~ 5 小时后方可缓解，每次大便时带有鲜血，大便不干，日行 1 次。

肛肠科检查结果：肛缘 12 点处有一痔核大约 0.5cm，6 点处有一纵行裂伤，触痛甚。望诊：舌苔白。切诊：脉缓。

辨证：热灼肛肠，气血瘀滞。治则：清热理肠，通经活络，调气和血。取穴：阳溪、孔最。刺法：以毫针刺之，留针30分钟。

【按语】

肛裂是发生于肛门的病变，肛门向上连接于大肠，人体内食物吸收后的糟粕经大肠、肛门排出体外，古代粕字通魄，故肛门又称为魄门，出自《难经·四十四难》，是七冲门之一。因肛门与大肠在组织结构、生理功能上有着上下承接的作用，密不可分，在病理上亦很相似，故肛门的病变常与大肠病变有十分密切的关系。中医认为肺与大肠相表里，肺气的肃降功能对于大肠腑气通畅有着重要的功能，选用手太阴肺经郄穴孔最，宣降肺气以助大肠腑气通畅，而郄穴又善治急证和血证，故取此穴既可通腑气止痛，又可理气止血。肛裂一病，多与大肠热郁有关，采用手阳明大肠经之经穴阳溪，清泻大肠燥热，热除以助腑气通畅而止血止痛。从经脉循行看，足太阳膀胱经之经别"其一道下尻五寸，别入肛……"。选用承山穴，是为循经远端取穴，此穴被历代医家认为是治疗痔疮等肛肠病变的经验效穴，此穴确实有理肠疗痔的极好作用，承山配以孔最，可见其理肠调气及止痛作用十分明显。以上列举病案两则，共使用穴位3个，临证可据证情灵活选用配伍，多可收效。

（九）肛门瘙痒

【病案】

何某某，男，46岁。

主诉：肛门周围瘙痒1月余。现病史：1个多月来，肛门有不适感，局部瘙痒，有时肛门处有小虫蠕动感，腹胀，纳呆，粪便中可见白色小虫，小便正常。

望诊：面色黄，舌苔白。切诊：脉弦细。

辨证：脾胃虚弱，湿热下注，虫蚀肛门，以致痛痒。治则：健脾和胃，利湿清热，杀虫止痒。取穴：血海、阳溪、后溪。刺法：以毫针刺入穴位5分~1寸深，留针30分钟。

1诊后肛门不适减轻；2诊后肛门已无小虫蠕动感。共治疗12次，肛门不适感消除，大便中未发现小白虫。

【按语】

痛痒是一个自觉症状，引起此症的原因不外血虚、血燥、外风侵袭，以及湿热浸淫。瘙痒可发生于人体上下各个部位，但因于风者多犯人体上部，因于湿热者多犯人体下部。本章所述肛门瘙痒病即为湿热下注于大肠所发。正常时，人体内之糟粕经大肠、肛门排于体外，如遇运化失常，糟粕滞留，湿热滋生，则大肠湿热熏灼肛门，以致瘙痒发作。至于肛门感染病虫和大肠湿热的关系，二者相互影响。即大肠湿热之人易感病虫，引发瘙痒；而肛门已感染病虫之人多可导致大肠湿热，故二者相互影响，可加重病情。

本病的治疗以清利湿热，杀虫止痒为主法，配以调理脾胃。阳溪穴为手阳明大肠经之经穴，有清利大肠湿热之功；后溪为手太阳小肠经之输穴，亦可清热利湿，以助运化。二穴相配，具有较强的清热利湿、杀虫止痒之功效。血海为足太阴脾经穴，有健运脾胃、和血止痒作用，故必要时可上述三穴配伍应用。

（十）泌尿系结石（砂石淋）

【病案】

病例一 安某某，男，40 岁。

主诉：腰腹疼痛半个月。现病史：患者半月前左腰微疼，服中药后痛止。后又发作 2 次，以酸痛为主，重时牵引至左腹。今日左腰腹突然剧痛难忍。X 线腹片平视：左 $L_2 \sim L_3$ 旁输尿管走行处，可见一枣仁状高密度阴影。刻下：左腹部有压痛，左腰部有叩击痛。

望诊：患者呈痛苦面容，舌淡苔白。切诊：脉弦尺弱。

辨证：肾气不足，三焦气化失司。治则：通调气机，补肾通淋。取穴：蠡沟、中封、三阴交、水泉、关元。

经针刺 1 次立即止痛。针治 9 次，排出一绿豆大的褐色结石，复查 X 线腹平片，结石影消失，尿常规正常，症状消失。

病例二 肖某某，男，43 岁。

主诉：右侧腰部疼痛 1 周。现病史：患者因右侧腰部阵发性剧烈疼痛 1 周而来求治。经某医院诊为"右侧输尿管结石"、"肾积水"。服用利尿剂治疗未效，故来诊。患者腰痛，腰酸明显，纳可，二便调。

望诊：舌苔白。切诊：脉弦滑。

辨证：气机不利，水道不畅，聚而成石。治则：疏通气机，通利排石。取穴：中封、蠡沟。刺法：毫针刺，先补后泻，每天治疗 1 次。

3 诊后，患者感腰痛、腰酸减轻。6 诊后，感到阵发性疼痛性质有所改变。8 诊后，排出 1.0cm×1.0cm 结石 1 块。又继续治疗数次，腰痛完全解除，痊愈告终。

病例三 曹某某，女，23 岁。

主诉：腰痛乏力 2 年。现病史：于 2 年前开始腰痛，全身乏力。直至今年 7 月，在外地医院拍摄 X 线腹平片，诊为"双侧输尿管结石"。又做逆行膀胱造影，证实右侧输尿管呈钩状畸形，结石正在弯钩中，经住院治疗无效，建议手术治疗，病人未同意，出院后又服排石汤药近 30 付，曾采用 2 次"总攻疗法"未能排石。来我院住院治疗，查 X 线腹平片示：双侧输尿管走行区见阳性结石。尿常规：红细胞：5～7/HP。望诊：舌苔白边有齿痕。切诊：脉略滑数，尺弱。

辨证：肝木乘土，脾不健运，湿热郁结下焦所致。治则：疏肝健脾，通结利水。取穴：中封、蠡沟、水道、三阴交。

针治2次后，左侧结石下降3cm，针治15次后，结石下降12cm，针治30次后，结石下降13cm，针治60次后，有一0.6cm×0.5cm结石通过畸形之输尿管下降至膀胱，排出体外。复查肾图，右侧正常。X线腹平片证实，右侧输尿管结石影消失。左侧输尿管已长息肉，结石嵌在息肉内，故不得出。

病例四　刘某某，女，29岁。

主诉：腰酸痛2个月。现病史：因腰部酸痛2个月前来求治，诊为双肾结石，患者腰部酸痛，不能劳动，不能弯腰，口干，纳可，二便调。拍摄X线腹平片示，双肾盏部有数个结石，约0.3cm～0.5cm大小。

望诊：舌苔白。切诊：脉细滑。

辨证：气机不利，水道不畅，聚而成石。治则：疏通气机，通利排石。取穴：中封、蠡沟。刺法：毫针刺，先补后泻，每天治疗1次。

4诊后，患者排出大约0.4cm～0.5cm大小不规则状结石4块。复查X线腹平片，结石影消失。

病例五　赵某某，男，35岁。

主诉：左侧肾结石3个月。现病史：3个月前因突发腰痛、腰胀就诊。X线片显示左肾下盏部位有成团不规则结石，予排石机治疗2次后，排出砂粒样结石3个。仍然腰痛，有时呈剧痛状。纳可，二便调。

望诊：舌苔白。切诊：脉弦滑。

辨证：气机不利，水道不畅，聚而成石。治则：疏调气机，通利排石。取穴：中封、蠡沟、天枢、水道。刺法：均以毫针刺法，先补后泻，每次治疗留针20分钟，隔日治疗1次。医嘱：多饮水，治疗后用小筛子滤尿查石。

经9次治疗后，结石排出，症状消失，X线显示已无结石存在。

【按语】

在针灸科治疗的病人中泌尿系结石较为多见，结石属于石淋、砂淋的范围，针灸对于泌尿系结石引起的疼痛具有奇效，而且还具有排石的作用，所以虽然淋证已包含本病，但仍另设本篇。

曾用此法治疗26例输尿管结石，24例为男性，2例为女性；年龄最轻的23岁，长者60岁；病程短的1～15天，长的2月至4年；有血尿的8例；X线腹平片示阳性结石者18例，未见者8例；查肾图梗阻者11例，正常者5例，未查10例。患者入院后即行针刺治疗，1次即止痛者16人；疼痛明显减轻者，行第2次针刺，止痛者6人；起针后仍有隐痛并影响活动和睡眠者，再行第3次治疗，止痛者1人，以上三次治疗均在一天内完成。其中在入院时疼痛不明显者2例，经连续治疗8次才止痛者1人。经过1～60次的针刺治疗将结石排出者有21例，绝大多数在5～20次排石。1例患者因输尿管内中段呈钩状畸形，病程2年，经他院服中、西药及"总攻"疗法均无效而来我院针刺治疗，经针治60次，使结石排出体外。所出结石大小不等，形状各异，小的如绿豆大，大的如小黄豆大。形状有的如泥沙样，有的如桑椹，有的带棱角，有的较光滑。颜色有灰白、黄白、乳白及棕褐色，质地有的较松散，有的很坚硬。1例患者经治疗1个月，结石才下降1cm，3例治疗后结石位置无变化而症状消失，其中2例结石较大。在26例患者的治疗中，均以中封、蠡沟为主穴，止痛效果肯定。有的患者在来诊前应用阿托品及哌替啶无效，疼痛难忍，抱腿咬牙大汗出，当针刺中封、蠡沟穴后，针下痛止，从此再无剧痛发作。

本病痛在腰部及少腹，牵引小腹，从经脉循行来看，肝经过阴器，抵小腹，任脉起于中极之下，肾、脾、胃经行于腹部，因此常取这些经脉的穴位治疗。

主穴中封、蠡沟都是足厥阴肝经穴位，有疏肝利气，通结止痛利尿的作用。配穴天枢、水道是多气多血的足阳明胃经腧穴，天枢穴为手阳明大肠经之募穴，有疏调肠腑，理气消滞的作用；水道穴主治小腹胀痛，痛引阴中，有通利水道之功。关元穴是任脉的穴位，为小肠经的募穴，足三阴、任脉之交会穴，可补肾益气；三阴交穴为足太阴之腧穴，与足厥阴和足少阴经交会，可健脾补肾、调气利水；水泉穴为足少阴肾经的郄穴，有扶正驱邪、疏窍利水之功。诸穴配伍共同达到培补脾肾、通利水道、散结止痛之目的。在治疗过程当中，主穴必用，配穴可酌情选取，每次根据辨证选择一至两个。有实验表明，针刺这些腧穴可以解除泌尿系平滑肌痉挛，使之扩张，从而缓解疼痛，排出结石。

治疗本病，应采用"龙虎交战"手法。先补阳数九次，后泻阴数六次，使之得气，感应强烈但不伤正气。此法欲泻而先补，尤如欲跃而先退，作用优于平补平泻，临床常用于镇痛，效果明显，若在疼痛发作时行此法治疗，可立即止痛，运用于本病，还可以提高结石的排出率。

针灸排石有一定的选择范围，一般结石在1cm之内较易成功。若结石较大，位置较高，或并发严重感染者，则应考虑外科治疗，不可单纯依赖针灸，以免延误病情。治疗前均嘱患者大量饮水，治疗后用小筛网滤尿查石。

（十一）臀痈

【病案】

翁某某，女，25岁。

主诉：左侧臀部红肿疼痛月余。现病史：1月前发现臀部有一指甲大小的红肿块，自觉烧灼感，奇痒。虽经敷药等治疗，反而扩大到碗口大小，并伴有发烧，体温在37.5℃以上，剧痛难忍。经切开排脓，伤口周围又发起两个疖肿，疼痛不减，纳差，行走不便。

望诊：面黄体瘦，左侧臀部有10cm×8cm大小的疮口，舌苔黄腻。切诊：

脉洪数。

辨证：毒邪浸淫，气血瘀滞，发为痈肿。治则：清热解毒，行气活血。取穴：阿是穴（伤口周围）。刺法：以粗火针，速刺法，在伤口周围点刺5针，有恶血流出。

1次后，伤口已有新生肉芽长出，2次后伤口干燥愈合。

【按语】

痈是一种比较严重的皮肤和皮下组织的化脓性感染。发于臀部的称为臀痈。其病因不论是肝失疏泄或胃肠积热，或因外邪火毒侵入，其病机多为气滞血瘀，火针点刺局部，可直接使恶血出尽，祛瘀而生新，促使新血生成，畅通血脉，局部可得以营养，逐邪外出，故痈肿消，疮口愈。

（十二）下肢静脉曲张

【病案】

病例一　马某某，女，30岁。

主诉：两小腿静脉曲张6年。现病史：两小腿静脉曲张6年，静脉隆起颜色青紫，发痒、发胀，走路易疲劳。

望诊：面色正常，舌苔白。切诊：脉滑。

辨证：气滞血瘀，经脉不畅。治则：通经活络，行气活血。取穴：阿是穴、血海。刺法：以火针缓刺法，刺破静脉凸起处，放出少量血液，待恶血出尽，其血自止；血海毫针刺法。

该患者共治疗15次，肤色完全正常。

病例二　王某某，女，27岁。

主诉：双下肢憋困不适5年。现病史：双下肢憋困不适5年，久站腿困，小腿发热，发胀，右腿明显。饮食、二便和月经均正常。

望诊：面色正常，舌苔薄白。切诊：脉细滑。查体：双下肢静脉曲张，右小腿尤甚，状如蚯蚓。

治疗：方法同上例，每周治疗2次，治疗10次后，已基本如常，无不适症状。

病例三　刘某某，女，40岁。

主诉：左下肢胀痛8年。现病史：因其工作需长期站立，左下肢静脉曲张近8年。于2002年3月27日就诊，症见小腿背侧静脉迂曲隆起，高于皮肤，伴左下肢胀痛、乏力，站久及行走时症状加重。

望诊：舌质暗淡，苔白。切诊：脉沉。

辨证：气滞血瘀。先用火针点刺病灶，再用毫针针刺血海，得气后留针20分钟。

共治疗 3 次，曲张静脉已变平，颜色明显变浅，无肿胀疼痛感。随访 1 年无复发。

病例四 杨某某，女，39 岁。

主诉：双下肢肿胀 35 年。现病史：自 4 岁两小腿静脉曲张，发胀、发沉，走路稍多即肿。其母有类似症状。

望诊：两下肢静脉明显曲张、隆起。皮肤紫褐色，舌苔白。切诊：脉滑。

辨证：先天禀赋不足，气滞血瘀，经脉不畅。治则：通经活络，行气行血。取穴：阿是穴。刺法：以火针用缓刺法，刺破静脉隆起处，放出大量血液，待血液变成鲜红色，其血自止。

该例共放血 20 多次，自觉症状消失，肤色正常，仅有左小腿内侧被自行车撞伤处，肤色尚有残留部分色素沉着。

【按语】

明代《外科正宗》对本病有详细的描述："筋瘤者，坚而色紫，垒垒青筋，盘曲甚者，结若蚯蚓"。中医认为本病是因长久站立，下肢气血不能畅达于上，血行缓慢，脉络滞塞不通所致。其病机多为气滞血瘀，火针点刺局部，可直接使恶血出尽，祛瘀而生新，促使新血生成，畅通血脉，临床效果颇佳。现在治疗本病使用中粗火针点刺患处血管，主要有两个作用：①因用中粗火针点刺于病处血管，故有放血作用。②火针本身的作用。火针有壮阳补虚、升阳举陷的功能，直接作用于因长久站立、劳累过度、耗伤气血、中气下陷引起的筋脉松弛薄弱的血管，起到升阳举陷的作用；火针有祛邪除湿、通经止痛的功能，由于火针是一种有形无迹的热力，对于因寒湿之邪侵袭经络，引起筋挛血瘀的筋瘤，用之可以祛散寒湿之邪，使脉络调和，疼痛缓解；火针还有通经活络、散瘀消肿、生肌敛疮、祛腐排脓的功用，通过中粗火针散刺外露的较大的血管，使其瘀血随针外出，起到了三棱针放血的作用，在此还有祛瘀生新之意。用血海可养血活血，起到扶正固本的作用。对于下肢静脉曲张合并有慢性溃疡及慢性湿疹者，可使疮口周围瘀积的气血得以消散，加速血液流通，增强病灶周围的营养，促进组织的再生，达到祛腐排脓、祛瘀生新的目的，故治疗本法有较好的临床疗效。

因为火针是经过加热烧红后刺入人体血管的，消毒很彻底。所以火针引起感染的机会很小，针后无需特殊处理。另一方面火针还能激发人体的防御功能，起到扶正祛邪的作用。对于本病西医一般采取穿弹力袜或用绷带，使曲张的静脉处于萎瘪状态，或直接采用手术治疗。而用此法治疗下肢静脉曲张，操作简单，患者痛苦小，疗程短，医疗费用低廉，且疗效显著，不易复发，值得推广。

（十三）下肢慢性溃疡（臁疮）

【病案】

病例一 徐某某，男，64 岁。

主诉：右小腿溃疡多年不愈。现病史：患者于 1977 年患右下肢静脉炎，经多方治疗，服用中西药，不仅静脉炎未见好转，反而右侧小腿前侧肿胀，继则发紫、溃烂，时好时坏，走路时小腿酸胀沉重，症已持续 10 年。纳食一般，二便正常。

望诊：右小腿前侧皮肤紫肿，有渗液形成痂覆盖在疮口上，肢体发凉。舌苔白，舌质淡。切诊：脉沉细。

辨证：病程日久，耗气伤血，湿寒凝聚，经络气血阻隔，故见溃烂不愈。治则：温通经脉，调和气血，利湿驱寒。取穴：阿是穴。刺法：以中粗火针，用快速法刺入局部 1～3 分深，不留针。根据面积大小不同，可刺 10～20 针，使其恶血出尽，后用消毒棉球按压针孔。

该患者共治疗 15 次，临床痊愈。

病例二 李某某，男，56 岁。

主诉：左侧下肢溃烂不愈已 7 年。现病史：患者 7 年前患有左下肢静脉曲张，下肢肿胀，酸痛不适，后左小腿胫骨前皮肤发紫、溃烂，曾经多处治疗均不愈。现溃烂外流黄水不止，伤口不愈合。

望诊：左小腿胫骨前，溃烂面积约 3cm×5cm，疮面周围皮肤黑紫色，有渗出液及结痂。舌淡苔白。切诊：患肢发凉。脉沉。

辨证：气血两虚，湿寒凝聚，经脉不畅。治则：调气和血，温经通脉，利湿驱寒。取穴：阿是穴。刺法：以中粗火针，速刺溃疡面及周围，每次刺 10～20 针，使其恶血出尽，最后以干棉球按压针孔。患者每周治疗 1～2 次。

患者经火针治疗 5 次后，疮面缩小，渗出液减少；10 次后，疮面基本痊愈；13 次后，诸症消失，治愈。

【按语】

下肢溃疡是外科常见病之一。无论急性或慢性溃疡，均不易愈合。文中所列病案两则，均已发病多年，虽经多方医治，均不能愈，可见此病案已成为慢性难治之痼疾。患者终年下肢糜烂流水，给他们带来很大的痛苦和不便。贺老认为，此两例患者病久不愈乃因气亏血少，寒湿凝聚所致，疮口流水溃烂，肤色紫肿，已成阴寒之证，其治之法，可借助火针疗法之温补气血，疏通经络，祛除寒湿的功效，以改善局部的血液循环，增加营养，提高机体抵抗力。大凡阴寒之证，多有气血之瘀滞，有滞则气血流通迟缓或不通，可根据病灶大小或病情轻重，以火针速刺溃疡面或疮面周围数针至数十针，一般每周 1～2 次为佳。患者初诊时，常有气血瘀滞之征象，可以火针速刺泻其恶血，恶血既出，新血流通，则局部血脉通畅，疮口得养，以利于驱除邪气而病愈。

（十四）血栓闭塞性脉管炎（脱疽）

【病案】

赵某，男，31岁。

主诉：左脚患脉管炎3年。现病史：3年前冬季，初起时左足背部红肿疼痛，渐变为红褐色，足趾尖端及足掌青色，全足发凉，遇冷则痛剧，步履艰难，持杖跛行，曾在外院服用多种中西药，收效甚微。

望诊：舌苔薄白。切诊：脉沉细。查体：左足肿胀，青紫色，触之发凉，温度明显低于右侧。

辨证：寒邪留阻经络，气血凝滞，肢末失养。治则：调和气血，温阳散寒。取穴：冲阳、足三里、上巨虚、下巨虚、阿是穴。刺法：以毫针刺胃经穴位，用平补平泻法，留针30分钟，并加艾灸；刺阿是穴，用密刺法。以中粗火针刺阿是穴及胃经穴位10余针，用速刺法。

此患者治疗过程分2个阶段。第1阶段，取足背痛处为腧穴，并配以冲阳、足三里、上巨虚、下巨虚，以毫针刺之加灸法。第2阶段以中粗火针刺之，每次10余针。前后共经治疗百余次，以毫针、火针、艾灸并用，疗程虽长，但疗效尚属满意，1年后追访，情况良好，病未复发。

【按语】

本病的发生与多种因素有关，但最重要的因素是脾肾阳虚，寒邪侵犯机体，以致经脉不通，肢末失于温煦。病久者常寒郁化热灼阴或阳虚湿盛，肢端失养而发生坏死脱落。在治疗上，早期防治尤为重要，如寒邪阻遏经脉时，当以温阳散寒之法，取穴以足阳明胃经穴和阿是穴为主，补益阳气，行气活血，通脉止痛。取足阳明胃经穴，既是循经远端取穴，又是因胃为水谷之海，后天之本，刺之可助阳气产生，有补阳祛寒之功效。在刺法上，因本病属难治之顽症，故第1阶段针灸并用，第2阶段火针焠刺，火针的温通作用较强，能加强祛寒，艾灸亦能祛寒，从治疗过程看出，治疗此病重在助阳散寒，温经止痛，故疗程虽久，但治疗大法不变，终归单用针灸方法治愈顽固之脉管炎。

（十五）血栓性静脉炎

【病案】

康某某，女，40岁。

主诉：上腹壁及脐两侧有条状物伴疼痛已5年。现病史：5年来，上腹壁及脐两侧有条状物，疼痛，触之痛剧，经某医院诊为"上腹壁浅静脉炎"，曾服用药物及理疗等多方面治疗，未见明显好转，并有加重之趋势，素日纳差，二便正常。

望诊：面色黄，舌淡，苔白腻。切诊：脉沉数。查体：患者痛苦面容，上腹及脐两侧有条索状肿物，红肿，触之剧痛。

辨证：气血瘀滞，脉道不通，湿热之邪稽留。治则：行气活血，化瘀通脉，清利湿热。取穴：阿是穴。刺法：以中粗火针，点刺疼痛局部几针至十几针，用速刺法，尽出其恶血。

患者每周治疗2次。1诊后，上腹壁及脐两旁之条状物显著缩小，疼痛明显减轻，增加了患者的治疗信心。共治疗12次，症状消失。

【按语】

本病形成的主要因素有三：①患者长期卧床、妊娠和静脉曲张致使下肢静脉内血流缓慢。②外伤或手术引起血液浓缩等，增加了血液的凝固性。③外伤、手术、感染和血管疾病等引起静脉壁损伤。以上三种因素是导致血栓性静脉炎发病的主要原因。本病好发部位为四肢和胸腹壁。

贺老认为，此病的主要病理表现是气血凝滞，脉络阻塞，急性期多湿热引起，慢性期多与寒湿有关。在治疗方面，以调理气血为本，兼顾祛除邪气。病案中之患者发病5年，气滞血瘀较重，故刺以局部，出尽恶血，使其新血再生，畅通血脉。血脉通可逐邪气外出，病即愈。

（十六）银屑病（白疕）

【病案】

病例一 石某某，女，17岁。

主诉：四肢、躯干起皮疹，瘙痒已月余。现病史：患者既往有牛皮癣史，1月前原因不明，全身起皮疹，渐增大如斑块状，皮肤红，瘙痒，口苦咽干，不欲饮，大便秘结，夜眠不安，烦躁气急。

望诊：舌尖红，苔薄白。切诊：脉弦细。查体：四肢、躯干部均有斑状皮损，搔之脱屑，皮肤红。

辨证：血分郁热，风邪侵袭而发病。治则：调理气血，清热疏风。取穴：委中、膈俞。刺法：以锋针缓刺委中放血；以锋针点刺膈俞出血后拔火罐，以使出血充分。

患者每周治疗2次，2诊后痒减，7诊后皮损消失，临床痊愈。

病例二 张某某，女，20岁。

主诉：全身起皮疹3年余。现病史：患者于3年前腹部起丘疹，渐扩大到全身多处，搔之脱屑，但发病位置以腹部及腋下为重，稍痒，知觉不敏感，纳食一般，二便正常。

望诊：舌质红，苔黄。切诊：脉弦滑。

辨证：气血不调，腠理失密，风邪侵袭。治则：调和气血，祛除风邪，润肤止痒。取穴：委中、耳背青筋。刺法：以锋针缓刺放血。

患者每周治疗 2 次。放血治疗 3 次后，刺痒减轻明显，6 次后鳞屑减少，共计治疗 12 次，丘疹完全消失，痒止，临床痊愈。

【按语】

牛皮癣，银屑病均为西医病名。此病大致相当于祖国医学中的"白疕"，又名"蛇虱"。关于中医所称之牛皮癣一病，其描述"状如牛领之革，厚而且坚"的皮损，并非是此病，而是西医的神经性皮炎。

祖国医学关于本病的记载和描述较详，如《外科大成》说："白疕，肤如疹疥，色白而痒，搔起白屑，俗呼蛇虱，由风邪客于皮肤，血燥不能荣养所致。"《外科证治全书》中说："白疕（一名疕风）皮肤燥痒，起如疹疥而色白，搔之屑起……。"从中医文献记载看，白疕即西医的银屑病，其发病原因多由血燥化风所致。

此病由气血不调、营卫空虚、腠理不密、外感风邪所致，如因病久血中郁热，血燥亦可生风，故本病与风有直接关系，又有内外之别，然所生之风皆与气血失调有关，故气血失调为患病之内因，临床上以委中、膈俞、耳背青筋等放血，是调和气血而疏风也。

银屑病是一种慢性病，又具有极易复发的临床特点，所以成为中西医共认的难治之顽证，贺老治疗本病，多从调理气血入手，采用放血疗法，在调气血同时又可祛除血中邪气，从而达到消除皮损、止痒等目的。

（十七）系统性红斑狼疮

【病案】

王某某，女，34 岁。

主诉：红斑狼疮 10 年，加重 1 年。现病史：患者于 10 年前发现系统性红斑狼疮，虽经多方医治，但病情愈来愈重，1 年前开始出现水肿，腹部隆起，心慌气短，实验室检查发现尿中有蛋白、红细胞、白细胞，经某医院诊为"系统性红斑狼疮后期"、"合并肾脏损害"、"腹水"。患者感觉疲倦乏力，懒言，四肢凉，月经前后不定期，经量少，纳呆，小便少。

望诊：舌淡红，苔薄白。切诊：脉沉细。

辨证：患者病程日久，损伤正气，脾肾两虚，以致水肿等症。治则：温补脾肾，运化水湿。取穴：关元、肾俞、水分。

操作：以太乙神针灸以上 3 穴，共计 1 小时，每日 1 次。

患者经太乙神针灸治，共计 2 个月，初起需坐车就诊，后期已单独骑自行车就诊，实验室检查尿常规正常。临床检查腹水消失，诸种不适均无，临床痊愈后恢复工作。

【按语】

系统性红斑狼疮是一种全身性系统性疾病，症状比较复杂，病情也比较危重，特别是后期，患者的心、肾等脏器均受到损害，属于正气损伤阶段。病案中患者病程日久，出现腹水，既是肾气损伤严重的表现，又是水湿停聚体内、阻滞阳气、邪气实的征象，治疗上以温补脾肾之阳来运化水湿之邪，从而起到扶正固本，祛除邪气的目的。

太乙神针是艾灸法的一种，最早始于清代。其制作方法是用细软艾绒加少许人参、麝香药末，以桑皮纸卷紧，外用鸡蛋清封固，阴干后备用。贺老在前人经验的基础上，结合实际情况，制作了铁制的灸具，解决了缺少桑皮纸的问题，使用起来更为方便。即选用粗铁筒一个，长 25cm，直径 5cm，内配以胆，铁筒两端有螺纹，配以螺盖，平时选用纯净细软艾绒放入铁筒内，旋转螺盖，使艾绒压紧，以备用。使用时，根据病情选定施灸部位，作好标记，将铁筒一端内的艾绒用火烧着，以红色棉布 7 层包裹，对正穴位，紧按其上，使艾绒温热，透入深部，如病人感太烫、有烧灼感，可略提起，等热减再灸，冷后可再烧，重复施灸，一般每穴灸 10～15 分钟即可，重证病人可适当延长，贺老常用此法治疗疑难顽证，如晚期恶性肿瘤，肾功能不全等重证患者。

（十八）白癜风（白驳风）

【病案】

病例一 华某某，女，16 岁。

主诉：左耳前及颈部忽生白斑已 2 个月。现病史：2 个月前，偶然发现左耳前及颈部有白斑两块，局部无不适感，纳可，二便调。

望诊：舌苔白。切诊：脉沉滑。查体：左耳前有 4.5cm×3cm 白斑，颈部有 2cm×1cm 白斑。

辨证：气血不和，肌表失养。治则：调气和血，营养肌表。取穴：阿是穴。刺法：以短毫针围刺病灶，浅刺半分许，留针 30 分钟。

针治 2 次后，白癜风面积大大缩小，3 次后仅留痕迹，共治疗 23 次痊愈。

病例二 胡某某，女，17 岁。

主诉：两髂棘上方有白斑 2 年余。现病史：患者两髂棘上方长有白斑已 2 年余，局部刺痒，双侧白斑对称。纳可，二便调，夜眠佳。

望诊：舌苔白。切诊：脉沉细。查体：两髂棘上方有 10cm×20cm 大小的白斑。

辨证：气血失和，肌肤失养。治则：调和气血，荣养肌肤。取穴：阿是穴。刺法：以短毫针围刺病灶处，浅刺，留针约 30 分钟。

针刺治疗后，白癜风范围日渐缩小，皮肤颜色逐渐变深，共治疗 25 次，皮肤颜色基本正常。

病例三 刘某某，女，18 岁。

主诉：全身多处白斑。现病史：患者于 7 年前发现左下肢外侧皮肤发白，约 1cm 大小，去年双手腕部、脚腕部及右季肋部均出现白斑，最大处约 5cm×7cm。患者素日性情急躁，饮食一般，睡眠可。

望诊：舌红，舌边齿痕，舌苔薄白。切诊：脉滑。

辨证：气血不和，肌肤失养。治则：调和气血，荣养肌肤。取穴：阿是穴、侠白。刺法：以短毫针密刺病灶处，浅刺，留针 30 分钟；用艾卷灸侠白穴，每侧半小时，可教会病人自行在家中灸。

患者共计针刺治疗 10 次，白斑面积明显缩小，其中左手腕部一块已基本消失。

病例四 孙某某，男，30 岁。

主诉：左手背白斑半个月。现病史：患者半月前生气后发现左手背部白斑，在此之前因左手腱鞘炎予药物封闭治疗，恰好是药液留存处皮肤颜色变白，面积约 3cm×6cm。

望诊：舌质红，苔薄白。切诊：脉滑。

辨证：气滞血瘀，气血失和，肌肤失养。治则：调和气血，荣养肌肤。取穴：背部痣点。刺法：以锋针速刺背部痣点出血，辅以拔罐，使出血充分。

患者每周治疗 1 次，共治疗 4 次，左手背白斑消失。

病例五 李某某，女，24 岁。

主诉：颈部发际下白斑已数月。现病史：患者于数月前发现颈部发际下白斑，左右侧各一块，每块约 3cm×2cm 大小，局部无任何不适，皮肤科诊断为"白癜风"，涂以药物治疗未效，故来就诊。素日白带较多。

望诊：舌苔薄白。切诊：脉滑。

辨证：体内蕴湿，气血失和，肌肤失养。治则：调气和血，荣养肌肤。取穴：阿是穴（白斑处）。刺法：以中粗火针速刺白斑处，每处约 6～8 针。

患者每周治疗 1 次，治疗 5 次后，颈部右侧白斑消失，左侧明显减小。

【按语】

白癜风是一种发生于皮部的病变。贺老认为，此病发于外是表象，实在内因于气血失和，以致肌肤失养所致，故气血失和是引起本病的基本病理过程，这一过程的产生多由外感风邪或情志不畅引起。在治疗方面，调气和血是基本原则，病例一至三均采用微通之法，施以毫针刺病灶处，调和局部气血，以濡养肌肤；在此基础上，病例三又以艾卷灸侠白穴，因侠白为肺经穴，肺主皮毛，肺色白，皮肤发生白癜风乃为肺经病变，灸侠白穴可起到调理肺气、调气和血、荣养肌肤的作用。病例四采用强通法，以锋针挑刺背部痣点出血，调气和血，营养肌肤。病例五采用温通法，助阳通络，调气和血，濡养肌肤。以上病例，灵活选用三通法，对不同病例的治法不同，结果均取得了较好的疗效。

（十九）对称性进行性掌跖红斑角化症

【病案】

刘某某，女，4岁。

主诉：（家长代诉病情）患儿手足心发红发硬、脱皮15天。现病史：患儿15天来双侧手足掌跖心发红、变硬、脱皮。曾去某医院皮科检查，诊断为"对称性进行性掌跖红斑角化症"，给予润肤软膏及维生素A等药，效不显。食欲一般，二便正常。

望诊：舌苔白厚。切诊：脉滑数。查体：两手掌心及足心均呈深红色，皮硬，脱皮，握拳不灵活。

辨证：脾肾不足，中焦失运，气血不能濡润肌肤所致。治则：健脾益肾，调理中焦，通调气血。取穴：中脘、涌泉、劳宫。刺法：以毫针刺穴位，得气后起针，不留针。

患儿隔日治疗1次，1次针后手足掌跖颜色变为浅红色；5次针治后颜色又变浅，双手足掌跖皮肤变嫩，尤以足跖心疗效明显；10次针治后双手足掌跖颜色正常，皮肤柔嫩，恢复如同常人。

【按语】

本病为少见病，亦为皮科难治之病，临床服用或肌注维生素A，疗程较长，故本例患儿在外院就诊时被告知，此病无特效疗法。贺老认为，此病与先后天有关，脾肾不足则气血生化无源，气亏血少，经脉空虚，最易发生阻滞，故肌肤失于营养发为此病。方中取足少阴肾经井穴涌泉以补肾；取任脉的中脘穴以补脾胃，中脘穴位居腹部，为胃之募穴，故为健脾胃常用之穴；劳宫为手厥阴心包经之荥穴，位居掌心，既能调补气血，又与涌泉穴一样，可以疏通局部病灶处之经络，祛除瘀滞，全方合用，共同起到补益脾肾，调补气血，通经活络，濡养肌肤，治愈疾病的目的。

（二十）带状疱疹

【病案】

病例一　江某某，男，58岁。

主诉：左腰部起疱疹3日。现病史：患者近日情绪紧张，工作劳累，3天前左侧腰部灼热感，继而出现水疱，呈簇状，以带状缠腰分布，疼痛难忍，不能入睡，伴有烦躁，口苦，咽干，小便黄，大便干。

望诊：左侧腰部疱疹呈带状分布，水疱簇集，共5簇，每个疱疹约黄豆大小，内容物水样透明，疱疹间皮肤正常。舌红，苔黄腻。切诊：脉弦滑。

辨证：肝郁气滞，湿热熏蒸。治则：疏肝解郁，清热利湿。刺法：龙眼、阿是穴三棱针放血，阿是穴放血后拔罐；支沟、阳陵泉以毫针刺，泻法，留针30分钟。患者每日治疗1次，阿是穴放血拔罐隔日1次。

治疗当日疼痛减轻，可入睡；2诊后伴随症状好转；6诊后已感觉不到明显疼痛，疱疹渐干瘪、消退；13诊后皮肤平整，诸症消失，临床痊愈。

病例二 王某，男，29岁。

主诉：右侧胸背起疱疹、疼痛2日。现病史：患者2天前开始右侧胸部起小疱疹，如米粒大小密集成簇，向背部延伸，局部皮肤痛痒难耐。伴有口干、口苦，食欲不振，因疼痛而夜不能寐。患者平素性情急躁易怒，此次发病未觉有明显原因。

用上例法治疗1次，疼痛当日消失，夜寐安好，疱疹不再延伸。治疗4日后水疱已干涸结痂，临床痊愈。

病例三 张某某，男，77岁。

主诉：右胸及腋下起红疱疹数日。现病史：几天来，右胸及腋下起红疱疹，顶呈白色，疼痛如火烧火燎，坐立不安，烦躁不宁，食欲尚可，二便正常。

望诊：面色红润，舌质红，少苔。切诊：脉弦滑。

辨证：肝郁气滞，毒热浸淫皮肤所致。治则：清热解毒、疏肝解郁。取穴：龙眼、阿是。刺法：以锋针速刺放血。

1诊红肿疼痛明显减轻，共放血6次，结痂痊愈。

【按语】

中医认为带状疱疹多由于肝郁不疏、毒火外袭、湿热内蕴等因素引发，多以疏肝解郁、化毒散火、清热利湿为治则。支沟为手少阳三焦经的经穴，阳陵泉为足少阳经的合穴，二者常配伍应用，有很强的疏肝利胆、清热化湿之效；合谷为手阳明大肠经原穴，长于调气活血，尤擅治疗头面、上肢疾患，此三穴采用毫针微通治疗。龙眼穴位于小指尺侧2、3骨节之间，握拳于横纹尽处取之，属经外奇穴，是治疗带状疱疹的经验穴，尤以刺血治疗效佳。除上述穴位外，还采取局部放血、拔罐和艾灸的方法。拔罐是介于强通和温通之间的一种治法，此处应用是在三棱针放血的基础上进一步突出强通的作用，以图恶血尽出，加之艾灸的温热刺激，更使血脉畅通，且促进新血生成。本病多属热证，而热证并非禁灸。《素问·调经论篇》云："血气者，喜温而恶寒，寒则泣不能流，温则消而去之"，此处采用温通的方法，以热引热，借火助阳，使气机、血脉通调，从而快速治愈本病。在本病的治疗中，微通、强通、温通三法同用，疗程短，效果佳。

本病乃本虚标实之证，气虚血瘀，不通则痛，阻于何经则痛于何部。按经络辨证，皮损发生于面部，主要损及手、足三阳经，多见于三叉神经支配区。发于胸胁部，则损及足少阳、足厥阴，皮损沿肋间神经分布。发于腰腹部，则多损及足阳明、足少阳及足太阴经。故选穴配方以受阻经脉的腧穴为主，近部取穴均取同侧，"以痛为腧"，取阿是穴，以活血通络，祛瘀泻毒；远部取穴均取双侧，以泻法为主，疏通经络，扶正祛邪。用此法治疗可短时间内止痛，一般 1～2 次治疗后，即可疼痛大减，且不留后遗神经痛。对其它方法治疗后遗留的神经痛，可参照本法治疗，针刺放血也可明显减轻疼痛。

贺老弟子观察 55 例带状疱疹患者，全部治愈。全部在 6 日内止痛，第 1 次治疗后疼痛均有所减轻。1 次治疗止痛者 23 例，占 41.8%；2 次止痛者 16 例，占 29.2%；3 次止痛者 12 例，占 21.8%；余 4 人在 4～6 次治疗中止痛，占 7.2%。疱疹消退时间为 3～12 天，除 3 例在治疗前已消退外，剩余 52 例中，3 日内消退者 21 例，占 40.4%；7 日内消退者 30 例，占 57.7%；12 日消退者 1 人，占 1.9%。

（二十一）结节性红斑（瓜藤缠）

【病案】

张某某，女，34 岁。

主诉：双侧小腿皮下结节，反复发作已 7 个月。现病史：去年 1 月份，双侧小腿外侧出现皮下结节，淡红色，渐长至葡萄大，色红、肿痛，劳累后疼痛明显，经抗结核药物治疗后，结节变小，色渐淡，以后消失，但随后又长出几个，如此反复发生，现双下肢小腿外侧各有 2 个结节，色淡红，疼痛不已，身体疲倦乏力，夜眠差，纳食一般，二便正常，月经正常。患者 10 年前患肺门淋巴结核，治愈。

望诊：舌淡红，边尖齿痕。切诊：脉沉细。查体：双侧小腿外侧有结节各 2 个，约葡萄大小，色已暗红，疼痛。

辨证：湿热下注，气血凝滞，经络阻隔。治则：活血化瘀，通经活络，清热除湿。取穴：阿是。刺法：以中粗火针，点刺阿是（病变结节）各 2～3 针。

患者每周治疗 1 次，共治疗 3 次，结节消失，无疼痛，临床痊愈。

【按语】

结节性红斑是由湿热下注，气血凝聚而成，患者有疼痛的临床表现。火针疗法是贺老治疗癥瘕结聚包块最常用的方法。此病用火针疗法，一是发挥了火针温通气血，破凝滞积聚的功效；二是发挥了火针"以热引热"，导热邪火毒外出的作用；三是火针有通阳化气，运化水湿之功。利用火针的上述三个作用，可以起到活血化瘀，通经活络，清热除湿，治愈结节性红斑的目的。

(二十二) 丹毒

【病案】

张某某，男，45 岁。

主诉：右前臂内侧红肿热痛。现病史：患者因病静脉输液后，引起右前臂内侧由手到肘部大面积红肿热痛，难以忍受，夜不能寐，身发热，不思饮食。

望诊：急性病容，右前臂内侧大面积红肿，略高出皮肤，舌苔黄。切诊：脉滑数。

辨证：毒热之邪，侵入肌肤。治则：清热解毒。取穴：阿是穴（病灶周围）。刺法：以锋针围刺病灶周围放血。

3 次治疗后，红肿疼痛消失，效果明显。

【按语】

本病的记载，最早出自《素问·至真要大论篇》，原文说，"少阴司天，客胜则丹胗外发，乃为丹熛疮疡……"。文中丹熛即今中西医皆称之"丹毒"。

本病由热毒之邪侵袭，气血壅滞于肌肤而发，病情发展迅速，其治之法当以清热解毒为主，可以锋针速刺病灶周围以放血，逐邪外出，气血壅滞得以疏泄，经络通畅而病可愈。病案中患者仅刺 3 次，即红肿疼痛消失，取得明显效果。

(二十三) 鹅掌风

【病案】

病例一 李某某，男，27 岁。

主诉：双手痛痒时作已 6 年。现病史：患者 6 年来双侧手掌脱白屑，掌心皲裂，手指干裂甚多，刺痒疼痛难忍，因系锅炉工人，常需用手劳动，故每用力时，干裂之手掌手指均疼痛加重，甚至出血，常影响工作。

望诊：舌苔白，面色黄。切诊：脉缓。

辨证：风毒稽留，血燥失润。治则：养血润燥，疏风止痒。取穴：合谷、中渚、外关、劳宫、曲池。刺法：以毫针刺入穴位 5 分 ~1 寸深，留针 30 分钟，用补法。

患者每周治疗 3 次，共治疗 18 次后症状消失，临床痊愈。

病例二 王某某，男，47 岁。

主诉：右手掌心瘙痒 1 年余。现病史：患者发病初起右手掌心起水疱，瘙痒，每接触水湿及肥皂加重，继则脱屑，局部红润，工作时不能持物，常引起疼痛，要求治疗。纳可，二便调，素日手易出汗。

望诊：舌尖红，苔薄白。切诊：脉缓滑。

辨证：湿热浸淫，复受风邪，气血不和，手掌失养所致。治则：清利湿热，疏风解毒，调和气血，荣养手掌。取穴：劳宫、中渚、外关。刺法：以毫针刺入穴位 5 分 ~1 寸深，留针 30 分钟，用泻法。

患者每周治疗 3 次，3 诊后水疱消失，痒止，又针 2 次，以巩固疗效。

【按语】

鹅掌风一病出自明代《外科正宗》，书中载："鹅掌风由阳明胃经火热血燥，外受寒凉所凝，致皮枯槁，又或时疮余毒未尽，亦能致此。"

贺老认为，本病初起湿热之邪浸淫手掌发为水疱，复感风邪而作痒，风湿热稽留日久，脉络阻塞，气血不和，手掌失养而脱屑、皲裂、干裂，引起痛痒交作。其治疗之法，取手阳明大肠经合谷、曲池清利湿热；取手少阳三焦经中渚、外关清利湿热，疏风止痒；取手厥阴心包经劳宫既能清热，又可调理局部气血，是止痒的效穴。全方配合选用，常可奏效。

（二十四）瘢痕疙瘩

【病案】

季某某，男，30 岁。

主诉：胸正中部瘢痕 5 年。现病史：5 年前患者胸部正中处长有血管瘤，手术后血管瘤消失，但局部产生瘢痕，高出皮肤，质硬，有痒感，阴天加重，纳可，二便调。

望诊：舌苔白。切诊：脉缓。查体：胸正中平第 4 肋处瘢痕，约 3cm×3cm，不规则，呈暗红色。

辨证：术后经络受损，气血不和，营养失调，以致此证。治则：温通经脉，调气和血，软坚散结。取穴：阿是穴。刺法：以中粗火针速刺瘢痕处 6~7 针。

患者每周 1 次，共治疗 7 次，瘢痕消失，局部变平，痒感亦无。

【按语】

本病的发生主要是由于经络损伤不通，气血失和，肌肤失养，病灶局部组织异常增生，以致瘢痕疙瘩产生。其治疗之法，当以火针温通经脉，调和气血，软化瘢痕，使之散开。故以中粗火针速刺瘢痕处数针，根据病情每周 1~2 次，可收到满意疗效。

（二十五）皮肤血管瘤（血瘤）

【病案】

病例一　项某某，男，7 个月。

主诉：（家长代诉病情）左耳尖皮肤颜色紫红 7 个月。现病史：患儿出生后，左耳尖部皮肤颜色紫红，出生时面积较小，约黄豆大，出生后生长迅速，渐增大约 5 分硬币大小，后经人介绍，来针灸科就诊。

望诊：左耳尖皮肤色紫红，略高起，边缘不规则。切诊：脉细数。

辨证：先天禀赋不足，血结气滞，脉道不通。治则：温通血脉，活血行气。取穴：阿是穴。刺法：以细火针用速刺法，点刺 4 针。

患者每周针治 1 次，共治 3 次，血管瘤消失，临床痊愈。

病例二 韩某某，女，5 个月。

主诉：（家长代诉病情）左额角处皮肤颜色紫红 5 个月。现病史：患儿出生后，即发现左额角处有一块皮肤紫红色，初时较小，日渐增长至约 1cm×1.5cm，去某医院皮肤科检查诊断为"血管瘤"。谓目前无特效疗法，只能等孩子长大后手术治疗。家长因惧怕血管瘤扩大，影响患儿面容，故来就诊。患儿发育良好，食欲佳，睡眠好，二便调。

望诊：舌淡红，苔白。左额角处皮肤紫红，不规则，略高出皮肤，大约 1cm×1.5cm。切诊：脉细。

辨证：先天不足，血结气滞，脉道不通以致此病。治则：温通经脉，行气活血。取穴：阿是。刺法：以细火针，用速刺法，点刺 3~5 针。

患儿每周针治 1 次，1 诊后瘤体颜色变浅，3 诊后明显缩小，4 诊后血管瘤消失，皮肤颜色恢复正常，无瘢痕。

病例三 张某某，女，8 个月。

主诉：（家长代诉病情）鼻根部处皮肤紫红 8 个月。现病史：患儿出生时即鼻根部皮肤紫红，面积约 1cm×1cm，经医院诊断为"血管瘤"。患儿食欲好，二便调，身体无不适。

望诊：舌淡红，苔薄白。鼻根处皮肤紫红，面积约 1cm×1cm，质硬，边缘不清楚。切诊：脉滑。

辨证：先天不足，气滞血结，脉道不通。治则：温通经脉，行气活血。取穴：阿是。刺法：以细火针，用速刺法，点刺 3~4 针。

患者每周针治 1 次，2 诊后血管瘤变小变软，3 诊后血管瘤消失。

病例四 田某某，女，6 岁。

主诉：（家长代诉病情）淋巴血管瘤 2 个月。现病史：患者于 2 个月前发现左侧膝关节处有一肿物，色红，经某医院肿瘤科诊为"淋巴血管瘤"，不疼痛，不影响走路，瘤体面积开始时较小，后渐长大，纳食及二便均正常。

望诊：舌质淡，苔白。左膝关节处肿物，色红，质硬。切诊：脉细数。

辨证：痰湿流注，阻于肌肤，气滞血瘀。治则：温通经脉，行气活血，助阳化湿。取穴：阿是。刺法：以中粗火针，用速刺法，点刺瘤体上、中、下共 3 针。

患者每周治疗 1 次。2 诊后，瘤体缩小变软，6 诊后瘤体消失。休息半月后。患者去某医院皮肤科复查，淋巴血管瘤完全消失。

病例五 李某某，女，20 岁。

主诉：自幼时起，左面部血管瘤。现病史：患者自幼时始，左侧面部皮肤紫红，开始时面积较小约黄豆大，随年龄增长，瘤体面积渐大，已扩展到整个左半侧面部，覆盖左侧额、鼻、上下眼睑，颧外侧及目外角。患者身体好，无任何不适。

望诊：舌淡红，苔薄白。左侧面部皮肤深红，略微高出皮肤，边缘不规则，面积约 12cm×9cm。切诊：脉沉细。

辨证：气滞血结，脉道不通。治则：温通经脉，行气活血。取穴：阿是、背部痣点。刺法：以中粗火针刺阿是穴（即瘤体处）10 余针，从外向里刺。以锋针挑刺背部痣点出血拔罐。

患者每周治疗 1 次，经治疗约半年，现瘤体已缩小至 5cm×7cm，疗效显著。

病例六 井某某，女，4 个月。

主诉：右面颧部先天性血管瘤。现病史：右面颧部先天性血管瘤，开始如黄豆大，日渐增长，4 个月来，发展到拇指甲盖大，曾到几个大医院皮肤科检查，一致诊断为"血管瘤"。谓目前无特效疗法，只能等孩子长大以后手术切除，但效果也不理想。患儿发育良好，无其他不适，食欲好，二便正常。

望诊：面色正常，右颧部有一紫红色"血管瘤"，1.5cm×1.2cm，质硬，边缘不清楚。切诊：脉细数。

治则：温通血脉，软坚化瘀。取穴：阿是穴。刺法：以细火针，用速刺法，点刺 3~5 针，挤出瘀血少许，每周 1 次。

经 2 次火针治疗后，血管瘤停止发展，质地变软，颜色变浅。共 4 次火针治疗后，血管瘤消失，恢复本来的肤色，也未留下瘢痕，家长来信表示感谢。

【按语】

血管瘤一病属于中医"血瘤"范围，多因先天不足，气滞血瘀，脉络壅聚不通所致。本病可发生于身体任何部位，但以四肢和颈面部最为多见，生长于颈面者，影响患者面部容貌，故多被重视予以治疗，但此病手术治疗难度较大，尤其是面积广泛者治疗更难，贺老从实践中发现，火针的温通作用，可以产生行气祛瘀、通行经脉的效果，对血瘤局部刺之效果较好，尤其是血瘤早期，瘤体面积较小，刺 3~5 次即可治愈。

（二十六）皮下肿瘤（纤维瘤、脂肪瘤、粉瘤）

【病案】

病例一 郭某某，女，44 岁。

主诉：左尾骶部肿物 3~4 年。现病史：左侧尾骶部有一肿物，大如核桃，约 2cm×3cm，局部有麻木、疼痛感，有时窜至左腿，经某医院诊为"神经纤维瘤"。现纳食可，二便调，月经正常。

望诊：舌苔薄白。切诊：脉沉细。查体：左尾骶部肿物，2cm×3cm，表面光滑，质地坚硬，可移动。

辨证：痰湿停聚经络，日久成核，结于筋膜。治则：温通经脉，化痰散结。

取穴：阿是穴（瘤体或周围）。刺法：以中粗或粗火针，用缓刺法点刺瘤体处3～4针。

患者针1次后，肿物渐消，共治10次，瘤体消失，临床痊愈。

病例二 肖某某，女，48岁。

主诉：右腿承山穴处肿物4～5年。现病史：患者6～7年前，觉右小腿部刺痛，4～5年前发现出现一结节并渐渐长大，曾去某医院诊断为"神经纤维瘤"。现肿物处白天无不适，晚间疼痛，每周发作约3～4次，影响睡眠，纳可，二便调。

望诊：舌苔白。切诊：脉沉弦。查体：右侧承山穴处肿物1cm×1cm，质地硬，表面光滑，可移动，有压痛。

辨证：痰核流注，阻于肌肤。治则：温通肌肤，化痰散结。取穴：承山、阿是穴（瘤体及附近）。刺法：以中粗火针速刺瘤体及附近3针。

患者2诊后疼痛稍减，包块缩小，3诊后疼痛明显减轻，8诊后疼痛消失，包块已不存在，临床痊愈。

病例三 魏某某，男，56岁。

主诉：全身多处皮下脂肪瘤20余年。现病史：患者全身多处皮下肿物已20余年，始发时较少，渐增多，大小不一，大者约7cm×8cm，肿物不红不痛，皮色正常，无压痛。患者要求先治疗较大者一致，以观疗效。

望诊：面色萎黄，舌苔白。切诊：脉沉细。查体：遍身有若干大小不等的肿物，左前臂处有一较大肿物7cm×8cm。

辨证：痰核流注，经络阻滞。治则：化痰散结，温通经脉。取穴：阿是穴（瘤体及周围处）。刺法：以中粗火针速刺左前臂处瘤体中央及其周围5针。

共治疗4次，瘤体明显缩小、变软，疗效显著。

病例四 安某某，男，50岁。

主诉：大椎穴处肿物5年。现病史：5年前大椎穴处生一包块，渐增大约鸡蛋大小，诊断为"脂肪瘤"，现颈项仰俯转侧均有疼痛感，颈项僵硬不适，影响工作及生活，纳可，二便调。

望诊：舌苔白。切诊：脉滑。查体：大椎穴处肿物，触之柔软，边缘清楚，表面皮肤光滑，肿物似鸡蛋大。

辨证：痰核流注，阻滞经脉。治则：化痰散结，助阳调气，通经活脉。取穴：阿是穴（瘤体及周围）。刺法：以中粗火针点刺瘤体及周围5～6针，用缓刺法。

患者每周治疗1次，共治疗4次，肿物消失，颈项转动灵活，临床痊愈。

病例五 王某某，男，32岁。

主诉：右颧部出现结节4个月。现病史：患者于4个月前，右颧部出现一枚结节，渐长大，高起皮肤，似五分硬币大小，纳可，二便调。

望诊：舌苔白。切诊：脉滑。

辨证：痰核流注，经络阻滞。治则：化痰散结，温经通脉。取穴：阿是穴（瘤体及周围）。刺法：以中粗火针速刺瘤体6～7针，流出豆渣样物。

患者每周治疗1～2次，经治5次后，瘤体消失。

病例六 郭某某，女，35岁。

主诉：大椎穴处发现一肿物已达数年。现病史：初如胡桃，现如拳大，左臂无力，左上肢已失去劳动能力，食欲、二便及月经正常。

望诊：舌苔薄白。切诊：右滑、左沉细。

辨证：痰湿流注，结聚压迫诸阳经脉，气血失于濡养。治则：温通经脉，调和气血。取穴：阿是穴。刺法：以中粗火针，用缓刺法，点刺瘤体及肿瘤周围数针。

每周1次，共治20多次，肿物缩小与皮肤平，左上肢恢复劳动能力。

病例七 刘某，男，44岁。

主诉：右上臂皮下肿物1年余。现病史：1年余前发现右上臂出现2个皮下肿物，逐渐增大，如胡桃大小，不红不痛，无压痛，已被诊断为脂肪瘤。纳可，眠安，便调。

望诊：舌淡红，苔薄白。切诊：脉沉细。

辨证：脾失健运，痰核流注。治则：温通经脉，化瘀散结。取穴：阿是穴。刺法：瘤体中央以及周围用中粗火针速刺，点刺每个瘤体约5针。

治疗3次，瘤体明显缩小，效果明显。

【按语】

本文所论述的纤维瘤（包括神经纤维瘤）、脂肪瘤及粉瘤分别相当于中医之痰核积聚、脂瘤和渣瘤范围，其发病原因皆因脾肺失调，痰湿凝聚，日久成核，阻滞经气，肿物均发于体表之皮下，故一并归纳于皮下肿瘤加以论述。

贺老认为，肿物发于外，实因于内脏脾肺失调，痰湿循经至表而凝聚，经气不畅而郁滞，日久成核，故发以上诸病。其治之法，当以温通经脉，助阳行气，才能化痰核以散郁结，故取火针直刺痰核处（即肿瘤），或速刺或缓刺，使其瘤体内容物尽量流出，如少量不能流出，亦可局部吸收。

（二十七）局限性硬皮病

【病案】

孙某某，女，29岁。

主诉：右小腿内侧一块皮肤发硬4～5年。现病史：4～5年前，患者无明显诱因右侧小腿内侧一块皮肤发硬，色淡红，以后红色渐退，局部皮肤颜色变深、变硬。2 年前行剖腹产术，术后皮损面积扩大明显，局部有刺痒感，不痛，有知觉，纳食可，二便正常，月经正常。

望诊：舌苔白。切诊：脉沉细。查体：右侧小腿内侧可见一块皮损面积约 10cm×5cm，触之硬，粗糙感。

辨证：经络阻滞，气血运行失畅，肌肤失养。治则：温通经络，行气和血，荣养肌肤。取穴：阿是。刺法：以中粗火针，用速刺法，点刺病灶局部约 10 针。

患者每周 1 次，经治 3 次后，皮损发硬及粗糙感均明显好转。

【按语】

局限性硬皮病为西医病名，中医无此明确记载，但从病因病机分析，当属中医"皮痹"范围。引起本病的原因多因正气不足，风寒湿邪乘虚侵袭所致。病案中患者虽初发时无明显诱因，但在行剖腹产手术后，病变皮损扩大明显，这亦说明了身体虚弱，气血不足之时可加重此病，故认为本病与气血不足，肌肤失养关系最为直接。贺老治疗此病，以温通经络，调和气血为治则，以火针补益阳气，驱除经络阻滞，使病灶局部气血流畅，以达到荣养肌肤，软坚皮损的目的，故取得明显好转的效果。此病案虽仅举 1 例，但以火针疗法治疗此病，当仍属可研究的题目，故录之于此，供同道参考。

（二十八）淋巴结炎

【病案】

病例一 刘某某，男，30 岁。

主诉：右颈部淋巴结肿胀、疼痛 2 月余。现病史：2 月前，患者右侧颈部淋巴结肿胀、疼痛，至今不愈，伴右侧头痛，恶心，不思饮食，二便正常。

望诊：面黄，舌尖红，苔黄腻。切诊：脉弦数。

辨证：内有蕴热，热毒聚结。治则：清热解毒，软坚散结。取穴：曲池。刺法：以 4 寸毫针刺入穴位后将针卧倒，针尖向上沿皮刺入 4 寸，留针 30 分钟。

患者每日针治 1 次，共 4 次即痊愈。

病例二 张某某，女，35 岁。

主诉：右侧颈部肿胀、疼痛数日。现病史：数日前因恚怒兼工作繁忙，次日即感右侧颈部肿胀、疼痛，两日后疼痛加重，局部坚硬如石，后背有恶寒感，恶心，食欲不振，曾经某医院外科诊治，予以玄参、夏枯草等剂未效。

辨证：恚怒气结，阳明少阳之脉阻滞。治则：解郁散结，活血化瘀，通调经脉。取穴：曲池、肩井。

刺法：以毫针刺曲池 1 寸深，肩并平刺约 8 分。留针约 30 分钟。泻法。

【按语】

本病的发生主要是热毒聚结，气血瘀滞少阳、阳明经脉所致。曲池为手阳明大肠经之合穴，功专清热解毒，常用于炎症、热症；肩井为足少阳胆经穴，颈部为少阳经所过之处，故针刺此穴，可疏通气结，调和气血，畅通经脉。如病情需要，亦可针刺手少阳三焦经之翳风穴，可加强疏通气结的作用。病例一中，取曲池向上沿皮刺4寸，既清泻热毒，又软坚散结，为治疗颈部淋巴结疾病的经验效穴。

（二十九）神经性皮炎（牛皮癣）

【病案】

病例一　田某某，女，8岁。

主诉：（家长代诉病情）颈部、两肘、两膝、两臀部皮肤瘙痒变粗糙已6年。现病史：患者6年来，颈部、两肘、两膝、两臀部皮肤瘙痒，皮肤变粗变厚，尤以颈部及两肘部均呈苔藓样改变为甚，常抓搔不止，奇痒，为此时常啼哭，夜不能寐，纳一般，二便正常。

望诊：面色黄，四肢、颈部均有苔藓样皮损，有搔痕，舌苔白。切诊：脉沉细。

辨证：气血瘀滞，血虚生风。治则：调和气血，养血润肤，祛风止痒。取穴：曲池、血海。刺法：以毫针刺入穴位，留针30分钟。

患者每周治疗3次，1诊后瘙痒明显减轻，2诊后皮损已停止扩大，共治疗15次，诸症消失，临床痊愈。

病例二　寇某某，女，40岁。

主诉：全身瘙痒5年余。现病史：5年前开始从腹部起皮损，奇痒难忍，虽经多方医治，未见好转，反而病情加重，发展到全身瘙痒，出现红色粗糙皮损，夜不能寐，必搔之而觉痛快，患者感到非常痛苦，近又经数家医院诊治，诊断为"泛发性神经性皮炎"，治疗后仍不见好，故特来针灸科就诊。

望诊：四肢、躯干红色皮损，多处色素沉着，舌苔白、舌质淡。切诊：脉细滑。

辨证：体内蕴有湿热之邪，复感外风而发。治则：调理气血，清热除湿，疏风止痒。取穴：耳背青筋，背部痣点。刺法：耳背青筋用锋针缓刺放血；背部痣点挑刺放血，并加拔火罐，使出血充分。

患者每周治疗3次，3次后痒感已明显减轻，可以忍受，共计治疗12次，为期1个月治愈。

病例三　苏某某，女，35岁。

主诉：颈部及全身关节活动部位均有粗糙皮损及瘙痒不适10余年。现病史：10余年来，患者颈部、双肩、肘、腕、臀、骶尾、膝、足跟部等全身多处瘙痒，皮肤粗糙，凡关节活动部位皆不适，奇痒难忍，经常搔抓，致使局部皮肤粗糙、变硬，曾服中西药、涂药等均未见好转，且日渐加重，故来针灸科就诊。

望诊：全身多处皮损，皮肤粗糙，坚硬，呈苔藓样改变，舌苔白。切诊：脉滑。

辨证：病程日久，气血不调，血虚生风，肌肤失养。治则：调和气血，通经活络，祛风止痒。取穴：阿是。刺法：以粗火针，用速刺法，点刺局部痛痒处。

患者每周治疗 2 次，共计治疗半年余，日渐好转，直至痊愈。

病例四　施某某，男，28 岁。

主诉：左腿外侧皮肤粗糙痛痒 8 年。现病史：患者于 8 年前在工作中不慎左腿外侧膝以下部位受外伤，后局部有痒感，渐加重至刺痒难忍，经常抓破出血，屡治不愈，去某医院外科诊断为"神经性皮炎"。患者自感发病与在外工作接触潮湿有关，素日纳食一般，二便正常。

望诊：面色黄，舌苔白腻。切诊：脉沉细弦。

辨证：湿浊之邪蕴于肌肤，滞塞经络，皮部失养。治则：通经活络，调和气血，利湿止痒。取穴：阿是。刺法：以中粗火针，用速刺法，点刺局部 10 针许。

患者隔日针治 1 次，连续治疗 8 次后，小腿外侧刺痒停止，皮损消失，临床痊愈。

【按语】

神经性皮炎是一种慢性病，也是一种顽固难治的皮科病，本病可引起瘙痒不已，故影响患者夜间睡眠及情绪，以致病人出现气滞血瘀，气血失调的征象，久之血虚生风，如体内蕴湿之人，郁而化热，湿热蕴结，风邪外侵，亦为本病常见之因，故治疗本病重在调理气血，祛湿热，疏风止痒。

（三十）湿疹

【病案】

病例一　王某某，男，52 岁。

主诉：全身起小红疹已数月。现病史：患者背部、腋下、小腹及四肢有小红疹已数月，奇痒难忍，夜不能寐，心中烦乱，纳差，二便正常，曾在多处就医，服用中西药不效。

望诊：面黄无泽，背部、腋下、小腹及四肢部位皆有抓痕，并有褐色痂；舌苔白腻。切诊：脉滑。

辨证：湿困脾气，脾失健运，复受风邪，风湿相搏，泛于肌肤而发病。治则：祛风利湿，调气和血。取穴：耳背青筋（静脉）、背部痣点。刺法：耳部青筋以锋针用缓刺法，背部痣点用挑刺法加拔火罐，使其出血充分。

患者每周治疗 2 次，共治疗 20 余次，2 个月后痊愈，至今未复发。

病例二 郭某某，女，30岁。

主诉：右耳及耳后湿疹1年余。现病史：患者右侧耳后及耳部湿疹已1年余，刺痒难忍，食欲尚可，月经正常，二便正常。

望诊：体胖，舌苔白。切诊：脉滑。

辨证：脾不健运，外受风邪侵袭。治则：祛风利湿，活血止痒。取穴：耳背青筋，背部痣点、耳尖。刺法：以锋针挑刺背部痣点出血加拔罐；以锋针刺耳背青筋，耳尖穴放血。

患者每周治疗2次，共治疗6次病情痊愈，刺痒消失。

病例三 付某某，男，56岁。

主诉：背部及双下肢起小红疹已1年余。现病史：1年多来，患者背部及双下肢起小红疹点，刺痒难忍，每晚必抓破流血方觉痛快，曾多方求治未能取效，故来针灸科求治。

望诊：体胖，面黄无泽，背部及双下肢有多处搔痕及结痂。切诊：脉滑。

辨证：体胖多湿，外受风邪，风湿相搏。治则：祛风除湿，活血止痒。取穴：背部痣点、耳背青筋、委中。刺法：以锋针挑刺背部痣点出血拔罐；以锋针缓刺耳背青筋及委中出血。

患者每周治疗2次，共治10次痊愈。

病例四 张某某，男，59岁。

主诉：两手掌经常起小疱疹1年。现病史：患者1年来，经常两手掌起小疱疹，皮肤潮红，奇痒难忍，时有溃烂流水，时好时发，近两个月来加重，睡眠可，纳食佳，二便正常。

望诊：双手掌面均起满疱疹，流黄水，舌质淡，舌苔白薄。切诊：脉沉。

辨证：湿毒淫于肌肤。治则：利湿解毒，止痒。取穴：劳宫。刺法：以毫针刺之，用泻法。

患者每周治疗2~3次，经1次治疗后，双手掌面皮肤基本正常，湿疹消退，不痒。3年后追访仍未犯，双手掌正常。

【按语】

古代医书中虽然没有"湿疹"的病名，但是对于某些病象的描写与湿疹相似。例如，发于面部的为"奶癣"，发于耳部的为"旋耳疮"，发于四肢肘弯腘弯的为"四弯风"，发于阴囊部的为"肾囊风"等等，其描述不下数十种之多，这些描述相当于现代医学的婴儿湿疹、耳周湿疹、肘腘窝湿疹、阴囊湿疹等。

本病的发生主要是内因于湿，外因于风，湿邪泛滥于表则生疱疹，破溃则流水，风邪袭于肌表，扰乱营卫之气血则生痒，故治疗之法当以利湿解毒，活血止痒为主。贺老认为，放血有利湿解毒，调和气血之功，本病虽发于外，形于肌表，实则内连于气血，气血不调，风邪侵袭，故易患此病。故放血疗法有行血活血之功，血行则外风可疏，内风可灭，故可除痒。在上法治疗同时加用耳尖穴，可加强局部的调整作用，祛邪止痒。委中为足太阳膀胱经之穴，膀胱主一身之表，刺此穴放血，可利湿解毒，又可活血疏表，以治湿疹。湿疹病发手掌，取手厥阴心包经之劳宫穴，心包经与三焦经相表里，三焦有运化水湿之功，此穴位于掌心，为病灶局部之取穴，故刺之可利湿解毒，通调局部经气，活血祛风而治愈手部湿疹。综合上述情况可以看出，治疗湿疹病多用放血疗法，此因该病日久不愈，风湿毒邪入于血分，病入深而难治，放血可理血解毒，故为常用之法。以毫针刺之，亦取得愈病之效，这又说明，病有千变万化，治亦应有相应的办法，临证要据病分析，不可拘泥。

（三十一）荨麻疹

【病案】

曹某某，男，10岁。

主诉：反复发作荨麻疹已2年。现病史：2年来，患者全身反复起风团样疹块，尤以夏秋季较重，可每日发作3~4次，瘙痒异常，到了傍晚或夜间，奇痒难忍，不能入睡，必抓之方感痛快，有时腹痛，纳一般，大便2~3日一行。

望诊：舌苔白，四肢、躯干均有风团样疹块，皮肤上有搔痕。切诊：脉细。

辨证：患儿年幼，正气不充，胃肠积热，腠理空疏，汗出受风所致。治则：清热和营，活血通络，疏风止痒。取穴：曲池、合谷、风市、血海、三阴交。刺法：以毫针刺入穴位，用平补平泻法，留针30分钟。

患者每周治疗2~3次，共治疗10次，疹块完全消失，临床痊愈。

【按语】

荨麻疹的病名出自西医，祖国医学对本病的描述较多，如"风疹"、"瘾疹"、"鬼饭疙瘩"等皆相当于荨麻疹病。中医对本病最早的记载出自《素问·四时刺逆从论篇》。到了隋唐时期，对本病的病因病机及其治疗也有详细的记载。针灸治疗本病当推宋·王执中所撰《针灸资生经》记述较详，书中云："曲泽治风疹，臂肘腕善动摇；肩髃治热风瘾疹；曲池治刺风瘾疹；涌泉、环跳治风疹；下昆仑疗刺风疹、风热、风冷痹；曲池疗刺风疹疼痛；伏兔疗隐疹；合谷、曲池疗大小人遍身风疹"。

本病的发生既有内因，又有外因，素体胃肠积热，营卫不调，腠理空虚之人，外受风邪，最易发生此证，故治以清热和营，疏风止痒，方中以合谷、曲池清理胃肠之热，血海、三阴交、合谷调理营卫之气，风市、合谷疏风，全方用于荨麻疹发作期，常可获得较好的疗效。

（三十二）过敏性皮炎

【病案】

孙某，女，26岁。

主诉：面部、躯干、四肢出现皮疹已1年余。现病史：患者1年前突发面肿，继之面部、躯干、四肢发生皮疹，呈丘疹状，密布成片，色红作痒，每遇冷热刺激后，病情加重，曾在皮肤病研究所检查，诊断为"过敏性皮炎"，服用中西药效果不显著，仍每1个月或数月发作一次，故求治于针灸。近日来皮疹骤起，刺痒难忍，心烦不安，食欲不振，大便干，小便黄，夜眠不宁，月经正常。

望诊：面赤，舌尖红苔黄。切诊：脉细弦。

辨证：湿热内蕴，外感风邪，郁于皮肤而生斯疾。治则：清利湿热，调和气血，疏风止痒。取穴：委中、耳背青筋。刺法：以锋针缓刺放血。

患者每周治疗2次。2诊后自述刺痒感大为减轻，皮疹未新发，唯仍面赤，舌脉同前。继之前方放血治疗，共13次痊愈，半年后追访，未复发，如同常人。

【按语】

本病的发生与患者的过敏性体质有关，引起过敏的过敏原往往是食物，特别是蛋白类食物，或是生活环境中的某些物质通过呼吸道进入体内。祖国医学亦认为本病多与先天因素有关，明代《外科正宗》记载："儿在胎中，母食五辛，父餐炙煿，遗热与儿，生后头面遍身发为奶癣，流脂成片，睡卧不安，痛痒不绝"。这也说明了过敏性皮炎可以是遗传所得，可以发生于婴儿、成年人不限。

治疗本病要注重调理气血，致病原因无论是湿热、风邪均为入侵血分，导致营卫失调而发病。治疗上，取委中、耳背青筋缓刺放血，既有调和气血营卫之功，又有清利湿热，祛除风邪而止痒之效，故可治愈本病。

（三十三）毛囊炎（疖肿、发际疮）

【病案】

病例一　苏某某，男，49岁。

主诉：多发性毛囊炎10余年。现病史：患者10余年来，皮肤多处出现圆形小结节，曾去多处就医治疗，诊断为"多发性毛囊炎"，但治疗效果不佳。开始时病发在头部，后来发展到两腋下、臀部，为小结节状，基底部红肿，痛痒兼作，抓破后流黄水和血液。曾用中西药治疗无效。

望诊：面色黎黑，舌苔白滑。切诊：脉滑。

辨证：湿毒聚结，气滞血瘀。治则：行血解毒。取穴：大椎。刺法：以锋针速刺放血，辅以火罐吸拔，使出血充分。

患者每周针刺治疗1~2次，共5次治疗后，小结节完全消失，临床痊愈。

病例二　孙某某，男，49岁。

主诉：后颈部毛囊炎 1 年余。现病史：患者 1 年多来，后颈部出现结节，时发时止，奇痒，痛难忍，抓破流黄水，有时出血，多方求治不效。食欲好，大小便正常。

望诊：面黄，舌苔白。切诊：脉弦滑。

辨证：邪热蕴结，气血瘀滞。治则：疏泻热毒，调和气血。取穴：大椎、背部痣点。刺法：以锋针挑刺放血，辅以火罐吸拔，每次背部痣点挑刺约 3～4 处。

2 诊后，颈部结节减轻，痒止，惟头顶部不适感，继续治疗 1 次后，结节消失，临床痊愈。回原籍，半月后来信深表谢意。

病例三　贺某某，男，30 岁。

主诉：头项部生疮 2 年余。现病史：患者初起头项部生疮成结节状，痛痒兼作，抓破后出少量白色脓液，继而出血，最后流黄水而结痂，痂脱落后毛发亦随之脱落，曾多方求治无效。

望诊：面黄少泽，舌苔白中间厚。局部检查：后头至项部，有散在如黄豆大小的结节，表面有脓液及血痂。切诊：脉滑。

辨证：营血蕴热，外感风邪，风血相搏。治则：清热解毒，疏散风邪，调和气血。取穴：委中、耳背青筋、背部痣点。刺法：以锋针缓刺放血；背部痣点挑刺放血，辅以拔火罐，每次 3～4 处。

共治疗 4 次，症状消失，停针观察，经随访一直未复发。

病例四　李某某，男，18 岁。

主诉：多发性结节 2 年余。现病史：患者 2 年来，后背、上下肢、臀部多处出现结节，此起彼伏，时好时坏，痒痛兼作，破后则流脓血，曾经中西医多家医院诊治，服用中西药，服药其间尚可，停药即发，故欲针刺根治。

望诊：舌苔白。切诊：脉弦。

取穴：曲池、血海、合谷、背部痣点。刺法：以毫针刺入穴位，泻法。

患者每周针治 2 次，5 诊时背部又出现一结节，痛痒感，上方加针刺风池穴。7 诊时，结节消失。10 诊时上下肢又生结节 2 枚，影响骑自行车，取背部肝俞、肺俞穴附近阳性反应点挑刺放血，辅以拔罐，此法应用 4 次，结节消失。其后以曲池、血海、合谷穴针之，后背阳性反应点挑刺放血加拔罐，交替进行，共治疗 20 次，患者未再出现结节，临床痊愈。经随访一直未复发。

【按语】

毛囊炎是化脓性炎症的一组病证。属中医"疖肿"范畴。如生于颈后发际边沿处，也叫"发际疮"。贺老认为，本病多与湿热内蕴，外受风火，气血壅滞有关。如情志不畅，皮肤不洁者更易患病，其治疗之法，当以疏泄邪气，条达气机，行血通滞为主。

（三十四）痤疮

【病案】

病例一 王某某，男，22 岁。

主诉：面部、背部痤疮 5 年余。现病史：患者 5 年以来面部、背部长脓疱，有痒感，搔抓破溃后有粉状物和脓血流出。曾服汤药略有好转，未能治愈。近日痤疮有增多趋势，故求针刺治疗。纳可，眠安，大便偏干，小便调。

望诊：舌淡，边尖红，苔白腻。面部散在脓疱，颧部集中，凹凸不平。切诊：脉弦滑。

辨证：脾胃湿热，营卫失调。治则：清热利湿，调和营卫。取穴：耳尖、背部痣点、肺俞、脾俞、胃俞。刺法：耳尖放血，三棱针挑刺背部痣点，出血后拔罐，背俞穴拔罐。

每周治疗 2 次。治疗 2 周后，面部已无新生脓疱。治疗 2 月后，痤疮消失，面部平整光滑。

病例二 柳某某，男，16 岁，学生。

主诉：面、胸部生痤疮 2 年。现病史：面、胸部生痤疮 2 年，曾用抗生素及多种外用药无效。面部有密集痤疮，顶部有脓头，胸部有散在丘疹。

取穴：耳尖、背部痣点。

放血疗法治疗 16 诊后痊愈。

病例三 张某某，男，24 岁。

主诉：面部、胸、背部痤疮 6 年余。现病史：患者发病初期仅以面部起粉刺，喜用手挤，后粉刺渐多，胸、背部亦常有粉刺，略有痒感，曾去医院就诊，服中药汤剂多日，但始终未能治愈。近半年来面部粉刺较多，常形成脓疱，破溃后有脓血和粉状物流出。纳可，大便略干，小便正常。

望诊：舌尖红苔白腻。患者外观身体健壮，面部凹凸不平，以两颧部明显。切诊：脉弦滑有力。

辨证：脾胃湿热，营卫不和，风邪袭表，经络壅滞不畅乃发为此病。治则：调和营卫，清利湿热，疏风解毒，通经活络。取穴：背部痣点、耳尖穴。刺法：以锋针挑刺背部痣点，出血后拔火罐；以锋针速刺耳尖穴出血。

患者每周治疗 1~2 次。治疗 7 次后面部已不起新粉刺，治疗 13 次后粉刺已全部消失。治疗期间，嘱患者忌食鱼腥辛辣之品。

病例四 谢某某，女，19 岁。

主诉：面部痤疮 4 年，背部痤疮 1 月。现病史：自 15 岁起在面部出现痤疮，发痒，月经前症状加重，进食肥甘厚味后加重。近 1 月背部也出现痤疮，稍痒。

望诊：面部及背部有红斑丘疹，舌苔白。切诊：脉滑。

辨证：青春发育，情志不畅，气血瘀滞。治则：通经络，调气血。取穴：背部痣点。刺法：用锋针速刺放血，辅以拔火罐。

共治疗 10 次，面部痤疮消失。月经来潮时亦未见反复。

【按语】

痤疮是一种好发于青年男女的皮肤病，中医称"肺风粉刺"，俗称"粉刺"或"青春美丽疙瘩"，严重者可影响美容而造成痛苦。

贺老认为，本病的发生与肺、脾、胃、肝脏腑功能失调，营卫不和有关。正常情况下，肝脏疏泄条达，脾胃运化水谷，上输精微于肺，肺输精于皮毛，则卫气和，分肉解利，皮肤调柔，腠理致密，才能维持正常的腠理开阖及防御外邪的作用，皮肤才能保持洁净、润泽、光滑。反之，上述脏腑中，任何环节的失调皆可导致发病，如肝失疏泄或脾胃湿热或肺气失宣均可造成营卫之气失和，腠理疏松，开阖不利，复受外邪侵袭，面部络脉郁滞不通，发为痤疮。

治疗上应以调和营卫，清热利湿、解毒为主。本病多发于面，其次是胸背。中医理论认为，腹以上为阳，故本病发于阳位，从临床角度看，发病患者中大多体内蕴热，热为阳邪，最宜犯上，又背部在体亦为阳，主要是督脉和膀胱经循行的部位，督脉主一身之阳气，膀胱经主人身之表，且诸脏腑之俞皆布于此，故与营卫之气关系密切。此病乃属阳性病变，治疗上可选背部阳位痣点为主，选穴时以肺俞、肝俞、脾俞、胃俞附近之异常反应点（即痣点）挑刺出血，后辅以拔罐，以清利湿热毒邪，调和营卫。另外耳尖穴和大椎穴亦是常用之穴，放血亦能起到治疗痤疮的作用，常和背部挑刺一起配合使用。

本病患者应经常用温水、硼酸肥皂洗涤患处；禁止用手挤压皮疹，尤其是面部三角区处；少食油腻、辛辣食物及巧克力，多吃新鲜蔬菜、水果。

（三十五）冻疮

【病案】

范某某，男，22 岁。

主诉：每年冬季手背冻伤已数年。现病史：数年来，每冬季双手背部冻伤，双手肿胀、裂口、疼痛，手不能持物及参加劳动，每冬均需戴大棉手套休息。今冬手背冻伤又发，局部肿胀疼痛，遇热痒痛交作，影响睡眠，食欲不振，大便不调，小便正常。

望诊：面黄，舌苔白。切诊：脉沉细。

辨证：中阳不足，四末失于温煦。治则：温中散寒，通调经络，荣养四末。取穴：中脘。刺法：以中粗火针，留针 20 分钟。

患者共用火针治疗 5 次，冻疮痊愈，恢复售货工作。

【按语】

冻疮的发生，从表面上看是患者在冬季防护不当，感受寒冷之邪，以致血脉凝滞，肢体末端失于温煦发病；而究其根本，乃人体内阳气虚弱，寒从内生，临床上尤多见于脾胃阳虚之人。如冬季久卧雪地，耗伤人体阳气，以致阳气衰微，不能抗御外寒，亦可发冻疮，故冻疮发生乃由自然界之外寒侵袭，加之人体内阳虚生寒，两寒合邪引发冻疮。治疗此病在于祛除两寒，通经活络，荣养肢末，患者在冬季要保暖避寒，以火针刺中脘穴，温振中阳，而起到温阳散寒的作用，两寒既去，故可达到祛除病因，治愈冻疮的目的。

（三十六）酒渣鼻

【病案】

覃某某，女，45 岁。

主诉：鼻尖、鼻翼红斑 2 年。现病史：2 年前鼻尖、鼻翼发现红斑，起初可自行消退，时起时消，每因进食辛辣刺激性的食物加重。现红斑持久不退，伴有毛细血管扩张，呈细丝状，分布如树枝。口干，便秘。

望诊：舌红，苔薄黄。切诊：脉弦滑。

辨证：肺胃热盛。治法：清泻肺胃，活血化瘀。取穴：阿是穴。刺法：以锋针在红斑或丘疹周围，围刺法放血。隔日 1 次。

患者经 3 次治疗后，红斑明显消褪。7 次后红斑完全消失。

（三十七）斑秃

【病案】

病例一 马某某，女，29 岁。

主诉：脱发 2 个月。现病史：近 3 个月来，工作紧张，加之筹备婚礼较为劳累，出现失眠，头晕，记忆力减退，2 个月来发现右后枕部有一块 2 分硬币大小的斑秃，且有面积扩大的趋势，经服汤药及外用药效果不显，故来求治。

望诊：舌淡红，苔薄白。切诊：脉沉细。

辨证：气血亏虚，头发失养。治则：调补气血，养血荣发。治疗：予梅花针斑秃处叩刺，致局部红润微出血；医者手持艾条距离头皮 2cm 左右处悬灸，以患者温热舒服而不觉灼痛为度，约 30 分钟。

每周治疗 2~3 次，治疗 3 周后，患者患处出现细小绒毛，坚持治疗 3 个月，脱发全部长出，色黑如常，失眠头晕等症消失，患者精力充沛，心情愉快。

病例二 王某某，女，27 岁。

主诉：毛发稀疏 3 年余。现病史：3 年前即觉头发脱落较多，每次洗头一大团，逐渐头发越来越少，几见头皮，余无异常感觉，纳食、睡眠均好，二便正常。

望诊：头发稀少，苔白腻。切诊：脉沉细。

辨证：先天肾气不足，发失所养之故。治则：补肾益气，健脾养血。取穴：中脘、上廉、足三里。

经针治 3 次后，停止脱发，洗头时仅掉少量头发。共针刺 12 次，已有毛发新生。1 年后随访，发长如初。

病例三 刘某某，女，27 岁。

主诉：脱发已半年余。现病史：半年来头发脱落较多，每遇工作劳累、精神紧张时脱发最甚，每次梳头时均有大量头发掉落，自觉头发较以前干涩，失其光泽，故要求治疗。现纳可，二便调，夜眠一般。

望诊：舌苔白。切诊：脉沉细。查体：头顶部头发较稀疏，毛发较干。

辨证：气血亏虚，头发失养。治则：调补气血，养血荣发。取穴：上巨虚、上廉。刺法：以毫针刺 1 寸深许，留针 30 分钟，用补法。

患者每周治疗 2 次。共治疗 2 个月，毛发脱落明显减少，头发已较前润泽。

病例四 张某某，女，36 岁。

主诉：头部脱发 10 年余。现病史：患者 10 余年来，素日睡眠不好，易做恶梦，精神紧张，每遇心中有事，则反复思考，夜眠更差，常伴有脱发，小者如黄豆大小，大者如 5 分硬币，形状常不规则，曾外用某生发精两瓶，未见效果。近半月来工作紧张，夜眠差，头顶和枕部各有一块脱发处，请求诊治。现纳可，二便调。

望诊：舌体胖大齿痕，苔薄白。切诊：脉细。

辨证：劳伤气血，血不养发。治则：调补气血，养血生发。取穴：上廉、阿是穴（头部脱发处）。刺法：以毫针刺上廉 1 寸深，密刺阿是穴。

患者针治 10 次长出细发。

病例五 齐某某，男，1 岁。

主诉：（家长代诉病情）头部脱发 5 个月。现病史：患儿七、八个月时开始发现头部毛发部分成片脱落，继则食欲不振，面黄体瘦，多汗出，经医院检查，诊断为"缺钙"，内服钙片及龙牡壮骨冲剂无效，脱发有加重之势，大便日行 1~2 次，小便正常。望诊：面色萎黄无泽，头发枯黄成斑状脱落数处，不规则。切诊：脉细数。

辨证：饮食失节，损伤脾胃，气血不足，血不养发。治则：调和脾胃，益气养血。取穴：四缝、足三里。刺法：以小锋针速刺四缝，挤出黄白色黏液少许；以毫针刺足三里，不留针。

针 5 次后，脱发明显好转，部分头发已经新生，不仔细辨认，已看不出斑秃，食欲亦明显好转。又针 3 次以巩固疗效。

病例六 赵某某，男，30 岁。

主诉：头部脱发1年。现病史：1年前无明显诱因出现斑秃，经服汤药治疗未效，遂来针灸科就诊。

治疗：头上局部患处以火针治疗，配合毫针取上廉、中脘、风池、百会、上星、下巨虚、囟会。

治疗3次后长出细发。

【按语】

脱发是头皮的一种常见疾病，来针灸科就诊的患者，多为广泛性脱发和斑秃，广泛性脱发患者多表现为头发稀疏，或满头发脱；而斑秃表现为局限性脱发，多呈斑状，因其发病突然，故中医又谓之为"鬼剃头"、"油风"。中医认为，发为血之余，气血充盈，上充养于发，则头发黑亮润泽，如气血亏虚，失其所养，则头发枯稿甚至脱落，故头发的好坏，可以反映人体气血盛衰。贺老认为，任何原因导致的气血亏虚，气血失和，经气阻滞皆可引发此证，如精神抑郁、紧张焦虑，可以扰动气血不和、经脉之气郁滞，确切地讲是荣养毛发的经脉郁滞，故经脉不通，不能上荣于发，以致发脱。治疗以调理气血为原则，重视选用阳明经特异穴位。手足阳明经气相通，多气多血，胃与大肠两腑又共同参与水谷精微的吸收过程。根据临床经验，以上廉、上巨虚为主，配合使用足三里、胃之募穴中脘等。治疗脱发要重视调理脾胃、气血，远端和局部取穴的选用和配合，辨证求因，对因施治。

（三十八）黄褐斑

【病案】

病例一　徐某某，女，32岁。

主诉：面部起黄褐色斑块已多年。现病史：多年前，额部、面颊部起黄褐色斑，两眼下方明显，初起时未注意，也未治疗，近几年来逐渐加重，颜色越来越深，心情十分苦恼，涂药、用化妆品均无效。月经、食欲、二便均正常。

望诊：舌苔薄白。切诊：脉细涩。

辨证：肝郁不舒，气滞血瘀，面部失养。治则：疏肝解郁，调理气血。取穴：耳尖穴、背部痣点（肺俞、肝俞附近）。刺法：以锋针速刺耳尖穴，挑刺背部痣点出血后拔罐。

患者每周治疗1~2次，共治疗10次，面部皮损消失，肤色完全正常。

病例二　王某某，女，35岁。

主诉：双侧面部散在多发黄褐色斑已20余年。现病史：20余年前，月经周期不准，时来时停，经量时多时少，加之当时学习较紧张，未曾治疗，后发现面部有小块色斑，持续几年后消失，结婚生育后面部色斑又起，双侧颊部较多，不规则，双鼻旁互相融合，似蝴蝶样，斑呈黄褐色，有的呈咖啡色。现月经尚可，二便调。

望诊：舌暗瘀点，苔薄白。切诊：脉沉细。

辨证：气血失和，经气阻滞，面部失养。治则：调理气血，通经祛滞。取穴：背部痣点（肺俞、肝俞附近）。刺法：以锋针挑刺痣点出血后拔罐。

患者每周治疗 1 次。共治疗 7 次，面部色斑消失，肤色恢复正常。

【按语】

黄褐斑是西医病名，本病是黑色素分泌过多，沉着于面部皮肤，故属于色素沉着性病变，本病的发生多与内分泌失调有关，临床女性发病较多。

贺老认为，本病发于面部是其表象，实则反映了气血失调的内在病理变化，心主血脉，其华在面，肝藏血，肺主气，外合皮毛。正常情况下，气血充足，上荣于面，则面色润泽。如气血不足，或心肝肺的功能发生障碍，则导致经脉之气郁滞，气血失和，面部失于荣养故发此证。治疗上取肺俞、肝俞附近的痣点（心俞亦包含在内），挑刺出血后拔罐，可调理气血，祛瘀除滞，通达经脉，荣养面部，以达到治疗黄褐斑的目的。

（三十九）鸡眼

【病案】

病例一 肖某，女，41 岁。

主诉：左足长鸡眼半年。现病史：左足底生一鸡眼，日渐增大，行走则疼痛，影响日常生活。纳可，眠安，二便调。

辨证：血凝气滞。治则：行气活血，化瘀散结。取穴：阿是穴。刺法：以粗火针速刺鸡眼中间部分。

治疗 5 次，鸡眼完全脱落。

病例二 张某某，男，32 岁。

主诉：右脚小趾外侧生一鸡眼数年。现病史：患者右脚小趾外侧生一鸡眼已数年，日渐长大，需每月修剪 1 次，否则疼痛难忍，影响走路，纳可，二便调。

望诊：舌苔白，面色黄。切诊：脉沉滑。查体：鸡眼褐色，如黄豆大。

辨证：阳气不足，血凝气滞结聚而成。治则：行气活血，温通经脉，软坚散结。取穴：阿是穴。刺法：以粗火针速刺鸡眼中间部分。

患者共治疗 4 次，鸡眼脱落。

病例三 刘某某，男，45 岁。

主诉：右足跖前部生一鸡眼数年。现病史：数年前右足跖前部长一鸡眼，曾多次修剪治疗，均不能痊愈，近来鸡眼处又疼痛难忍，行走困难。

望诊：舌苔白。切诊：脉沉细。查体：鸡眼如红豆大，黄白色，凸出皮肤，按压时疼痛。

辨证：经脉不通，血凝气滞结聚而成。治则：温通经脉，软坚散结。取穴：阿是穴。刺法：以粗火针速刺鸡眼中间部分。

共治疗 3 次，鸡眼脱落，患者行走无疼痛。

【按语】

本病的发生是由于足部经脉受压，气血不能畅通所致。然世上之人皆以足持重，为何仅少数人患病，究其原因，大致是因为个体差异，比如患者足底骨突有异常，持重较大，二是患者穿鞋不适，与足底长期摩擦压迫，以致局部经脉不畅，气血凝滞，肌肤失于濡养发为此病。治疗上以温通法行气活血，改善局部气血运行，且温通法可软坚散结，以其火热之力使鸡眼脱落，临床用此法，快而简，效而速，可谓是一种治鸡眼良法。

（四十）疣

【病案】

钱某某，男，68 岁。

主诉：皮肤浅表多发小赘生物数年。现病史：数年前上肢及胸背部出现赘生物，呈扁平丘疹，散在分布，表面光滑，边界清晰，大小不等，针尖、米粒至黄豆大小，褐色，偶有瘙痒感。未经系统治疗。平素纳差，眠可。

望诊：舌暗，苔白。

辨证：脾虚湿盛，气血失和。治法：健脾利湿，活血通络。取穴：阿是穴、隐白、大敦、少商、太白、足三里。刺法：患处以火针围刺，余穴以毫针刺之，留针 30 分钟。

面积较小的皮损 1 次即消失。连续治疗 20 次后全部消失，纳食亦改善。

【按语】

本病在治疗期间可能会出现疣疹加重增多现象，皮疹亦可呈急性发作，如色泽转红，隆起明显，痛痒增剧等，为气血旺盛，经气流畅之象，不需要更改治法，继续治疗，则丘疹趋于消退。若因惧怕而停治则可导致前功尽弃。治疗期间应忌食辛辣、海味之品。

三、骨伤科

（一）脑震荡后遗症

【病案】

病例一 张某，女，6 岁。

主诉：（家长代诉病情）2 个月前因车祸撞伤头部，扶起后呕吐数日，颅脑无外伤，惟感双眼胀痛。低头时尤甚，诊断为脑震荡。2 个月来其症不见好转。

一般情况尚好，纳食欠佳，二便调。

望诊：舌苔薄白。

切诊：脉沉细数。

辨证：脉络受损，髓海不安，气血瘀滞。治则：通经活络，行气活血，安髓定志。取穴：听宫、臂臑。刺法：以毫针刺法，行捻转补泻之补法。每次留针30分钟，隔日治疗1次。

2诊时患儿家长代诉，症状明显减轻，低头时两眼已不胀痛。针法穴不变，3诊时诉其症完全消失，无不适感，饮食增加。再针2次巩固治疗，临床痊愈。

病例二 郭某某，男，44岁。

主诉：头部外伤后头痛半年。现病史：半年前因登高取物，不慎从高处跌下，当时神志清醒，只感头部剧烈疼痛，无呕吐。即去医院诊为"脑震荡"。半年来经常头痛、头晕，失眠，记忆力明显减退。经西医及针灸治疗症状好转，能恢复正常工作。4个月前无任何原因，突感两耳后乳突附近剧烈疼痛，以前诸症亦复加剧，经治疗剧烈性头痛减轻，仍持续疼痛，头晕明显，入寐困难，胃脘不适，大便溏，日2~3次，尿正常。

望诊：舌苔白。切诊：脉弦。

辨证：脑络受损，气血不畅，阳气不充。治则：通调气血，温通阳气，疏通脑络。取穴：百会、上星、条口。刺法：以毫针刺法先补后泻，每次留针30分钟，隔日治疗1次。

本证甚为顽固，用上穴及刺法治疗3个月，症状有所改善，但不理想，患者同意用火针治疗，以加强温通经气的作用。减条口，百会、上星改用火针，并以"以痛为腧"取局部阿是穴。火针点刺，数日治疗1次。经火针治疗后，患者其痛大减，要求继续用火针。2诊后，其痛范围明显缩小。3诊后，头痛、头晕继续好转，精神好。又以前法治疗3次，诸症皆消。仅在工作疲劳时两太阳穴处有轻度不适，临床基本痊愈。

病例三 李某某，女，20岁。

主诉：头痛数日。现病史：数日前因劳动不慎，摔伤头部，当时昏迷数小时之后清醒，留有头痛，头晕，睁眼欲倒，旋转感，恶心欲吐等。经治诸症好转，余头痛未止，发作不休，呈刺痛样，不能触摸，一般情况好。

望诊：面赤无华，舌质偏暗，舌苔白。切诊：脉弦涩。

辨证：瘀血停滞经脉，经络气血不畅。治则：消瘀化滞，通经活络，调和气血。取穴：局部阿是穴。刺法：强通锋针放血，令血自然出尽，隔日治疗1次。

初诊经局部点刺放血后疼痛即减，依法不变。数诊后痛虽减轻，但未全除，考虑为瘀血日久，非温化而不通，改用温通火针点刺局部，温通经络，通达气血。又经数诊后症状消失。

【按语】

脑震荡是现代医学概念，指头颅受外部暴力、撞击、跌碰后产生的神经病变症候群。若经久不愈，症候群反复发作，则为后遗症。在祖国医学多列入头痛、头晕、失眠范围。

贺普仁教授认为，本病虽以头痛为主，但不能与常见头痛相提并论。关键在于其病因病机不同。普通头痛多以风、热、痰、虚为病因，多与内脏有关。而脑震荡则以外伤为因，其部位直接与脑、髓相关。病机以气血不行，髓海不安，经络不畅为主。由于认识上的不同，治疗上也有不同。普通头痛重点在于脏腑辨证、气血辨证以认清寒热虚实。而脑震荡则强调气血瘀滞，髓海失养，经络不通为主要病机。治疗上强调以"通"为顺，兼顾阳气。头为诸阳之会，阳气通达，气血调顺则髓海安和。因此，治疗本病，经络与腧穴的作用就显著高于脏腑气血的作用。

（二）颈椎病

【病案】

病例一 胡某，女，29岁。

主诉：颈部及腰部疼痛近2年。现病史：因长期坐位工作，出现后颈项部及腰部疼痛，无规律性，曾行按摩治疗，效果不佳。现伴有两侧肩胛、臀部、四肢关节疼痛呈游走性，曾查抗链球菌溶血素"O"测定等均未发现异常。舌红苔白、脉细滑。既往月经不调。颈、腰椎X线片示：颈椎、腰椎曲度变直。

辨证：风寒阻络、经脉不通。取穴：①督脉穴、环跳、委中、昆仑、脾俞、胃俞、中脘、足三里、犊鼻；②曲池、外关、合谷、中脘、足三里、犊鼻。刺法：①火针；②毫针。

连续治疗2个月后症状明显改善。

病例二 杨某某，女，65岁。

主诉：头晕3月余。现病史：患者从2月20日开始无明显诱因出现头晕，曾在中日医院诊治，查血脂高，椎动脉供血不足，但疗效不显。颈椎X线摄片示：颈椎病（$C_5 \sim C_7$）。

取穴：大椎、大杼、养老、悬钟、后溪、支沟、膈俞、阿是穴。刺法：阿是穴火针治疗，余穴毫针刺之，留针30分钟。

经3次后头晕改善，经15次治疗后已无明显不适。

病例三 李某某，男，49岁。

主诉：颈部不适及右上肢麻木近半年。现病史：患者颈部不适及右上肢麻木近半年，未予诊治。3日前与朋友玩麻将一夜，颈部疼痛加剧，右上肢放射性疼痛，右拇、示、中指麻木加剧，3天来因疼痛加剧而夜晚不能入睡。颈部僵直，活动不利，肩胛上下窝及肩头有压痛，舌质紫暗瘀点，脉涩弦。既往无其它慢性病史。查体：C_3、C_4棘突旁压痛明显，颈加压试验（＋），肩胛上下窝及肩头有压痛。颈椎 X 线片提示：颈椎生理曲度变直，$C_3 \sim C_4$、$C_4 \sim C_5$椎间隙变窄，椎体边缘明显增生，椎间孔变小。

辨证：气滞血瘀、肾髓亏虚；病理分型为神经根型。治则：行气活血，补肾通督。取穴：颈部夹脊穴、大椎、大杼、养老、悬钟、后溪、阿是穴。刺法：同上例。

经治疗 1 个疗程症状明显好转，治疗 2 个疗程症状基本消失，嘱其低枕睡眠，颈部适当活动，随访 3 个月，症状未再复发。

【按语】

本病的发生多因外伤劳损、感受寒湿、肝肾亏损、气血不足或闪挫扭伤等致气血失和，运行不畅，经脉阻滞，气滞血瘀，经脉筋骨失养，瘀血不通，不通则痛，筋肌失养而不能约束骨骼和稳定关节以致产生"骨错缝，筋出槽"。

大椎乃颈项之门户，为督脉与手足三阳经交会穴，督脉为"阳脉之海"，总领诸阳经，气血经络由此而过，针刺大椎穴可振奋督脉之阳气，使气旺血行，从而改善颈项部的血液循环，缓解局部神经血管压迫；大杼为八会穴之骨会穴，对缓解颈神经压迫，改善颈椎局部水肿，解除神经根刺激具有良好效果；养老，属手太阳经郄穴，《针灸甲乙经》卷十："肩痛欲折，臑如拔，手不能自上下，养老主之"，《针灸大成》卷六："主肩臂酸疼，肩欲折，臂如拔，手不能自上下"，说明养老有活血通络的作用；悬钟为八会穴之髓会，有补髓壮骨，通经活络的作用；后溪，属手太阳小肠经，是八脉交会穴之一，与奇经八脉相交会的关系是与督脉相通，据有关资料报道，后溪穴通督脉的循行路线是：起于后溪穴，沿小肠经上行于腕部，从尺骨小头直上，沿尺骨下缘出于肘内侧（在肱骨内上髁和尺骨鹰嘴之间），向上沿上臂外后侧，出肩关节部，绕肩胛，交肩上，在大椎穴与督脉相交，然后督脉夹脊穴下行……因此针后溪穴治颈椎病是"经脉所过，主治所及"理论的具体应用；颈夹脊穴在局部解剖上每穴都有从相应的椎骨下方发出的脊神经后支及其相应的动脉、静脉丛分布，针刺颈夹脊穴通过神经和交感神经的体液调节作用，促进机体功能的改善，使交感神经释放缓激肽、5－羟色胺、乙酰胆碱等化学介质，从而疏导经气，缓解疼痛。

毫针通过刺激穴位并用手法进行微调，来恢复机体的自稳调节机制，同时也调节局部体液代谢，在改善颈椎病动力平衡的基础上纠正其静力平衡，从而起到调节阴阳，动静平衡的效果；关于火针治疗其机制，据有关研究资料表明：火针烧红时，针身温度可达八百多摄氏度，且以极快的速度刺至粘连、瘢痕组织之中，针体周围微小范围内病变瘢痕组织被灼至炭化，粘连板滞的组织得到疏通松解，局部血循环状态随之改善，通过治疗、休整的交替，机体对灼伤组织充分吸收，纤维组织增生所形成的粘连瘢痕组织得到质的改变。所以，火针疗法对于颈椎病有埋想而巩固的疗效；拔罐可以祛风解表，疏通经络，行气活血，改善颈部血液循环，放松颈部紧张肌群而缓解痉挛。

（三）落枕

【病案】

王某某，女，56岁。

主诉：右颈肩部疼痛1日。现病史：早晨起床后，颈项部强直，不能左右转侧，右颈肩部酸楚、疼痛，向右上臂扩散。

查体：右颈肩部肌肉痉挛，有压痛，无红肿。

辨证：气滞血瘀，筋脉拘急。治法：舒筋活血，散风通络。取穴：压痛点、风池（患侧）、肩井（患侧）、听宫、绝骨。刺法：压痛点，常规消毒后刺络拔罐，留罐15分钟。余穴用毫针刺，留针30分钟。

1次即愈。

【按语】

针灸治疗落枕有很好的疗效，对急性期一般1～3次即可治愈，慢性病人的治疗次数略多几次，也可取得较好效果。患者睡眠时体位姿势及枕头高低要适当，并注意保暖，避免风寒，防止复发。

（四）肩周炎

【病案】

张某，男，49岁，干部。2002年9月20日就诊。

主诉：右肩关节疼痛5个月。现病史：患者近5个月来出现右肩关节疼痛。每遇阴雨天及夜间疼痛加重，穿脱衣、梳头等困难。检查发现肩关节活动范围减小，前举、外展、后伸均受限，肩关节周围压痛明显。红细胞沉降率、抗链球菌溶血素"O"测定、X线片均正常。纳可，二便调。舌苔白略腻，脉弦细。曾经在某医院针灸及理疗，效果不显。

辨证：寒湿凝滞，筋脉痹阻。治则：祛湿散寒，通络止痛。治法：三通法并用。

经治疗3次后症情明显好转，10次后症状消失，运动功能恢复正常。随访1年未复发。

【按语】

听宫为手太阳小肠经穴，主通行十二经，并有祛风散寒之功；条口穴为足阳明胃经之穴，足阳明多气多血，针刺条口穴能鼓舞脾胃中焦之气，令其透达四肢，濡筋骨，利关节，通经脉，驱除留着之风寒湿邪，促使凝泣之经脉畅通；膏肓可扶助正气治"诸虚百损"，又可疏通局部气血，祛除外邪，有攻补兼施之效，对顽固型患者有较好效果；灸关元旨在培补元阳之气。火针可以温其经脉，鼓舞人身的阳热之气，促进局部血液循环，疏通松解粘连组织；拔罐可以驱除外感之邪，疏通经络，活血祛瘀。三通法综合治疗，能扶正祛邪，通经活络，温经散寒，使症状迅速缓解。用以上方法治疗 80 例肩周炎患者，运用贺氏针灸三通法治疗 1～4 周，其中治愈者 75 例，占 95%；显效者 5 例，占 5%；无效者 0 例，总有效率为 100%。

在治疗期间，可采取必要的肩关节功能锻炼，如让病人病侧肩臂主动做前、后、左、右的摆动，切记应以主动功能锻炼为主。随着疼痛减轻，才可以逐渐加大活动幅度，这样对治疗有较好的辅助作用。有因被动锻炼致病情加重者，加用缪刺法治疗。

本病应加强功能锻炼。功能锻炼以自主性操练为主。现将几种简易操作方法介绍如下。①患者背靠墙而立，屈肘 90°握拳，拳心向上，上臂逐渐外展，尽可能使手接近或碰到墙壁。②患侧手指通过头后摸耳朵。③面墙而立，用两手手指做爬墙动作，在每次爬行的最高点做记号，可以知道各次操练的成绩就能加强操练信心。④患侧翻手从背后摸取对侧的肩胛骨。⑤患侧肢体顺时针方向划圈数次，再做逆时针方向划圈数次。

每次操练 5～10 分钟，每天操练 2～3 次。操练时有些疼痛，但必须坚持。

（五）关节痛（痹症）

【病案】

病例一 邵某某，女，23 岁。

主诉：左臂关节痛，肌肉及手指时有麻感已 2 月余。现病史：两个月前因感受寒凉引起手臂麻木、疼痛。曾在某医院查红细胞沉降率为 30mm/h，诊为"风湿性关节炎"。服用多种药物未效。且病情有加重趋势，左肩、肘关节疼痛，夜间尤甚，不能入眠，手指麻木亦有加重。纳可，二便调，月经正常。

望诊：面色黄，关节无红肿，活动自如，舌苔薄白。切诊：脉沉细。

辨证：素体阳气不足，卫外不固，外感风寒湿邪，阻滞经脉，不通则痛。治则：扶正祛邪，通经活络，调达气血。取穴：中脘、肩髃、曲池、合谷、外关。刺法：中脘施用灸法，余穴用毫针刺法。施用平补平泻手法，每次留针 20 分钟，隔日治疗 1 次。

1 诊后患者诉疼痛减轻。5 诊后手指麻木显著减轻。原方原穴不变，共治疗 8 次，诸症消失，临床告愈。

病例二 董某某，男，30 岁。

主诉：左膝关节痛 1 月余。现病史：1 个月前原因不明发生左膝酸痛，渐渐加重，疼痛不止，昼轻夜重，伸屈不利，行路尚可，其痛与气候变化无关。局部无红肿热凉，一般情况好。

望诊：舌苔薄白。切诊：脉弦。

辨证：外邪侵入关节，气血闭阻不畅，经络不通。治则：通经活络，疏调气血，祛除外邪。取穴：鹤顶、犊鼻、膝阳关、阳陵泉、阴陵泉。刺法：均用毫针刺法，施用泻法，每次治疗留针20分钟，隔日治疗1次。

1诊出针后患者疼痛明显减轻，2诊时诉疼痛完全消失，告愈。

病例三 沈某某，女，39岁。

主诉：双膝冷痛半年。现病史：半年前小产后数日出现双膝关节疼痛，怕凉，遇冷疼痛加剧。同时感周身畏冷怕风，四肢发凉。纳可，便调，寐安。

望诊：面白，舌质淡，舌苔白。切诊：手凉，脉沉细。

辨证：素体阳气不足，气血失和，复感外邪，经络不畅。治则：鼓舞阳气，疏散外邪，通经活络，调补气血。取穴：风府、犊鼻。刺法：风府用毫针刺法，施以补法；犊鼻施用火针温通，隔日治疗1次。

1诊后患者诉双膝疼痛明显减轻。2诊时诉双膝疼痛基本消失，周身发凉、四肢欠温明显好转。共诊治5次，诸症皆消，临床告愈。

【按语】

多种原因均可引起关节痛，为针灸临床常见病证。治疗各种关节痛首先要认清气血之关系，气为血帅，血为气母，此为气血生理联系，而气行则血行，气滞则血滞则为病机变化。

由此而产生"通则不痛""以通为顺"的治疗大法。

大凡痹证，或正虚或邪实皆由外邪入侵，经脉气血不通而致，其中"风为百病之长"、"寒为痛因之先"，说明了风寒之邪在痹证的地位。由于上述之认识，产生了疏风行血、散寒通络的治疗法则。

病例一女性患者23岁，素体较虚，因寒凉引起关节痛、麻木，为典型外邪侵入，气血泣而不行之痹证。选用中脘鼓舞正气，气血旺盛以利祛邪。肩髃、曲池、合谷、外关以行气活血，通经活络。中气充盛，气血得畅，通则痛止。

病例二男性患者30岁，左膝疼痛月余，观其脉症，为邪闭经络，气血不畅之症，故以祛邪通络为法。选用局部及邻近少阳、太阴腧穴，以求气血相和，经通络活，施用泻法而取效。

病例三女性患者39岁，因小产后外感风寒而致关节疼痛。由于产后气血双虚，阳气不得以附，故产生周身怕凉畏风、肢节疼痛，实为本虚标实之例，选用风府施用补法以祛风散寒止痛，选用火针温通以使阳气通达，外邪可除。

（六）扭伤

【病案】

病例一 张某某，男，58岁。

主诉：右手拇指掰伤，痛剧，不能活动，苦楚不堪，影响饮食和睡眠。

望诊：面黄，舌苔白。切诊：脉缓。

辨证：筋脉受损，气血瘀滞。治则：通经活络，调气和血，止痛。取穴：阿是穴（病灶对侧相应处）。刺法：以中粗火针速刺对侧相应处。

针治1次，疼痛消失，痊愈。

病例二　朱某某，男，34岁。

主诉：左脚外踝下方疼痛2天。现病史：2天前左脚不慎扭伤，外踝下疼痛，但局部无红肿，行走时疼痛加重，走路困难，纳可，二便调。既往有阳痿病史，至今未愈。

望诊：舌边齿痕，苔薄白。切诊：脉沉。查体：左脚外踝下方压痛明显。

辨证：筋脉扭伤，经络不通，气血瘀滞。治则：调气和血，通经止痛。取穴：阿是穴（病灶对侧相应处）。刺法：以毫针刺阿是穴，留针30分钟。

患者针治2次，疼痛消失。

病例三　李某某，女，24岁。

主诉：左脚外踝处扭伤疼痛3小时。现病史：患者上班路上，从自行车上下来时左脚向内扭伤，以致外踝关节处疼痛难忍，局部肿胀，经X线检查无骨折，骨科给予药物治疗。建议回家休息，患者因疼痛难忍，故来针灸科要求治疗。现患者左脚不能落地，被人搀扶，以右脚跳入诊室。

望诊：舌苔白，痛苦面容。切诊：脉弦滑。查体：左外踝关节处肿，压之痛明显，皮肤颜色青紫。

辨证：筋脉受损，气血瘀滞。治则：通经活血，调气止痛。取穴：绝骨、昆仑。刺法：以毫针刺入穴位，行九六泻法，留针30分钟，留针期间行针1次。

起针后，患者即诉疼痛减轻，当晚脚即可落地，次日步行来就诊，又针1次，巩固疗效，2诊后疼痛完全消失，临床痊愈。

病例四　彭某某，男，70岁。

主诉：右踝肿痛数日。现病史：患者数日前因打网球不慎扭伤，右踝肿胀疼痛，活动不利，经止痛药治疗无效。

望诊：舌苔白。

辨证：筋脉受损，气血瘀滞。治则：通经活血，调气止痛。取穴：对侧相应处阿是穴。刺法：缪刺法。

1次后痛止，4次后肿消。1周后可出国访问。

【按语】

扭伤的主要临床表现即患处的红肿疼痛和活动功能障碍，其患病多为意外突发，以致损伤经脉，气滞血瘀，治疗此种病变当以缪刺法为主。《素问·缪刺论篇》指出，"邪客于经，左盛则右病，右盛则左病，亦有移易者。左痛未已，而右脉先病,如此者,必巨刺之,必中其经,非络脉也。故络脉者,其痛与经脉缪处,故命曰缪刺。"由于扭伤部位红肿疼痛较甚,采用缪刺之法取病灶对侧处,可起到疏通经脉,行气活血的目的,故病例一、二均采用此法获效。亦可采用循经邻近或局部取穴,如病例三病案取病灶附近之绝骨、昆仑穴,疏筋活血而止痛,取得满意效果。临床根据病情,医者可灵活选用适宜之治法,获取最佳效果。

(七) 肱骨外上髁炎

【病案】

袁某,男,32 岁。

主诉:左肘部疼痛 1 周。现病史:1 周前因用力提重物而致左手肘部疼痛,旋转、握物无力。

检查:左肱骨外上髁压痛明显,微肿胀。

辨证:气血凝滞,筋脉失养。治则:行气活血,荣筋通络。以火针在痛点点刺 3 针。此法治疗 3 次而愈。

【按语】

本病属筋痹,痛有定处,火针法治疗本病符合《灵枢》确立的经筋病"以痛为腧"、"燔针劫刺"的治疗原则。在其痛处取穴,垂直刺入,深达腱膜,通透深层筋脉,使局部血运通畅而病除。除应用火针外,其它温灸方法,如采用麦粒直接灸也有很好疗效。病久顽固者,可配合毫针刺法,常用的穴位是冲阳,其为多气多血之足阳明胃经原穴,《铜人腧穴针灸图经》中记载了其可以治疗"肘肿"。

(八) 桡神经麻痹

【病案】

郭某某,女,49 岁。

主诉:右手活动不利 1 月余。现病史:1 月前右前臂手术时,因牵拉过度伤及桡神经,出现了右手瘫痪,手指不能屈伸。食欲尚好,二便正常。

望诊:面黄、苔白。切诊:脉缓。

辨证:不内外因,损伤经脉。治则:通调经气。取穴:天鼎、条口、肩髃、曲池、八邪等。刺法:以 4 寸毫针刺入条口穴,得气后用补祛,天鼎穴以 1 寸毫针刺入 5 分深,针感传至前臂即可,不用补泻手法。肩髃、曲池用补法。

按以上治疗方案,针治 11 次,痊愈。

【按语】

桡神经麻痹以上肢伸肌肌群麻痹为主要表现。病位在经络,属经络筋脉损伤病证。《灵枢·终始》:"手屈而不伸者,其病在筋……在筋守筋"。临床以通达气血,疏通经络为大法。手阳明循行路线与桡神经分布相似,同时手阳明与足阳明脉气相通，可使周身气血汇集于麻痹之处，因此治疗本病以阳明经穴为主。

（九）腰腿痛

【病案】

病例一 魏某某，女，37岁。

主诉：腰痛10天。现病史：10天前劳动时不慎将腰扭伤，当时疼痛不剧烈，尚可活动，未曾治疗。第2天晨起后发现疼痛加剧，起床困难，不能弯腰，用力时其痛加重，并向右下肢窜痛，经X线诊为"腰椎关节骨质增生"。现腰痛重，抬腿困难，局部怕凉，纳可，二便调。

望诊：舌苔白。切诊：脉弦滑。查体：右腰部发僵，压痛点明显。

辨证：劳伤肾府，气血瘀滞，经脉不畅。治则：益肾通脉，活血理气，疏调经络。取穴：环跳、养老、委中。治法：以毫针刺环跳、养老、委中，行平补平泻手法，养老针双侧，环跳、委中均针右侧。

每次留针30分钟，隔日针刺1次。初诊起针后，患者感其腰痛明显减轻，下肢疼痛基本消失，2诊时其痛未见反复。原穴原法不变，共诊3次疼痛消失，活动自如。

病例二 王某某，男，41岁。

主诉：腰痛6年。现病史：6年前原因不明渐发腰痛，其痛时轻时重，呈酸痛状，不能久立、久行、久坐，弯腰困难，局部发凉畏寒，曾诊为腰肌劳损。现下肢软，乏力，精神差，夜寐不安，多梦，二便调。

望诊：面白，舌苔白。切诊：脉沉细。

辨证：肾气不足，腰府失养，气血不和。治则：补肾通脉，调和气血。取穴：肾俞、中空、腰部阿是穴。刺法：以毫针刺肾俞、中空、腰部阿是穴。用捻转补法，每次留针30分钟，隔日治疗1次。

病例三 张某某，女，61岁。

主诉：腰及颈部疼痛2年。现病史：9年前体检时发现肾功能不正常，无自觉不适症状。近2年开始出现腰部微痛，颈部疼痛，后背发沉，晨起睡醒后症状重，活动后减轻，但稍一劳累，症状便加重，曾在北大医院诊为"肾性骨病"，服西药治疗，效不佳。纳可、眠差，二便调。

望诊：舌淡苔腻。切诊：脉沉细。

辨证：衰老体虚，肾精不足。治则：补肾通经。取穴：肾俞、大肠俞、中脘、上髎、次髎、委中。刺法：火针点刺局部阿是穴，毫针刺上述穴位。

病例四 杨某某，女，27岁。

主诉：腰骶疼痛2年。现病史：自2年前左侧骶髂关节处疼痛，近1年腰骶部出现疼痛，有时后背疼痛发胀，曾在协和医院内科查红细胞沉降率、抗链球菌溶血素"O"测定、类风湿因子均正常，抗 SM 阴性、抗 RNP 抗体阴性、抗 SSA 阴性、抗 SSB 阴性，腰骶关节 CT 片示：左侧骶髂关节、髂骨关节"虫蚀样"改变，未确诊。

望诊：舌淡、舌体胖、有齿印。切诊：脉沉细。

取穴：局部阿是穴、绝骨、养老。刺法：火针局部。毫针取绝骨、养老。

【按语】

各种腰腿痛与少阴、太阳、少阳经脉关系密切。足少阴经筋："其病……在外者不能俯，在内者不能仰"；足太阳膀胱："……抵腰中，入循膂，络肾，属膀胱"；少阳"厥逆……机关不利者，腰不可以行"。故治疗腰腿痛多取有关经脉的穴位。肾俞补肾壮腰；委中为太阳之合穴，四总穴之一，善治腰痛；养老郄穴，主治急性疼痛，"养老……疗腰重痛不可转侧，坐起艰难……"；环跳有很强的通经活络作用，腿痛连及腰痛时取之；中空为经外奇穴，属局部取穴。

（十）坐骨神经痛

【病案】

张某某，女，60 岁。

主诉：右腰部及大腿后侧放射性疼痛 3 年，加重半年。现病史：患者 3 年前出现右腰部、大腿后侧放射性疼痛，于某医院就诊，查腰部 X 片示腰椎间盘突出，诊断为坐骨神经痛。经药物及多种理疗效果不显，后建议手术治疗。患者畏惧手术，坚持保守治疗。近半年症状加重，疼痛难忍，甚则因痛彻夜难眠，行走困难，被迫卧床休息，生活不能自理。现疼痛由腰部、臀部或髋部开始，向下放射，从大、小腿直到足背。

望诊：行动不便，由家人搀扶进入诊室，痛苦面容。查体：直腿抬高试验阳性，腘窝点、小腿外侧及外踝后方有压痛，压迫腰部的压痛点疼痛向下放射。

辨证：筋脉痹阻，气血凝滞。治法：活血化瘀，理气通络止痛。取穴：肾俞、中空、大肠俞、委中、养老、环跳。刺法：肾俞、中空、大肠俞火针治疗，余穴以毫针刺之，留针 30 分钟。

患者当日即感疼痛减轻，治疗 3 次后可独立行走，生活基本自理。继以前法连续治疗 10 余次，已无明显疼痛，可自由行动。

【按语】

急性期宜卧床休息，如病情好转时宜结合适当的活动。下肢、腰部均须保温，最好卧板床，平卧时腰部可垫小枕头。

（十一）鹤膝风

【病案】

杨某某，女，15 岁。

主诉：右膝红肿疼痛2年余。现病史：2年前受寒凉后开始发病，右膝红肿，行动不便，日渐肿大，不能站立和行走。纳差，二便正常。

望诊：右膝部肿胀，舌质淡，苔薄白。切诊：脉细弱。查体：红肿处疼痛拒按。

辨证：风寒之邪侵入经络，日久化热，气血壅滞不通。治则：祛风通络，行气活血，荣筋止痛。取穴：鹤顶、犊鼻、阿是穴。刺法：以中粗火针，用速刺法，点刺腧穴及其周围红肿处。隔日火针治疗1次，治疗6次后肿见消，疼痛减轻。停针观察。

半年后复查，肿已消退，仍有疼痛感，但较前明显好转，腿已伸直，已能行走。又以火针治疗5次，痊愈。

【按语】

鹤膝风为难治之证，多经久不愈。由于本病以虚为本，加之外受风寒湿邪之侵袭，使之气血虚弱而经脉愈加不通。不通则痛，局部失于濡养形成痼疾顽疴而红肿疼痛。由于本病虚实并存，气血经脉瘀滞不行为著，故非毫针微通所及，必用火针行温通之法方可取效。

病例患者15岁，已有右膝疼痛史2年余。其症属风寒湿邪袭及经脉，入里化热，以致气血瘀滞不通而成关节肿大疼痛。因患者年少，正值肾气充盛之年华，虽有外邪袭入，但仅伤于经脉而未及肝肾之本，故仅用火针选用局部及邻近腧穴行温通经脉之法。经治疗后局部红肿疼痛消失，临床好转。若患者年龄较大，肝脾肾三脏亏虚症状明显则可酌情加用肾俞、太溪等以鼓舞正气，以利祛邪。实践证明，火针温通法对治疗鹤膝风有较好的疗效，值得推广。

（十二）足跟痛

【病案】

病例一　武某，男，66岁。

主诉：双足跟痛半年，加重1个月。现病史：半年前不明原因发现左足跟疼痛，行走后加重，1个月后右足跟疼痛，行走困难，严重时双足不能着地，近一月疼痛加重。现症见：双足跟隐痛，纳可，眠可，二便调。

望诊：舌淡红，少苔。切诊：脉沉细。

辨证：肾阴不足，经脉不畅，足跟不荣。治则：补肾通络，调和气血。取穴：昆仑、太溪、阿是穴。刺法：火针点刺。

治疗2次后好转，10余次治疗后痊愈。

病例二　田某某，男，46岁。

主诉：双足跟疼痛伴麻木2年余。现病史：2年前原因不明发现左足跟疼痛，行走后加重，未治。约3个月后出现右足跟痛，行走困难，最多走几十米。

伴有麻木症状,严重时双足不能着地。经西医诊查认为是劳累所致,嘱休息。后经服用中药、针灸等方法治疗效果欠佳。刻下:双足跟疼痛,以隐痛为主,局部伴有麻木。全身一般情况好,纳可,寐安,二便调。

望诊:双足跟无红肿,舌苔白。切诊:脉沉细。

辨证:肾阴不足,经脉不畅,足跟不荣。治则:补肾通络,调和气血。取穴:昆仑、太溪、关元、局部阿是穴。刺法:昆仑、太溪、局部阿是穴均用火针行温通法,不留针,隔2日治疗1次。关元穴用灸法,每次灸20分钟。

上法治疗3次后左足跟痛开始好转。治疗5次后双足跟痛明显好转,麻木减轻,右侧足跟好转程度好于左侧。经十余次治疗后,双足跟痛、麻木基本消失,劳动、行路恢复正常。

病例三 李某某,男,53岁。

主诉:双足跟痛1年余,左重右轻。现病史:自1年前渐渐发生双足跟疼痛,行路不便。近数日来疼痛较重,行路更加困难,有时足跟不着地。曾在某医院经X线证实为"两跟骨骨刺",谓之无特殊疗法,建议鞋内垫海绵垫以减轻压力。患者照此办理,无明显效果。刻下:双足跟疼痛,局部轻度肿胀,有压痛。一般情况好。

望诊:舌苔白。切诊:脉弦细。

辨证:肾气不足,气血不荣筋骨。治则:补肾通络,调和气血。取穴:昆仑、太溪、局部阿是穴。刺法:均用火针行温通法,不留针,每周治疗2~3次。

3诊后,局部疼痛减轻。10诊后,双足疼痛明显好转,可自由行走,但行路较远后仍痛。经20余次治疗,患者双足疼痛完全消失,可以进行正常活动,临床痊愈。

【按语】

足跟痛多见于中老年男性患者。现代医学对本病多不能明确诊断。从祖国医学经络学认识,足少阴对本病有根本的影响。如足少阴经脉循行"别入跟中",足少阴之络脉:"……当踝后绕跟,别走太阳……"。肾所生病者:"……足下热而痛"等。

肾主骨,而跟骨又为全身重量之支撑点,肾阴不足、气血不足均可导致跟骨失于濡养而发病。在治疗上应选用少阴为主,佐以太阳。其选用腧穴以补肾通络为主,如太溪、照海等。

如用毫针刺法临床亦可收效,但要取得较好疗效,必用火针以温通,非毫针所及。本病虽多为肾阴亏虚,然火针以温通,非但不能伤阴,而且可通过经脉之疏通达到补益肾阴的目的,为针灸法则"从阳引阴"之法的延伸,提供了火针亦能治疗虚热证的范例。

（十三）跟腱断裂

【病案】

毛某某，男，26岁。

主诉：右踝肿痛1日。现病史：3个月前因踢足球不慎致右跟腱损伤。经某医院运动医学科诊断为"右侧跟腱陈旧性断裂"。食欲、二便均调。.

望诊：右跟腱处突起一坚硬肿物，状如胡桃，足胫肿胀。舌质红、苔白。切诊：脉沉数。

辨证：筋腱脉络受损。治则：舒筋活络，通调气血。取穴：阿是穴。刺法同上，1次后疼痛减轻。隔日1次，共治疗10次而愈。

【按语】

本病多为意外突发，以致损伤经脉，气滞血瘀，治疗此种病变当以缪刺为主。由于损伤部位红肿疼痛较甚，采用缪刺之法取病灶对侧处，可起到疏通经脉，行气活血的目的。

（十四）腱鞘囊肿

【病案】

病例一 吴某，男，29岁。

主诉：右手腕囊肿半个月。现病史：右侧手腕半月前开始出现囊肿，约小花生粒大，表面光滑，推之可动，按之坚硬，重按有压痛，手用力时则疼痛，影响电脑鼠标操作，妨碍正常工作。纳可，眠安，二便调。

望诊：舌淡红，苔薄白。切诊：脉弦。

辨证：气滞血瘀，痰核流注。治则：行气活血，化痰散结。取穴：阿是穴。刺法：以粗火针速刺患处，挤压出囊肿内的胶冻状内容物，从针孔中挤出少量透明胶状黏液，肿物当时消失。

经随访，未复发。

病例二 张某某，男，28岁。

主诉：左外踝下方肿物3个月。现病史：3个月前，发现左侧外踝下方肿物，大小如胡桃，约3cm×3cm，时而作痛，行动不便，纳可，二便正常。

望诊：舌苔薄黄。切诊：脉缓。

辨证：气滞血瘀，痰核流注。治则：行气活血，消痰散结。取穴：阿是穴（肿物处）。刺法：以粗火针点刺肿物3针，用速刺法，从针孔挤出透明液体5ml；2诊时肿物明显缩小，继用前法点刺3针，挤出透明液体1.5ml；3诊时肿物完全消失，行履如常人，两次治愈。

病例三 朱某某，男，26岁。

主诉：左手腕部背侧生一囊肿数月。现病史：左手腕部背侧囊肿现已数月，手用力时疼痛发木，影响劳动，纳可，二便调。

望诊：舌苔薄白。切诊：脉缓。查体：肿物约 3cm×2cm，表面光滑，按之坚韧，推之活动。

辨证：气滞血瘀，痰核流注。治则：行气活血，化痰散结。取穴：阿是穴。刺法：以粗火针点刺肿物 3 针，用快速法，从针孔中挤出透明胶状黏液 3ml，肿物当即消失。

3 个月后随访未复发，1 次即愈。

病例四 王某某，男，30 岁。

主诉：右手腕桡背侧肿物 1 年余。现病史：1 年前右手腕桡背侧肿物较小，以后渐长大呈半圆形，约 2cm×2cm 大小，高出皮肤，质坚硬，重按有压痛，右手腕酸沉无力，纳可，二便调。

望诊：舌苔薄白。切诊：脉滑。

辨证：痰核流注，气滞血瘀。治则：化痰散结，行气活血。取穴：阿是穴。刺法：以粗火针点刺肿物 3 针，用速刺法，挤出透明胶状物。

患者共针治 4 次，肿物消失，临床痊愈。

【按语】

筋鞘囊肿因其多发于筋脉运动较多之处，其外观形似瘤体，刺破后可挤出胶冻状液体，故中医谓之胶瘤。

胶瘤的形成原因，主要是由于筋脉、经筋过度劳损或外伤，以致局部经气不畅，气血失养，痰湿流注于此，日久而成核。故治疗以火针行温通之法，助阳气而行气活血，消痰散结，畅通经脉，濡养筋脉而却病。治疗中以火针点刺肿物后，应当尽量将肿物内液体排出干净，以减少局部吸收，有利于尽快恢复。治疗期间患者应注意减少病灶处关节运动，有利于恢复，勿接触脏水等，以防局部感染。

四、五官科

（一）白内障

【病案】

张某某，女，80 岁。

主诉：视力下降二、三年。现病史：二、三年来双眼视物不清，视力逐渐下降，以致影响家务劳动，经某医院眼科诊断为"早期白内障"，食欲及二便均正常。

望诊：面黄，舌苔白。切诊：脉弦滑。

辨证：肝肾亏虚，目失所养。治则：补肝益肾，明目。取穴：睛明。

上方针治6次，视力停止下降，又针治4次，视力提高，能操持家务劳动。后追访，视力仍正常。

【按语】

白内障是最常见的老年眼病，亦是主要致盲病之一。本病相当于中医学之"圆翳内障"，又名"圆翳"、"银内障"。

中医针刺治疗白内障，越早效果越好，如一旦白色翳障形成，影响视力，针刺治疗仍有控制其发展、延缓晶体浑浊等作用。如翳障影响视力严重，仅存光感者，可行金针拨障术。

本病多见于老年肝肾不足者，气血不能上荣于目，故针刺睛明穴通调眼部经脉，促进气血循行，营养眼窍而获效。

（二）复视

【病案】

病例一 郑某某，男，61岁。

主诉：头晕，复视20余日。现病史：20余日前患者突感头晕，视物双影，遮盖一眼即好转，经某医院神经科诊断为"椎基底动脉供血不足"、"重症肌无力待除外"。既往有高血压，冠心病，近5~6年病情不稳定。20余年前某医院怀疑"垂体病"。吸烟史40余年，有空腹吸烟的习惯，每日1包余。食欲好，二便调。

望诊：面赤，舌红，苔薄白。切诊：脉弦细。查体：血压170/110mmHg。

辨证：肝肾不足，气血不调，不能濡养目系所致。治则：补肝益肾，通经活络，调和气血，濡养目系。取穴：太冲、水泉、合谷、臂臑、风池。刺法：以毫针刺之，用补法，留针30分钟。

患者隔日针治1次。初诊后症状减轻，自叙双影减少，时有时无；2诊时加风池穴，针后头晕消失，复视偶然出现，症状明显减轻；6诊后，复视消失，临床痊愈。经追访，数年来病情一直未复发。

病例二 李某某，女，46岁。

主诉：视物时重影半年。现病史：患者于半年前，头部外伤，后双眼视物时有重影，有时头晕，素日纳呆，脘闷，腹胀，大便时干时溏。

望诊：身体瘦弱，面色黄，舌暗红，苔薄白腻，舌边齿痕。切诊：脉沉细。

辨证：气虚血瘀，湿浊内蕴，经脉阻滞，目窍失养。治则：利湿化浊，行气化瘀，通调经脉，荣养目窍。取穴：肝俞、脾俞、臂臑。刺法：以毫针刺之，先补后泻，留针30分钟。

患者隔日针治1次，经治1月后复视明显减轻，2个月后复视消失。

【按语】

复视是一个症状，可由多种疾病引起。本症可结合原发疾病辨证治疗，如例

1 患者是椎基底动脉供血不足，证属肝肾两虚，气血不调，故治以太冲、水泉补肝益肾，合谷、臂臑调和气血，通调阳明，风池穴居头枕部，有熄风止晕，明目之功，故全方同用，收效颇佳。例 2 中，复视乃由外伤所致，伤后瘀血阻络，加之患者体弱气虚，痰湿之浊邪蕴于体内，故生纳呆，脘闷等症。其证气虚血瘀，湿浊内蕴，治以肝俞活血化瘀，脾俞补气化浊，臂臑调和阳明气血，三穴共用，扶正祛邪，通经气，养目窍而获效。

（三）虹膜睫状体炎

【病案】

王某某，女，37 岁。

主诉：视物不清 3 年。现病史：患者右眼视物不清已 3 年。始发时无明显诱因，自觉视物有阴影，查视力双眼均 5.2，经医院诊断为"虹膜睫状体炎"。半年后右眼视力降为 4.7，口服泼尼松每日 60mg，静脉滴注地塞米松每日 10mg。1 年后，又服用环磷酰胺等药物。现视力 4.3，口服泼尼松每日 50mg，服用中药汤剂 20 余付。患者月经异常，8 个月行经一次，既往习惯性便秘，2~3 日大便一次，纳食差，眠差。

望诊：舌质暗红，苔白。切诊：脉沉细。

辨证：肝肾阴亏，目失所养。治则：补肝益肾，养阴明目。取穴：睛明、光明、太阳、水泉、臂臑、曲池、攒竹。刺法：以毫针刺入穴位，每次选用 4~5 个穴，留针 30 分钟。

患者隔日针治 1 次，3 诊后视物较前清楚，6 诊后查视力 4.6，视力有所恢复。

【按语】

中医将本病分为风热火毒、肝胆火盛、阴亏虚热三种证型。治疗本病以清热解毒、补肝益肾为主法。水泉、光明、臂臑、曲池远端取穴以补益肝肾，调理气血，取睛明、太阳、攒竹局部取穴以调理眼区经气，诸穴配合使用，起到养阴明目、提高视力的作用。

（四）角膜炎

【病案】

王某某，男，27 岁。

主诉：双眼视物模糊，眵多已月余。现病史：患者 1 个月前发现双眼眵多，流泪，羞明，曾去某医院诊断为"双眼角膜炎"，外用消炎药后症状不减，且双眼视物模糊，患者急来就诊。既往患肾炎 2 年，蛋白尿，自觉腰酸痛，素日易患感冒。

望诊：双眼有眵，白睛红，舌暗苔白。切诊：脉弦细。

辨证：肝肾阴亏，虚热上攻于目。治则：补肝益肾，清热明目。取穴：睛明、肝俞、肾俞。刺法：以毫针刺睛明，不留针，以毫针刺肝俞、肾俞，留针30分钟。

患者隔日就诊 1 次，针治 4 次后，双眼眵多，白睛已不红，视物较前清楚，共针治 7 次，眼部症状消失，角膜炎已愈。

【按语】

角膜炎种类较多，但引起本病的原因主要可以概括为病原微生物感染，化学物理因素等。中医将本病分为风热、肝胆火热、阴虚内热等型，但无论何型，皆有热邪壅滞于目窍之血络，以致黑睛混浊、生翳，甚至赤脉伸入等症。贺老的看法是，目窍位于身体之阳位，最恶火热之邪上攻，攻则赤肿疼痛，眵多，视物模糊，故本病治法离不开清热，然热有虚实，病有急慢。实证急证取睛明穴，通调局部经气并清热，取肝俞、肾俞补益肝肾之阴，以收敛上浮之虚热。诸穴同用补肝肾，清热明目而获效。

（五）急性结膜炎

【病案】

病例一 黎某某，女，16 岁。

主诉：双眼痒痛难忍 1 天。现病史：游泳后感觉左眼不适，发痒，约 1 小时后，右眼也感到不适，继而双目畏光，流泪，疼痛难忍。纳可，二便调。

望诊：双球结膜充血。舌红苔黄。切诊：脉数。

辨证：风热毒邪，上攻于目。取穴：耳尖、太阳。三棱针快速点刺，放血各 3~5 滴。

治疗后，痒痛减轻，共治疗 3 次痊愈。

病例二 赵某某，男，54 岁。

主诉：左眼红肿疼痛 2 天。现病史：2 天前左眼开始发痒磨痛，半日后出现白睛红赤，眼胞肿起，磨痛难忍，眵多粘结，流泪怕光，曾点氯霉素眼药水无效，于是来诊。

望诊：舌尖红，苔白。切诊：脉弦细。

辨证：毒热之邪侵袭，血脉壅滞所致。治则：清热解毒，通络明目。取穴：左耳尖、太阳。刺法：以锋针速刺穴位放血。

针后患者当即左眼疼痛减轻，可以上班工作，连续针治 3 天，每日 1 次，左眼痛止，红肿消失，诸症皆愈。

病例三 沙某某，男，20 岁。

主诉：右眼结膜充血 2 年。现病史：患者 2 年来右眼结膜充血，视物模糊，有异物感，发痒，羞明，经某医院诊为"右眼慢性结膜炎"，外用卡那霉素、利福平等药物治疗，未见好转，病情反有日趋加重之势，兼有便秘、溲赤。

望诊：右眼红肿，舌淡体胖，边有齿痕，舌苔白。切诊：脉弦细无力。

辨证：热毒久蕴体内，气滞血瘀，经脉不畅。治则：清热解毒，疏理肝气，祛瘀通络。取穴：以锋针点刺眼睑内侧放血；以锋针挑刺背部痣点出血加拔罐。

患者隔日1次，经3次治疗后，眼疾痊愈，便秘、溲赤好转。

病例四 郭某某，女，75岁。

主诉：两目红赤反复发作已2年余。现病史：患者2年多来双眼经常红赤，近来视力下降，视物模糊，食欲好，二便正常。

望诊：面色黄，舌苔白。切诊：脉细弦。

辨证：肝血不足，虚火上升，复感毒邪，化热发炎。治则：泻热解毒，通络明目。取穴：耳尖、上眼睑内、内迎香。刺法：以锋针速刺穴位出血。

患者隔日1次，针治5次眼红赤消失，视物较前清楚。

【按语】

本病是一种传染性疾病，祖国医学早有记载，如《银海精微》载："天行赤眼者，谓天地流行毒气，能传染于人"。由于本病传染性极强，故一旦发生感染，要注意隔离，单独使用脸盆和毛巾，防止传染。

对本病的治疗《针灸大成》载："目暴赤肿疼痛，攒竹、合谷、迎香。"其他医籍也对此做了记载。

治疗本病应以清热解毒、凉血为主法，本病的发生主要是由于毒热壅滞经络，以致目窍之浮络红赤肿痛难忍，治疗上侧重于放血泄热，解毒，通调血脉，畅通经气，无论急、慢性结膜炎均适用此法。常用穴以耳尖、太阳、内迎香、背部痣点、眼睑内侧等处，临证时一般挑选2~3处即可。

（六）近视（能近怯远症）

【病案】

病例一 刘某某，女，29岁。

主诉：双眼近视已10余年。现病史：患者10年前，发现双眼视力下降，诊断为"近视"，后配以眼镜，平日远视时戴镜，近视时一般不戴，近来自觉视力又下降，经检查左眼视力4.7，右眼视力4.6，恐视力进一步降低，故就诊。

望诊：舌淡红，苔薄白。切诊：脉弦细。

辨证：眼部经气不畅，目失所养。治则：调节眼部经气。取穴：臂臑。刺法：以毫针刺之，留针30分钟。

患者隔日1次，共治疗1个月，视力提高至左眼4.8、右眼4.9。

病例二 王某某，女，14岁。

主诉：双眼视力下降约4个月。现病史：4个月前，学校查视力时发现双眼视力 4.9，因恐视力进一步下降，故就诊。

望诊：舌苔薄白，面色红润。切诊：脉滑。

辨证：眼部经气不畅。治则：调节眼部经气。取穴：臂臑、风池。刺法：以毫针刺之，留针 30 分钟。

患者隔日针治 1 次，经治疗 1 个月，视力提高至 5.1。

【按语】

近视一病，好发于青少年，尤其多发于学生，此因学生终日读书，用眼过度，以致眼肌疲劳，故本病发生与用眼习惯有关，如能合理用眼，读一段时间书后休息一会儿，注意读书姿势、光线等，则可大大减少本病发生，故此病应以预防为主，注意用眼卫生。

贺老治疗此病采用远端取穴法，针刺臂臑穴，以通调阳明经气，行气活血；针刺风池穴枢转少阳经气，此穴位居头枕，刺之针感较强，如针感通达于目，则效更佳。以上两穴，虽均不在眼区，但臂臑穴为手阳明经治目疾之经验效穴，且手足阳明经气相通，足阳明经脉上达于目下；风池为足少阳经穴，其经脉循行于目外眦，其穴位善治目疾，故采用远端取臂臑、风池二穴，亦能收到通经活络、调节眼部经气的作用，临床上收到满意效果。

（七）泪囊炎（眦漏证）

【病案】

赵某某，女，26 岁。

主诉：双目流脓泪 5 年。现病史：七、八年以前，患者从事翻砂工作，工作环境灰尘、铁粉飘扬，时有灰尘入于眼中，双眼常有泪出，2 年后症状加重，眼中有时作痒，眼内角有脓性泪液流出，视力有时模糊，曾去眼科检查，诊为"慢性泪囊炎"、"泪道不畅"，建议手术治疗。现患者双眼流脓泪，视力下降，纳可，二便调。

望诊：患者体瘦小，眼窝发青，眵多，眼睑不红肿。舌苔白，舌边齿痕。切诊：脉细涩。

辨证：患者素体虚弱，风邪及尘土浸入目窍，阻遏泪道，以致邪毒脓液稽留，日久不愈，发为此病。治则：搜风排脓，通调窍络，调和气血。取穴：曲池、合谷、阿是穴。刺法：以毫针刺曲池、合谷，留针 30 分钟；以火针速刺睛明穴附近之病灶处 3 针许。

患者每周针治 3 次。针 3 次后，脓泪已消失，针 8 次后，患者双眼已流泪极少，大致恢复正常。

【按语】

此患者病程日久，双眼内角常有脓液流出，可知此病急性期早已过去，现证属慢性期。从眼窝发青、视力下降等体征看，亦可说明是慢性泪囊炎，此时泪囊内虽有脓液流出，但正气已伤，故治疗上应采用祛邪扶正之法，取曲池、合谷、阿是穴既能搜风排脓，又可通调窍络，调和眼区气血，二者标本兼顾，邪去正安，效果满意。

（八）流泪症

【病案】

张某，女，65岁。

主诉：流冷泪10年。现病史：10年前开始流泪，曾被某医院眼科诊为慢性泪囊炎。纳可，大便调，小便清长。

望诊：舌质淡红，苔薄白。眼睛无红肿及痛痒。切诊：脉细弱。

辨证：阳气不足。取穴：大椎、阿是穴。刺法：火针点刺。不留针。局部刺睛明穴附近2~3针，用细火针，进针勿深。

治疗10次后，已很少流泪，基本恢复正常。

【按语】

《诸病源候论》云："夫五脏六腑皆有津液，通于目者为泪，若脏气不足，则不能收制其液，故目自然泪出"。《审视瑶函》认为冷泪是因"津液耗伤，肝气渐弱，精膏枯涩，幽阴已甚"。大椎可以壮阳通督，阴阳互根互生，五脏水火得济，阴充阳固，配合局部火针点刺，则冷泪可收。

冷泪症可采取上法治疗，如属于热泪症则可选用曲池、合谷等穴清热明目，毫针刺法。

（九）麦粒肿

【病案】

病例一　钱某，女，50岁。

主诉：左眼上睑红肿2天。现病史：2天前晨起发现左眼痒痛，眼睑红肿，有硬结，自服牛黄上清丸无效，且眼睑局部肿胀加重，伴有小便黄，大便干，要求针灸治疗。

望诊：左眼睑局部红肿，局部有一硬结。舌苔黄，舌边尖红。切诊：脉滑。

辨证：脾胃伏火，风热相博。治则：清热泻火，疏风散结。取穴：患侧耳尖，三棱针快速刺入，放血3~5滴。

第2天复诊，麦粒局部红肿稍减，疼痛减轻。取耳背静脉放血。治疗后即愈。

病例二　魏某，男，26岁。

主诉：左眼上眼睑红肿3天。现病史：3天来红肿加重，疼痛亦甚。纳可，二便调。

望诊：左眼上睑已有硬块及脓头凸起。舌淡红，苔薄黄。耳背上部静脉瘀曲明显，色暗。切诊：脉浮数。

辨证：风热上扰。治疗：疏风散热。取穴：耳背上部静脉，三棱针放血5滴。

治疗1次即溃脓而愈，局部未留疤痕。

【按语】

放血疗法治疗麦粒肿有很好的疗效，而且取穴单一，操作简便，经1~3次治疗后，全部有效。治疗本病的取穴方法很多，如文献曾有独取二间、后溪、瞳子髎等治疗麦粒肿的记载。临床大多采用放血的方法。

（十）胬肉攀睛

【病案】

病例一　杨某，男，59岁。

主诉：右眼目内眦有肉状胬起3年。现病史：发现右眼目内眦有肉状胬起，色红赤，横贯白睛，伴眵多，泪多。

望诊：舌红苔黄。切诊：脉弦数。

辨证：风热内蕴，气血瘀滞。治则：祛风散热，活血化瘀。取穴：阿是穴。刺法：以平头火针，点烙红肉处。

治疗4次后，肉状胬起的尖头已退至黑白睛交界处的外面，眵泪大减；治疗8次后，肉状胬起基本消失。

病例二　张某某，男，28岁。

主诉：左眼角内胬肉攀睛5年。现病史：患者左眼角内胬肉生长已达5年，经常红肿，分泌物多，视物模糊，虽常用眼药水滴眼，但无效。食欲、二便正常。

望诊：面黄，舌质红，薄白苔。切诊：脉滑数。

辨证：病程日久，火热上炎，气血瘀滞，经脉不通。治则：烧灼胬肉，行气活血，通调经脉。取穴：阿是穴（胬肉处）。刺法：针刺前先用丁卡因滴眼麻醉，以平头火针烧红后在胬肉上烧灼，借火针灼热之力，烧断胬肉生长之根，以阻断气血通路，使胬肉萎缩。

火针治疗胬肉攀睛要用特制及有针头的平头针，并需要熟练的手技，施术时的压力不轻不重，恰中黏膜内的小血管，严防伤及角膜，造成不良后果。

患者治疗6次，症减大半。休针1周后，再针6次，视力恢复，胬肉减小90%。

病例三　王某某，男，38岁。

主诉：右眼胬肉攀睛半年。现病史：半年前患者自觉右眼有痒感，有时被风吹后，右眼易流泪，后来患者自觉右眼角似有阴影，照镜发现长有胬肉一块，渐由眼角向里扩大，因恐影响视力，故来求诊。

望诊：右眼角处胬肉，呈三角形，由鼻侧向里扩大。舌质淡红，苔薄白。切诊：脉弦滑。

辨证：外感风邪，气血壅滞，经络不畅。治则：烧灼胬肉，行气活血，通调经脉。取穴：阿是穴（胬肉处）。刺法：同病例二。

患者每周针治1次，共治疗3次，胬肉消失，临床痊愈。

【按语】

胬肉攀睛在中医文献中早有记载，《审视瑶函》为明代傅仁宇所撰，是著名的眼科大全。书中说："胬肉之病，肺实肝虚，其胬如肉，或赤或朱，经络瘀滞，气血难舒，嗜燥恣欲，暴者多之，先生上匡，后障神珠，必须峻伐，久治方除。"《医宗金鉴》中说："胬肉攀睛大眦起，初侵风轮久掩瞳，或痒或痛渐积厚，赤烂多年肺热壅。初起紫金膏点效，久宜钩割熨烙攻，内服除风汤蔚桔，细辛连味大黄风。"从古代文献论述可以看出，本病的发生与肺经风热关系最为密切，如患者性情暴躁，咨食辛热之物则更宜感受此病。治疗上，初起外点药物可效，病程久者则胬肉坚韧难消，必须钩割熨烙，然后服除风汤。

本病的发生，多由外风夹带沙粒以及慢性炎症刺激。白睛在五行属金，五脏属肺，肺经风热壅盛以致此证。病久胬肉攀生，药物治之多不效，可用特制平头火针烧红后烙灼胬肉，烧断胬肉生长之根，绝断气血通络，使胬肉失其营养，萎缩后而自退。但此法操作难度较大，需手技熟练，免伤角膜，故操作时要谨慎从事。

胬肉初起生于白睛，日久可及瞳仁，影响视力。胬肉的生长依赖于眼之气血，气血被胬肉消耗，以致目窍失其所养，而生目涩、视力模糊等症，又因气血上壅，荣于胬肉，故可出现目窍之经络阻滞之证。贺老以平头火针烙灼胬肉，使其萎缩而消除，胬肉消则目窍之经络恢复正常，气血上荣于目，而能视也。

（十一）青光眼

【病案】

王某某，男，52岁。

主诉：反复发作头目胀痛2年余。现病史：2年前患者头目胀痛，视力下降，自认为与高血压有关，经服用降压药后无效，后经专科检查，诊断为"青光眼"，局部点眼药，口服西药片后症状缓解，但两年来症状时好时坏，反复发作，近半年来头目胀痛如脱，视力又有下降，现视力4.0，劳累及情志刺激时症状加重，口苦。既往高血压史多年。

望诊：舌质暗红，舌苔白。面色黧黑无光泽，眼眶周围发青，眼球凸。切诊：脉弦有力。

辨证：肝肾阴亏，虚火上炎。治则：补益肝肾，清利虚热，潜阳。取穴：①四神聪、曲池、合谷、太冲；②肝俞、膈俞、太阳、风池。刺法：以毫针刺之，留针30分钟。

患者隔日针治1次，3诊后头目胀痛消失，视力大致如前。1组穴位又针3次，诸不适均消失。患者恐病情再发，视力下降，故要求继续针治维持，改用2组穴位，每周2次，共治疗2个月，症情未复发，检查视力4.3。

【按语】

治疗青光眼，急性发作期多用第1组穴位，四神聪位于头之巅部，可以泻肝火之上逆，曲池穴泻之可清火泻热，通利明目；合谷、太冲相配名为"四关穴"，具有平肝熄风通络，调和气血之功，四穴相配，共治五风内障。当头痛如裂，目痛如脱急剧发作时，可急泄内迎香出血，改善症状可立竿见影，对保护视力具有较强的作用。否则视力丧失，终不可逆。贺老曾治疗数例慢性原发性青光眼，体会到针刺曲池穴对降低眼压有一定的作用。

青光眼急性发作期控制后，为了稳定病情，巩固疗效，预防复发，可针刺第2组穴位，肝俞、膈俞皆为背俞穴，刺之可调理气血，补肝养血，刺太阳、风池可通经活络，利目窍。四穴同用，亦可治疗和防止青光眼发作。

（十二）视神经萎缩

【病案】

病例一 严某，男，7岁。

主诉：双目视力下降近2年。现病史：（家长代述）患儿自幼身体较虚弱，2年前开始无明显诱因出现视物不清。外院眼科诊断为"视神经萎缩"，检查视力不足4.0。治疗后未见明显效果。纳食不佳，夜寐欠安，二便尚调。

望诊：舌淡，苔薄白。切诊：脉沉细略数。

辨证：肝肾不足，气血两亏，目失所养。治则：补益肝肾，荣养气血，开窍明目。取穴：百会、睛明、球后、肝俞、肾俞、中脘、光明、臂臑、水泉。刺法：百会平刺0.5~0.8寸，睛明沿眼眶缓慢刺入1~1.5寸，球后沿眶上壁刺入1寸左右，肝俞斜刺0.5~0.8寸，肾俞直刺0.5~1寸，光明直刺1~1.5寸，臂臑直刺1.5左右，水泉直刺0.3~0.5寸。背俞穴点刺，不留针。除睛明不施手法外，余穴用补法。

病例二 田某某，男，39岁。

主诉：左眼视物不清2年，肿痛1年。现病史：患者于2年前，无明显诱因，突发左眼视物不清，经某医院检查，诊断为"眼底出血"，继则又被诊为"视神经萎缩"，曾经球后注射药物治疗，症状无明显改善。1年前，左眼出现胀痛，有异物感，视物有黑影，查视力左眼4.9，右眼5.2。

望诊：舌体胖大，苔白腻。切诊：脉弦滑。

辨证：气血不足，气滞血瘀，经脉不畅，目失所养。治则：补益气血，行气祛瘀，通经止痛。取穴：睛明、球后、攒竹、太阳、臂臑、合谷、太冲。刺法：以毫针刺入穴位，除睛明和球后穴外，均用先补后泻法。

患者每周针治2次，治疗8次后，左眼胀痛消失，视物较前清楚，视力检查为5.0。

病例三 贾某某，男，4岁。

主诉：双目失明3年。现病史：（家长代述病情）患儿百日咳合并肺炎，经住院治疗后痊愈出院，但发现患儿双目失明，眼前之物皆不能见，仅对惊吓有闭睑反应。

望诊：患儿精神差，面色萎黄，两目外观正常，但视物不见，舌质淡苔黄。切诊：脉弦数。

辨证：热伤津液，肝肾阴亏，血脉不充，目失濡养所致。治则：补肝益肾，调补阴血，通络明目。取穴：睛明、球后、太溪、光明、肝俞、肾俞。刺法：以毫针刺入穴位，除睛明及球后穴外，均用补法。

患儿隔日针治1次，共治疗8次，眼球转动灵活，视力完全恢复。1个月后追访，视力及精神均佳。

病例四 张某某，男，5岁。

主诉：双眼视力下降4年余。现病史：（家长代诉病情）患儿出生后患"乳儿黄疸"、"新生儿肺炎"，病情治愈后发现双目视力下降，经眼科诊断为"视神经萎缩"，曾经多方求治无效，现视力为4.0。

望诊：面色萎黄，舌苔白。切诊：脉细数。

辨证：热耗阴液，肝肾两亏，气血不足，目失所养。治则：补肝益肾，调补气血，通络明目。取穴：睛明、百会、风池、臂臑、水泉、肝俞。刺法：以毫针刺入穴位，除睛明外，均用补法。

患儿隔日针治1次，共治疗50次，视力明显提高，经复查为4.8。

【按语】

视神经萎缩属于中医"青盲"一病。《审视瑶函》载："夫青盲者，瞳神不大不小，无损无缺，仔细视之，瞳神内并无些小别样气色，俨然与好人一般，只是自看不见，方为此症。"西医认为，此病为视神经的退行性变，眼球并无损害，故外观正常。中西比较，可见视神经萎缩即青盲。

本病大多由于肝肾不足，精血耗损或头颅外伤，肿瘤压迫等引起。眼为清窍，通五脏之神气，故得五脏之养，五脏有病，皆可经望诊从眼神获悉。五脏中肾为先天之本，五行属水，肝藏血，开窍于目，五行属木。正常情况下，肝目得肾水之滋养，肝血充盈，上荣于目，目得血而能视，如肾水不充，肝木失养，则无血养目发为青盲。由此可知肝肾不足是引起本病的主要原因。

由于本病多属虚证或虚中夹实，病程大多较长，故选用较多穴位以治此顽证，这与贺老平日用穴少而精，确实不同，可见用穴无定数，据病情需要，该多则多，该少则少。取睛明、球后局部穴位调理通畅眼部经气，此二穴为皆属治眼病要穴，也是经验效穴，尤其球后穴治此病效果最佳，此穴为经外奇穴，位于眶下缘外 1/4 与内 3/4 交界处。远端取穴以光明、臂臑、肝俞、肾俞、水泉等穴为主，用以补肝益肾，调补气血。臂臑穴属手阳明大肠经穴，阳明多气多血，又因此穴为贺老临床实践中发现，治疗目疾多获效，故常用之以调补气血而养目。水泉是肾经穴，和光明穴一样也是治疗目疾的常用穴，但二者相比，水泉多用于肾虚目疾，而光明则虚实皆用。除此还常用邻近穴位风池、百会等以治本病。

（十三）视网膜炎

【病案】

彭某某，女，23 岁。

主诉：视力模糊 1 年余。现病史：1 年前来，患者双眼视物模糊，犹如蒙纱，有时头痛剧烈，经某医院眼科诊断为"视网膜炎"，久治无效，纳差，二便正常。

望诊：面黄无华，舌苔白。切诊：脉弦数。

辨证：肝血不足，阴精不能上注于目。治则：养血明目。取穴：睛明、肝俞。刺法：以毫针刺睛明，不用手法，刺入穴位 1 寸深。刺肝俞 0.5 寸，补法。

患者隔日针刺 1 次。共治疗 1 个月，针治 12 次后痊愈，现仍在农村劳动，视力正常。

【按语】

治疗本病多以局部睛明穴，如实热证配以太阳、光明清热明目，风池疏风清热明目；病久阴血亏者，取肝俞补阴血以明目。

（十四）斜视

【病案】

病例一 阎某某，女，11 岁。

主诉：左眼斜视半年余。现病史：半年前患者因外伤后造成颅底骨折，左耳膜破裂，左眼斜视（斜 15°），纳食可，二便调，眠佳。

望诊：面色黄，舌苔薄白。切诊：脉细数。

辨证：外伤后瘀血阻滞经脉，目窍失于荣养。治则：通经活络，调气血明目。取穴：听宫、臂臑。刺法：以毫针刺穴位 8 分深，先补后泻。

治疗 8 次后经同仁医院复查视力好转，左眼内斜小于 5°。又经 1 个月治疗后复查，双眼球位置基本正常，原来复视也消失。经追访，疗效稳定，未见异常。

病例二 赵某某，女，34 岁。

主诉：左眼外伤后斜视已 2 年。现病史：2 年前患者左颞部被摔伤，连及左眼肿胀，伤愈后发现左眼外斜，曾经针灸治疗，但未见效，今经人介绍来诊。患者纳佳，眠可，二便调。

望诊：舌苔白。切诊：脉沉滑。

辨证：外伤后瘀血阻滞经脉，目窍失于荣养。治则：通经活络，行气养血，明目。取穴：臂臑，听宫。刺法：以毫针刺入穴位 1 寸深，先补后泻。

患者隔日针治 1 次，共治疗 2 个月，外斜视基本消失。

病例三　王某某，女，5 岁。

主诉：右眼间歇性斜视 1 年。现病史：患儿于 1 年前，被家人发现在视物时偶有右眼斜视，后去某医院眼科就诊，诊断为"右眼间歇性内斜视"，患儿一般情况好，无不适。

望诊：舌苔薄白。切诊：脉沉细。

辨证：先天发育不足，目窍失于荣养。治则：疏通经气，调节眼肌，荣养目窍。取穴：臂臑。刺法：毫针刺入 5 分深，予补法。

患儿隔日针治 1 次，并告诫其家长注意患儿休息，勿长时间注视单一方向。患儿针治 10 次后，已很少斜视，针治 15 次后，去医院复查，斜视已消失，临床痊愈。

【按语】

斜视是现代医学之病名。由于转动眼球的肌肉部分或全部麻痹造成的斜视，称为麻痹性斜视，病例一和病例二属于此类；由于眼球运动的肌力不平衡造成的斜视，称为共同性斜视，病例三即属此类。共同性斜视多与先天不足，小儿发育不良以及用眼不当有关；麻痹性斜视多因外伤所致，但也有例外者。

治疗本病以通调经气，荣养目窍，调节眼肌为法则，应用远端取穴，常用穴位以手阳明大肠经臂臑穴和手太阳小肠经听宫穴为主。眼为人体之清窍，五脏六腑之精气皆上荣之，十二经脉中，有七条经脉行于眼之周围，其他经脉亦通过交接或经别等关系与目相通，故目之能视乃得十二经经气荣养而成，在诸多经脉穴位中，贺老通过大量临床实践认为，"太阳为目上网，阳明为目下网"，手太阳小肠经之听宫穴位居耳前，与手足少阳经交会，不仅通调太阳经气，又可枢转少阳，通经行气，臂臑为手阳明大肠经穴，手阳明经与足阳明交接，经气相通，阳明经多气多血，循行过于目下，故阳明经为荣养目窍的重要经脉，臂臑穴位居上臂，为临床治疗目疾的经验要穴。在上述 3 例病案中，均取用了臂臑穴，在病例一、二麻痹性斜视中，又加用了听宫穴，以上 3 例均取得满意疗效。

（十五）眼肌痉挛

【病案】

病例一　张某某，男，51 岁。

主诉：左眼睑痉挛6个月余。现病史：6月前上夜班工作时，劳累过度，加之思虑问题较多，自感疲劳，夜班工作两天后，左侧上下眼睑抽搐，至今已6个月余，常有发作，近几天眼睑抽搐频繁发作，极为不舒，故来就诊。既往曾服用中西药，均不效。

望诊：舌苔薄白。切诊：脉弦滑。

辨证：疲劳过度，耗伤气血，虚风内动。治则：调和气血，通经活络，熄风止痉。取穴：角孙、听宫、合谷。刺法：以毫针刺之，留针30分钟。

患者隔日就诊1次。2诊后，自觉眼部轻松；4诊后，抽搐减少；共针治9次，抽搐已基本停止发作。

病例二 王某某，女，28岁。

主诉：双眼睑抽搐并下垂1年。现病史：患者始发于生气后双眼睑下垂、抽搐，渐渐加重，曾于某医院住院治疗1个月，诊断为"双眼睑痉挛"，曾经水针、电针、中药等治疗，均不效。现症：双眼睑不能抬起，右重于左，视物时需用手扶住眼睑，看物时觉胸闷，憋气，眼轮匝肌抽搐，痉挛跳动，晨起症轻，劳累后加重，饮食可，二便调。

望诊：舌苔白，外观双眼睑闭合。切诊：脉滑。查体：血压190/100mmHg。

辨证：情志不畅，暗耗气血，经脉不畅，目失所养，虚风内动。治则：通畅经脉，调气和血，熄风止抽。取穴：角孙、听宫、合谷、太冲。刺法：以毫针刺之，先补后泻，留30分钟。

患者隔日针治1次。眼睑基本可睁开，抽搐次数已明显减少，可以上班工作。

【按语】

眼肌抽搐一症又可谓之眼肌痉挛，本病之发生与气血不能上荣于目有关，然眼者为肝之窍，故目病多与肝有关，其治多从肝论治；肌者为脾所主，眼之肌肉及眼睑均属于脾，今眼肌及眼睑抽搐痉挛与脾肝关系最为密切；脾主气，肝主血，调气和血即为调理肝脾。眼肌痉挛虽多有气血损伤之证，然单纯气血损伤不一定发为抽搐，其证必有经脉不畅，经气阻滞，气滞则肝伤，肝伤易风动，而发为此证，故治以合谷、太冲调和气血而熄风，更兼角孙镇肝，以加强熄风止惊之效，听宫为手太阳经穴，有疏外风熄内风之效，是治疗目疾的又一经验效穴。

（十六）眼睑下垂

【病案】

病例一 王某某，女，39岁。

主诉：右眼上睑下垂半年余。现病史：半年前发现睁眼困难，视物困难，经某医院神经科诊断为"重症肌无力"，经药物治疗后不效。素日纳呆，疲倦。

望诊：舌苔薄白。切诊：脉沉细。查体：左右眼睑不对称，右眼上睑下垂，半掩睛瞳，以致患者视物不利。

辨证：脾胃虚弱，气血失和，筋脉失其濡养所致。治则：补益脾胃，调理气血，通经活络。取穴：阳白、四白、头临泣、鱼腰、足三里、合谷。刺法：头部穴位以毫针刺入后，卧针沿皮刺，合谷刺5分，足三里刺1寸深，用补法，留针30分钟。

针后症状逐渐减轻，按原方针刺治疗30次，临床痊愈。

病例二　王某某，男，50岁。

主诉：外伤后左眼上睑下垂3个月。现病史：3月前因施工时头额部受伤，以致左眼上睑下垂，曾注射维生素类药物。现纳可，二便调。

望诊：舌苔薄白。切诊：脉弦细。

辨证：外伤后气血阻滞，经脉不畅，筋脉失养。治则：调和气血，祛瘀通络。取穴：阳白、鱼腰、头临泣、合谷、四白。刺法：以毫针刺头部穴位，先卧针沿皮向下刺，合谷刺入5分深，先补后泻，留针30分钟。

患者隔日针治1次，治疗5次后，眼睑抬起较前好转，10次后明显好转，共针治16次后，左侧眼睑抬起与右侧大致对称，临床痊愈。

【按语】

眼睑下垂是一个体征，由于睑肌无力提起所致，现代医学之重症肌无力常以眼睑下垂为其临床表现，故临床当注意之。病例一即为重症肌无力，临床表现以眼睑下垂为主症；病例二亦以眼睑下垂为主症，但由外伤所致，治疗上两例患者均以调和气血、通经活络为法则，但前者身体弱于后者，且兼有脾胃虚弱，故在同用阳白、四白、头临泣疏通局部经络，选用合谷穴通调阳明经脉的同时，病例一加用了针刺足三里穴，以健脾和胃，培育后天，以资生化气血之源。在手法上，病例一用补虚之法以扶正气而通经活血，病例二则先补以扶正气而后泻其外伤所致之瘀滞，故两例患者均收到满意效果。

（十七）鼻衄

【病案】

病例一　刘某某，女，42岁。

主诉：鼻出血2次。现病史：患者昨日上午突然感到心中不适，继而鲜红的血液从鼻中衄出，当即用冷水淋头而血止，下午稍活动后鼻血复出，量多不止，感觉头胀头痛，烦闷，大便干燥，小便黄赤，月经正常。

望诊：面色苍黄，舌质稍紫，无苔。切诊：脉弦数。

辨证：体内蕴热，热迫血行。治则：泻热凉血止血。取穴：少商。刺法：以中粗火针，点刺少商穴，用速刺法，挤出少量血液。

共针 3 次而愈。

病例二　张某某，男，6 岁。

主诉：半年来时有鼻血。现病史：患儿 1 年来时有鼻塞，咽部发堵，呼吸不畅，睡眠时张口，后经医院检查发现，双鼻腔内有腺样体增生，近半年来时有鼻中出血不止，纳可，二便调。

望诊：舌苔薄白。切诊：脉沉细。查体：双鼻腔内有赘生物。

辨证：经络不通，气血壅滞，溢出脉外。治则：通经活络，调气和血。刺法：以火针速刺阿是穴，出恶血少量。

患者针后当即觉鼻道通畅，赘生物变小，共针 3 次，赘生物处变平，鼻塞消失，无鼻衄，临床基本痊愈。

【按语】

鼻衄一病名，最早见于《灵枢》，对其病因及治疗都有较详细的记载。如《灵枢·经脉》载："胃足阳明之脉……鼻衄。"《灵枢·热病》载："热病头痛，颞颥，目瘛，脉痛善衄……"又如《灵枢·杂病》载："衄而不止，衃血流，取足太阳；……不已，刺腘中出血。"

贺老治疗本病善用火针，火针有止血作用，尤是病灶局部速刺，既有通经调气之功，又可利用火针之烧灼堵塞出血，此好似中药三七，既有活血行气之功，又有止血之效能。

（十八）鼻塞

【病案】

李某某，女，35 岁。

主诉：鼻塞数年。现病史：数年前因感冒后遗留鼻塞反复发作，时轻时重。平素倦怠乏力，易于感冒，气短，自汗，稍动汗出尤甚。

望诊：面色少华，舌质淡，苔薄白。切诊：脉细弱。

辨证：肺脾气虚，邪滞鼻窍。治法：健脾益气，行滞通窍。取穴：上迎香、通天、肺俞、脾俞、合谷、外关、列缺、足三里。刺法：上迎香点刺出血，通天则用旋转泻法，余穴毫针刺之，留针 30 分钟。

治疗 1 次后症情好转，连续治疗 5 次后，鼻塞得到明显缓解。后因工作繁忙终止治疗。

【按语】

上迎香为经外奇穴，位于鼻翼软骨与鼻甲的交接处，为治鼻病之经验有效穴。通天穴位于头部，上通天气，所以有宣通鼻窍的作用。因此肺司呼吸，鼻是呼吸出入的门户，呼吸之气，所受于天，所以《内经》指出："天气通于肺"，"在脏为肺，在窍为鼻"。又曰："肺气通于鼻，肺和则鼻能知香臭矣。"由此可见，通天穴上应于天气，天气通于肺，肺气通于鼻，又因太阳膀胱经通于鼻窍，太阳主开，故其经穴有宣通鼻窍、开腠祛邪的作用。鼻之疾患多因感受风寒风热所致，故可取通天穴开肺气，通鼻窍，祛外邪，所以通天穴是专治各种鼻病的要穴。

若小儿惧针者可用推拿穴位法，其方法如下：以一指禅和点指法施于风府、大椎、风门、肺俞各2分钟，拿风池、肩井各2分钟，然后以一指禅施法于通天、上星、神庭、印堂、迎香，往返3~4遍，最后拿曲池、合谷各2分钟，用一指禅推法于列缺2分钟，而以搓上肢结束治疗。

（十九）鼻炎、鼻窦炎

【病案】

病例一 外国记者，女，29岁。

主诉：鼻塞流涕5~6日。现病史：患病初起时，发热恶寒，鼻塞流涕，喷嚏阵作，经服药后发热恶寒消失，但仍鼻塞流涕，前额疼痛，纳食差，二便调。

望诊：舌苔略黄。切诊：脉弦细。

辨证：风邪袭肺，稽留未去，鼻窍不利。治则：疏风宣肺，通经调气，利窍。取穴：印堂、迎香、合谷。刺法：以毫针刺之，用泻法，留针30分钟。

患者诊治1次后，即觉鼻窍较前通利；2诊后，诸症消失。

病例二 顾某某，男，27岁。

主诉：鼻塞流涕3个月。现病史：患者3个月前曾患伤风，鼻塞不通，流涕，头痛，汗出，经服用中药后，伤风好转，但鼻塞却有加重，近日来感觉睡眠时憋气，气短，头昏，鼻塞流涕，遇温度变化时加重，故去耳鼻喉科就诊，给予麻黄素滴鼻液，用药后短时间内鼻塞消失，但过后又如同以前。现患者纳差，鼻不闻臭，流浊涕，夜眠不实。

望诊：舌尖红，苔白。切诊：脉滑。

辨证：余邪稽留，壅滞经络，经气不畅，鼻窍失利。治则：疏散余邪，通经调气，利窍。取穴：印堂、迎香、合谷。刺法：以毫针刺之，用泻法，留针30分钟。

2诊后，患者鼻塞减轻，夜眠已不憋气；4诊后流涕已无，鼻能闻香臭；共针刺5次，诸症消失。

病例三 金某某，女，7岁。

主诉：鼻流黄涕2年。现病史：患者素日易患感冒，2年来鼻流黄浊涕，有臭味，西医诊断为"鼻窦炎"。

望诊：面色萎黄，舌苔白。切诊：脉滑数。

辨证：外邪侵袭，留而不去，日久化热，壅滞经络，经气不畅，鼻窍不利。治则：清除余邪，通经活络，调气利窍。取穴：迎香、上星、合谷。刺法：以毫针刺之，泻法，留针 30 分钟。

针治 8 次后，症状明显减轻，黄鼻涕减少。又针两次上星、印堂、合谷，鼻窦炎已愈，停止治疗。

病例四 李某某，男，34 岁。

主诉：鼻塞流涕 5 年，加重 3 年。现病史：5 年前，每于夏秋季节鼻塞不通，时流清涕，不闻香臭，若遇寒冷天气尤甚，近 3 年来症情加重，终年鼻塞不通，流涕不止，经医院专科治疗无效，不得已需经常用"鼻通"药水，每次点药后，鼻孔通畅 1 小时。现患者鼻塞较甚，流涕不止，严重时伴头晕头痛，影响工作，大便秘结，小便短赤。

望诊：鼻流涕不止，频频擦拭，舌红，舌苔微黄。闻诊：鼻音甚重。切诊：脉沉弦略数。

辨证：太阴阳明蕴热，肺失宣降，经气不畅，鼻窍失利。治则：清热宣肺，通气利窍。取穴：上星、印堂、迎香、列缺、合谷、足三里。

2 诊时症状如故，取穴同上加中脘；3 诊时鼻塞好转，右鼻孔已能正常通气，大便每日 1 次；6 诊，双鼻孔基本通畅，每日只点 1 次药，大便通畅，取穴同前；8 诊时双鼻孔呼吸完全通畅，不需要每日点药，一切恢复正常，结束治疗。

【按语】

鼻炎、鼻窦炎属于祖国医学"伤风"、"感冒"、"鼻渊"、"脑漏"的范畴。急性鼻炎多出现于伤风、感冒时，故中医多按外感论治。慢性鼻炎和急慢性鼻窦炎均以鼻塞流涕，腥臭浊秽为主证，故属中医"鼻渊"、"脑漏"范畴。由于以上诸病皆以肺窍不利为表现，故合而并之，一同讨论。

关于本病的记载，《景岳全书》说："鼻为肺窍，又曰天牝，乃宗气之道……若其为病，则窒塞者谓之齆，时流浊涕而或多臭者谓之鼻渊，又曰脑漏。"《甲乙经》说："鼻齆不利，窒洞气塞……迎香主之。"《针灸大成》说："鼻塞，……合谷、迎香。"临床实践证明，迎香、合谷两穴治疗鼻炎、鼻窦炎确有良效。

鼻为肺之窍，体内蕴热，肺失宣降，经气不畅以致鼻窍不利，而出现鼻塞流涕等症。鼻窍位居面部中央，手阳明大肠经"上狭鼻孔。"足阳明胃经"下循鼻外……。"督脉"沿前额下行鼻柱。"由此可见，鼻窍与肺关系密切。在用穴方面，局部和远端穴位配合使用，常用的局部穴位是大肠经的迎香、督脉循行线上的印堂（此穴为经外奇穴，但位居督脉循行线上）。此两穴可通经络，调局部经气，利鼻窍。远端穴位以大肠经合谷清泻阳明，肺经列缺宣降肺气。除此尚可应用上星、足三里、中脘等穴，临证灵活使用多可获效。

另外，值得一提的是，鼻塞不通患者，如兼有大便秘结，当在宣降肺气的同时，针刺足三里、天枢等穴以通腑气，腑气畅通，大便如常，可有助于肺气的宣发与升降，有助于通利鼻窍，本病案中病例四即属此类，可供参考。

（二十）过敏性鼻炎

【病案】

病例一 吴某，男，30岁，工人。

主诉：反复发作鼻塞、流涕1年余，加重1周。现病史：患者1年余前开始，每于感受冷空气或灰尘后，突然出现鼻腔内发痒，继而喷嚏连作、流涕，涕色清，质稀，伴鼻塞、鼻腔干燥，嗅觉暂时减退。患者经常感冒，症状反复发作，曾间断服用鼻炎康、藿胆丸等，未见明显效果，1周前因感冒而再次出现上述症状。纳可，便调，寐安。

检查：鼻黏膜苍白，有较多分泌物。望诊：舌边尖红，苔薄白。切诊：脉弦数。

辨证：卫外不固，外感风寒。治则：宣肺固表，疏散风寒。取穴：大椎、风门、肺俞、百会、上星、印堂、迎香、合谷。配穴：脾虚取脾俞、胃俞。肾虚取肾俞、关元。刺法：大椎、风门、肺俞火针点刺，2~3分深；余穴平补平泻，头面穴刺入0.3~0.5寸，针尖朝向鼻部，以鼻部有酸胀感为宜；合谷直刺0.5~1寸。背俞穴火针点刺，关元用灸法。每日1次，10次为1疗程，疗程间休息2~3天。

治疗2次后，鼻腔干燥消失，嗅觉恢复，未出现鼻塞、喷嚏、流涕等症。共治疗10次后，鼻黏膜红润，临床痊愈。后因其它疾病而就诊，自言已不易感冒，未再发作鼻塞症状。

病例二 郭某，女，23岁。

主诉：发作性鼻痒、流涕5年。现病史：5年来经常出现鼻塞，鼻痒，鼻流清涕，秋冬症状加重，春夏有时也发病。诊断为过敏性鼻炎。目前再次发作。纳可，眠安，便调。

望诊：舌淡红，苔薄白。切诊：脉细弦。

辨证：表虚外感。治则：散邪固表。取穴、刺法同上例。每日1次。

治疗5次后，鼻痒消失，双鼻通气，流涕明显减少。针刺20次后，一切症状消失。1年后随诊未复发。

病例三 张某，男，42岁。

主诉：鼻塞、鼻痒、流涕2年。现病史：2年来，出现鼻流清涕，鼻塞鼻痒，喷嚏，纳差，腰膝酸软。外院诊断为过敏性鼻炎。

望诊：舌质淡，苔薄白。切诊：脉细。

辨证：肺气不足，脾肾阳虚，复感风寒。治则：温阳益气，祛风散寒。取穴：百会、上星、印堂、迎香、合谷、大椎、风门、肺俞、脾俞、肾俞、关元。刺法：关元用灸法，余穴火针点刺。

治疗3个疗程后痊愈，之后，每月灸1次，连灸1年以巩固疗效。随访3年未复发。

【按语】

文献中多以艾灸或温针灸治疗本病，火针的记载很少。与传统的艾灸相比，火针热力不易散失，深入集中而透达，应用火针点刺，可振奋人体阳气，鼓舞卫气，固护肌表，提高人体免疫功能。

处方中的大椎、百会、上星属督脉穴，通调阳气；风门驱风散邪；背俞穴补益脏腑；印堂通利鼻窍；手阳明经行于合谷、止于迎香，合谷善治头面诸疾，迎香为鼻病所必用。

本病患者容易感冒，使症状反复发作而加重，要嘱患者加强体育锻炼，提高自身免疫力，注意生活起居，避受风寒，使"正气存内，邪不可干"。

（二十一）口吃

【病案】

病例一 谭某某，男，5岁。

主诉：口吃2年余。现病史：自2年前上幼儿园时出现口吃，不能说出整句话，现正进行语言训练治疗，经治4月余，未见效果，抱着试试看的心态，来求治于中医针灸，余未诉不适。纳可，眠安，二便调。

辨证：心神稚嫩障碍，舌窍闭塞失灵。治则：开窍通络。取穴：通里、列缺、哑门、局部。刺法：毫针点刺。

治疗1次后即明显好转，家属大为惊喜，继续治2次痊愈。

病例二 陈某某，女，9岁。

主诉：口吃3年余。现病史：自3年前上小学时出现口吃，不能说出整句话，现正进行语言训练治疗，经治8月余，未见效果，在前述病人的介绍下，而来求治，余未诉不适。

辨证：心神稚嫩障碍，舌窍闭塞失灵。治则：开窍通络。取穴：通里、列缺、哑门、局部。刺法：毫针点刺。

治疗1次后即明显好转，继续治疗4次痊愈。

【按语】

西医一般认为本病是心理障碍或中枢神经网络不通畅所致，而中医教材未谈及此病。治疗口吃与治疗语言不利的取穴有大致相通之处，通里为心之络，可祛邪开窍；列缺为肺之络，可祛邪调畅呼吸；哑门为治疗语言障碍之要穴。诸穴合用，共奏开窍通络之功。

（二十二）口唇痛

【病案】

杜某某，男，62岁。

主诉：右下唇疼痛 3 年。现病史：3 年前于拔牙后出现右侧下唇疼痛，一动则痛，妨碍洗脸，影响饮食及讲话，口干舌燥，大便秘结，小便黄，睡眠差。

望诊：舌质红，苔薄黄。切诊：脉弦滑。

辨证：阳明郁热，经络阻滞，发为唇痛。治则：清泻阳明，通经活络，调气和血。取穴：合谷、内庭、行间、大迎。刺法：以锋针刺大迎出血；以毫针刺其他穴位，用泻法，留针 30 分钟。

针后口唇疼痛大为减轻，连续针治 3 次，疼痛消失，临床痊愈。

【按语】

口唇痛是一个症状，从经脉循行看，手阳明大肠经"入下齿中，还出挟口，交人中，左之右，右之左，上挟鼻孔"。足阳明胃经"入上齿中，还出挟口，环唇，下交承浆"。足厥阴肝经"从目系下颊里，环唇内"。可见大肠、胃、肝三经都与口唇有直接联系，此三条经脉不利皆可引起口唇痛。临床上如饮食不节，可致肠胃积热，证见口唇痛，口干燥，欲饮，纳呆，苔黄燥。如七情不遂，可致肝郁气滞，证见口唇疼痛，或抽或窜，易怒，胁肋胀，脉弦等症。在治疗方面，肠胃积热型，取大迎放血泻热，取合谷、内庭清泻肠胃积热，三穴中前者属邻近取穴，后二者属远端取穴，远近配合可起到调整局部气血，使热随血散，滞随脉通，以达止痛之目的。肝气郁滞型，取太冲穴予泻法，久留针，可起舒肝理气，祛郁止痛之目的。上述穴位是常用穴，在临床上亦常根据病情对穴位处方进行化裁，如肠胃积热易兼有气滞，可加用肝经调气之穴，如行间；气滞常影响肠胃功能，可兼用合谷等穴，故临床当以证为变，随证选穴，不必拘泥。

（二十三）口腔溃疡（舌疮、口疮）

【病案】

病例一 杨某某，男，37 岁。

主诉：唇内及舌尖部溃疡反复发作 4 年。现病史：4 年来，口唇内及舌尖部溃疡糜烂反复发作，严重时因疼痛不能说话，口流涎，不能咀嚼，仅以流食液体维持。2 年前，曾服用大量维生素 B_2、维生素 C，略见好转。近 2 年来，服用西药及中药均不见效果，曾在上海及北京等地大医院多处诊治，均效不佳。现症见口唇内黄白色溃烂斑点 2 处，大如黄豆，舌尖部溃疡 1 处，如绿豆大。

望诊：舌苔薄黄。切诊：脉沉细。

辨证：心胃郁火，循经上炎，耗伤阴液。治则：养阴清热，泻火生肌。取穴：劳宫、照海。刺法：以毫针刺腧穴 5 分深，先补后泻，留针 30 分钟。

患者每日针治 1 次，共治疗 2 次，溃疡消失，临床痊愈。

病例二 王某某，女，45 岁。

主诉：口腔溃烂反复发作已 7 年。现病史：7 年前因发热而出现口腔溃烂，经治疗后症状好转，但反复发作，且日渐加重，近来整个口腔呈黄白色溃疡面，不能说话，不能进食，身体日渐消瘦，二便正常。

望诊：面黄无华，舌苔薄白。切诊：脉沉细无力。

辨证：素体虚弱，虚火上炎，耗损阴液。治则：养阴清热，泻火祛腐。取穴：劳宫、照海。刺法：以毫针刺入穴位，先补后泻，先针照海穴行九六之补法，后针劳宫穴行九六之泻法。留针30分钟。

针后4小时，病人疼痛大减，可进食水，次日已能说话；2诊后，溃疡面缩小，疼痛轻微；6诊后，溃疡面痊愈。

病例三 李某某，男，27岁。

主诉：口腔内溃烂反复发作20余年。现病史：患者自幼大便干结，常发生口腔内及舌体溃烂，服用泻火药方能治愈，现年龄渐大，偶有大便干结，经常出现口腔糜烂溃疡，服用泻火药物后效果已较前差。现颊内黏膜上及舌中溃疡各1处，疼痛，不敢咀嚼食物，口臭，大便干结，小便黄赤。

望诊：身体壮实，面色红润，舌质红，舌苔黄，乏津液。切诊：脉弦滑。查体：颊内黏膜上溃疡似黄豆大，舌体中心部溃疡似红豆大，溃疡中心凹陷，色呈鲜红，伸舌时流口水，疼痛。

辨证：此乃阳盛之人，心胃火盛，循经上炎于口所致。治则：清热泻火，养阴解毒。取穴：劳宫、照海、内庭。刺法：以毫针刺入腧穴5分深，先针内庭、劳宫，行九六之泻法，再针照海，行九六之补法。留针30分钟。

针后当日大便1次，疼痛减轻；2诊后，疼痛消失，溃疡面愈合，再针1次，巩固疗效。

【按语】

口腔溃疡是临床常见症状，其症为虚实两大类。虚者多见肾阴不足，虚火上炎，耗损阴液所致；实者多为心火炽盛，胃火熏蒸，津亏液耗引起。本病虽有虚有实，但皆与火有关，虚实之火循经上炎于口，壅滞口内经络，以致引发此病。

引起此病的关键有二，一是虚实之火耗伤阴液，二是虚实之火上炎于口，使得口内经络壅滞，经气不畅，造成局部失养，而发生糜烂溃疡。从西医角度看，本病属维生素 B_2 缺乏，也是营养失调所致。

在治疗方面，贺老主张取穴宜少，尤善用劳宫、照海穴，根据虚实不同，适当加用他穴，如内庭穴常用胃火熏蒸之实证，强调施用手法以补泻，九六补泻是常用手法，在临床上，根据虚实不同，穴位不同，多采用此种捻转补泻的方法，大指向前捻转九次为补，向后捻转六次为泻；反之大指向后捻转九次为泻，向前捻转六次为补。在具体操作时，还要依据病人身体状况及穴位等不同，采用强刺激、中刺激、弱刺激。

在选穴方面，总结治愈的十几例口腔溃疡，发现绝大部分是针刺劳宫、照海穴而获效的，且大多疗效迅速。劳宫为手厥阴心包络之荥穴，五行属火，刺此穴可清热泻火。从脏腑生理看，心包络为心之外围，可代心受邪，心开窍于舌，心主火，故刺劳宫为清热泻火之要穴；照海为足少阴肾经之穴，刺之可滋补肾水，以达"壮水之主，以制阳光"之效。从经脉循行看，肾经挟舌本而行，刺照海穴又可通经活络，荣养舌窍。以上两穴同用，据证情再施以不同手法，故临床多取得好的效果。

（二十四）舌肿

【病案】

费某，女，60岁。

主诉：舌下方肿物疼痛1周。现病史：舌下方生一肿物，如枣大，红肿疼痛，影响说话及咀嚼已1周。平时喜食辛辣之物，并有饮酒嗜好。

望诊：患者体胖，面微红，舌质红，苔薄黄，舌下稍偏右侧有一肿物如枣大，色红赤，坚硬。切诊：脉滑数。

辨证：心胃蕴热，循经上炎，气血壅滞，郁而为结。治则：清热泻火，通调气血，散结通络。取穴：阿是穴（肿物局部）。刺法：以锋针速刺肿物局部5针，放出恶血数口，肿物顿时消退。

针刺后，患者即感觉疼痛减轻，次日即敢说话及咀嚼食物，肿物消失。

【按语】

舌肿一病，病位在心，心属火，故舌肿多与心火炽盛有关，舌为心窍，位居口腔之中，脾开窍于口，与胃相表里，吃入食物，口先受之，再传入脾胃，故舌肿一病多兼有口臭口干等症，故实为心胃火盛合邪致经脉气血壅滞而发病。

关于舌肿病名，最早出自《诸病源候论》一书，本病又名舌肿，舌胀大，与七情郁结，心火暴甚关系最大，症见舌渐肿大满口，坚硬疼痛，影响语言及进食。关于舌下生小舌之症象，严格讲来，应当称之谓重舌，此病名出现《灵枢·始终》，又名子舌、重舌风、莲花舌，与心胃火盛有关。症见舌根下血脉胀起，形如小舌，或红或紫，疼痛难忍，口流涎，不欲进食。考虑到舌肿和重舌均发病舌部，且从临床观察，多属心胃火盛，其治疗上又均以放血之法以达清热泻火之目的，故从广义角度，将其二者合为一病，因其均有肿痛之症，故称为舌肿病一并论述，以减其繁。

在治疗方面，火热之病耗气伤津最为迅速，故应以锋针刺古根下之金津、玉液、病灶局部（阿是穴），使之放出恶血，祛除邪热，通其壅滞之经络，调和气血而达却病之目的。

（二十五）扁桃体炎

【病案】

病例一 龙某某，女，9岁。

主诉：咽喉肿痛伴发热三、四天。现病史：患儿三、四天来恶寒发热，浑身关节疼痛，咽喉痛，饮食时痛甚，鼻塞，睡眠中打鼾，大便干，小便黄，纳差。

望诊：舌质红，苔薄黄。切诊：脉滑数。查体：咽部两侧乳蛾Ⅱ度肿大。

辨证：肺胃热盛，气血壅滞，经络不通。治则：清泻肺胃，利咽通络。取穴：阿是穴（肿大之乳蛾）、翳风、合谷。刺法：以大三棱针刺肿大之乳蛾处出血，可出恶血数口。以毫针刺其他穴位，用泻法。

患者每日针治1次，经治3次痊愈。

病例二　马某某，女，13岁。

主诉：扁桃体肿大已四、五年。现病史：患者四、五年来扁桃体肿大，常常感冒，咽喉肿痛，发热，每次均需注射青霉素方能奏效。近3日来自觉咽喉略有疼痛，口干不欲饮。

望诊：舌红苔薄黄。切诊：脉细。查体：咽两侧扁桃体肿大，略红。

辨证：体内蕴热日久，耗伤阴液，壅滞经络。治则：泻热护阴，通经利咽。取穴：照海、阿是穴（肿大之乳蛾）。刺法：以毫针刺照海穴留针；以火针点刺肿大之乳蛾，有恶血流出时，将其咳出，后以净水漱口。

患者每周治疗2次，共治3次，肿大乳蛾消失，咽痛无。

【按语】

扁桃体炎急性发作者，常见高热、咽喉肿痛。慢性扁桃体炎临床症状不太明显，患者中有的扁桃体增生、肥大，有的扁桃体不大。扁桃体炎如反复发作，可引起肾炎、风湿病、长期低热等不良后果，值得重视。

对扁桃体炎的辨证，需要局部与整体相结合。局部症状与全身症状常成正比，局部红肿轻微，全身症状就轻，表明邪热轻浅；反之乳蛾红肿显著，甚至化脓起腐，全身症状就重，可出现高烧不退，甚至惊厥等症。治疗上以清泻肺胃，利咽通络为主法，阴伤者佐以滋阴；取穴以远端及局部相结合。咽为肺之关，肺与大肠相表里，故乳蛾咽痛可以毫针刺翳风、合谷清火泻热，以锋针点刺少商、商阳放血泻热，以大锋针点刺红肿之乳蛾出血，使其恶血出尽，壅滞之经络通畅，以利咽喉而止痛退热。虚热型扁桃体炎，在青少年多有扁桃体增生肥大。贺老认为，肾经入肺中，循喉咙，故肾阴不足，虚热之邪上蒸咽喉，常可致病反复发作，取照海、太溪益肾阴，取列缺穴调肺气，肺属金，金生水，肾水充足，可控制虚热之邪上蒸。值得一提的是，治疗慢性扁桃体炎、扁桃体肥大者，以火针刺局部肿大之乳蛾，针到肿消，不出二三次即可病除。临床上以远近取穴相结合，以微通（毫针）、强通（锋针）、温通（火针）三法相配合，清泻肺胃，滋阴降火，利咽通络，据症情而灵活运用之，可取得良好疗效。

（二十六）慢性咽炎

【病案】

胡某某，女，26 岁。

主诉：咽喉痛 2 月余。现病史：患者 2 个月前患感冒时出现咽喉肿痛，经治疗后感冒已愈，但咽痛仍存在。2 个月来咽喉一直隐隐作痛，干涩发胀，阵阵作痒，手足心热，口干舌燥。

望诊：舌质红，苔少，乏津。切诊：脉弦滑。查体：咽部微红。

辨证：此病乃属热病灼阴，肾阴不足，虚热内生，上蒸咽喉所致。治则：滋阴降火，清利咽喉。取穴：照海、太溪、列缺、少商、商阳。刺法：以锋针点刺少商、商阳出血；以毫针刺照海、太溪、列缺，留针 30 分钟。

针治 2 次后，病人自述咽痛好转，咽喉不像以前那样干涩，再针 2 次，咽痛完全消失，其余不适亦随之消失，临床痊愈。

【按语】

慢性咽炎是咽炎的一种，其特点是病程长，症状顽固，不易治愈。咽喉为肺胃所属，喉连气管而通于肺，外邪犯肺或肺胃蕴热，均可灼伤阴津，肾水不足。从经脉循行看，手太阴肺经"属肺，从肺系横出腋下"。肺系即肺与喉咙相联系的部位。足少阴肾经"入肺中，循喉咙，挟舌本"。故本病与肺、肾两经关系最为密切。

咽炎属于中医"喉痹"的范畴，而慢性咽炎则多见于阴虚喉痹，故治疗上针刺照海、太溪穴补肾育阴，针刺井穴少商、商阳穴放血，清利虚热，佐以刺肺经列缺穴以调理气机，五穴共用即可达到滋阴降火、利咽喉的目的。

（二十七）失音

【病案】

病例一 李某某，男，34 岁。

主诉：声音嘶哑 4 天。现病史：患者于 4 天前汗出后受风，当晚即背部发冷，体温 38℃，咽喉发干欲裂，疼痛，讲话声音嘶哑，经服用先锋霉素及中药后，体温已正常，咽痛减轻，但仍声音嘶哑，症已持续 4 天，口干欲饮，纳差，大便略干，小便可。

望诊：舌红，苔薄黄，乏津，口干起皮。切诊：脉滑数。

辨证：风热袭肺，肺气不畅，津液不能上润于喉所致。治则：清利肺热，通经调气，升津润喉。取穴：鱼际、列缺。刺法：以毫针直刺鱼际 5 分深，向上斜刺列缺 5 分，留针 30 分钟。

患者针后当晚即觉喉部通畅，次日复诊 1 次，讲话声音已基本恢复正常。共治疗 2 次，临床痊愈。

病例二 吴某某，男，63岁。

主诉：声音嘶哑20年。现病史：患者声音嘶哑已20年，讲话时语音低微，伴口干，眠差，二便正常。

望诊：舌苔薄白。切诊：脉沉细。

辨证：肾阴不足，津液不能上承于喉，以致音哑。治则：滋阴增液，升津润喉。取穴：液门、听宫。刺法：以毫针向上斜刺液门穴2寸，直刺听宫穴1.5寸，留针30分钟。

患者每周治疗2~3次。前4次均针刺液门穴，稍有效果，第5次加刺双侧听宫穴，当即起针后，嗓音明显宏亮，唾液增多，共诊治10次痊愈。

病例三 齐某某，女，49岁。

主诉：失音40天。现病史：患者于40天前作甲状腺切除手术，术后逐渐语言不利，嘶哑以致不能发音。

望诊：舌苔白。切诊：脉滑。

辨证：经脉损伤，气血阻滞。治则：通经络，调气血。取穴：水突、液门。刺法：以毫针向上斜刺液门2寸深，刺水突5分深，使感觉沿经向上传导至咽喉，起针后当即能发音说话，共针治5次痊愈。

病例四 徐某某，男，50岁。

主诉：失音1个月。现病史：1月前做颈部手术后出现声音嘶哑，经喉镜检查示喉返神经损伤伴有声带小结节。

望诊：舌苔白。

辨证：经脉损伤，气血阻滞。治则：通经络，调气血。取穴：天突、水突、液门。刺法：毫针刺，留针30分钟。

治疗数次后声音恢复正常。

病例五 陈某某，女，60岁。

主诉：失音3天。现病史：3天前无明显诱因突发失音。无其他明显不适。

辨证：肾阴不足，津液不能上承于喉，以致音哑。治则：滋阴增液，升津润喉。取穴：液门。刺法：毫针刺，留针30分钟。

治疗后当即对答如流。

【按语】

失音是一个症状，可由多种疾病引起，因其病位在喉，不能发音，故中医谓之"喉喑"，临床上依据发病缓慢常可分为暴喑和久喑两大类。暴喑指突然发生的失音，多属实证，由风寒袭肺，风热或风燥犯肺，气道受遏，肺气壅塞，以致肺实不鸣。相当于急性喉炎，痉挛性失音等。暴喑又称"金实不鸣"、"卒喑"。暴喑病名最早出自《灵枢·寒热病》。久喑指发病缓慢，病程较长之失音，多属虚证，多由高声谈唱日久或久咳不止，肺肾阴亏，咽喉失于濡养所致。声带麻痹、慢性喉炎、喉癌等均可出现。久喑又名"金破不鸣"。《景岳全书》说:"声由气而发,肺病气夺。此气为声音之户也。肾藏精,精化气,阴虚则无气,此肾为声音之根也"。故失音一病与肺肾关系密切。

失音病分虚实,实证多责之于肺,肺金不鸣则声音嘶哑,治疗上多泻壅实之气滞,宣降通调肺经之气,多取手太阴肺经之络穴列缺、荥穴鱼际,泻肺热、调经气、升津润喉以治音哑。虚证多责之于肾,按一般规律可针刺照海、太溪穴补肾育阴。人体是一个整体,五脏六腑之气、经络之气皆相互沟通,通则气顺,气顺则人体健康而不病。患者失音病程日久,初期肺经气滞,日久肾经亦气滞,滞则化热伤阴、阴津亏少,故喉失其润而为之哑。临床实践证明肾阴不足之失音证,可刺手少阳三焦经荥穴液门,是处为三焦经脉气所发之处,状如小水,以毫针向上斜刺液门2寸可通三焦之气滞,肾为下焦,故此穴可调肾,而起到育阴升津润喉之效。听宫穴是手太阳小肠经穴,与手足少阳经交会,深刺此穴2寸深,可调喉部经气。水突是足阳明胃经穴,位居颈部,邻近于喉,是治疗咽喉疾病的局部穴位,刺此穴宜5分许,亦有调喉部经气的作用。经气得调,则热邪可疏,故穴位配合应用,可起到育阴清热,通经调气,升津润喉的作用。

(二十八)牙痛

【病案】

病例一 张某某,男,54岁。

主诉:牙痛月余。现病史:牙痛月余,影响睡眠及饮食,咀嚼时疼痛加重。

望诊:舌淡无苔。切诊:脉细数无力。

辨证:肾气亏乏,虚火上炎。治法:滋阴降火。取穴:太溪(双侧,补法)、合谷、下关、颊车、大迎(患侧,均泻)。

针后痛大减,共针4次,痛除告愈。

病例二 杨某某,男,21岁。

主诉:左上牙痛1天。现病史:患者昨日参加体育运动时,汗出较多,遍身淋漓,后觉浑身发凉,尤以后背明显,今晨起觉咽喉发紧,左侧上牙疼痛,进食时甚,曾服用止痛片,觉身凉等症减轻,但牙痛如故,故来院就诊。

望诊:舌苔薄黄。切诊:脉滑略数。

辨证:风邪侵袭阳明,经络阻滞以致牙痛。治则:疏风泻火,通经止痛。取穴:风池、外关、下关。刺法:以毫针刺之,用泻法,留针30分钟,留针其间,行针1次。

针刺起针后,患者当即觉牙痛消失。

病例三 袁某某,男,35岁。

主诉:右侧上牙齿疼痛3天。现病史:患者近日来大便干燥,自觉口干苦,

3 天前右上牙作痛，昨日加重，不敢咀嚼食物，曾服用止痛片、消炎药无效。现大便 3 日未行，口臭，纳差，小便黄。

望诊：舌质红，苔黄乏津。切诊：脉滑弦。

辨证：阳明郁热，经络壅滞。治则：清热泻火，通经止痛。取穴：内庭、天枢、下关、颊车。刺法：以毫针刺之，用泻法，留针 30 分钟，留针期间，行针 1 次。

患者针后觉疼痛减轻，回家后即敢饮食，次日晨起排便 1 次，便后自觉舒畅许多，次日复针，共针治 3 次，牙痛痊愈。

【按语】

牙痛病可分为风火牙痛、胃火牙痛和肾虚牙痛三种证型。前二者属实，病变在手足阳明；后者属虚，病在肾之少阴。从经络循行看，足阳明胃经入上齿中，手阳明大肠经入下齿中，故临床上牙痛多取内庭穴，下牙痛多取合谷穴，配以局部用穴，如有外风侵袭，可加用外关、风池以疏风。肾者主骨，齿为骨之余，肾阴不足，虚火上炎常致牙痛，故临床常取太溪穴以补肾，取行间穴以泻肝，此为滋水涵木之法，配以刺局部穴位，多取良效。

牙痛病虽为常见，但疼痛甚者，仍较痛苦，故当从速解除。实证者用泻法，留针期间应行针 1 次，以加强针感；虚证者局部穴应先补后泻，用上述手法，常获良效。

（二十九）咽喉肿痛

【病案】

杨某，男，40 岁。

主诉：咽喉肿痛 3 天。现病史：2 天前因受凉而致咽喉肿痛，发热，头痛，在外院抗炎对症治疗 2 天，效果欠佳。症见咽喉部疼痛，乏力，纳差，小便黄，大便 2 日未行。

望诊：舌质红，苔薄黄。切诊：脉浮弦数。查体：体温 37.9℃，双侧扁桃体 I 度肿大。

辨证：外邪内袭，郁热上扰。取穴：商阳、合谷、内庭、曲池。刺法：商阳以三棱针放血，余穴用泻法。

针刺后约 30 分钟，咽喉疼痛明显减轻；次日复诊，体温 36.9℃，咽痛好转；治疗 3 次，扁桃体肿大消失，一直未再发热。

【按语】

本病实证为阳明热盛，取手足阳明经穴以清热解毒，活血利咽。商阳为手阳明经之井穴，放血可泻血消肿。虚证为少阴津亏，津不上承，足少阴经"循喉咙，挟舌本"，故取足少阴经穴位以滋阴益肾，引火归元。太溪为足少阴经之原穴，为益阴生津之必备。照海为治疗阴虚咽痛要穴，《拦江赋》言其治疗："噤口喉风"；《玉龙歌》云："主喉中闭塞"。如扁桃体肿大明显，可直接用三棱针点刺红肿处，强通放血，使恶血尽出，毒热随之而散，取效快捷。

（三十）颞下颌关节功能紊乱综合症

【病案】

病例一 于某某，女，31 岁。

主诉：右侧面部疼痛 3 天。现病史：右侧面部疼痛 3 天，张口时颞下颌关节疼痛，咀嚼困难，张口时有弹响声。刻下：颞下颌关节紧，压痛明显，无红肿。

望诊：舌淡红，苔薄白。切诊：脉弦。

辨证：风寒阻络，关节失利。治则：散风通络。取穴：患侧下关、颊车、耳门、合谷。刺法：毫针刺，平补平泻法。

针刺 1 次后，疼痛明显减轻，咀嚼略有困难，3 次治愈。

病例二 晋某某，女，50 岁。

主诉：左侧颞下颌关节疼痛 7 天。现病史：患者左侧颞下颌关节部位疼痛已 7 天，张口受限，咀嚼无力，咬食物时困难，有时关节处有弹响声，伴有左耳鸣响，纳差，大便略干，两日 1 行。

望诊：舌苔薄白，身体瘦弱。切诊：脉沉细。

辨证：患者素体虚弱，经络不畅，气血不荣，筋骨失养。治则：通调阳明少阳经气，调气和血，荣养筋骨。取穴：颊车、下关、合谷、角孙。刺法：以毫针刺之，留针 30 分钟。

患者隔日针刺 1 次。1 诊后疼痛大减，2 诊后疼痛消失，进食正常，耳鸣无，临床痊愈。

病例三 钱某某，女，45 岁。

主诉：右颞下颌关节疼痛复发 4 天。现病史：患者右颞下颌关节痛已 5 年，时好时坏，常因哈欠或咀嚼食物时引发疼痛发作，曾去口腔科就诊，治之未效。4 天前，因打哈欠又引起疼痛，伴有关节处肿胀感，咀嚼时不敢用力，只能进食流质，不敢大笑或大声讲话，纳差，胸脘满闷。

望诊：舌苔薄白。切诊：脉弦细。查体：面部双侧大致对称，右侧颞下颌关节处有压痛。

辨证：阳明少阳经络不畅，气血不荣，筋骨关节失于营养。治则：通调阳明少阳经络，调气和血，营养筋骨关节。取穴：下关、颊车、合谷、耳门。刺法：以毫针刺之，留针 30 分钟。

患者隔日针治 1 次，2 诊后疼痛明显减轻，共针治 5 次，诸症消失，临床痊愈。

【按语】

颞下颌关节位于耳前，是多条经脉循行所过之处。足阳明胃经"却循颐后下廉，出大迎，循颊车，上耳前，过客主人。"足少阳胆经"其支者，从耳后入耳中，出走耳前"。手太阳小肠经"其支者，从缺盆，循颈，上颊，至目锐眦，却入耳中……"。从以上看，有 4 条经脉循行均经颞下颌关节所居之耳前部位，故临床选用穴位多是四经之穴，局部及邻近选穴以听宫、听会、耳门、颊车、下关、角孙等为穴，远端取穴以合谷为主。此病的发生与阳明、少阳经气阻滞关系最为密切，阳明多气多血，主润宗筋，少阳主筋，经脉不通，气血不调，筋脉骨骼均失营养，故易发为此病。临床一般宜选用局部邻近穴位 1~2 穴，远端配以合谷穴刺之，多可获效。如遇久治不愈者，亦可局部加用灸法等。

（三十一）耳聋、耳鸣

【病案】

病例一 王某某，男，46 岁。

主诉：耳聋、耳鸣 2 周。现病史：2 周前无明显诱因，突然出现右耳耳鸣、听力下降，耳鸣声时高时低，伴有头晕沉，口干苦，纳可，小便调，大便两日一行。

望诊：舌淡尖红，苔薄白。切诊：脉弦滑。

辨证：少阳阻滞，经脉不畅。治则：清利少阳，通调经脉。取穴：听宫、翳风、中渚、合谷、太冲。刺法：毫针刺，泻法。每次留针 20 分钟，每周 1 次。

治疗 3 次后耳鸣减轻，听力略有好转；10 次后，诸症减轻；共治疗 20 次，右耳听力基本恢复正常，诸症消失。

病例二 付某某，男，2 岁半。

主诉：耳聋 1 年。现病史：（家长代述病情）1 岁半时患肺炎住院，输液用庆大霉素及红霉素，烧退后出院。约 2 个月后，正值春节之际，发现患儿不惧鞭炮声响，即去医院诊治，诊为"药物中毒性耳聋"。予三磷腺苷、辅酶 I、细胞色素 C 等药物，治疗约 1 年，左耳听力提高 10 分贝。后因发烧听力复又下降。经针灸、气功等治疗未效，来诊。一般情况好，食纳佳，二便正常。

望诊：舌苔薄白。闻诊：寡言少语，对外界声响无反应。切诊：脉细数。

辨证：药物中毒，伤及气血，损其经脉，日久伤肾，耳窍失聪。治则：通经活络，调和气血，补益肾气。取穴：听宫、外关、筑宾。刺法：均以毫针针法，行速刺法，得气出针，每周治疗 2 次。以 12 次为 1 疗程，每个疗程后休息 2 周。

嘱：因病情较重，其效果非一日可取，需坚持治疗方能收效。

上方上法坚持治疗约 2 年，治疗次数约百余次。患儿症情由稳定至耳听力显著改善，对日常大声说话均可听到。用助听器可听袖珍收音机广播，每逢感冒发烧，听力不再有下降之反复，效果理想。

病例三 冷某某，男，6岁半。

主诉：耳聋3年。现病史：（家长代述病情）3年前孩子约3岁半时，家长发现孩子对外界声响反应迟钝，且有加重趋势，到某医院诊为"神经性耳聋"。测听力左耳75分贝，右耳65分贝，予营养神经药物治疗，后又经中药、针灸治疗，效果欠佳。患儿精神好，语言清，食纳佳，二便调。

望诊：舌苔薄白。闻诊：语言清晰，对外界声响反应迟钝。切诊：脉滑数。

辨证：经气不畅，耳窍失聪，日久及肾。治则：通经活络，调和气血，补益肾脏。取穴：听宫、翳风、下关、合谷、太溪。刺法：均以毫针针刺法，行速刺法，得气出针，每周治疗2~3次。

经数次针治后，患儿听力有所好转，家长大声呼之可有较准确的客观反应，针穴不变，经10余次治疗后，病情明显好转，约20次治疗后，患儿已对日常中等响度产生大致准确反应，继续治疗症状明显缓解。

病例四 李某某，女，52岁。

主诉：耳聋耳鸣20天。现病史：20天前，因与家人吵架生气后发生耳鸣，数日后双耳听力开始下降，约10天前右耳听力完全消失，左耳听力下降，尚能听见大声呼喊。经服中药及针灸治疗未效。患者性情急躁，口干苦，耳鸣时轻时重，终日不休，时似刮风，时似蝉鸣，寝欠安，二便调。

望诊：舌尖边红，舌苔薄白。闻诊：语言洪亮，能与他人大声交谈。切诊：脉弦滑。

辨证：少阳热盛，循经上逆，耳窍失聪。治则：清泻少阳，疏通经络。取穴：耳门、翳风、中渚、合谷。刺法：均以毫针刺法，施以泻法。每天针治1次，每次留针20分钟。

诊治3次后，患者心情舒畅，诉耳鸣消失，左耳听力明显好转。10诊后右耳开始出现听力。嘱隔日针治1次，穴位不变。约20余诊时，患者左耳听力基本恢复正常，右耳可听到日常中等响度声音，继续治疗。效佳。

病例五 李某某，女，71岁。

主诉：突然耳聋耳鸣4天。现病史：4天前无任何诱因突发左耳耳鸣、听力下降，耳鸣时如蝉鸣，时如雷响。耳聋，非大声说话不能听见。患者经常头晕，腰痛，尿黄，大便干，2日一行，寐欠安。

望诊：舌苔薄白。闻诊：语言清晰，能与他人交谈。切诊：脉沉细。

辨证：素体阴虚阳亢，气血阻滞，耳窍失荣。治则：滋阴潜阳，通经活络。取穴：四神聪、率谷、听宫、中渚、太溪。刺法：均以毫针针法，补太溪，余穴泻之，隔日治疗1次。

2诊来时，患者诉耳鸣消失。3诊时诉左耳听力好转，且头晕亦有好转。5

诊时听力明显好转。经 10 次治疗，患者耳鸣耳聋临床痊愈。

病例六 赵某某，男，24 岁。

主诉：外伤后耳聋口哑 4 天。现病史：患者 4 天前在高空劳动时，不慎失足跌落，当时无创伤、疼痛及不适感，但次日却突然耳聋、口哑。查患者神志痴呆，听力完全丧失，口哑不能言语。除此以外余无它症。

望诊：舌苔薄白。切诊：脉弦细稍数。

辨证：系因受惊气乱所致。治法：镇静安神，理气开窍。取穴：哑门、廉泉（均泻），通里、气海、涌泉（均补）。留针 30 分钟。

翌日 2 诊：效不显，予针哑门（泻）、廉泉（泻）、中脘（灸）、气海（补）、合谷（泻）、神门（补）、大陵（补）、照海（补）、百会（泻），留针 30 分钟。3 诊：听力有所恢复，高呼已可闻，能说简单数字如 1、2、3。取穴手法不变。4 诊：显效，大声说话已能听到，能说简单话语如"人多"、"不在这儿吃饭"等。取穴：哑门、廉泉、翳风、听会、颊车、地仓、合谷、通里、关冲，留针 30 分钟。效不更方，又连续针灸 4 次，聋哑均除，听力、语言完全恢复正常，前后针治 7 次，收功告愈。

【按语】

在古典医籍中，耳聋有多种名称，如暴聋、卒聋、虚聋等。因为耳鸣常与耳聋同时出现，且治疗又大致相同，故可相提并论。

耳鸣耳聋在临床上首先需辨证。从辨经角度认识，耳鸣耳聋多与手足少阳经有关。如手少阳三焦之脉"上项，系耳后，直出耳上角，……从耳后入耳中，出走耳前"；胆足少阳之脉"上抵头角，下耳后，从耳后，……入耳中，出走耳前"。从辨证角度认识，本病多分为虚实之证，虚证者，听力渐渐下降。日久成聋。耳鸣呈高调如夏季之蝉鸣，经久不断。多为脏腑虚弱，如肝血不足，肾阴不足等。实证者，突发暴聋，耳鸣多呈低调，音响较大，如雷鸣、如击钟、如飞机起落等不尽相同，时作时止，多与风、火、郁等因素有关。治则分别为清肝泻火和补益肾精，听宫、翳风、中渚三个主穴均为阳经穴，可疏通耳部气血，止鸣复聪，配四关穴清泻火热，开窍启闭；配太溪、筑宾滋阴补肾，肾精充足则耳窍得养。

病例六中患者由外伤后引起，经曰"惊则气乱"，患者体质素弱，坠下受惊，致使气乱、经络瘀塞，肾气不通于耳即聋，心气不能达于舌便哑，意志紊乱则痴呆。《素问·玉机真藏论篇》说："急虚耳中，卒至五脏闭绝脉道不通，气不往来……。"哑门、廉泉，都可疏调舌本之气机，为治哑要穴，百会可总调诸阳之气，并有升清开窍作用，取合谷穴是因手阳明的经脉亦循行于耳，故用以疏通阳明经气，听会、翳风，可疏调耳部之经气，古人说："耳聋气闭全凭听会翳风"，故为治聋之要穴。神门、大陵，可安神定志，并开心窍。照海、涌泉可疏调少阴肾经之气，使之上达于耳。因患者素虚，故在治疗是时除针通经活络，镇静理气之穴外，并灸中脘、气海而获效。

（三十二）耳轮痛

【病案】

赵某某，男，55岁。

主诉：左耳轮刺痛2天。现病史：2天前突然出现左侧耳轮刺痛，时作时止，间隔2~3秒发作一次，饮食正常，二便调，夜眠尚可。

望诊：舌淡、苔薄黄。切诊：脉弦细。

辨证：患者素日阴亏于下，虚热扰上，耳窍经脉壅滞，经气不畅。治则：滋阴降火，通经调气。取穴：太溪、涌泉、听宫。刺法：以毫针刺之，留针30分钟，先补后泻。

患者针后疼痛立减，第2天复针1次，疼痛完全消失，临床痊愈。

【按语】

耳轮痛病位在上，究其发病原因，乃因火热之邪壅滞于经络，气血上壅，经气不畅所致，火热为阳邪，其性炎上，故治之法，"病在上宜下取之"，重用足部穴位，引阳下行，病案中针刺太溪、涌泉补益肾水，下潜上扰之虚热，配以局部听宫穴，通调局部经气，方奏止痛之效。

五、妇科

（一）不孕症

【病案】

病例一 陈某，女，36岁。

主诉：婚后不孕3年。现病史：患者自15岁月经来潮后，月经量偏少，色暗，尚规律。婚后3年未孕。纳可，眠安，二便调。行妇科检查未见明显异常。

望诊：舌淡红，苔薄白。切诊：脉沉细尺弱。

辨证：肾气不足，经脉不畅。治则：补益肾气，通调经脉。取穴：关元、中极、水道、归来、大赫、三阴交。刺法：毫针刺，补法。

共治疗20次。后返回告知医生已怀孕。

病例二 鹿某某，女，29岁。

主诉：月经不调7年，婚后不孕。现病史：患者于22岁时因劳累过度，闭经达10个月之久，虽经多方医治，但疗效不佳，有时服药后月经来潮，停药后即闭经，至今已有7年。婚后性欲减退，因此与夫离婚，睡眠及饮食尚可，二便正常。

望诊：声息正常，舌质红，苔薄白。切诊：脉沉弦。

辨证：先天不足，劳伤气血，加之情志不畅，思虑伤脾，以致冲任失调。治则：补益肾气，调理冲任。取穴：关元、水道、归来、三阴交。刺法：以毫针刺入腹部穴位1.5寸深，全部穴位均用补法，留针30分钟。

患者每周治疗2次，12次为1疗程，前后针治1年，月经来潮，每月1次，周期正常，经色，经量均适中。患者第2次结婚后当年怀孕，生一男婴。

【按语】

不孕症的发生与多种因素有关，其临床最常见的致病原因与肾气不足、精血亏少、胞宫虚寒、冲任气血失调有关。女子以血为本，血液盈则荣于冲任，冲脉盛则任脉通，月事以时下。任脉司人身之阴，足三阴之脉皆会于任，故称阴脉之海、人体孕育之根本，故有"任主胞胎"之说。任脉起于胞中，出会阴，上出毛际，与肝脾肾三脉会于曲骨、中极、关元……故不孕症的产生与冲任气血关系最为密切。临床表现为月经的异常，从病理角度看，即属于血的异常，血虚、血少、血闭是造成不孕症的直接原因，也是多见的原因；除此，临床上亦有血寒等原因造成不孕的。在治疗方面，凡不孕症患者有月经不调者，当治以调经为先，法用补肾固元，调理气血，荣养冲任。取穴以关元、中极、水道、归来、三阴交为主方。亦可选用气海穴以加强行气补气的作用；针刺阴廉穴调经血，亦为治疗月经不调，不孕症的效验之穴。本穴位于肝经，居股内侧近边缘处，故名，位于胃经气冲穴下2寸。《甲乙经》载："治妇人绝产"。《针灸大成》亦说："治妇人绝产，若未经生产者。"以上诸穴配合使用，为治疗不孕症的常用穴组。

（二）痛经

【病案】

病例一 王某，女，16岁。

主诉：经期小腹疼痛3年。现病史：从月经来潮起，则行经时小腹胀痛不适，但可自行减轻。此次外受寒凉，而逢月经来潮，小腹绞痛，疼痛难忍。平素周期33天左右，经量尚可，色暗有块。

望诊：患者身体前屈，双手按腹，表情痛苦，面色苍白。舌淡苔薄白。切诊：脉弦。

辨证：寒凝气滞。治则：行气散寒，活血止痛。取穴：关元、三阴交、中封。治法：毫针刺，关元配合施以艾盒灸，留30分钟。

针灸15分钟后，疼痛略缓解，起针时，已基本无疼痛。又巩固治疗2次。嘱其下次月经来潮前3~5天前来就治。患者如期接受治疗，痛经未发作。

病例二 李某，女，27岁。

主诉：经期腹痛六、七年。现病史：六、七年来，月经来潮即出现腹部疼痛，疼痛部位在右下腹，伴有少腹发凉，月经周期不准，3~4个月行经1次，带经 5~6 天，经量少，色暗黑，曾经去西医院诊查，诊断为"宫体后位"，现正行经第 3 天，右侧小腹部疼痛。已婚 6 年未孕，诊断为"原发性不孕症"。

检查：右侧少腹部有明显压痛。望诊：舌苔薄白，脉沉细。

辨证：证属胞宫虚寒，冲任不调，寒凝气滞，血行不畅所致。治则：温煦下焦，调和冲任。取穴：关元、中极、水道、归来、三阴交。加灸关元。

患者隔日针灸治疗 1 次，连续 15 次，至下次月经来潮时，少腹疼痛已明显减轻。

病例三　张某，女，32 岁。

主诉：小腹疼痛 10 余年。

现病史：患者婚后 11 年未孕，月经周期不准，有时提前或错后，经量多，色紫黑，有血块，月经前半个月全身浮肿发胀，手足肿甚，自半年前开始月经量更多，经期腹痛加重，每次必须服用止痛药和止血药月经才能止住，生气后即出血，注射止血针剂无效。近三、四天来小腹内有烧灼感（正值月经前期），头晕，眼花，全身乏力，心慌，食欲尚可，二便正常，夜寐一般。

望诊：舌苔薄白，中间黄厚。切诊：脉象沉细。

辨证：冲任失调，瘀滞不通，以致不孕及小腹痛。治则：调理冲任，通调经脉。取穴：中封。

针刺治疗 1 次疼痛减轻，3 次疼痛消失，经追访月经亦恢复正常。

病例四　唐某某，女，43 岁。

主诉：痛经 12 年。现病史：痛经 12 年，久治不效。初起服止痛片可缓解，但病情渐加重，近年来，每次发作疼痛剧烈，难以忍受，四肢厥逆，眠食俱废，只有注射吗啡，方稍减轻，其他镇痛药均告无效。经某医院妇科检查：子宫颈肿硬，有颗粒状物，子宫口内有息肉 0.5cm×2mm，接触时出血，少腹右侧有鸡卵大肿物，有压痛。月经量多，色暗，有块。

望诊：患者面色苍黄不泽，舌苔薄白。切诊：脉弦细。

辨证：肝郁气滞，积劳致虚，经行不畅，久而成癥。治法：活血祛瘀，解郁理气。取穴：关元、中极、水道、归来、气冲、三阴交、太冲、阿是穴，灸右少腹，留针 20 分钟。

共针治 20 次，腹中积块散尽，症状全部消除，病告痊愈，终止治疗。

【按语】

痛经一证，为妇科最常见疾病之一，给病人带来很大痛苦，甚至影响正常生活与工作。现代医学将痛经分原发性与继发性两种，原发性痛经多见于未婚及未孕妇女，月经初次来潮后即有腹痛者，妇科检查无明显器质性疾病，婚后、产后多能自愈。继发性痛经多继发于盆腔器质性病变，临床表现为月经初次来潮后一段时间内无痛经，由于盆腔疾病引起痛经者。祖国医学认为，本病是由于气血失调，气机不畅，血行受阻以致引起疼痛，所谓不通则痛。其治疗以通调冲任之脉、和血活血为主法。贺老治疗本病以任脉、冲脉、脾胃经穴及肝经穴为主，亦取背部膀胱经俞穴，取穴依病情轻重，证型所属，用穴或多或少，或灸或针。

关元为治疗妇科疾病的要穴，《针灸大成》这样记载它的妇科主治范围："妇人带下，月经不通，绝嗣不生，胞门闭塞，胎漏下血，产后恶露不止"；"积冷虚乏，脐下绞痛"、"寒气入腹痛"等也是关元穴的适应症，痛经时灸关元可以散寒暖宫，调和冲任，温经止痛。三阴交也是妇科要穴，《针灸大成》记载其治疗："漏血不止，月水不止，妊娠胎动，横生，产后恶露不行，出血过多，血崩晕，不省人事……"；《医宗金鉴》中三阴交治疗"月经不调"。痛经的发生与肝关系密切，肝气郁滞，则血行不畅，肝经"过阴器，抵小腹"，中封为足厥阴肝经之经穴，可疏肝理气，常用于治疗少腹痛，治疗痛经也有很好效果，曾有一位痛经 10 年的患者，独取中封针刺，1 次痛减，3 次痛消。

每次行经均出现痛经的患者应于行经前即开始治疗，每日 1 次，直至行经后为止。针灸对原发性痛经有很好疗效，不仅止痛，还能改善全身症状，使内分泌系统得到调整。一般连续治疗 2～4 个周期，即可痊愈。治疗同时，应注意经期卫生。

（三）月经后期

【病案】

病例一　肖某某，女，37 岁。

主诉：月经后期 20 年。现病史：患者月经初潮为 16 岁。20 年来，月经后期 10 天到 2 个月不等，经色暗黑，无血块，量中等，行经 5～7 天，经前两乳胀、腰酸痛，有时胸闷、抑郁，情绪低落时则月经后期更明显加重，平素白带量多。曾服用多剂中药，但效果不显著。

望诊：舌质淡，舌边有齿痕，舌苔薄白。切诊：脉沉细。

辨证：脾肾两虚，冲任失养。治则：调补脾肾，荣养冲任。取穴：关元、中极、水道、归来、三阴交。刺法：关元补之，余穴平补平泻以调之，留针 20 分钟。

患者平常每周治疗 1 次，月经来潮前，隔日针治 1 次，经过 2 个月的治疗，月经周期正常。又治 1 个月白带减少，腰酸痛消失，患者心情舒畅，无任何不适。

病例二　沈某，女，29 岁。

主诉：月经后期 2 年余。现病史：患者近 2 年来，每间隔 30～60 天行经 1 次，经量多，经色略深，有血块，每次行经 7 天。月经来潮前腹痛，喜暖恶寒，经来痛止。素日大便时干时溏，有时 2～3 日大便一次，腹胀满，纳可。

望诊：舌淡苔白。切诊：脉沉滑。

辨证：脾肾两虚，寒凝血脉，冲任失畅。治则：调补脾肾，温经和血，畅通冲任。取穴：关元、中极、水道、归来、三阴交。刺法：关元穴针加灸法，余穴平补平泻以通之。

患者隔日针灸治疗1次，治疗5次后，大便溏消失，腹胀减轻，共治疗10余次，月经周期正常，诸症消失。

【按语】

月经后期又名月经延期，经迟。本病与月经先期、月经前后不定期同属月经不调范围，是妇科常见疾病。此三种疾病共同具有月经周期的异常，又都伴有月经量、色、质的变异，因此临床治疗上，皆以调理冲任、调经为主法，而根据寒热虚实不同又有所变通。月经后期的致病原因，主要是冲任不足，或寒客冲任，或气滞血瘀，冲任不畅而致月经不能按时来潮而延期。其临床表现，虚证多见月经色淡，腹痛缠绵；实证多见月经色暗，有血块，腹痛拒按。

本病的发生与冲任失荣、脉道不通有关。脾为后天，主生化水谷精微，化生血液，充养冲任之脉。肾为后天，藏元阴元阳，提供五脏六腑的原动力。故脾肾足则冲任盈，月事以时下，脾肾虚则冲任亏，月事无以下而致延期。其治之法，调补脾肾，通冲任。上述两病例均属脾肾两虚，然病例二月经来潮前腹痛，喜暖恶寒，月经来潮痛止，有血块，故认为尚有寒气凝滞经脉，其治疗在针刺关元穴后加用灸法，以温经祛寒，和血活血，通调冲任之脉，而病例一无明显寒凝征象，故仅针刺补关元穴。中极为任脉穴，取之通调冲任。水道、归来为足阳明胃经穴，胃者，受纳水谷，与脾同属后天之本，共生精微，针之可调补脾胃；又因此两穴位居腹部，邻近胞宫，其穴特性善治妇科诸疾，尤归来穴刺之可使血液充盈冲任之脉，月事以时下而治疗月经后期之疾。三阴交为脾经穴，通于足之三阴，刺之可调理足三阴经气。以上五穴合用，补脾益肾，充养血海。血海足，冲任脉通，故可治疗月经后期病，本组处方是贺老治疗此病的常用效方。

（四）崩漏

【病案】

汪某，46岁。

主诉：阴道出血半个月。现病史：近半年来，患者月经周期不规律，此次月经来潮后，量多不止，1周后仍淋漓不断，开始时经色暗，后转为淡红色，质稀，伴有乏力，心悸，头晕，失眠。已持续半月。

望诊：面色萎黄。舌淡胖，苔薄白。切诊：脉沉细。

辨证：气不摄血。取穴：取隐白穴，麦粒灸10壮，配合艾条悬灸关元，至皮肤潮红，约30分钟。

灸治后，当日血量明显减少，再灸 2 次，血止。

【按语】

隐白为足太阴脾经脉气所出，为井木穴，可启闭开窍，收敛止血。《针灸大成》中记载隐白治疗"妇人月事过时不止"；《保命集》云："崩漏症宜灸隐白"。虚者配合艾灸关元穴以补虚壮元，温中止血。针灸治疗本病有效，尤其对于青春期宫血有较好效果。除应用灸法外，还可选用体针，如三阴交、血海、太冲等穴位治疗。

（五）经闭

【病案】

病例一 杨某，女，35 岁。

主诉：闭经 4 年。现病史：4 年前因与人生气后心情郁闷，当时正值月经期间，自觉胁胀，善太息，经量少，腹痛，后无月经，近 3 年偶有少量。

望诊：舌暗有瘀点。切诊：脉沉涩。

辨证：肝郁气滞，血瘀经闭。治则：疏肝解郁，活血化瘀。取穴：关元、大赫、蠡沟。刺法：刺 1 寸，平补平泻。留针 30 分钟。

治疗 1 月后月经正常。

病例二 靳某某，女，31 岁。已婚。

主诉：闭经 3 年。现病史：患者于 1988 年因自然流产去某医院作刮宫术，术后闭经两个月，经注射黄体酮，口服中西药物治疗后，偶然少量来经，1990 年作 B 超发现左侧卵巢囊肿，1991 年经 B 超发现子宫肌瘤 3.4cm×3.4cm，两年间月经一直未来潮，不孕，经妇科检查诊断盆腔炎。患者素日神倦乏力，急躁，腹部胀感不适。

望诊：舌淡红苔薄白，舌边有齿痕。切诊：脉弦细。

辨证：术后气血亏虚，冲任不充，以致闭经。治则：补气养血，通调冲任。取穴：关元、大赫、气冲、三阴交、合谷、曲池。刺法：针刺穴位均用补法，关元、大赫、气冲刺 1 寸许，留针 30 分钟。

患者每周治疗两次，8 次后月经来潮，色红，带经 3 天，量中等。

【按语】

闭经一病，仍属月经不调的范围，或可称为月经病。月经是气血、精液所化，统称为血，来源于脏腑，通过冲任二脉下达胞宫，所以月经是否正常与脏腑气血的盛衰，经脉的通畅有直接关系。月经既然为血，月经病即属血病。血属阴，依赖于气的推动而运行，月经病与血气关系最为密切，血行者气行，血瘀者气滞；气滞者血瘀，气行者血行。治疗此病，调理气血是根本原则，临证要究其致病之因，在应用关元、大赫穴补益肾精以养血的基础上，再针刺三阴交补阴血调经，针气冲、合谷、曲池穴以调补气血，阳明经多气多血，冲脉隶属阳明，其脉起于胞中，循会阴上行于气冲穴并足阳明之经挟脐上行……。故可见足阳明之气冲穴为冲脉与胃经相交之处，其穴位置重要，故名气冲，又名气街。冲脉为十二经气血汇聚之所，是全身气血运行的要冲，故《灵枢·海论》说："冲脉者为十二经之海。"经脉为气血运行的通道，故又名血海，当谷气充盛的时候，阳明脉气旺盛，血海充盈，则月事以时下，否则经乱或闭经。因于气滞以致闭经者，针刺蠡沟或太冲穴以泻之，此两穴属肝经，肝主血液贮藏与调节，其体阴而用阳，全身各部化生之血除营养周身外，皆藏于肝，其余则下注血海为月经。临床上肝气郁滞者则血滞而不行，发为闭经，故"调经肝为先，疏肝经自调。"

（六）卵巢囊肿

【病案】

唐某某，女，38岁。

主诉：左少腹肿块多年。现病史：患者8年前曾流产1次，以后再未受孕。多次在医院检查，均诊断为"左侧多发性假黏液性卵巢囊肿"、"继发不孕症"。胃纳佳，月经正常，二便正常。患者因惧怕手术，故来就诊。

望诊：面黄，舌苔薄白。切诊：脉细弦。查体：左小腹可扪及16cm×16cm及14cm×14cm肿块2个，表面光滑、坚硬，推之不移，无压痛。

辨证：气机不畅，痰湿凝聚，阻于胞宫，结而为瘕。治则：温通经脉，化痰祛湿，散结化瘕。取穴：阿是穴（肿物处）。刺法：用中粗火针，行速刺法，点刺左侧小腹部肿物，深至肿物中心，每个肿物点刺3针。

患者每3天治疗1次，3次治疗后肿物缩小，7次后左小腹基本触不到肿物，共计治疗13次，肿物完全消失，经妇科检查未触及原肿物。

【按语】

卵巢囊肿，在中医书中无明确记载，查阅《灵枢·水胀》中所说的"肠覃"可能与此病类同。因为"肠覃"是指生于肠外、腹内的一种息肉，可以逐渐增大，并不影响女子月经。

由于当时解剖学的限制，对于卵巢的解剖记载不详，但该器官位于下腹部，故该部位的囊肿应包括在内。

该病的发生是由气机不畅，痰湿凝聚而成。其治疗以火针温通经脉，调气助阳，运化痰湿而散结聚。操作时以火针深刺肿物中心，则其温化痰湿的作用更为显著。

（七）子宫肌瘤

【病案】

病例一 田某某，女，45岁。

主诉：体检时发现子宫肌瘤。现病史：体检时发现子宫肌瘤，大小如怀孕 4 个月，平素月经淋漓不断，量多，质稀，有血块，身体虚弱乏力，心悸气短，食欲不振。

望诊：舌淡苔白。切诊：脉细数。

辨证：气血瘀滞，冲任失调，日久以致气血亏少之虚证。取穴：关元、中极、隐白、痞根。刺法：毫针刺关元、中极 1 寸半，先补后泻，留针 30 分钟，隐白刺约 3 分，痞根用灸法。

治疗 2 个月，月经正常，妇科检查子宫缩小，接近正常。

病例二　靳某某，女，30 岁。

主诉：体检时发现子宫肌瘤。现病史：患者于上月体检时发现小腹部肿块，经 B 超诊断为"子宫肌瘤"，大夫建议手术切除，妇科检查时诊断"右侧附件炎性包块性质待定"，建议进一步观察确诊。患者于 1988 年曾作人流，术后月经先后不定期，经量少，经色黑，小腹冷痛，服中药等效果不显。现症：周身乏力，性情急躁，小腹时有疼痛，纳可，夜寐不安，二便调。

望诊：舌质淡，苔白。切诊：脉沉细弦。查体：B 超检查发现，子宫右方可见不均质团块，大小约 3.2cm×2.9cm。

辨证：肝郁气滞，气血瘀结以致石瘕。治则：调气活血，化瘀通络。取穴：关元、大赫、气冲。刺法：以中粗火针，用速刺法以温通之。

针 1 次后，小腹冷痛减轻，继用上方。3 诊时火针点刺关元、中极、水道、归来、血海、三阴交，症状继续减轻，月经逐渐正常。用以上穴位共治疗 2 个月，每周 3 次，B 超检查结果，回声正常，子宫肌瘤消失。

病例三　杨某某，女，44 岁。

主诉：经血不止已达半月。现病史：患者子宫出血不止，已持续约半月，经某妇产医院诊为"子宫肌瘤"，月经周期不准，行经量时多时少，色淡，有时伴紫黑色血块，腰腹疼痛，轻度浮肿，心悸气短，厌食，二便正常。

望诊：面色红，舌苔白。切诊：脉细弦。

辨证：腹有癥瘕，瘀阻经络，瘀而化热，热迫血行，病程日久，耗气伤血，遂成气血俱虚之证。治则：调气止血，通经散结。取穴：行间、中空、八髎、痞根。刺法：痞根穴用灸法，余穴以毫针刺之，均用泻法，留针 30 分钟。

针后漏血减少，精神好转，加针肾俞 3 次，月经基本恢复正常。又针 5 次，经某妇产医院检查，子宫肌瘤已消，但宫颈糜烂较重，经电烙治疗致出血量增多，加针脾俞，余穴同前，针 2 次后血止。患者仍有心悸气短之感，又针数次后停针观察 3 个月，经妇产医院检查，肌瘤全部消失，子宫体、宫颈正常。

【按语】

子宫肌瘤为妇女常见病之一，临床上多需手术切除。贺老以火针、毫针、艾灸，以微通、温通经脉，调气行血，消癥散结，祛除肌瘤，给患者带来了福音。此病初期，多因气血瘀积而致癥块，发于胞宫，古人皆称之为"石瘕"，此时正气尚充，故为邪实之证，可治以活血化瘀、调气散结法。如病程日久，冲任失调，月经发生异常，多有出血不止等症，久之气血两亏，旁及五脏六腑，变生诸症蜂起，此时瘤体未除，而正气已虚，故为虚中夹实，实中夹虚之难治之证，其治法当以补泻兼施，微通、温通之法酌用，方能奏效。隐白穴为脾经井穴，是古人治崩漏之要穴，临证可针可灸；此穴位于下肢拇趾之端，连接阳经之气，有升发之功，故可治下血崩漏之证，是止血治标之主穴。痞根穴出自《重编医经小学》一书，位居 L_1 棘突下旁开 3 寸半，古人每遇痞块、瘰疬之证，常用此穴针或灸之。贺老治子宫肌瘤，多艾灸此穴，临床效果较好。

近几年治疗子宫肌瘤共 30 例，病人年龄 20～50 岁不等，病程长则 10 年，短则半年，肌瘤有单发，有多发，最大十几厘米，最小 1cm。发病原因包括气滞血瘀，气虚血瘀等，临床伴有头晕，腰酸乏力，急躁，不孕等症。经过火针加灸法治疗后，30 例患者中痊愈 6 例，（肌瘤消失），显效 6 例（缩小），好转 5 例（自觉不适症状减轻），无效 13 例（包括中断治疗者）。

针灸近年治疗子宫肌瘤已取得可喜成绩，特别是针灸方法简便、无副作用，所以引起人们的重视。用温通法治疗子宫肌瘤，经过观察证明此法不仅使症状改善，且可使肌瘤明显缩小，甚至消失，免除了患者的手术之苦。但治疗所需时间较长，需要患者的耐心配合。

（八）子宫脱垂

【病案】

病例一 吴某某，女，33 岁。

主诉：子宫脱垂 5 年。现病史：素体虚弱，加之家庭劳作负重，下腹开始有下坠感，继之子宫阴道壁全脱出于外，伴有心悸、小便失控。经多家医院检查治疗，均让其使用子宫托。

治则：补中益气，升阳举陷。先予下病上治之升提法治疗。取穴：百会、内关、足三里、三阴交。操作：直接灸百会 7 壮，加针内关、足三里、三阴交，嘱半月后复诊。

复诊时，诸症均减轻，但不能去掉子宫托，予灸关元穴 7 壮，针刺同前。随访 1 星期，灸疤开始化脓，拿去子宫托已不脱出。

病例二 李某某，女，57 岁。

主诉：阴道有下坠感 10 余年。现病史：患者 10 余年阴道有下坠感，腰酸，走长路后明显加重，小腹亦有胀感，两腿发沉，绝经后仍下坠。经妇产科检查诊为"子宫脱垂Ⅱ度"，纳可，二便正常。

望诊：舌苔薄白。舌质淡。切诊：脉沉细。

辨证：素体虚弱，肾气不足，气虚下陷所致。治则：补益肾气，收摄胞宫。取穴：关元、大赫、水道、曲骨、三阴交。刺法：以毫针刺入穴位 1.5 寸深，用补法，留针 30 分钟。

1 诊后，患者自觉子宫上收。3 诊后，仍有上收感。3 诊后，由于洗澡出汗过多，站立过久，病情出现反复，子宫下垂 I 度。针上穴，用补法，症状又减轻，子宫上收。共治疗 10 次，子宫恢复原位，阴道下坠感消失。

【按语】

阴挺一病多由气虚下陷所致。贺老认为，导致阴挺的原因与肾气关系最为密切，肾气虚，带脉失约，冲任不固，无力维系胞宫，故子宫下垂，小腹坠胀，腰为肾之府，肾主骨，肾虚则腰酸腿沉，行走劳累后症状更重，舌淡，脉沉细，均为肾虚之征象。处方中以关元、大赫补益肾气，以曲骨穴固冲任，刺水道穴调补脾胃之气，四穴合用，益气而固胞，故针后患者有子宫上收之感，共治 10 次而愈。

（九）急性乳腺炎

【病案】

迟某某，37 岁，女。

主诉：右侧乳房红肿疼痛已 2 个半月。现病史：患者于产后几日自感乳房疼痛难忍，体温 38℃ 以上，去某大学附属医院外科诊断为"乳腺炎"，注射青霉素，口服红霉素、止痛片等，均无效。乳房肿胀疼痛，高热达 40℃，建议手术切开，未同意，后至某中医院外科，诊断为"乳疡"，外敷、内服中药及抽脓等法治疗近两个月，病情时好时坏，脓液排后疮口不能愈合，又重新聚脓，如此反复，经久不愈。后经人介绍来诊。

望诊：体略胖，面色赤。舌尖红，苔薄白。切诊：脉弦滑。

辨证：病程日久，毒热尚盛，气血瘀滞不通。治则：调和气血，通经活络，泻毒去腐。取穴：疮口局部（阿是）。刺法：以中粗火针，速刺疮口局部 3 针。

针后，患者当时立感疼痛消失，1 天以后脓液肿胀皆除，共治疗 3 次，不久即脱痂痊愈。

【按语】

引起本病的内因是肝郁气滞和阳明里热。乳房依据经络的循行分布，乳头属足厥阴肝经，乳房属足阳明胃经。产妇气血运行有序，脾胃运化如常，则乳汁畅通，今因肝气郁结，胃热壅滞，以致局部气血凝结发为乳痈，聚脓生液，红肿热痛。由于乳痈的发生，可加重气血的损耗、经络的阻滞，故治疗之法在疏肝清胃的同时，要调和气血，通经活络。在治疗上述病案时，突出了这一思想，即"通经络，调血气"的原则，尤其对于久治不愈之疮疡。更宜"通"为主。经络通畅，气血流通，肌肤得以濡养，则脓液无生成之源，故通则病去，不通则病缠绵不愈。遵照这一思想，在治法上采用"三通法"，即以毫针刺曲池、足临泣穴以微通，曲池穴为手阳明大肠经之"合"穴，与足阳明经气相通，临床上刺此穴可达到通调阳明，退热消炎之功；足临泣穴为足少阳胆经之输穴，肝与胆互为表里，经脉上相互交接，刺此穴可疏泄肝气之郁滞，有通经活血之功效。微通法适于急性乳腺炎各期使用，如病邪壅盛，毒热滞留肌体，可用锋针速刺病灶周围以放血，令瘀滞之经脉强通；如病程久而不愈，虽有毒热稽留或无，皆可用火针速刺局部，调和气血，通经活络，去腐生肌，以利疮口愈合。

（十）缺乳

【病案】

李某，女，26 岁。

主诉：乳汁少 1 个月。现病史：产后 1 个月来，乳汁渐稀少，心情抑郁，饮食欠佳，二便尚调，夜寐欠安。

望诊：舌淡红，苔薄白。切诊：脉细弦。

辨证：木气犯土，生化无源。治则：解郁行气，活血通乳。取穴：膻中、少泽、合谷、太冲。刺法：毫针刺，膻中施以艾盒灸。

每日 1 次，3 天后乳汁渐增，1 周后乳汁分泌正常。

【按语】

膻中、少泽是治疗本病的主穴，《杂病歌》云："无乳膻中、少泽烧"；《针灸大成》也记载了膻中主治"妇人乳汁少"。本例患者有明显的抑郁倾向，属肝郁不舒，因此治疗中要配合行气解郁之法，加用合谷、太冲以调畅气机，理气活血。有数据表明，针灸能使缺乳妇女血中垂体前叶泌乳素含量增加，从而乳汁增多。

（十一）前庭腺脓肿

【病案】

丘某，女，27 岁。

主诉：左侧阴部长一硬疖半月余。现病史：患者于半月前，左侧阴部长一硬疖，初起时仅黄豆大小，几天后渐长到鸡蛋大，经某医院诊为"前庭腺脓肿"，手术引流并服药，治疗后虽有好转，但伤口不愈合，仍疼痛，行走不便，纳差，二便正常。

望诊：面黄无华，舌边尖红，舌苔黄腻。切诊：脉滑数。

辨证：毒邪未尽，经脉不通，气血瘀滞。治则：消除余毒，通调经脉，行气活血。取穴：阿是穴。刺法：以粗火针，用速刺法，点刺脓肿处 3～5 针，出恶血数毫升。隔日 1 次。

1 次火针治疗后，肿渐消，疼痛明显减轻，已能行步。共治疗 6 次，伤口愈合，症状全部消失。数月后追访，病未复发。

【按语】

本病系由肝脾失常，湿热蕴结，毒邪壅遏经脉，气血瘀滞，发为疖痈。其治疗当以祛除邪毒，通调气血经脉为主法。病案中患者虽经手术引流治疗，但余邪不尽，经脉不通，故以粗火针速刺，放出恶血，则新血得生，经脉通畅，故针治 6 次，诸症消失，临床痊愈。

（十二）阴痒

【病案】

梁某某，女，47 岁。

主诉：阴部瘙痒 3 个月。现病史：阴部瘙痒难忍，坐卧不安，外阴皮肤粗糙增厚。带下量多，色黄。平素心烦易怒，胸胁满闷，口苦口黏，小便黄赤，纳差。

望诊：舌质红，舌体偏大，苔黄腻。切诊：脉弦数。

辨证：肝经湿热。治法：疏肝清热，利湿止痒。取穴：委中、太冲、带脉、阴陵泉、三阴交。刺法：委中用三棱针缓刺法点刺，出血适量；余穴毫针刺，留针 30 分钟。

疗效：针刺 1 次后瘙痒减轻，连续治疗 10 后瘙痒基本消失，带下量较前明显减少，心烦急躁亦得到改善。

【按语】

应注意外阴卫生，勤洗、勤换内裤；食用清淡食物，忌食辛辣、香燥、肥甘食物，如海鲜、蛇、羊肉、香菜等。

（十三）外阴白斑

【病案】

病例一 杜某某，女，58 岁。

主诉：外阴色白，瘙痒 15 年。现病史：15 年前，患者外阴部位颜色变白，瘙痒，起小水泡，破后则疼痛难忍。曾用激光、胎盘组织浆注射液、针灸、中药外洗、内服中药等多方医治，病情略有好转，白斑颜色变深，去年因爱人患病，情志刺激又诱发外阴瘙痒加重，夜不能寐。既往患十二指肠溃疡病，至今未愈。

望诊：舌苔薄白。切诊：脉沉细。

辨证：肝肾不足，气失条达。治则：温通肝肾经脉，调达气机。取穴：蠡沟、阿是穴。刺法：以毫针平刺蠡沟穴，行九六补法，留针 30 分钟。以粗火针速刺局部肤色变白处。

2诊后，患者瘙痒减轻；3诊时，症如前述，加刺血海穴，用补法；4诊时，白斑减小，皮损处变粉红色，瘙痒已除；10诊时，患者近日吃羊肉多，瘙痒又作，治同前法；16诊时，患者已2周内无瘙痒及疼痛；24诊后，患者外阴颜色已变深，诸症消失，临床治愈。此患者每周针治1次，前后共治疗半年。

病例二 宋某某，女，38岁。

主诉：外阴白斑11年。现病史：患者于11年前，即生产后第2年，发现外阴大面积白斑，局部瘙痒甚、疼痛，以致不能骑自行车，夜间瘙痒最重，难以入睡，神疲倦怠，影响工作，曾去多家大医院诊治，予以洗药等皆不效。

望诊：外阴呈白色，局部有搔痕，舌尖红，舌苔白。切诊：脉沉细。

辨证：产后阴血不足，肝肾两虚，经气失畅。治则：调和气血，温通经脉。取穴：阿是穴。刺法：以粗火针速刺白斑处，每周1次，每次点刺局部7~8针。

患者经治疗10余次，疼痛消失，痒已轻微，又经针治15次，外阴白斑处已变粉红色，基本不痒。

病例三 来某某，女，57岁。

主诉：外阴部位有一肿物伴疼痛瘙痒2年。现病史：2年前发现右侧外阴有一如枣大小的肿物，疼痛、瘙痒，有时右侧大腿内侧也疼痛，走路多时即疼痛加重。经某肿瘤医院活检确诊为"恶性肿瘤"。

望诊：外阴白色斑块，右侧有1cm×2cm肿物，呈紫褐色。面黄少华，体瘦，舌质淡，苔薄白。切诊：脉沉细。

辨证：肝郁气滞，情志不遂所致。治则：疏肝解郁，温通经脉，调和气血。取穴：阿是穴。刺法：以粗火针，速刺法，点刺局部5~7针。每周1次。

1次火针治疗后，大腿内侧疼痛明显减轻，肿物未见缩小。2次治疗后，肿物渐小，但痛痒不减。3次治疗后，局部疼痛消失，周围仍痒。10次火针治疗后，肿物缩小4/5，体重增加，面色较前有光泽。

【按语】

祖国医学对于外阴白斑无明确的记载。本病系因肝肾不足，精血亏虚，肝失条达所致。肝为刚脏，喜阴血之滋柔与充养，肝血足，则肝脉通畅，气血循经荣养外阴；如精血不足，肝失所养，肝脉不通，经气不能荣于外阴，故见局部肤色变白，萎缩，如肝经虚风内动，则瘙痒疼痛，因属阴不足，故夜间为甚。从经脉循行看，足厥阴肝经之脉入毛中，过阴器，是与外阴联系最密切的经脉，所以治疗上应以肝经为主，病例一在应用火针点刺局部的基础上，又针刺蠡沟穴调补肝经之气，畅达气机。三例病案均采用了温通经脉，畅达气机的治疗原则，火针速刺局部，均取得了满意的治疗效果，从而可以推断出，温通法促进了病灶局部的血液循环，增加了局部的抵抗力，改善了营养状况，故火针疗法是治疗本病的有效方法之一，值得临床推广应用。

六、传染病

(一) 流脑

【病案】

唐某某,女,6岁。

主诉:持续高热8天。现病史:患者8天来持续高热39℃不退,头痛项强,精神不振,不思饮食,经某儿童医院诊断为"流脑",欲作腰椎穿刺,检查脑脊液,家长不同意,特转来我院求治。来院时仍高热39℃,项强,神志时清时昧,面垢倦怠,自云:"前额剧痛,心中烦躁,口苦,昼轻夜重。"

望诊:急性病容,舌苔腻黄。切诊:脉浮数。

辨证:风热在表未解,邪热内蕴阳明,此乃表里同病,有热极生风之虞。治则:外散表邪,内泻里热,表里同治。取穴:十宣、攒竹、大椎。刺法:十宣、攒竹穴用速刺放血法;大椎用挑刺放血,并加拔火罐,使其出血充分,强通血脉,促邪外出。

2诊患儿体温降到38.6℃,诸症均大减轻,已能饮食。以原法治之,3诊体温恢复正常,诸症痊愈。

【按语】

流脑一病属中医"温热病"范围,以其发病急、进展快、高热为特点,如治之不当,则患儿有生命危险。治疗本病应以泻热为主法。此病诸症蜂起,来势凶险,皆由温热时疫毒邪侵入肌体所致,其治之法,当以泻热为主,热邪祛除,则诸症可除,而泻热的最佳方法是以放血为宜,据临床观察,放血可以退热,可以改变血象变化,还可以改善微循环,正是由于放血疗法有如此作用,所以在温热病中,采用放血可以泻热解毒,又可以调节、改善机体的机能状态,促使紊乱的生理功能恢复正常,有助于祛除邪气,恢复正气,其病向愈。在病案中,取手足十宣以速刺点刺放血,一是放血泻热,二是其穴位于指、趾末端,为阴阳经相交之处,在热性病中,由于毒热壅盛,气血大多表现为壅滞不畅之候,尤以肤体末端明显,病重者,甚至肢端不温,取十宣穴放血可以改善气血之运行,促进阴阳经之相通。用现代医学的观点看,就是改善微循环。取攒竹穴放血,可起到泻热熄风、镇惊安神的作用。大椎穴挑刺放血,其量少而难以清泻炽盛之热,故需加拔火罐利用负压,使出血充分,热随血出。以上三穴同用,祛除邪热而病愈。

(二) 流行性腮腺炎

【病案】

病例一 张某,男,10岁。

主诉:左腮肿痛2天。现病史:局部发红,压痛明显,咀嚼困难。伴有恶寒微热，口渴咽干，纳差，大便偏干。

望诊：舌红，苔薄黄。切诊：脉弦略数。

辨证：少阳郁热，毒邪内蕴。治则：清泻少阳，散结消肿。取穴：阿是穴。刺法：以细火针快速点刺肿胀局部，刺5针左右。

治疗后，腮部肿痛减轻。每日治疗1次，4日后肿痛消而痊愈。

病例二 刘某某，男，7岁。

主诉：高热，两腮肿痛3日。

现病史：患者3日来持续高热38.5℃。两侧腮部漫肿无际，酸胀疼痛，咀嚼困难，食欲不振，大便干，小便黄赤。

望诊：面赤，咽红，两腮隆起，皮色不变。舌苔黄。闻诊：呼吸急促。切诊：脉滑数。

辨证：感受时疫之邪，毒热壅阻少阳、阳明经络，以致痄腮。治则：法宜清热解毒，疏通少阳、阳明经络。取穴：漫肿中心及其周围。刺法：以细火针，用散刺法点刺漫肿局部。每次4~7针。

1诊治疗后，漫肿渐消，体温降至37.5℃。2诊后肿完全消除，体温降至正常。共治疗3次而愈。

【按语】

本病的发生主要责之于毒热之邪阻遏少阳、阳明经所致，其治疗之法在于通其经络，驱邪外出。痄腮一病，历来以药物治疗者为多见，然针灸治疗本病，或毫针刺合谷、颊车、翳风、下关等穴，或少商等穴放血，或灯心草灸角孙，尚未见有用火针者。火针速刺治疗痄腮，其病虽属热证，但疗效颇佳。此好比用艾灸治疗热证一样。唐代著名医家孙思邈常用艾灸治疗毒热蕴结之痈疮，脏腑实热之胀满，阳证之发狂，阴虚之内热。其理在于，毒热蕴结者火郁发之；脏腑实热者，宣泄之；重阳发狂者，引阳散泄之；阴虚内热者，阳中求阴也。

如《千金翼方·卷二十八》："凡卒患腰肿跗骨肿痛疽节肿风游毒热肿，此等诸疾，但初觉有异，即急灸之立愈……。"《千金要方·卷十三》说："不能食，胸中满隔上逆气闷热，灸心俞二十七壮，小儿减之。"像以上用艾卷治疗热证的原文，在孙氏的著作中记载多处，这不仅丰富了针灸的理论，而且扩大了灸法的治疗范围。贺老在前人经验的基础上，提出了热证用火针的治法，并用之临床，取得满意效果。痄腮病属毒热蕴结，阻遏经络所致，火针速刺之，在于通其经络，使火郁发之，驱邪外出。"病多气滞"，经气阻滞是引发诸病的根源，也是诸病发生后对经络作用的结果，所以气滞既是致病原因又是致病的病理过程和结果。痄腮病之温热时邪流行于自然界，素体经气畅通之人，抵抗外邪而健康生活，素体经气阻滞之人，无力抵御邪气，外邪乘虚而入，使人致病。今痄腮之人，所以患病，一是经络之气阻滞，二是与毒邪强有关，但前者是致病的根本原因。火针治疗痄腮，就是运用了"通其经络"，驱其郁滞，使得火气毒热之邪外出，郁热肿胀得以宣散，故病治愈。

 论 文 集 萃

一、理论探讨

(一) 贺氏针灸三通法及其治疗中风的经验

摘要：贺氏针灸三通法即微通法、温通法、强通法，是贺普仁教授提出的。微通法是以毫针疗法为代表，温通法是以火针疗法为代表，强通法的典型方法是放血疗法。三通法较好地阐明了针灸的作用机制，"病多气滞、法用三通"的针灸学术思想是三通法的立论依据。贺老在治疗中风方面积累了丰富的经验，而中风这一疾病，根据其特点，能充分体现三通法的思想。本文将三通法学术思想和贺老治疗中风的经验合并介绍，可以相得益彰。

1. 针灸三通法的理论依据

1.1 病多气滞，法用三通

病因是多样的，病机是复杂的，然而贺老体会尽管致病因素有六淫、疫疠、七情、饮食不节、劳累过度、跌打损伤等多种，其病理变化又有表里上下、升降出入、寒热虚实、气血阴阳的失调等，而这几方面的变化过程，都是机体抗病能力与病邪交争，以及脏腑经络自身功能失调的种种表现，因此各种疾病的病理变化，都必然影响到脏腑经络之气的运行，从而导致脏气、腑气、经络之气的阻滞，即气滞。气滞是大多数疾病发生发展的重要环节，气滞则病，气通则调，调则病愈。贺老把中医繁多的病理机制归结为气滞，从而提出了"病多气滞"论。在这一理论的指导下，贺老逐渐将传统针灸疗法提纲挈领为针灸三通法，使用各种不同的针具针法，刺激穴位，疏通经络，激发人体正气来复，驱邪外出，以期脏腑经络之气通畅，从而恢复人体正常的功能活动，即"法用三通"。贺老"病多气滞、法用三通"的针灸学术思想正是三通法的立论依据。

1.2 三通法的治病机制

1.2.1 针灸的法则在于调气

针灸之法，即通经调气之法。《灵枢·九针十二原》："欲以微针通其经脉，调其血气"。《灵枢·刺节真邪》："针刺之类，在于调气"，《灵枢·终始》："凡

刺之道，气调而止。"由上可见，针灸的通经调气作用是治疗各种疾病，祛除各种气滞的有效大法，也是针灸治病的根本道理。贺老认为，中医"气"的概念，是指人体一切脏腑组织器官的功能作用，如果人体脏腑组织发生气机不调，就会出现疾病，调气实质上就是调理脏腑经络的功能。

1.2.2　三通法旨在通经

三通法是采用各种针灸方法，通过调气以通经，或通经以调气，达到疏通经络、调和气血、治愈疾病的目的。微通法重在调，温通法取其温，强通法在于决血调气，根本宗旨就是通。这正如虞抟所著《医学正传》所说："通之之法，各有不同，调气以和血，调血以和气，通也；下逆者使之上行，中结者使之旁达，亦通也；虚者助之使通，寒者温之使通，无非通之之法也。"

2. 三通法治疗中风的经验：

中风的病因复杂，病机多变，其治疗历来是医学界重点攻关课题。而贺老在治疗中风方面积累了丰富的经验，现将其归纳如下：

2.1　根据不同发病时期立法取穴

2.1.1　对于危急期，治疗须拯危救急。贺老主张选穴要精妙，用法须术高。如：对中脏腑之闭证，首选强通法，取水沟、四神聪、十二井穴放血，以开窍醒神进行急救；而对于脱证，加用温通，灸神阙、关元等穴以回阳固脱。

2.1.2　在急性期，针对病情多变的特点，以百会、四神聪、合谷、内关、足三里、太冲为主穴，重在微通，再随证配穴，灵活运用三通法。

2.1.3　在急性期后，多留有后遗症，且病情顽固，经络闭阻不通，贺老主张在后遗恢复期，多使用温通、强通之法。如：肌张力增高可用火针；瘀滞明显者局部放血。

2.2　根据不同的病因选法配穴

内因主要有年老肾衰、饮食不节、情志过激，所以治疗重在微调疏通。如：情志过激取丘墟、蠡沟。

外因主要是风寒之邪因时令变化而诱发，如冬季患病率高，所以，天气寒冷应酌加温通法，以助阳祛寒。如：灸关元、气海。

而对于病理产物即风、火、痰、瘀为患，须重用强通法，以祛邪通经。

2.3　根据不同的病机特点取穴治疗

2.3.1　积损正衰，本虚标实

人之机体不外由外伤引起体内正气损伤，或年老体衰，而使正气衰退，诸病易发，中风之症大多是以肝肾阴虚为其根本，阴虚则阳亢，水不涵木，内风时起。另外，气血亏虚也是本虚的一个方面。

标实主要是指风、火、痰、瘀相兼为患的症情表现，其主要是内外因积久不去所形成，诸如肝阳化风、五志化火、饮食不节、脾失健运、气虚血瘀所导致。

对此在治疗上，抓住风、火、痰、瘀、虚等病机要点，总结出一系列经验取穴，如：平肝熄风取百会、四神聪、太冲；通腑化痰取中脘、天枢、丰隆；滋阴潜阳取涌泉、太溪、三阴交；益气取太渊、气海；活血化瘀取血海、内关、井穴放血等等。

2.3.2　气机逆乱，经络闭阻

上述病因及病理产物积累至一定程度，必然导致机体内环境稳态系统的破坏，出现阴阳偏盛偏衰，气血（机）逆乱，或痰瘀蒙蔽清窍，发生突然昏仆、不省人事，或风痰横窜经络，经脉闭阻，气血运行不畅，肢体失用，而出现半身不遂等症。

在治疗方面，贺老认为以微调为主，三通并用，选穴时，对症取穴与局部取穴相结合，如：上肢不遂取听宫、曲池、合谷、条口；下肢偏瘫取环跳、阳陵泉、太冲；高血压取四神聪放血、涌泉、风池、膈俞；冠心病取内关透郄门；糖尿病取曲池、建里、三阴交等。

2.4　根据不同的症状选穴配治

除昏仆、半身不遂等主证外，中风之症尚涉及五脏六腑、经络官窍，临床兼症繁多，如：语言不利、口眼㖞斜、便秘、痴呆、失眠、流涎、躁动不安等。所以在治疗时，既要针对性强，又要抓住时机，全面兼顾。如：语言不利取金津、玉液放血；痴呆取神门、心俞；失眠取神庭、照海、通里；躁动不安取本神、蠡沟等。

由上可知，治疗中风一病，须三通法并用，才能全面兼顾，重在微调疏通，寒结者温使之通，顽闭类强使之通，务必使经络疏通，气血调和，使机体康复。

【典型病例】

张某某，男，72岁。2001年4月26日就诊。

主诉：右侧半身不遂，语言謇涩5天。现病史：患者平素性情急躁，5天前因与家人生气，晚上9时许，坐位起立时突感头目晕眩，昏仆倒地，5分钟后苏醒，随即出现右侧肢体不遂，语言謇涩，口眼㖞斜。送急救中心救治，诊为"左侧基底节脑梗塞"。经治疗，病情稍缓，即来我科求治，症状仍如前述，纳可，夜寐欠安，大小便尚调。既往史：高血压病15年，血压不稳定，最高200/120mmHg，平时间断服用降压药复方降压片；糖尿病8年，平时服用降糖药格列本脲（优降糖）。

望诊：右上下肢瘫痪，舌质红，苔黄厚。切诊：脉弦滑数。查体：神志意识清楚，不完全运动性失语，右面纹浅，伸舌右偏，右肢肌张力高，右侧上下肢肌力3级，右上下肢锥体束征（＋），血压180/110mmHg。

辨证：阴虚阳亢，风痰阻窍。治则：滋阴潜阳，熄风化痰通络。取穴：四神聪、本神、曲池、合谷、丰隆、三阴交、太冲、丘墟、太溪、涌泉。刺法：四神聪点刺放血，合谷、太冲、丰隆施以泻法，太溪、三阴交施用补法，余穴以得气为度。留针 30 分钟。每日治疗 1 次。

其它仍按平时剂量服用格列本脲（优降糖）。

经 10 次治疗，患者感觉心情好转，右手能持轻物，行走大为好转，语言基本清晰，夜寐安。查体：伸舌稍右偏，右肢肌张力仍高，右侧上下肢肌力 4 级，右上下肢锥体束征（＋），血压 160/95mmHg。考虑肌张力高，局部加用火针，停四神聪放血，其它治法同前。又经 10 次治疗，患者感觉心情舒畅，查体语言流利，肌力 5 级，血压 140/85mmHg，临床痊愈。

3. 小结

针灸三通法渊源于《内经》，是对传统针灸疗法的归纳与升华，并较好地阐明了针灸的作用机理，贺老的这一学术思想得到了国内外同道的高度赞赏，并被广泛传播采用。

临床上根据病情不同，三通法既可单独使用，又可互相配合应用，往往能收到较理想的疗效。而中风这一疾病，根据其特点，能充分体现三通法的思想，并可将针灸三通法较全面地贯穿于中风治疗的全过程。

（谢新才　周德安　曲延华）

（二）火针疗法的机制研究

火针疗法对多种疾病具有肯定的临床疗效，为了探讨其作用机理，我们选择了两个对所有火针适应症都有意义的非特异性的实验项目——红外热像图和甲皱微循环进行观察，以求从某些侧面初步揭示火针疗法的作用机制。

1. 火针治疗前后的红外热像图观察

（1）实验方法

观察结果：本组共观察 23 例接受火针治疗的门诊患者，其中男性 12 例，女性 11 例，年龄在 26～72 岁。病种分布为：面肌痉挛者 9 例，坐骨神经痛者 8 例，肩周炎者 3 例，网球肘者 2 例，下肢静脉炎者 1 例。

针刺方法：面肌痉挛和坐骨神经痛的针刺方法如前所述，肩周炎的治疗取局部压痛点加患侧条口穴，网球肘只取局部压痛点，二者均以中等粗细的火针，采用疾刺法，下肢静脉炎用中等火针进行围刺。

实验过程：每例测试前后均在实验环境下适应 20 分钟，然后，火针治疗前记录一幅患痛部位的红外热像图，火针后 2 分钟左右记录第二幅，将记录到的热像图资料贮存于计算机磁盘中，前后用计算机分析和处理资料。

观察内容：观察火针治疗（约 20 分钟）前后患痛部位的红外热像图。

（2）实验结果

火针治疗前后病变部位的温度变化较大，以升温为主，最高温度、平均温度均有所升高。

最高温度：火针治疗后病变部位的最高温度以升温为主，在观察的23例患者中，有17例病变部位的最高温度升高，最高升温1.5℃，2例治疗前后无变化，4例治疗后较治疗前下降，经统计学处理，火针治疗前后温度的变化有极其显著性差异（$P < 0.001$）。

平均温度：火针治疗后病变部位的平均温度也以升高的为主。治疗前平均温度的平均值为：32.6174℃～1.4730℃，治疗后为32.8565℃～1.4491℃，平均升高0.2391℃。经统计学处理，火针治疗前后平均温度的变化有极其显著性差异（$P < 0.001$）。

（3）结果分析

观察的结果显示：火针后病变部位的温度明显提高，说明火针疗法具有升温作用。温度的升高表明了局部血液循环的改善和局部组织代谢的加强，这种反应有利于炎症等病理反应的消失和肌肉等正常组织的营养。因此，可以认为，火针后温度升高所提示的血液循环和局部代谢的改善，可能是火针治疗疾病的机制之一。这与祖国医学将火针的基本功效归结于温通经络，行气活血的认识相吻合。

2. 火针治疗前后的甲皱微循环的观察

（1）实验方法

观察对象：本组共观察了20例接受火针治疗的门诊患者，其中男性9例，女性11例；年龄在25～66岁。病种分布为：面肌痉挛者4例，坐骨神经痛者2例，静脉炎者3例，肩周炎3例，麻木者2例，其它如类风湿关节炎、胃痉挛、面神经麻痹、卵巢囊肿和乳腺炎各1例。

针刺方法：面肌痉挛、坐骨神经痛、静脉炎、肩周炎的针刺方法如前所述，麻木以细火针采用散刺法进行治疗；类风湿性关节炎的治疗以中等粗细的火针刺激病变关节的反应点；胃痉挛以细火针点刺左内关、右足三里；面神经麻痹用细火针轻浅刺激四白、头维、颊车、地仓、合谷及足三里；卵巢囊肿用中等粗细的火针深刺痞根；乳腺炎的治疗要根据肿块的大小和成脓与否选用不同粗细的火针和决定针数，针刺在肿块或脓肿上。

观察部位：双侧无名指甲皱微循环。

观察项目：血流速度、血流态。

实验过程：每侧测试前均在实验环境下适应20分钟左右，然后，于火针治疗前观察记录1次甲皱微循环的情况，火针治疗后再观察记录1次。

（2）实验结果

血流速度比较：本实验计算血流速度用秒表法测定红细胞经0.2～0.3mm的微血管所需时间。本组20例患者治疗前有2例血流时间在3～4秒，7例在4～5

秒，2 例超过 5 秒，火针治疗后几乎所有观察对象的血流速度加快，前后对比有极其显著差异。（$\overline{X}=9.2308$，$P<0.01$）。

血流态比较：火针治疗前大部分患者的甲皱微循环血流态呈各种异常，由于红细胞聚集而出现颗粒状血球悬浮者 19 例，占 95%，火针治疗后所有血流态异常者发生不同程度的改善，仅有 4 例呈现轻微的血流态异常，占 20%，火针前后对比有极其显著差异（$\overline{X}=23.0178$，$P<0.001$）。

（3）结果分析

通过本实验观察到，火针治疗后甲皱微循环的血流速度明显加快，血流态明显好转。这一观察结果表明火针疗法可以使微循环得到改善，改善微循环很可能是火针治愈疾病的机制之一。大量的科研结果认为血瘀是一个与微循环障碍有联系的病理过程，活血化瘀与微循环的改善有关。而火针疗法有明显的改善微循环的作用，所以说火针疗法具有活血行气，通经活络之功。这一结论与本课题的其它临床和实验观察所得结果是相一致的。

（三）贺氏针灸三通法治疗缺血性中风作用机制的研究

主要内容包括：（1）"贺氏三通法"对脑缺血再灌注大鼠模型血浆 β – EP、ACTH 的影响，探讨"贺氏三通法"对大鼠脑缺血再灌注后机体反应的调节机制。（2）三通法针刺对急性缺血性脑血管病患者血清 TNF – α、IL – 1β 及血浆 CGRP、ET 的影响，观察三通法针刺对于急性缺血性脑血管病炎症反应的作用。（3）贺氏三通法对急性脑梗死患者血浆 t – PA 和 PAI – 1 的影响，观察贺氏针法对急性缺血性中风凝血机制的影响。

实验 1. "贺氏三通法"对脑缺血再灌注大鼠模型血浆 β – EP、ACTH 的影响

研究目的：观察"贺氏三通法"针刺不同时间介入对脑缺血再灌注模型大鼠血清血浆 β – EP 和 ACTH 含量变化的影响，探讨针刺对大鼠脑缺血再灌注后机体反应的调节机制。

1. 材料与方法

1.1　实验动物及分组

健康成年 SD 大鼠，雄性，体重 210 – 240g，清洁级动物，购自中国军事医学科学院动物中心 < 医动字第 005 号 >。

采取随机抽签的方法将实验动物分为 5 组，分别为正常对照组（8 只）、假手术组（8 只）、模型对照组（8 只）、针刺治疗组（24 只）、药物治疗组（16 只）。其中，根据介入治疗时间不同针刺治疗组又分为 3 小时针刺组（8 只）、6 小时针刺组（8 只）、48 小时针刺组（8 只），药物治疗组分为 5 小时组药物（8 只）、48 小时药物组（8 只）。

正常对照组常规饲喂，不予处理；模型对照组造模后不予处理；假手术组除不插线外，其余处理同模型对照组；3 小时针刺组、6 小时针刺组和 48 小时针刺组分别在在造模成功后 3 小时、6 小时、48 小时开始介入针刺治疗，每日治疗一次，每次 20 分钟，即 3 小时、6 小时针刺组共治疗 3 次，48 小时针刺组共治疗 2 次；5 小时药物组和 48 小时药物组分别在造模成功后 5 小时、48 小时后开始腹腔注射注射香丹注射液（按 15ml/100g 大鼠体重计算），每日 1 次，即 5 小时药物组共治疗 3 次，48 小时药物组共治疗 2 次。假手术组、模型对照组、针刺治疗及药物治疗各组均于造模成功后 72 小时取材。

1.2 模型制备及模型成功的标准

1.2.1 模型制备：参照 Zea longa 线栓法制备模型。用 10% 水合氯醛（0.35ml/100g）腹腔注射麻醉后，仰卧固定，取颈正中切口，暴露右侧颈总动脉（CCA）、颈外动脉（ECA）、颈内动脉（ICA）、结扎 CCA 近心端，双侧结扎 ECA 及其分支，用动脉夹夹住 ICA，在 CCA 接近 ICA 和 ECA 分叉处剪一约 0.2mm 的切口，将一长约 4cm 的烧好头的栓线由该切口插入 CCA 后进入 ICA，直至颅底，越过大脑前动脉的起始部，到达大脑中动脉（MCA）的前部，长度约为 2.0cm ± 0.4cm，阻断左侧大脑中动脉的血流。用庆大霉素消炎后封闭皮肤切口，切口外留 1cm 长的线端，以便将栓线拔出再灌注。造模 2 小时后将线拔出，使大脑中动脉再灌注。

1.2.2 模型成功的标准为：①对侧 Hornor 征。②提尾时对侧前肢内收屈曲。③爬行时向对侧倾倒或按顺时针方向转圈。模型不成功者均被剔除，随机补充，保证每组 8 只不变。

1.3 "贺氏三通法"治疗方法

1.3.1 取穴及针法

取穴：百会、十宣、曲泽、委中，取穴及定位参见《实验针灸学》标准取穴。

针法：3 小时针刺组、6 小时针刺组前 2 次治疗（即造模后 36 小时以内）以"贺氏三通法"之强通法，取上述诸穴三棱针放血，出血量至少一滴；3 小时针刺组、6 小时针刺组第 3 次治疗和 48 小时针刺组（即造模后 36 小时以后）以"贺氏三通法"之温通法和微通法，上述诸穴以火针点刺后毫针留针治疗，留针 20 分钟，每日治疗 1 次，各组针刺的深度和强度均相同。最后一次治疗后 2 小时取材。

1.3.2 针具：神龙牌 31 号 0.5 寸、1 寸、1.5 寸针灸针，贺氏细火针、三棱针

1.4 指标检测

1.4.1 标本采集：各组均在造模成功 72 小时后取材。各组大鼠断头取血 3ml，注入预先加好抗凝剂（EDTA50μl、抑肽酶 40μl）的试管中，混匀，静置片刻低温离心（3000rpm，15 分钟）分离血浆，−70℃ 保存待测。

1.4.2 指标检测：采用放射免疫法测定血浆 β–ET、ACTH 含量。放免试剂盒均购自北京华英生物技术研究所。

1.5 数据处理和统计学分析

所有数据采用均数±标准差（$\overline{X}\pm S$）表示，各组组间差异采用方差分析，以 $P<0.05$ 作为具有显著性差异的标准。

2. 结果

2.1 血浆 β–ET 含量的变化（结果见表 4–1–1）

结果表明：与正常对照组比较，假手术级及模型对照组 β–ET 含量明显增高，经统计学处理，差异显著（均为 $P<0.05$）；与假手术组比较，模型对照组无显著性差异（$P>0.05$）；与模型对照组比较，各个针刺组和药物组均有不同程度下降，经统计学处理，3 小时针刺组差异显著（$P<0.05$），6 小时和 48 小时针刺组无显著性差异（$P>0.05$），5 小时和 48 小时药物组均无显著差异（$P>0.05$）。

各个针刺组间比较，3 小时针刺组含量最低，与其余各组比较，经统计学处理无显著差异（$P>0.05$）；与 5 小时药物组比较，3 小时和 6 小时针刺组经统计学处理均无显著差异（$P>0.05$）；与 48 小时药物组比较，48 小时针刺组经统计学处理无显著差异（$P>0.05$）。

2.2 血浆 ACTH 含量的变化（结果见表 4–1–1）

结果表明：与正常对照组比较，假手术组 ACTH 含量有上升趋势，经统计学处理，无显著差异（$P>0.05$），模型对照组含量明显下降，经统计学处理，差异显著（$P<0.05$）；与假手术组比较，模型对照组含量明显下降，经统计学处理，差异显著（$P<0.01$）；与模型对照组比较，各个针刺组和药物组均有不同程度增高，经统计学处理，3 小时针刺组无显著差异（$P>0.05$），6 小时和 48 小时针刺组差异显著（均为 $P<0.05$），5 小时药物组无显著差异（$P>0.05$），48 小时药物组差异显著（$P<0.05$）。

各个针刺组间比较，以 3 小时针刺组含量最低，经统计学处理，无显著差异（$P>0.05$），余各组间均无显著差异（$P>0.05$）；与 5 小时药物组比较，3 小时和 6 小时针刺组经统计学处理均无显著差异（$P>0.05$）；与 48 小时药物组比较，48 小时针刺组有下降趋势，经统计学处理无显著差异（$P>0.05$）。

表 4–1–1　各组大鼠血浆 β–ET 和 ACTH 含量的变化（pg/ml）（$\overline{X}\pm S$）

分组	例	β–ET	ACTH
正常对照组	8	79.935±55.725	15.971±8.909

续表

分组	例	β－ET	ACTH
假手术组	8	164.738 ± 87.691 *	18.104 ± 6.035
模型对照组	8	222.380 ± 133.344 *	8.669 ± 3.209 * ●●
3h 针刺组	8	93.408 ± 96.307 ▲	11.647 ± 4.003 ●
6h 针刺组	8	165.113 ± 142.577	16.414 ± 7.830 ▲
48h 针刺组	8	147.836 ± 105.485	15.807 ± 8.032 ▲
5h 药物组	8	190.107 ± 129.022	15.820 ± 11.579
48h 药物组	8	132.457 ± 122.774	14.510 ± 6.542 ▲

注：与正常对照组比较，$*P < 0.05$，$**P < 0.01$；与假手术组比较，$●P < 0.05$，$●●P < 0.01$；与模型对照组比较，$▲P < 0.05$，$▲▲P < 0.01$。

3. 分析

3.1 选穴意义

贺普仁教授在"病多气滞，法用三通"的思想指导下，将毫针微通、三棱针强通和艾灸、火针等温通三法有机结合，提出"贺氏三通法"，具有显著的疗效和众多的适应症。其中应用于中风病之急性期与恢复期治疗已列为国家中医药管理局诊疗技术整理课题（已结题），经临床验证疗效优于常规针刺治疗，具有广阔的前景。

中风急性期之实证以气血上逆、痰火内闭、瘀血阻痹等表现之危、急、重症为突出特点，根据"贺氏针灸三通法"理论，必须用局部放血疗法以治血调气。此期应用放血疗法目的在于主要针对其病机发挥强通法清热泻火、止痛、镇吐、救急危症等方面作用。同时配合微通法以畅气机、行气血。恢复期、后遗症期以血瘀、痰凝、气机不畅致经脉失养为主证，多气虚血瘀、脉络痹阻而肢体废而不举或拘挛不伸，主要用微通法通调经脉及火针疗法温通经脉、行气活血。临床取穴以百会、十宣、曲泽、委中三棱针放血（放血仅用于急性期），四神聪、中脘、曲池、天枢、合谷、丰隆、太冲为主。

近年来随着对脑卒中病理生理过程认识的深入，针刺治疗缺血性卒中的基础研究显示了良好的疗效，能改善血液与血管功能的异常，增加缺血区血流量；打破脑组织缺血后一连串病理级联反应的恶性循环；激发脑组织自我保护机制，促进神经功能恢复。然而"贺氏三通法"在临床上治疗缺血性脑卒中疗效显著，但其作用的环节及规律尚较少报道，为此本研究重点观察了"贺氏三通法"不同时间介入对脑缺血再灌注模型大鼠的影响机制。

本课题以大鼠脑缺血再灌注模型为研究对象，探讨"贺氏三通法"调节脑缺血再灌注所致脑功能紊乱的内在机制，以"贺氏三通法"取穴规律选取百会、十宣、曲泽、委中，百会位于头之巅顶，令其出血可使逆上血气下降，暴张之阳得平，瘀滞经脉通畅；十宣调和阴阳之气以醒脑开窍；曲泽、委中为合穴，气血充盛，泻之有行气活血通络之功。

3.2 "贺氏三通法"对脑缺血再灌注模型大鼠血浆 β–ET 和 ACTH 的影响

脑缺血再灌注引起的病理级联反应的恶性循环导致机体处于持续的恶性应激刺激状态，致使机体免疫调节亢进，从而启动 HPA 轴功能，引起神经–内分泌–免疫网络功能的紊乱，继而加重了对机体的损害。

相关研究报道阿黑皮素原（POMC）主要由垂体前叶的促皮质激素分泌细胞和垂体中叶的促黑色素细胞合成，并贮存于细胞内，可加工成不同的神经肽类，如 β–ET 及 ACTH。它们主要参与体内的生理活动，特别与应激反应有关。在应激状态下，β–ET 及 ACTH 释放增加，血浆含量也相应增加，这两种神经肽类可作为判断应激水平的敏感指标。

同时，β–ET 和 ACTH 也是神经–免疫–内分泌网络调节中的重要成分。Blalock 等学者于 1994 年提出神经肽/神经递质、激素、细胞因子是网络中相互调节的共同介质，或称"共同语言（commonlanguage）"。免疫细胞产生的激素或神经肽一般较下丘脑–垂体细胞分泌的量少，但因免疫细胞数量较垂体细胞多，所以这种差异可以得到弥补。目前研究发现淋巴细胞和巨噬细胞也可以产生 ACTH 和 β–ET，其氨基酸序列与垂体内分泌细胞中的 ACTH 和 β–ET 完全相同。ACTH 主要通过与位于神经、免疫及内分泌系统的细胞膜上的 ACTH 受体结合，激活腺苷酸环化酶，引起 cAMP 的产生，从而发挥对神经–免疫–内分泌系统的调节作用。β–EP 是一种由 31 个氨基酸组成的内源性阿片肽，与多种疾病和应激反应的病理生理过程密切相关，在各种应激状态下如缺氧、缺血、创伤、休克等时，其合成分泌增加。β–EP 可以通过阿片受体的作用和非阿片受体样作用对免疫功能起调制作用。

本研究表明：假手术组血浆 β–EP 和 ACTH 均有明显升高，提示手术创伤启动了机体的自稳调节机制，致使 β–EP 合成分泌，使 PHA 轴 ACTH 含量增加；而脑缺血再灌注大鼠血浆 β–EP 含量继续明显增高，而 ACTH 呈下降趋势，提示脑缺血再灌注模型机体免疫功能紊乱抑制了 ACTH 的合成分泌，致使 PHA 轴功能紊乱，导致 β–EP 与 ACTH 的比值失调。

有研究认为 HPA 轴功能的紊乱是造成脑缺血再灌注后神经、内分泌、免疫系统紊乱的关键环节，是加重缺血神经元损伤的重要物质基础。积极干预这个环节，是减轻脑缺血再灌注后脑损伤，保护缺血神经元的重要途径之一。本研究结果表明：针刺 3 小时介入治疗可明显逆转 β–EP 与 ACTH 的比值失调，调节紊乱的免疫功能。而 6 小时、48 小时及药物组介入也可不同程度的逆转 β–EP 与 ACTH 的比值失调，但远远不及 3 小时介入明显。分析认为，3 小时早期介入针灸治疗可通过调节 HPA 轴的功能状态，继而发挥其对细胞因子、血管内皮活性物质等的综合调节，达到调节神经－内分泌－免疫网络的失衡，提高机体的抗损伤能力，最终达到针灸的治疗目的。

4. 结论

研究结果证明，β－ET 与 ACTH 的比值失调是造成脑缺血再灌注损伤功能紊乱的关键环节，"贺氏三通法"介入治疗可有效逆转其比值，进而达到治疗效应；且 3 小时介入最为明显。提示"贺氏三通法"是通过调节紊乱的免疫功能、重建机体的平衡状态达到抗炎、抗损伤、保护脑功能的目的。

实验 2. 三通法针刺对急性缺血性脑血管病患者血清 TNF－α、IL－1β 及血浆 CGRP、ET 的影响

研究目的：观察三通法针刺对急性缺血性脑血管病患者血清 TNF－α、IL－1β，血浆 CGRP、ET 含量的影响，并探讨其可能的作用机理。

研究对象与方法

1. 三通法简介

贺普仁教授在 50 多年的医疗实践中，创立了"病多气滞，法用三通"的中医针灸病机学说，他认为在任何疾病的发展过程中，气机不利是不可逾越的病机，故称"病多气滞"。针灸治病就是调理气机，从而治愈疾病。贺教授将针灸诸多疗法概括为以毫针针刺为主的微通法、以火针艾灸疗法为主的温通法和以三棱针放血为主的强通法，三种刺法合称"针灸三通法"。其根本宗旨就是通调气机。本研究充分运用了三通法的"调气"思想，并选用三通法中的强通法、微通法作为针刺方法，所选腧穴也为贺教授临床经验用穴。

2. 资料与方法

2.1　观察对象

本课题将研究对象分为：三通法针刺组、手足十二针组、正常人组。

病例来源于 2004 年 5 月至 2005 年 2 月期间北京中医医院针灸一病区和二病区的 AICD 住院患者。将其中满足纳入标准、又不属于排除标准者，经家属知情同意后，通过随机表法按 1:1 比例分配到三通法针刺组和手足十二针组，并进行统计。最终列入统计者共 60 例，其中，三通法针刺组 30 例，男 17 例，女 13 例，年龄 50 岁至 75 岁，平均年龄（64.03 ± 9.45）岁，手足十二针组 30 例，男 18 例，女 12 例，年龄 42 岁至 75 岁，平均年龄（66.03 ± 8.41）岁。

正常人组：为同期至我院的健康体检者 11 例，其中，男 6 例，女 5 例。年龄 49 岁至 75 岁，平均年龄（59.73 ± 9.90）岁。

2.2　诊断标准

参照 1995 年中华医学会全国第四届脑血管病学术会议修订的《各类脑血管

疾病诊断要点》，动脉粥样硬化性血栓性脑梗塞诊断标准如下：

①常于安静状态下发病。②大多数发病时无明显头痛和呕吐。③发病较缓慢，多逐渐进展或呈阶段性进行，多与脑动脉粥样硬化有关，也可见于动脉炎、血液病等。④一般发病后 1 ~ 2 天内意识清楚或轻度障碍。⑤有颈内动脉系统和（或）椎 - 基底动脉系统症状和体征。⑥应作 CT 或 MRI 检查。⑦腰穿脑脊液一般不应含血。

2.3 纳入标准

①符合全国第四届脑血管病诊断标准并经 CT 证实的颈内动脉系统脑梗塞患者。②年龄 40 岁至 75 岁。③首次发病在 72 小时以内。④按脑卒中患者临床神经功能缺损程度评分标准，分值在 8 ~ 28 分之间。⑤自愿参加试验并签署知情同意书者。⑥符合本研究排除标准者。

2.4 排除标准

①排除颈内动脉系统脑梗塞合并肿瘤病患者。②排除患免疫系统疾病或近期服用影响免疫功能的药物，特别是皮质类固醇者。③根据临床和辅助检查结果排除肺部和泌尿系等部位的感染。④合并严重的心、肝、肾等重要脏器功能不全患者。⑤合并严重认知功能障碍、严重失语，以至严重影响医患交流的患者。

2.5 治疗方法和疗程

三通法针刺组、手足十二针组患者均于首次取血后当天即开始进行针刺，每天 1 次，每周 5 次，共治疗 4 周。同时给予病房常规输液治疗，0.9% 生理盐水 500ml、灯盏细辛注射液 40ml 静脉滴注，每日 1 次，共治疗 28 天，有颅内压增高者，给予 20% 甘露醇脱水降颅压。

2.5.1 三通法针刺组

2.5.1.1 入组后第 1 周：强通法为主。

取穴：百会、四神聪、尺泽（患侧）、委中（患侧）

方法：用三棱针点刺放血，一般不用立刻止血，待到血色由紫暗转至鲜红后再用消毒棉球进行处理。

2.5.1.2 入组后第 2 周至第 4 周：微通法治疗。

取穴：百会、四神聪及患侧曲池、合谷、太冲、足三里、三阴交。

方法：毫针针刺，平补平泻，留针 30 分钟。

2.5.2 手足十二针组

入组后第一至四周均以毫针针刺。

取穴：双侧曲池、内关、合谷、足三里、阳陵泉、三阴交。

方法：毫针针刺，平补平泻，留针 30 分钟。

2.6 观察指标及检测方法

2.6.1　观察指标

患者血清 TNF－α、IL－1β，血浆 CGRP、ET 含量，神经功能缺损评分、Barthel 指数评分。

2.6.2　血清 TNF－α、IL－1β，血浆 CGRP、ET 含量检测方法

2.6.2.1　标本采集

全部受试者均于清晨空腹采肘静脉血，三通法针刺组、手足十二针组患者在治疗前和治疗后第 6、12 和 28 天分 4 次采集，每次采两管血：3ml 置于含 10% EDTA 二钠 45μl 和 60μl 抑肽酶的试管中，混匀。另 3ml 置于无抗凝剂的试管中。采血后 30 分钟内将样本送至研究所生化室。正常人组于清晨空腹时抽取肘静脉血（只采集一次），方法同上。

2.6.2.2　标本测定

在 4℃室温下，以 3000rpm 转速，离心 5 分钟后取上清液，在 -70℃保存待测。测定前，使样本置于室温或冷水中复融，再次 4℃，3000rpm 离心 5 分钟，取上清液测定。

血清 TNF－α、IL－1β，血浆 CGRP、ET 含量采用放射免疫法测定。测定时使用北京核仪器厂生产的 FT－630G 型微机多探头放免测定仪。药盒由解放军总医院提供。操作由研究所生化室专人严格按说明书进行。

2.7　疗效判定标准

2.7.1　脑卒中患者临床神经功能缺损程度评分标准（1995）

全国第四届脑血管病学术会议通过神经功能缺损积分值的减少（功能改善）。

基本痊愈：功能缺损评分减少 91%～100%

显著进步：功能缺损评分减少 46%～90%

进步：功能缺损评分减少 18%～45%

无变化：功能缺损评分减少 17% 左右

2.7.2　全国第四届脑血管病学术会议通过的脑卒中患者 Barthel 指数（BI）记分法（1995）：总积分由 0 至 100 分，按其依赖程度分为：

100 分	独立
75～95 分	轻度依赖
50～70 分	中度依赖
25～45 分	重度依赖
0～20 分	完全依赖

2.8　记录和统计学方法

2.8.1 在入院第一天填写一般项目，包括伴发疾病、既往史的情况等，并计算出相应的分值，第 1 天和第 28 天填写血常规（尤其外周血嗜中性粒白细胞、

血小板值)，在住院期间搜集填写头颅 CT、MRI 资料。(对头颅 CT 影像学资料采用手工测量的方法测定其梗塞直径（梗塞直径 <1.5cm 为小灶，梗塞直径在 1.5~4cm 之间为中灶，梗塞直径 >4cm 为大灶)。)

2.8.2 在入院第 1 和第 28 天检查并填写神经功能缺损评分、Barthel 指数评分。将患者血清 TNF-α、IL-1β，血浆 CGRP、ET 含量记录在临床观察表上，综合以上各表建立每个患者的观察记录档案。

2.8.3 计量资料以 $\overline{X}\pm S$ 或百分位数法表示，对于两组之间的均数比较，符合参数检验标准者，可采用 t 检验。非正态分布者采用非参数分析。其中，每组前后自身对照的检验选用 WiLcoxon Signed Ranks Test 检验法，两个独立样本检验选用 Mann-Whitney U 检验，多个独立样本检验选用 Kruskal Wallis Test 秩检验。不同治疗组各次就诊的计数资料采用频数进行统计描述，用 X^2 检验。等级计数资料用 Ridit 分析，相关分析采用直线相关分析。使用 SPSS11.0 数据统计包进行处理。所有统计检验均采用双侧检验，P 值 $\leqslant 0.05$ 将被认为所检验的差别有统计学意义。

3. 结果

我们收治 68 例急性期（发病 <72 小时）缺血性脑血管病患者，完成并列入统计 60 例，其中治疗组 30 例，对照组 30 例；脱落 8 例中治疗组占 3 例，对照组为 5 例，均因提前出院未能完成观察并无病情加重及不良反应发生。现将统计结果总结如下：

3.1 治疗前各组一般情况的比较

3.1.1 年龄：见表 4-1-2。

表 4-1-2　治疗前各组年龄情况　　　　　　　　　　（单位：岁）

分组	例数	最小值	最大值	$\overline{X}\pm S$
三通法针刺组	30	40	75	62.20±11.12
手足十二针组	30	42	75	66.20±8.73
正常人组	11	46	72	55.18±8.70

选用 Kruskal Wallis Test 秩检验，$P=0.16>0.05$。

结果表明：三通法针刺组、手足十二针组、正常人组之间年龄无统计学差异。

3.1.2 性别：见表 4-1-3。

表 4-1-3　治疗前各组性别情况　　　　　　　（单位：例）

分组	例数	性别	
		男	女
三通法针刺组	30	17	13
手足十二针组	30	18	12
正常人组	11	6	5

治疗前三组性别情况比较：$X^2 = 0.123$，$P = 0.94 > 0.05$。

结果表明：三通法针刺组、手足十二针组、正常人组之间性别无统计学差异。

3.1.3　病程分布、伴发症及既往病史情况比较：见表 4-1-4。

表 4-1-4　病程分布及既往病史情况

分组	例数	病程分布			伴发症积分 $\overline{X} \pm S$	既往史积分 $\overline{X} \pm S$
		1 天	2 天	3 天		
三通法针刺组	30	8	11	11	3.133 ± 2.776	4.30 ± 2.602
手足十二针组	30	10	11	9	2.800 ± 2.325	4.30 ± 2.020

治疗前三通法针刺组、手足十二针组病程分布情况比较：$X^2 = 0.422$，$P = 0.81 > 0.05$。伴发症积分、既往史积分选用 Mann - Whitney U 秩检验。伴发症积分比较，$Z = 0.108$，$P = 0.914 > 0.05$，既往史积分比较，$Z = 0.654$，$P = 0.513 > 0.05$。

结果表明：三通法针刺组、手足十二针组之间患者病程分布、伴发症、既往病史情况无统计学差异。

3.1.4　治疗前头颅 CT 情况比较：见表 4-1-5。

表 4-1-5　治疗前头颅 CT 情况比较　　　　　　　（单位：cm）

分组	例数	梗塞直径	梗塞程度		
			大灶（直径 >4cm）	中灶（直径 1.5~4cm）	小灶 直径 <1.5cm
三通法针刺组	30 例	4.91 ± 3.23	14	9	7
手足十二针组	30 例	4.65 ± 2.89	13	11	6

梗塞直径数据选用 Mann - Whitney U 秩检验。结果 $Z = 0.252$，$P = 0.801 > 0.05$。

梗塞程度分布情况比较：$X^2 = 0.314$，$P = 0.855 > 0.05$。

结果表明：三通法针刺组、手足十二针组患者梗塞大小、梗塞程度无统计学差异。

3.1.5 治疗前各组血清 TNF $-\alpha$、IL -1β 的含量（表 4 $-1-6$），血浆 CGRP、ET 的含量（表 4 $-1-7$）。

表 4 $-1-6$ 治疗前各组血清 TNF $-\alpha$、IL -1β 的含量（$\overline{X} \pm S$, ng/ml）

分组	例数	TNF $-\alpha$	IL -1β
三通法针刺组	30	5.54 ± 3.21 ★ *	0.40 ± 0.20 ▲ ▽
手足十二针组	30	5.60 ± 3.38 ☆	0.37 ± 0.23 △
正常人组	11	1.99 ± 0.71	0.08 ± 0.07

选用 Mann – Whitney U 秩检验，* 与手足十二针组比较 Z = 0.030，$P > 0.05$；▽与手足十二针组比较 Z = 0.777，$P > 0.05$；★ 与正常人组比较 Z = 4.061，$P < 0.01$，▲与正常人组比较 Z = 4.462，$P < 0.01$，☆与正常人组比较：Z = 4.237，$P < 0.01$，△与正常人组比较：Z = 4.388，$P < 0.01$。

结果表明：三通法针刺组、手足十二针组之间患者血清 TNF $-\alpha$、IL -1β 含量无统计学差异，但均明显高于正常人。

表 4 $-1-7$ 治疗前各组血浆 CGRP、ET 的含量（$\overline{X} \pm S$, ng/ml）

分组	例数	CGRP	ET
三通法针刺组	30	46.93 ± 35.13 ★ ★ *	86.51 ± 57.79 ▲ ▲ ▽
手足十二针组	30	46.70 ± 41.97 ☆	83.77 ± 56.27 △
正常人组	11	82.14 ± 40.80	44.09 ± 14.4

选用 Mann – Whitney U 秩检验，* 与手足十二针组比较 Z = 0.037，$P > 0.05$；▽与手足十二针组比较 Z = 0.133，$P > 0.05$；★ ★与正常人组比较 Z = 2.442，$P < 0.01$，▲▲与正常人组比较 Z = 2.781，$P < 0.01$，☆与正常人组比较：Z = 2.590，$P < 0.05$，△与正常人组比较：Z = 2.266，$P < 0.05$。

结果表明：三通法针刺组、手足十二针组之间患者血浆 CGRP、ET 含量接近。三通法针刺组、手足十二针组患者血浆 ET 含量高于正常人，血浆 CGRP 含量低于正常人。

3.2 血清 TNF $-\alpha$、IL -1β、血浆 CGRP、ET 的含量变化及相关性研究

3.2.1 三通法针刺组、手足十二针组血清 TNF $-\alpha$、IL -1β 随治疗时间的变化趋势。

3.2.1.1 组内血清 TNF $-\alpha$、IL -1β 的含量随治疗时间的变化趋势：见表 4 $-1-8$、4 $-1-9$，图 4 $-1-1$、4 $-1-2$。

表4-1-8　血清TNF-α、IL-1β的含量与分组情况（$\overline{X} \pm S$, ng/ml）

分组	例数	测量时间	TNF-α	IL-1β
三通法针刺组	30	治疗前	5.54±3.21	0.40±0.20
		治疗后第6天	1.75±1.29	0.07±0.06
		治疗后第12天	1.81±0.60	0.06±0.05
		治疗后第28天	1.51±0.54	0.05±0.04
手足十二针组	30	治疗前	5.60±3.38	0.37±0.23
		治疗后第6天	2.43±1.39	0.12±0.11
		治疗后第12天	2.16±0.69	0.10±0.08
		治疗后第28天	1.90±0.63	0.09±0.09
正常人组	11		1.99±0.71	0.08±0.07

选用 WiLcoxon Signed Ranks Test，进行组内血清 TNF-α 含量前后自身对照，结果见表4-1-9，图4-1-1、4-1-2。

表4-1-9　血清TNF-α、IL-1β含量组内前后自身对照情况

分组	测量时间	TNF-α		IL-1β	
		Z值	P值	Z值	P值
三通法针刺组 （30例）	疗后第6天与治疗前	4.762	0.000	4.742	0.000
	疗后第12天与疗前	4.700	0.000	4.783	0.000
	疗后第28天与疗前	4.782	0.000	4.783	0.000
	疗后第12天与疗后第6天	1.471	0.141	1.403	0.161
	疗后第28天与疗后第6天	0.401	0.688	1.993	0.046
	疗后第28天与疗后第12天	2.530	0.011	2.114	0.034
手足十二针组 （30例）	疗后第6天与治疗前	4.299	0.000	4.711	0.000
	疗后第12天与疗前	4.432	0.000	4.783	0.000
	疗后第28天与疗前	4.679	0.000	4.690	0.000
	疗后第12天与疗后第6天	0.031	0.975	0.788	0.431
	疗后第28天与疗后第6天	1.752	0.080	1.140	0.254
	疗后第28天与疗后第12天	3.557	0.000	0.057	0.954

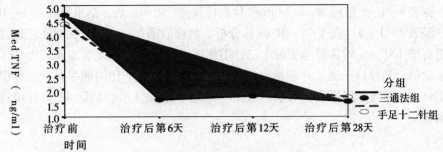

注：图中标志点显示的是血清TNF-a的中位数（ng/ml）

图 4 - 1 - 1　血清 TNF - α 含量的变化趋势

注：图中标志点显示的是血清 TNF - α 的中位数（ng/ml）

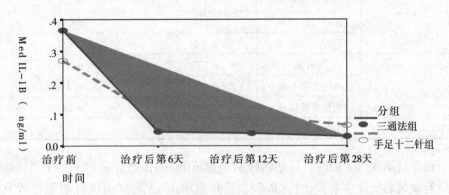

图 4 - 1 - 2　血清 IL - 1β 含量的变化趋势

注：图中标志点显示的是血清 IL - 1B 的中位数（ng/ml）

经表 4 - 1 - 9 及图 4 - 1 - 2 统计分析，血清 IL - 1β 含量随治疗时间的变化趋势如下：

三通法针刺组疗后第6、第12、第28天与治疗前比具有十分显著的统计学差异，$P < 0.01$，疗后第12天与疗后第6天比无统计学差异，$P > 0.05$，疗后第28天与疗后第6天、第12天比有显著的统计学差异，$P < 0.05$。

手足十二针组疗后第6、第12、第28天与治疗前比具有十分显著的统计学差异，$P < 0.01$，疗后第12、第28天与疗后第6天比无统计学差异，$P > 0.05$，疗后第28天与疗后第12天比无统计学差异，$P > 0.05$。

结果表明：三通法针刺组、手足十二针组治疗后第 6 天血清 IL - 1β 含量水平已开始下降，并随着病程的延长趋于正常。

3.2.1.2　组间血清 TNF - α、IL - 1β 含量随治疗时间的变化趋势：见表 4 - 1 - 10。

据表 4 -1 -8 选用 Mann Whitney U 秩检验进行组间比较，结果见表4 -1 -10。

经表 4 -1 -8、表 4 -1 -10 统计分析，治疗后第 6、12、28 天时，三通法针刺组血清 TNF -α 的含量与手足十二针组相比，有显著的统计学差异，$P < 0.05$。结果表明：治疗后三通法针刺组血清 TNF -α 的含量水平比同期手足十二针组血清 TNF -α 的含量降低得更明显，且更早地趋于正常（治疗后第 12 天就接近正常值）。

表 4 -1 -10　组间血清 TNF -α、IL -1β 含量随治疗时间的变化趋势比较

观察指标	时间	Z 值	P 值
TNF -α	治疗前	0.030	0.976
	治疗后第 6 天	2.255	0.024
	治疗后第 12 天	2.114	0.034
	治疗后第 28 天	2.152	0.031
IL -1β	治疗前	0.777	0.437
	治疗后第 6 天	2.063	0.039
	治疗后第 12 天	1.743	0.081
	治疗后第 28 天	2.146	0.032

治疗后第 6、28 天时，三通法针刺组血清 IL -1β 的含量与手足十二针组相比，有显著的统计学差异，$P < 0.05$，治疗后第 12 天时三通法针刺组血清 IL -1β 的含量与手足十二针组相比，无统计学差异，$P > 0.05$。结果表明：治疗后第 6、28 天时三通法针刺组血清 IL -1β 的含量水平比同期手足十二针组血清 IL -1β 的含量低，治疗后第 6 天时三通法针刺组血清 IL -1β 的含量就接近正常。手足十二针组血清 IL -1β 的含量直至治疗后第 28 天方接近正常。

3.2.1.3 疗后第 28 天三通法针刺组、手足十二针组与正常人 TNF -α、IL -1β 含量比较

据表 4 -1 -8 选用 Mann Whitney U 检验进行组间比较，结果显示：三通法针刺组与正常人组血清 TNF -α 含量比较 $P = 0.091 > 0.05$，与正常人组中血清 IL -1β 含量比较 $P = 0.110 > 0.05$；手足十二针组与正常人组血清 TNF -α 含量比较 $P = 0.513 > 0.05$，与正常人组中血清 IL -1β 含量比较 $P = 0.919 > 0.05$。

结果表明：治疗后第 28 天，二组血清 TNF -α、IL -1β 含量水平趋近正常。

3.2.2 三通法针刺组、手足十二针组血浆 CGRP、ET 随治疗时间的变化趋势

3.2.2.1 组内血浆 CGRP、ET 的含量随治疗时间的变化趋势：见表 4 -1 -11、4 -1 -12，图 1 -1 -3、4 -1 -4

表 4 −1 −11　血浆 CGRP、ET 的含量与分组情况（$\overline{X} \pm S$, pg/ml）

分组	例数	测量时间	CGRP	ET
三通法针刺组	30	治疗前	46.93 ± 35.13	86.51 ± 57.79
		治疗后第 6 天	70.45 ± 54.79	54.10 ± 31.32
		治疗后第 12 天	58.82 ± 41.20	61.26 ± 33.23
		治疗后第 28 天	97.45 ± 74.81	44.45 ± 18.65
手足十二针组	30	治疗前	46.70 ± 41.97	83.77 ± 56.27
		治疗后第 6 天	51.11 ± 46.38	75.87 ± 38.97
		治疗后第 12 天	43.83 ± 33.88	77.67 ± 38.37
		治疗后第 28 天	42.61 ± 31.69	60.98 ± 39.33
正常人组	11		82.14 ± 40.80	44.09 ± 14.40

选用 Wilcoxon Signed Ranks Test，进行组内前后自身对照，结果见表4 − 1 − 12。

表 4 − 1 − 12　血浆 CGRP、ET 的含量组内前后自身对照情况

分组	测量时间	CGRP		ET	
		Z 值	P 值	Z 值	P 值
三通法针刺组（30 例）	疗后第 6 天与治疗前	2.242	0.025	3.260	0.001
	疗后第 12 天与疗前	1.039	0.299	2.478	0.013
	疗后第 28 天与疗前	3.363	0.001	4.206	0.000
	疗后第 12 天与疗后第 6 天	0.710	0.478	1.347	0.178
	疗后第 28 天与疗后第 6 天	2.047	0.041	2.519	0.012
	疗后第 28 天与疗后第 12 天	2.417	0.016	2.972	0.003
手足十二针组（30 例）	疗后第 6 天与治疗前	0.051	0.959	0.524	0.600
	疗后第 12 天与疗前	0.175	0.861	0.566	0.572
	疗后第 28 天与疗前	0.339	0.734	1.162	0.245
	疗后第 12 天与疗后第 6 天	0.051	0.959	0.432	0.666
	疗后第 28 天与疗后第 6 天	0.586	0.558	1.800	0.072
	疗后第 28 天与疗后第 12 天	0.175	0.861	2.087	0.037

经统计分析，血浆 CGRP 含量随治疗时间的变化趋势为：

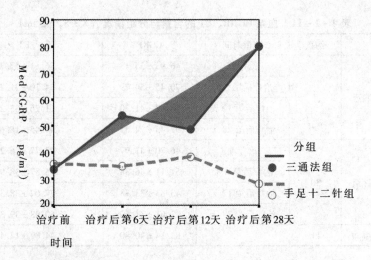

图 4 - 1 - 3 血浆 CGRP 含量的变化趋势

注：图中标志点显示的是血浆 CGRP 的中位数（pg/ml）

三通法针刺组疗后第 6 天与治疗前比具有显著的统计学差异，$P < 0.05$，疗后第 12 天与治疗前比无统计学差异，$P > 0.05$，疗后第 28 天与治疗前比具有十分显著的统计学差异，$P < 0.01$，疗后第 12 天与疗后第 6 天比无统计学差异，$P > 0.05$，疗后第 28 天与疗后第 6 天、疗后第 12 天比具有显著的统计学差异，$P < 0.05$，疗后第 28 天与疗后第 12 天比有显著的统计学差异，$P < 0.05$。

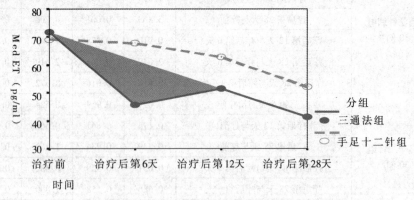

图 4 - 1 - 4 血浆 ET 含量的变化趋势

注：图中标志点显示的是血浆 ET 的中位数（pg/ml）

手足十二针组疗后第 6、12、28 天与治疗前比无统计学差异，$P > 0.05$，疗后第 12、28 天与第 6 天比无统计学差异，$P > 0.05$，疗后第 28 天与第 12 天比无统计学差异，$P > 0.05$。

结果表明：三通法针刺组治疗后第 6 天，血浆 CGRP 含量水平已开始明显升高，并随着病程的延长，平稳上升，趋于正常。而手足十二针组治疗后血浆CGRP含量水平变化趋势始终不明显。

经表4-1-12、图4-1-4统计分析，血浆ET含量随治疗时间的变化趋势为：

三通法针刺组疗后第6、12、28天与疗前比具有显著的统计学差异，$P < 0.05$，疗后第12天与第6天比无统计学差异，$P > 0.05$，疗后第28天与第6天比有显著的统计学差异，$P < 0.05$。疗后第28天与第12天比有十分显著的统计学差异，$P < 0.01$。

手足十二针组疗后第6、12、28天与疗前比无统计学差异，$P > 0.05$，疗后第12、28天与第6天比无统计学差异，$P > 0.05$，疗后第28天与第12天比有显著的统计学差异，$P < 0.05$。

结果表明：三通法针刺组治疗后第6天血浆ET含量水平明显下降，在治疗12天后仍有明显下降，随着病程的延长，仍有下降趋势。手足十二针组从治疗后第6天开始，血浆ET含量水平略有下降，随着病程的延长，呈缓慢下降。

3.2.2.2 组间血浆CGRP、ET含量随治疗时间的变化趋势：见表4-1-13。

据表4-1-11选用Mann Whitney U秩检验进行组间比较，结果见表4-1-13。

表4-1-13 组间血浆CGRP、ET含量随治疗时间的变化趋势比较

观察指标	时间	Z值	P值
CGRP	治疗前	0.037	0.971
	治疗后第6天	2.011	0.044
	治疗后第12天	1.967	0.049
	治疗后第28天	3.046	0.002
ET	治疗前	0.133	0.894
	治疗后第6天	1.996	0.046
	治疗后第12天	2.247	0.025
	治疗后第28天	2.040	0.041

经表4-1-11、表4-1-13统计分析，治疗后第6、12天时，三通法针刺组血浆CGRP含量与手足十二针组相比，有显著的统计学差异，$P < 0.05$，治疗后第28天时三通法针刺组血浆CGRP含量与手足十二针组相比，有十分显著的统计学差异，$P < 0.01$。

结果表明：治疗后三通法针刺组血浆CGRP的含量水平比同期手足十二针组血浆CGRP的含量高，治疗后第28天时更为明显。

治疗后第6、12、28天时，三通法针刺组血浆ET含量与手足十二针组相比，有显著的统计学差异，$P < 0.05$。

结果表明：治疗后三通法针刺组血浆 ET 的含量水平比同期手足十二针组的低。

3.2.2.3 疗后第 28 天三通法针刺组、手足十二针组与正常人血浆 CGRP、ET 含量：据表 4 – 1 – 11 选用 Mann Whitney U 检验进行组间比较，三通法针刺组与正常人组血浆 CGRP 含量比较 $P = 0.896 > 0.05$，与正常人组中血浆 ET 含量比较 $P = 0.919 > 0.05$；手足十二针组与正常人组血浆 CGRP 含量比较 $P = 0.002 < 0.05$，手足十二针组与正常人组中血浆 ET 含量比较 $P = 0.085 > 0.05$。结果表明：疗后第 28 天，三通法针刺组 CGRP 含量水平升至正常。手足十二针组 CGRP 含量水平仍未升至正常。三通法针刺组、手足十二针组血浆 ET 含量水平均接近正常。

3.2.3 多项指标间相关性分析

由于本研究样本例数少，多项数据分布不满足正态分布，故在作散点图后，使用 Spearman（斯皮尔曼相关）对各项指标相关性做一简单分析，并依据散点图及斯皮尔曼秩相关系数做出结论。

3.2.3.1 散点图

治疗前血清 TNF – α、IL – 1β，血浆 CGRP、ET 的含量、临床神经功能缺损程度评分以及 Barthel 指数分值以及头颅 CT 情况间散点图：如下

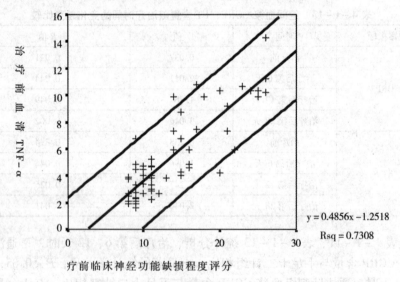

图 4 – 1 – 5　血清 TNF – α 与临床神经功能缺损程度评分相关性分析
注：中间为拟合线性回归线，外侧两线表个体预测值的 95% 的可信区间

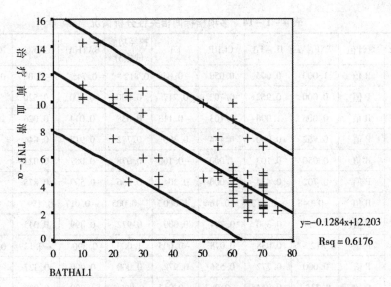

图 4 - 1 - 6　血清 TNF - α 与 Barthel 指数分值相关性分析

注：中间为拟合线性回归线，外侧两线表个体预测值的95% 的可信区间

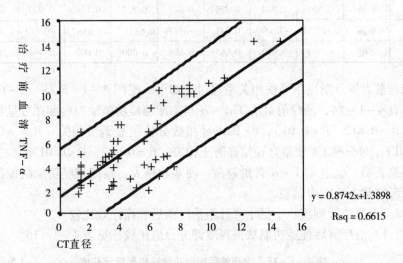

图 4 - 1 - 7　血清 TNF - α 与头颅 CT 梗塞直径相关性分析

注：中间为拟合线性回归线，外侧两线表个体预测值的95% 的可信区间

3.2.3.2 治疗前多项指标间相关性分析：见表 4 - 1 - 14。

表4-1-14 多项指标间相关性分析情况

指标	统计值	TNF-α	IL-1β	CGRP	ET	神经功能缺损分	BATHAL	WBC	CT直径
TNF-α	R值	1.000	0.006	0.050	-0.048	0.812**	-0.745**	-0.085	0.687**
	P值	0.000	0.962	0.702	0.717	0.000	0.000	0.520	0.000
IL-1β	R值	0.006	1.000	0.103	-0.113	0.038	0.014	0.026	-0.090
	P值	0.962	0.000	0.434	0.390	0.772	0.917	0.844	0.492
CGRP	R值	0.050	0.103	1.000	-0.166	0.078	0.087	0.021	0.241
	P值	0.702	0.434	0.000	0.204	0.556	0.509	0.875	0.063
ET	R值	-0.048	-0.113	-0.166	1.000	-0.005	-0.017	0.259*	-0.139
	P值	0.717	0.390	0.204	0.000	0.972	0.899	0.045	0.288
神经功能缺损分	R值	0.812**	0.038	0.078	-0.005	1.000	-0.890**	-0.129	0.632**
	P值	0.000	0.772	0.556	0.972	0.000	0.000	0.327	0.000
BATHAL	R值	-0.745**	0.014	-0.087	-0.017	-0.890**	1.000	0.086	-0.636**
	P值	0.000	0.917	0.509	0.899	0.000	0.000	0.514	0.000
WBC	R值	-0.085	0.026	0.021	0.259*	-0.129	0.086	1.000	-0.001
	P值	0.520	0.844	0.875	0.045	0.327	0.514	0.000	0.996
CT直径	R值	0.687**	-0.090	0.241	-0.139	0.632**	-0.636**	-0.001	1.000
	P值	0.000	0.492	0.063	0.288	0.000	0.000	0.996	0.000

依据散点图及斯皮尔曼秩相关系数讨论如下:据图4-1-5、4-1-6、4-1-7、表4-1-14,治疗前血清 TNF-α 与临床神经功能缺损程度评分呈显著正相关($R = 0.812$, $P < 0.01$),与 Barthel 指数分值呈显著负相关($R = -0.745$, $P < 0.01$),与头颅 CT 梗塞直径呈显著正相关($R = 0.687$, $P < 0.01$)。

结果表明:血清 TNF-α 含量越高,梗塞灶越大,临床神经功能缺损程度越高,患者日常生活能力越差。

3.3 三通法针刺组、手足十二针组治疗前后临床疗效比较

3.3.1 治疗前后神经功能缺损程度评分分值比较:见表4-1-15。

表4-1-15 治疗前后神经功能缺损程度评分值 (单位:分)

分组	例数	0%	25%	50%	75%	100%	$\overline{X} \pm S$
三通法针刺组疗前	30	8.00	9.75	13.5	18.75	26.00	14.77±5.81
手足十二针组疗前	30	8.00	9.00	11.00	16.25	26.00	13.33±5.71
三通法针刺组疗后	30	2.00	2.00	2.00	8.25	20.00	5.00±5.29
手足十二针组疗后	30	2.00	6.00	8.00	9.00	20.00	8.53±4.34

用 Mann-Whitney U 秩检验比较治疗前两针刺组神经功能缺损程度评分。结

果 Z = 1. 230，P = 0. 217 > 0. 05。结果表明：治疗前三通法针刺组、手足十二针组神经功能缺损程度评分无统计学差异。

用 Wilcoxon Signed Ranks Test，进行两针刺组组内神经功能缺损程度评分比较。三通法针刺组疗前、疗后神经功能缺损程度评分比较：Z = 4. 789，P < 0. 01 有十分显著的统计学差异；手足十二针组疗前、疗后神经功能缺损程度评分比较：Z = 4. 801，P < 0. 01 有十分显著的统计学差异。结果表明：疗后三通法针刺组、手足十二针组神经功能缺损分值均比疗前明显降低。

选用 Mann Whitney U 秩检验，进行三通法针刺组、手足十二针组组间神经功能缺损程度分值比较。结果 Z = 3. 397，P < 0. 01 有十分显著的统计学差异。结果表明：治疗后三通法针刺组比手足十二针组神经功能缺损分值降低得更明显，即患者神经功能缺损情况改善的更好。

3. 3. 2 治疗前后 Barthel 指数评分分值的比较：见表 4 – 1 – 16。

表 4 – 1 – 16　两组病人 Barthel 指数分值的比较（单位：分）

分组	例数	0%	25%	50%	75%	100%	$\bar{x} \pm s$
三通法针刺组疗前	30	10. 00	33. 75	60. 00	65. 00	70. 00	50. 00 ± 20. 00
手足十二针组疗前	30	10. 00	33. 75	60. 00	70. 00	75. 00	81. 00 ± 16. 89
三通法针刺组疗后	30	40. 00	65. 00	90. 00	90. 00	100. 00	53. 33 ± 20. 23
手足十二针组疗后	30	30. 00	68. 75	70. 00	85. 00	95. 00	72. 00 ± 16. 22

用 Mann Whitney U 秩检验，比较治疗前两针刺组 Barthel 指数分值。结果 Z = 1. 182，P = 0. 237 > 0. 05。结果表明：治疗前三通法针刺组、手足十二针组 Barthel 指数分值的比较无统计学差异。

用 Wilcoxon Signed Ranks Test 检验，进行两针刺组组内 Barthel 指数分值比较。三通法针刺组疗前、疗后 Barthel 指数分值比较：Z = 4. 803，P < 0. 01，有十分显著的统计学差异；手足十二针组疗前、疗后 Barthel 指数分值比较：Z = 4. 643，P < 0. 01，有十分显著的统计学差异。结果表明：疗后三通法针刺组、手足十二针组 Barthel 指数分值均比疗前明显升高。

用 Mann Whitney U 秩检验，进行三通法针刺组、手足十二针组组间 Barthel 指数分值比较。结果 Z = 2. 530，P < 0. 05 有显著的统计学差异。结果表明：治疗后三通法针刺组比手足十二针组 Barthel 指数分值升高得更明显，即更好的提高患者日常生活能力。

3. 3. 3 三通法针刺组、手足十二针组总的疗效分析：见表 4 – 1 – 17。

表 4 - 1 - 17　两组病人总的疗效分析　　　（单位：例）

分组	例数	基本痊愈	显著进步	进步	无变化	恶化	死亡
三通法针刺组	30	2	19	9	0	0	0
手足十二针组	30	0	12	17	1	0	0

据表 4 - 1 - 17，治疗后三通法针刺组与手足十二针组比较：经 Ridit 分析，$u = 2.258 > 1.96$，$P < 0.05$，有显著的统计学差异。

结果表明：治疗后三通法针刺组与手足十二针组比较，三通法针刺组神经功能缺损改善情况优于手足十二针组。

3.3.4 治疗后两组病人依赖程度分析：见表 4 - 1 - 18

表 4 - 1 - 18　两组病人总的疗效分析　　　（单位：例）

分组	例数	独立	轻度依赖	中度依赖	重度依赖	完全依赖
三通法针刺组疗前	30	0	0	21	4	5
手足十二针组疗前	30	0	1	20	6	3
三通法针刺组疗后	30	3	19	6	2	0
手足十二针组疗后	30	0	14	12	4	0

由表 4 - 1 - 18 数据统计，治疗前三通法针刺组生活依赖程度与手足十二针组相比：经 Ridit 分析，$u = 0.291 < 1.96$，$P > 0.05$。结果表明：治疗前两组生活依赖程度无统计学差异。

治疗后，三通法针刺组生活依赖程度与手足十二针组相比：经 Ridit 分析，$u = 2.10 > 1.96$，$P < 0.05$ 差别有统计意义。

结果表明：治疗后三通法针刺组患者生活依赖程度比手足十二针组小，具有统计学意义。

4. **讨论**

4.1 "病多气滞，法用三通" 的中医针灸病机学说与损伤级联反应的关系

贺普仁教授创立了 "病多气滞，法用三通" 的中医针灸病机学说，提出在任何疾病的发展过程中，气滞是不可逾越的病机，气滞则病，气通则调，调则病愈，故称 "病多气滞"。贺老所提 "气滞" 是广义的气滞，即气机逆乱。针灸治病就是调理气机，使之通畅，从而治愈疾病。

急性缺血性脑血管病隶属中医中风病范畴，历代医家认为此病是由虚、火、风、痰、气、血等多种原因复合所致。但不管那种病因，最终必然导致或表现在气机升降逆乱的病理机制上来，表明气机逆乱是中风病发病的重要病理环节，是其发病之本。气滞的病理过程，既加速了原病理产物的聚积，更是新病理产物滋

生的原因。随着气滞程度的不断积累，诸邪丛生，"风、火、痰、瘀"等病理环节交互作用、相互夹杂，留滞血脉经络，碍于脑窍，导致病情加重。这种气滞挟邪、病理环节交互作用的过程，与现代医学提出的损伤级联反应（cascade of damage）有某些类似之处。脑缺血级联反应中，最早受影响的是能量代谢耗竭，能量代谢耗竭导致了物质转化发生障碍，使病理产物堆积、炎性物质浸润，最终结果是神经元细胞水肿、死亡。可见，无论是中医学还是现代医学都认识到中风病发生与发展是多种因素相互作用引发脑部气机逆乱的结果。

针刺在调节人体经脉气机方面，有长足优势。《灵枢·刺节真邪》云："用针之类，在于调气"，因而，针刺治疗缺血性中风在实践中取得了较好的治疗效果。但是具体当如何调气呢？由于本病是一个病机复杂、病程较长的病证，从发病到完全恢复可分为许多阶段，自始至终采用一种方法是很难提高疗效的，在任何一个阶段治疗中，仅采用一种针刺疗法，提高疗效也是相当困难的。"针灸三通法"体现了对不同的机制采用多种针刺手段联合治疗的原则，将针灸诸多疗法概括为以毫针针刺为主的微通法、以火针艾灸疗法为主的温通法和以三棱针放血为主的强通法。其根本宗旨就是通调气机。这正如虞抟《医学正传》所说："通之之法，各有不同，调气以和血，调血以和气，通也，下逆者使之上行，中结者使之旁达，亦通也，虚者助之使通，寒者温之使通，无非通之之法也。"本项研究充分利用三通法调气的特点，采取强通、微通相结合的治疗方法，因而更利于疾病的恢复。

4.2 三通法针刺对急性缺血性脑血管病患者血清 TNF – α、IL – 1A、GRP、ET 的影响

4.2.1 临床研究完成的情况

我们按照开题时所设计的研究方案要求，2004 年 5 月至 2005 年 2 月进行了随机对照试验，共收治 68 例急性期（发病 <72 小时）缺血性脑血管病患者，完成并列入统计 60 例，其中治疗组 30 例，对照组 30 例；脱落的 8 例中治疗组占 3 例，对照组为 5 例，均因提前出院未能完成观察并无病情加重及不良反应发生。

4.2.2 临床研究治疗方案的实施情况

我们针对脑血管病病情发生快，变化复杂的特点和患者既往病史复杂、并发症较多的临床实际情况，设计了治疗方案：两组均采用了常规临床用药方案，同时给予针刺治疗。治疗组急性期第 1 周予强通法放血、第 2～4 周予微通法针刺。由于本项研究中治疗组 30 例，既往仅有高血压病者 12 例、糖尿病者 4 例、心脏病者 2 例，合并高血压、糖尿病、高脂血症者 3 例，合并高血压、糖尿病、高脂血症及心脏病者 3 例。对照组 30 例，仅有高血压病者 8 例、糖尿病者 3 例、心脏病者 2 例。合并高血压、糖尿病、高脂血症者 4 例，合并高血压、心脏病者 2 例，合并高血压、高脂血症者 4 例，合并糖尿病、高脂血症及心脏病者 1 例。所

以，常规方案的用药种类难以完全统一，但中药注射剂限定以灯盏细辛注射液为主，若病人具有上述基础并发症者，仍需服用相应治疗药物。

4.2.3 临床研究观察方案

急性缺血性脑血管病的发病机理具有多样性和复杂性，是多因素、多环节相互作用的综合结果。细胞因子的合成和释放是脑缺血损伤发生发展过程中的一个重要特征，血管舒张与收缩的动态变化可与之相关。故我们在设计此项临床研究时选取了 TNF－α、IL－1β、CGRP、ET 等指标。

观察方案将患者急性期的四周分割成四段，发病 3 天内、治疗后第 6 天、治疗后第 12 天、治疗后第 28 天，在每个时间段内采取静脉血样检测。将临床指标分为血清 TNF－α、IL－1A、GRP、ET，另外对临床神经功能缺损程度评分、Barthel 指数评分以及周围血白细胞计数、头颅 CT 情况等也做了观测。

4.2.4 临床研究结果讨论

4.2.4.1 治疗前各组一般情况比较的小结

经统计分析，三通法针刺组、手足十二针组、正常人组之间性别、年龄无统计学差异。三通法针刺组、手足十二针组之间病程分布、既往病史情况、头颅 CT 情况、治疗前血清 TNF－α、IL－1β，血浆 CGRP、ET 的含量无统计学差异，因此两组各项基础值具有均衡性及可比性。

三通法针刺组、手足十二针组血清 TNF－α、IL－1β、血浆 ET 的含量高于正常人组，而血浆 CGRP 的含量低于正常人组，说明缺血性脑血管病患者急性期血清 TNF－α、IL－1β、血浆 ET 的含量高于正常，而血浆 CGRP 的含量低于正常。

4.2.4.2 三通法针刺组、手足十二针组血清 TNF－α、IL－1β、血浆 CGRP、ET 变化分析

4.2.4.2.1 血清 TNF－α、IL－1β 的含量随治疗时间的变化趋势情况分析

三通法针刺组、手足十二针组前后自身对照结果显示：治疗后第 6 天血清 TNF－α、IL－1β 含量水平已开始下降，并随着病程的延长，至治疗后第 28 天时趋于正常。上述统计结果说明：三通法针刺组、手足十二针组均具有降低血清 TNF－α、IL－1β 作用。

三通法针刺组、手足十二针组组间比较结果显示：治疗后，三通法针刺组血清 TNF－α、IL－1β 的含量水平比同期手足十二针组降低得更明显，且更早地趋于正常。

由于，血清 TNF－α、IL－1β 有促炎症、促凝血、抗纤溶以及促进血栓形成的作用。阻止 TNF－α、IL－1β 表达、防止 TNF－α、IL－1β 产生可能是预防急性缺血性脑血管病发生的重要内容之一。

我们的研究结果提示，三通法针刺组、手足十二针组可使血清 TNF－α、

IL-1β 含量减少，因而可能具有抑制急性缺血性脑血管病炎症反应，加速炎性物质吸收、减少炎性反应的作用。三通法针刺组降低血清 TNF-α、IL-1β 的作用更明显，说明其抑制急性缺血性脑血管病炎症反应，加速炎性物质吸收、减少炎性的反应的作用更强。

4.2.4.2.2 血浆 CGRP、ET 随治疗时间的变化情况分析

三通法针刺组、手足十二针组前后自身对照结果显示：三通法针刺组治疗后第 6 天，血浆 CGRP 含量水平已开始明显升高，并随着病程的延长，平稳上升，至治疗后第 28 天时趋于正常。而手足十二针组治疗后血浆 CGRP 含量水平变化趋势始终不明显。三通法针刺组、手足十二针组治疗后第 6 天，血浆 ET 含量水平已开始下降，并随着病程的延长，至治疗后第 28 天时趋于正常。上述统计结果说明：三通法针刺组可使血浆 CGRP 含量水平较为持续地上升，而手足十二针组对血浆 CGRP 含量水平影响不明显。三通法针刺组、手足十二针组均具有降低血浆 ET 作用。

三通法针刺组、手足十二针组两组之间比较结果显示：治疗后，三通法针刺组血浆 CGRP 的含量水平比同期手足十二针组高。至治疗后第 28 天时，三通法针刺组血浆 CGRP 含量水平升至正常，而手足十二针组血浆 CGRP 含量水平仍未恢复正常。三通法针刺组血浆 ET 的含量水平比同期手足十二针组降低得更明显，且更早地趋于正常。

CGRP、ET 等神经肽类物质与急性缺血性脑血管病的发生和发展有密切的关系。CGRP 具有舒血管作用，能抑制钙超载，因而对缺氧神经细胞有直接的保护作用；抑制血浆和脑组织脂质过氧化物丙二醛（MDA）的升高，减轻缺血损伤引起的脑水肿；ET 具有强烈缩血管作用，可与其特异性受体结合，引起细胞内钙离子超载而导致血管收缩、细胞水肿和神经死亡。正常生理状态下 CGRP、ET 保持相对平衡。急性脑梗死后 CGRP、ET 含量比例失调，脑血管和脑膜血管持续强烈收缩，引起脑组织缺血、缺氧，又进一步加重脑血管内皮损伤，形成恶性循环。因此，调节二者的平衡可能是诊断及治疗急性缺血性脑血管病的又一重要机制。

我们的研究结果提示三通法针刺组具有较好地上调血浆 CGRP 含量、降低血浆 ET 含量的作用，因而可能具有促进脑血管舒张、抑制脑血管收缩的作用。手足十二针组可降低血浆 ET 含量，但对血浆 CGRP 含量影响较小，说明其具有一定抑制脑血管收缩的作用。

总之，在两种不同针刺方法中，三通法针刺组下调血清 TNF-α、IL-1β、血浆 ET，上调血浆 CGRP 的作用更强。这可能由于三通法将强通放血与毫针微通相结合，因而更利于调整患者血管舒张与收缩状态，加速炎性的吸收或减少炎性的反应。

4.2.4.3 多项指标间相关性分析

脑组织缺血坏死后可产生的大量抗原刺激免疫系统，致循环中单核－巨噬细胞及淋巴细胞被激活而大量分泌 TNF－α、IL－1β，因此，梗塞灶的大小可能与 TNF－α 含量有关。

本课题原计划用影像学资料最后判定三通法针刺对患者脑梗塞面积的作用，但遗憾的是，由于患者经济承受能力及研究经费的有限，影像资料仅包括全部治疗前的头颅 CT 资料。我们选取头颅 CT 显示梗塞面积最大的层面，以手工方式测量梗塞灶的最大直径。同时，我们对梗塞灶的最大直径、治疗前血清 TNF－α、IL－1β，血浆 CGRP、ET 的含量、临床神经功能缺损程度评分、Barthel 指数分值以及白细胞计数进行了相关性比较。统计学结果显示，血清 TNF－α 含量越高，梗塞灶越大，临床神经功能缺损程度越高，患者日常生活能力越差。说明脑梗塞患者血清 TNF－α 水平愈高，神经功能受损程度越高，其日常生活能力越差。因此，检测血清TNF－α对判断脑梗塞预后情况有一定的临床意义。

在本课题数据统计分析中，血清 IL－1β，血浆 CGRP、ET 与血清TNF－α含量、梗塞灶的最大直径、临床神经功能缺损程度评分、Barthel 指数分值以及白细胞计数之间未呈现明显相关性。这一结果可能与临床病人在入院时间上不统一有关。我们在进行相关性检验时，选取的是 60 例脑梗塞患者入院前的各项相关指标，而患者入院前病程不统一（1～3 天），可能会造成血清 TNF－α、IL－1β，血浆 CGRP、ET 等指标表达时相不能同步，因而不能很好的反映出彼此间的相关关系。

4.2.4.4 三通法针刺组、手足十二针组治疗前后疗效比较

对于中风病临床患者来说，应用临床神经功能缺损程度评分就是对患者神经功能等整体情况的最好评估方式。而 Barthel 指数是国际上常用的日常生活活动（activities of daily living，ADL）评定法，其内容比较全面，记分简便、明确，可以敏感地反映出病情的变化或功能的进展，适于作疗效观察及预后判断的手段。为此，我们选取了全国第四届脑血管病学术会议通过的脑卒中患者临床神经功能缺损程度评分标准、Barthel 指数（BI）记分法（1995），作为临床疗效比较的两项指标。本项研究治疗前三通法针刺组、手足十二针组之间临床神经功能缺损程度评分、Barthel 指数分值以及生活依赖程度无统计学差异。治疗后，三通法针刺组、手足十二针组临床神经功能缺损程度评分分值明显低于治疗前、Barthel 指数评分分值明显高于治疗前。三通法针刺组治疗后两项评分分值改善情况均优于对照组，具有显著统计学意义。说明三通法针刺组疗效优于手足十二针组，能明显减轻患者临床神经功能缺损程度，改善患者生存质量。

4.2.5 三通法针刺取穴原则及相关穴解

4.2.5.1 急则强通

缺血性中风急性期一周多处于气滞、痰火、瘀血等病理环节交互作用过程。表现以突然昏倒、不醒人事等危、急、重症为突出特点。气滞多易化火（气有余便是火），据三通法理论，须局部放血以调气。目的在于针对其气滞化火病机发挥强通法清热泻火、活血行气等方面的作用。

主穴：百会、四神聪、尺泽、委中。

方解：百会、四神聪位于头之巅，令其出血，使之逆上血气下降，暴张之阳得平，热重者辅以十宣放血，泻其热而开窍。尺泽、委中均为经脉合穴，气血充盛之处，可起到疏通经络，调理气血的作用。

4.2.5.2 缓则微通

缺血性中风急性期第二周起病情趋于平稳，多用毫针针刺。疾病经过一段时期的邪正相争后，邪气虽减而正气亦伤，正不足以祛邪，邪不足以伤正，疾病不进不退而呈迁延缠绵状态。这种状态往往与某些特殊的病邪有一定的关系。例如感受湿邪，湿性黏滞，要使湿邪尽被怯除，需经历较长时间，疾病就往往处于迁延状态。以血瘀、痰凝、经气不利为基本病机。以面部、肢体经脉失养为主证。因此主要用通调经脉之微通法，微通法就是通过刺激穴位并用手法进行微调，来恢复机体的自稳调节机制，达到邪去正复的目的。

主穴：百会、四神聪、曲池、合谷、太冲、足三里、三阴交。

方解：百会、四神聪（意同前），风为阳邪，多犯阳经，故取穴以阳经为主，阳明为多气多血之经，曲池、合谷、足三里是阳明经俞穴，可使阳明经脉通畅，气血旺盛，利于偏瘫的恢复。太冲、三阴交穴调阴经血气。诸穴以阳经为主，将局部取穴与远道取穴相结合，使周身气血调达，经脉通畅。

4.2.6 临床安全性的评价

在本课题的试验期间未发现患者症状、体征因使用针刺治疗而加重者，也未见到不良事件发生，说明针刺治疗是安全的。

4.2.7 小结

本研究从临床角度证明，血清 TNF－α、IL－1β，血浆 CGRP、ET 参与了急性缺血性脑血管病后病理变化过程。这一发现提示，临床检测血清 TNF－α、IL－1β，血浆 CGRP、ET 水平有助于我们判断病情、估计预后，从而采取相应的治疗措施。血清 TNF－α 水平与脑梗塞患者神经功能受损程度及日常生活能力密切相关。脑梗塞患者血清 TNF－α 水平愈高，神经功能受损程度越高，其日常生活能力越差。三通法针刺组降低 TNF－α、IL－1β、ET 含量水平，升高 CGRP 含量水平、减轻神经功能受损程度以及提高患者日常生活能力的作用优于手足十二针组，值得进一步推广。

4.3 研究的展望

脑缺血后如何减少神经元死亡是临床面临的一大难题，尽管进行了多年深入的研究，急性缺血性脑血管病患者的预后仍不理想。本项研究结果显示，三通法针刺对急性缺血性脑血管病患者血清 TNF – α、IL – 1β、血浆 CGRP、ET 水平有较好的干预作用，这给进一步的实验研究和大规模的临床疗效观察展示了良好的前景。而指标的进一步精选、取穴的深入研究及此次临床研究中遇到的问题和困惑也都需要下一步研究付出更多的精力和时间。

实验 3. 贺氏三通法对急性脑梗死患者血浆 t – PA 和 PAI – 1 的影响，观察贺氏针法对急性缺血性中风凝血机制的影响

研究目的：本研究拟观察贺普仁老中医的独特针法—贺氏三通法对急性脑梗塞患者的血浆组织型纤溶酶原激活物及其抑制物的影响以及临床意义，从而更好地对贺老的临床经验的总结进一步提供理论依据。组织型纤溶酶原激活物（tissue type plasminogen activator. t – PA）及其快速抑制物（plasminogen activator inhibitor – 1. PAI – 1）是人体纤溶系统的重要组成部分，能比较确切地反映血液的纤溶状态。我们观察动脉硬化性脑梗塞患者在接受针刺后血浆 t – PA 和 PAI – 1 的变化，探讨针刺对纤溶系统的影响。

资料和方法

1. 研究对象

治疗组：急诊就诊的发病在 2 天以内的颈内动脉系动脉粥样硬化性脑梗塞我科住院患者 50 例，用随机数字表分为贺氏针组和局部取穴治疗组。诊断符合第四届全国脑血管病学术会议通过的 "各类脑血管疾病诊断要点"，均经颅脑 CT 扫描确诊。除外脑栓塞患者，严重心、肝、肾疾病患者，近期（≤1 个月）重感染史者，近期服用过抗凝和纤溶活性药物者。其中贺氏针组 25 例，男 16 例，女 19 例；年龄 54～78 岁，平均（65.48 ±4.96）岁；病程 8～49 小时。局部取穴组 25 例，男 18 例，女 17 例；年龄 52～76 岁，平均（63.76 ±5.86）岁；病程 8～48 小时。对照组：同期前来我科接受针灸治疗的非脑梗塞急性期和恢复期的患者 20 例。男 12 例，女 8 例；平均年龄（65.54 ±6.67）岁。

2. 治疗方法

治疗组所有病例均采用复方丹参注射液（深圳 999 制药生产的香丹注射液）30ml 加生理盐水 500ml 静脉滴注，每日 1 次。连续 14 天。其中贺氏针组加用贺氏针法治疗：四神聪、双侧曲泽、委中三棱针放血（放血仅用于急性期），刺出血量以静脉血颜色从紫暗转变为深红色为度。每日 1 次。持续 7 天。毫针针刺双侧曲池、天枢、合谷、丰隆、太冲及四神聪、中脘。每周 5 次，连续 3 周。局部取穴组在静点 14 天中药后根据肢体瘫痪情况采用局部取穴针刺治疗，每周 5 次，连续 2 周。所有病人如一直应用治疗高血压、糖尿病药物者仍可继续应用。治疗期间不用抗血小板剂、抗凝剂及影响纤溶活性药物。

3. 观察指标及方法

均在早晨7：00~9：00空腹采血，急性期在入院第2天、第7天、第21天采血，将血液于4℃条件下，3000rmp离心，取0.3ml血浆与等量酸化液混合，备检t–PA活性；取0.6ml血浆备检PAI–1活性。以上均置于–20℃低温保存。t–PA与PAI–1活性测定，用BIO–RAD Model 550酶标读数仪，使用上海太阳生物技术公司生产的试剂盒，采用发色底物法。（底物为S2251）

4. 统计学处理

采用SPSS 10.0软件，行 X^2 检验，t检验，方差分析。

结果

4.1 急性期贺氏针组、局部取穴组和对照组患者年龄、性别、病程比较经统计学处理比较差异无显著意义。（ $P > 0.05$ ）。

4.2 脑梗急性期两组患者的不同时间t–PA、PAI–1活性变化有一定规律性。治疗组（贺氏针组和局部取穴组）t–PA活性在急性期前两天较低，明显低于对照组。第7天升高，第21天又降低。治疗组（贺氏针组和局部取穴组）PAI–1活性在急性期前两天明显增高，明显高于对照组。第7天降低，第21天又升高。但局部取穴组PAI–1活性始终明显高于对照组，而贺氏针组在第7天和第21天与对照组无显著差异。（见表4–1–19）

表4–1–19　贺氏针组、局部取穴组和对照组血浆t–PA、PAI–1活性结果

组别	时间	t–PA (IU/L)	PAI–1 (AU/L)
贺氏针组	2 天	0.29 ± 0.06 * △△	0.73 ± 0.08 △△
	7 天	0.37 ± 0.07#	0.62 ± 0.07
	21 天	0.37 ± 0.05	0.63 ± 0.04
局部取穴组	2 天	0.28 ± 0.10 * △△	0.78 ± 0.07 △△
	7 天	0.36 ± 0.07#	0.69 ± 0.10△
	21 天	0.37 ± 0.05	0.73 ± 0.06△△
对照组		0.41 ± 0.04	0.56 ± 0.10

，＊＊组内与第7天比较；#，##组内与第1天比较；△，△△与对照组比较。，#，△ $P < 0.05$ ；＊＊，##，△△ $P < 0.01$ 。

讨论

血浆组织型纤溶酶原激活物（t–PA）极其快速抑制物（PAI–1）主要来源于血管内皮细胞，是反映体内纤溶活性的重要指标。其中PAI–1还可以来自活化后的血小板 α 颗粒及增生的血管壁平滑肌细胞。在血栓形成的过程当中，他们的含量有明显的变化。据国内的有关研究显示，脑梗塞患者急性期t–PA活性显著低于对照组，PAI活性显著高于对照组，提示脑梗塞患者t–PA和PAI活性改

变为脑血栓形成的重要发病因素之一。同时，对急性脑梗塞病人治疗前后两项指标比较有显著差异，说明急性期脑梗塞存在 t－PA、PAI 平衡障碍，及时有效的治疗可以使两者平衡障碍得以改善。

本研究结果显示，急性脑梗塞患者发病后的不同时间内，其血浆 t－PA 及 PAI－1 活性存在着一定的规律变化。在发病急性期 48 小时内，血浆 t－PA 活性明显低于对照组。分析其原因为，体内自身溶栓机制在起作用，使得自身 t－PA 消耗增加；另外，由于 t－PA 与 PAI－1 为一对反映纤溶活性的物质，当 PAI－1 释放增加会使 t－PA 释放减少。还有，体内溶栓机制启动之初，会存在 t－PA 合成释放障碍。当脑梗塞发生之后，由于血栓形成导致纤维蛋白含量增多，刺激血管内皮合成并释放大量 t－PA，从第 7 天的检测看，血浆 t－PA 已经升高。以后，由于血浆中纤维蛋白含量逐渐减少，对血管内皮的刺激逐渐减弱，血浆 t－PA 不再升高，与对照组比较没有显著差异。

在发病的急性期，血浆 PAI－1 的活性明显高于对照组。分析其原因可能为，作为急性反应蛋白，在血栓形成过程中大量释放。另外，急性期血小板的活性增加，血小板的 α 颗粒释放大量 PAI－1。再有，凝血酶的异常增加刺激增生的血管壁平滑肌细胞合成释放大量 PAI－1。此后一直保持高于对照组的趋势。

贺普仁教授师我国著名针灸专家，贺老在 50 多年的医疗实践中，创立了"病多气滞，法用三通"的中医针灸病机学说和响誉海内外的针灸治疗体系——"贺氏针灸三通法"。贺老认为在任何疾病的发展过程中，气滞是不可逾越的病机，气滞则病，气通则调，调则病愈，故称"病多气滞"。针灸治病就是调理气机，使之通畅，从而治愈疾病。贺老对传统的毫针、火针、灸法、拔罐、放血等疗法做了大量发掘整理提高工作，将针灸诸多疗法概括为以毫针针刺为主的微通法、以火针艾灸疗法为主的温通法和以三棱针放血为主的强通法。三种方法有机结合，对症使用，称为"法用三通"。根据贺氏三通法理论，脑梗急性期病机以气血上逆、痰火内闭、瘀血阻痹等表现之危、急、重症为突出特点，必须用放血疗法以治血调气。同时配合曲池、天枢、合谷、丰隆、太冲等穴以祛痰、化瘀、通络。贺氏针组在治疗后，血浆 PAI－1 的含量活性与局部取穴组相比有所下降，与对照组相比没有显著差异。说明早期放血疗法可能对脑梗塞急性期的纤溶系统有一定的影响。已有大量的研究显示了中医活血化瘀的方法对缺血性中风的血液高凝状态有影响。可能由于纤维蛋白的减少，血小板活性降低，PAI－1 活性降低。另外，由于血浆 PAI－1 的增高已被认为是发生脑梗塞的危险因素，提示血管内皮细胞持续损伤，纤溶活性降低，而贺氏针组治疗后显示 PAI－1 降低则可能减少再发脑梗的危险性。因此，有必要进行更进一步的观察，探讨该针法是否对脑梗的再发有一定的干预作用。

（四）国家中医药管理局中医临床诊疗技术整理与研究项目
课题总结报告
——贺氏针灸三通法治疗中风病的临床应用研究及贺氏针具、针法
的推广

到目前为止，脑血管病以其高发病率、高死亡率、高致残率严重危害着人类健康，已成为当前三大死亡原因之一。其中缺血性脑血管病约占 80%。现代医学治疗本病在基础研究方面取得了较大的进展，但临床疗效仍不满意，尚缺乏特效的治疗药物和方法。[1,2]

针刺治疗作为重要的非药物疗法，其对脑缺血组织损害的保护及修复作用的内在调节机制一直是研究的重点并具有重要的临床意义。"贺氏针灸三通法"即微通法、温通法、强通法，是由著名中医针灸学家贺普仁教授在数十年的针灸临床经验基础上提出，经过长期临床使用显示了疗效优势，是一种比较成熟的针刺技术。微通法是以毫针疗法为代表，温通法是以火针疗法为代表，强通法的典型方法是放血疗法。此三法概括了针灸临床中的大部分常用刺灸方法。

《贺氏针灸三通法治疗中风病的临床应用研究》课题将"病多气滞，法用三通"学说和"贺氏针灸三通法"理论应用于中风病之急性期与恢复期的临床治疗研究中。目的是对"贺氏针灸三通法"治疗中风病进行系统的整理和严谨的临床评价；提供安全有效的技术操作规范；将其推广成为国内首创的中医针灸治疗中风病的医疗技术，使"贺氏针灸三通法"理论及贺氏针具、针法进一步发扬光大。

对"贺氏针灸三通法"应用于中风病痰浊血瘀型的治疗，进行了系统整理和多中心、前瞻性的临床疗效评价，规范三通法治疗中风病的临床适用范围、操作规程、临床疗效评价等；对"贺氏针灸三通法"改善中医症候评分、神经功能缺损程度、生活质量等方面的作用进行量化评价。探讨"贺氏针灸三通法"对于凝血机制所产生的影响。

在本课题试验中，还进行了"贺氏针灸三通法"技术的影像学研究；举办了全国范围的贺氏三通法学习班；发表了相关研究论文 8 篇。

本实验由四个中心承担：首都医科大学附属北京中医医院，中国中医科学院广安门医院，北京中医药大学东直门医院，北京市宣武区椿树医院。其中宣武区椿树医院因条件改变不能提供符合条件的住院病例，退出本试验研究。故以三个中心（北京中医医院和广安门中医院为主，东直门医院因 SARS 影响等目前完成了较少的病例。）为主进行本项试验研究。课题 2005 年 5 月完成。研究结果总结报告如下：

1. 材料与方法

"贺氏针灸三通法"临床研究观察总例数356例,其中三通法(治疗组)组180例,普通针法(对照组)组176例。为确保高质量的病例入选,同时利于严格控制可变因素,全部病例均为2002年1月至2004年10月期间,在北京中医医院、广安门中医院及东直门医院的缺血性中风病住院病人。中医辨证均为中风病痰浊血瘀型。辨证论治是中医学术体系的特色之一,根据中医辨证量化研究的特点,近年来,有不少中医学者运用客观的量化方法与标准,对缺血性中风急性期的证候分型进行了科学规范的研究,多数研究揭示,痰瘀证是其主要证候。[3,4]也有研究显示:痰瘀互阻是其发病过程的主要病理基础[5]。

本研究在总结前人经验的基础上,选择痰浊瘀血阻痹经络证为研究切入点。并设定了7个常见症状,3种舌质、1种舌态,3种舌苔和3种脉象作为辨证依据。

1.1 病例选择标准

1.1.1 诊断标准

西医诊断标准:参照1995年中华医学会第四次全国脑血管病学术会议修订的《各类脑血管疾病诊断要点》,符合动脉粥样硬化性血栓性脑梗塞诊断者。

中医诊断标准:①病名诊断标准:采用国家中医药管理局脑病急症科研协作组制订的《中风病诊断和疗效评定标准》(试行)②中医辨证分型标准:结合贺老诊疗经验与中国中医药学会内科学会脑病专业委员会提出的《中风病诊断与疗效评定标准(试行)》,辨证属痰浊瘀血阻痹经络证。痰浊瘀血阻痹经络证:半身不遂,口舌㖞斜,舌强语謇或不语,偏身麻木,头晕目眩,咽喉痰盛,痰涎难出,舌胖大,舌质暗淡或紫暗,舌苔薄白或白腻,或黄腻,脉弦滑。

1.1.2 分期标准

①急性期:发病后2周以内。②恢复期:发病半年以内。

1.1.3 纳入标准

①确诊的中风病人(包括急性期、恢复期)。符合发病急性期经急诊室收入院者;恢复期病人,因肌力、肌张力异常等神经功能缺损而明显影响日常生活质量,要求住院求治者以及部分病人出院后继续门诊针灸治疗。按照中国中医药学会内科学会脑病专业委员会提出的《中风病诊断与疗效评定标准(试行)》病类诊断标准,得分在7~27分之间。②年龄为40岁以上,75岁以下。③病人自愿参加本研究(医生应对病人详细说明本研究的目的、意义、实施方法、利益与风险后病人同意参加本研究,即进行了知情同意)

1.1.4 排除标准

①极重度中风病人(病类诊断标准得分>27分),恢复期病人但神经系统症状、体征轻微,对日常生活质量影响不明显者(低于8分)②年龄为40岁以下,

75 岁以上。妊娠或哺乳期妇女，对针灸过敏者。③符合纳入标准但同时具有严重心脏病、肝、肾功能异常、血液等内科系统疾病。

1.2 观测指标

1.2.1 安全性观测

一般体格检查项目：血、尿、大便常规；心电图、肝、肾功能；血糖。

1.2.2 疗效性观测

神经系统症状体征的观察及神经功能缺损评分；中医证候学指标的观测；生活质量和 Barthel 指数评分的观察。血液流变学部分指标（FIB）的观测。分别在治疗前、后进行上述指标观测，中间访问点在中间第二周后进行神经功能评定。

1.3 疗效评定标准

根据中国中医药学会内科学会脑病专业委员会提出的《中风病诊断与疗效评定标准（试行）》，中华医学会第二次脑血管病学术会议修订之标准。

临床总疗效评定的依据是：尼莫地平方法计算有效率，即：[（治疗前积分 – 治疗后积分）÷ 治疗前积分] × 100%。

1.3.1 神经功能缺损积分值的减少（功能改善）

基本痊愈：功能缺损评分减少 91%～100%，病残程度为 0 级；显著进步：功能缺损评分减少 46%～90%，病残程度为 1～3 级；进步：功能缺损评分减少 18%～45%；无变化：功能缺损评分减少 17% 左右；恶化：功能缺损评分减少或增多 18% 以上；死亡。

1.3.2 中医疗效评定标准

基本恢复：≥81%，6 分以下；显著进步：≥56%，< 81%；进步：≥36%，< 56%；稍进步：≥11%，< 36%；无变化：< 11%；恶化（包括死亡）：负值。

1.4 临床试验方法

1.4.1 分组

按照随机化和多中心临床试验原则，根据受试者进入研究的时间先后顺序，将北京中医医院、中国中医研究院广安门医院及东直门医院针灸科病房住院的脑卒中（颈内动脉系缺血性脑梗塞的急性期、恢复期）的痰浊瘀血阻痹经络证病人约 356 例，分成内含相等的 2 个组。采用简单随机化的方法，将每个医院的受试者随机分配至治疗、对照两组。治疗组和对照组采用 1：1 相互对照方法。临床观察，由三家单位完成。

1.4.2 治疗组取穴及手法

1.4.2.1 证型主穴

痰浊瘀血阻痹经络：百会、金津、玉液、曲泽、委中三棱针放血（放血仅用于急性期），四神聪、中脘、曲池、天枢、合谷、丰隆、太冲

1.4.2.2 治疗组对症配穴

失语：通里、照海、哑门。

头面五官：①眩晕：急性期四神聪放血，血压高者灸神庭；②头痛：合谷、太冲；③饮水反呛、吞咽困难：天突、内关；④牙关紧闭：下关、地仓、颊车；⑤舌强语謇或伸舌㖞斜：金津、玉液放血；⑥舌体萎缩或卷缩：风府、风池、哑门；⑦流涎：丝竹空。

肢体：①上肢不遂：条口；②下肢不遂：环跳；③足内收：绝骨、丘墟；④强痉：火针局部取穴；⑤抖颤难自止：少海、条口、合谷、太冲；⑥麻木：十二井放血。

二便：①大便秘结：支沟、丰隆、天枢；②小便癃闭：关元、气海；③大、小便自遗：灸神阙。

急性期用强通法，百会、四神聪、金津、玉液、十宣、十二井放血均采用三棱针速刺法，曲泽、委中采用三棱针缓刺法，强通法隔日治疗1次；余穴用毫针刺，穴取患侧为主，平补平泻，留针30分钟，每日治疗1次。

恢复期诸穴以火针点刺后毫针留针治疗。火针疗法诸穴用细火针快针，施用经穴刺法。余穴用毫针刺，穴取患侧为主，平补平泻，留针30分钟，每日治疗1次。

1.4.3 对照组取穴及针刺手法

手足十二针法：曲池、内关、合谷、阳陵泉、足三里、三阴交，为针灸科病房常规选穴。

配穴：同治疗组，但针刺手法不包括放血疗法及火针疗法。

针法：穴取双侧，毫针刺，平补平泻，留针30分钟，每日治疗1次。

1.4.4 诊疗方案

1.4.4.1 中风急性期强通法、微通法的临床诊疗方案

治疗组治法：针灸强通法加微通法针刺治疗，每日1次（强通法隔日1次）；生理盐水500ml加丹参注射液30ml静脉滴注，每日1次。

对照组治法：手足十二针加减治疗，生理盐水500ml加丹参注射液30ml静脉滴注，每日1次。

治疗时间：30天。

1.4.4.2 中风恢复期温通法的临床诊疗方案

治疗组治法：先用火针点刺再用微通法针刺治疗，每日1次；生理盐水500ml加丹参注射液30ml静脉滴注，每日1次；对照组治法：手足十二针加减治疗每日1次；生理盐水500ml加丹参注射液30ml静脉滴注，每日1次；治疗时间：30天

临床诊疗方案中，若有颅内压增高者，给予20%甘露醇脱水降颅压。

1.5 统计方法

数据全部交给专门统计者进行统计分析，以双侧检验，$P < 0.05$ 作为判断差

异显著性的标准。计量资料以平均值 ± 标准差表示，若满足参数检验法的前提条件，用 t 检验或方差分析进行分析，若不满足参数检验法的前提条件，用 Wilcoxon 两样本秩和检验；计量资料以频数（或率）表示，用一般的卡方检验进行分析；等级分组资料用 Ridit 检验方法进行统计学处理。

2. 结果与分析

按照临床研究方案要求，于 2001 年 1 月至 2004 年 10 月进行了随机对照试验，共观察病例 356 例，脱落 37 例，列入统计 319 例，其中治疗组 161 例，对照组 158 例。

本实验设计分为四个中心，其中一个中心（宣武区椿树医院）因医院条件改变不能达到病例入选标准，退出本项试验研究，另一个中心（东直门医院）因 SARS 影响仅完成了少量病例，本次结果分析暂不列入。现谨对北京中医医院和广安门医院两个中心的试验结果进行统计分析。中心 1 指北京中医医院，中心 2 指广安门中医院。

本实验脱落病例 37 例，其中治疗组 19 例，对照组 18 例，脱落病例中无病情加重及不良反应发生，其中 20 例因经济、家庭原因提前出院，余 17 例无明确原因主动要求退出。

2.1 各中心基础值的均衡性分析

2.1.1 中心 1 基础值的均衡性分析

2.1.1.1 性别：两组病人性别分布情况见表 4 – 1 – 20。

表 4 – 1 – 20　两组病人性别分布情况例

	例	男	女
治疗组	117	70	47
对照组	105	61	44

治疗组与对照组比较：$X^2 = 0.069$，$P = 0.793 > 0.05$。

结果分析：治疗组与对照组比较，两组病人性别分布无统计学差异。

2.1.1.2 年龄：两组病人年龄分布情况见表 4 – 1 – 21。

表 4 – 1 – 21　两组病人年龄分布情况

	例	≤ 50	$51 \sim 60$	$61 \sim 70$	≥ 71	M ± SD
治疗组	117	10	32	43	32	63.41 ± 9.98
对照组	105	10	31	32	32	63.70 ± 9.74

治疗组与对照组比较：$X^2 = 0.983$，$P = 0.805 > 0.05$。

结果分析：治疗组与对照组比较，两组病人年龄分布无统计学差异。

2.1.1.3 病程：两组病人病程及分期分布情况见表 4 - 1 - 22。

表 4 - 1 - 22　两组病人病程及分期分布情况

	例	<15 天	15~60 天	61~120 天	121~180 天	M ± SD
治疗组	117	70	39	5	3	20.68 ± 29.43
对照组	105	49	45	10	1	23.04 ± 24.41

治疗组与对照组比较：$X^2 = 6.171$，$P = 0.104 > 0.05$。

结果分析：治疗组与对照组比较，两组病人病程及分期分布无统计学差异。

2.1.1.4 中风病起始分值：两组病人中风病起始分值情况见表 4 - 1 - 23。

表 4 - 1 - 23　两组病人中风病起始分值情况

	例	100% Max	75% Q3	50% Median	25% Q1	0% Min	Interquartile range	M ± SD
治疗组	117	27	22	16	11	8	11	16.29 ± 5.94
对照组	105	27	21	13	9	8	12	15.24 ± 6.32

治疗组与对照组比较：$Z = 1.7086$，$P = 0.0875 > 0.05$。

结果分析：上述数据经检验，不满足正态性要求，故选用 Wilcoxon 秩检验，结果以 Normal Approximation 检验为标准，计算统计量 Z。结果表明，治疗组与对照组中风病起始分值无统计学差异。

2.1.1.5 讨论

经统计学分析，中心 1 治疗组和对照组之间性别、年龄、病程分布及入组时起始分值无统计学差异，因此中心 1 治疗组和对照组各项基础值具有均衡性，具有可比性。

2.1.2 中心 2 基础值的均衡性分析

2.1.2.1 性别：两组病人性别分布情况见表 4 - 1 - 24。

表 4 - 1 - 24　两组病人性别分布情况

	例	男	女
治疗组	44	32	12
对照组	53	32	21

治疗组与对照组比较：$X^2 = 1.634$，$P = 0.201 > 0.05$。

结果分析：治疗组与对照组比较，两组病人性别分布无统计学差异。

2.1.2.2 年龄：两组病人年龄分布情况见表 4 - 1 - 25。

表 4 – 1 – 25　两组病人年龄分布情况

	例	< = 50	51 ~ 60	61 ~ 70	> = 71	M ± SD
治疗组	44	3	6	24	11	65. 07 ± 8. 00
对照组	53	4	6	33	10	65. 58 ± 9. 34

治疗组与对照组比较：$X^2 = 0.783$，$P = 0.853 > 0.05$。

结果分析：治疗组与对照组比较，两组病人年龄分布无统计学差异。

2.1.2.3 病程：两组病人病程及分期分布情况见表 4 – 1 – 26。

表 4 – 1 – 26　两组病人病程及分期分布情况

	例	<15 天	15 ~ 60 天	61 ~ 120 天	121 ~ 180 天	M ± SD
治疗组	44	13	24	6	1	37. 51 ± 34. 77
对照组	53	12	28	10	3	43. 60 ± 38. 27

治疗组与对照组比较：$X^2 = 1.526$，$P = 0.676 > 0.05$。

结果分析：治疗组与对照组比较，两组病人病程及分期分布无统计学差异。

2.1.2.4 中风病起始分值：两组病人中风病起始分值情况见表 4 – 1 – 27。

表 4 – 1 – 27　两组病人中风病起始分值情况

	例	100% Max	75% Q3	50% Median	25% Q1	0% Min	Interquartile range	M ± SD
治疗组	44	27	24	18	12	8	12	17. 89 ± 6. 52
对照组	53	27	27	22	14	7	13	19. 98 ± 6. 80

治疗组与对照组比较：$Z = 1.6028$，$P = 0.1090 > 0.05$。

结果分析：上述数据经检验，不满足正态性要求，故选用 Wilcoxon 秩检验，结果以 Normal Approximation 检验为标准，计算统计量 Z。结果表明，治疗组与对照组中风病起始分值无统计学差异。

2.1.2.5 讨论

经统计学分析，中心 2 治疗组和对照组之间性别、年龄、病程分布及入组时起始分值无统计学差异，因此中心 2 治疗组和对照组各项基础值具有均衡性，具有可比性。

2.2 疗效评定

两中心治疗组和对照组病人性别、年龄、病程及分期分布、中风病起始分值等基础值具有均衡性，因此两个中心的数据宜合并处理，我们将对两个中心数据合并后的结果进行分析。

2.2.1 神经功能缺损分析

2.2.1.2 总的疗效分析：见表4-1-28。

表4-1-28 两组病人总的疗效分析

	例	基本痊愈	显著进步	进步	无变化	恶化	死亡
治疗组	161	8	86	54	13	0	0
对照组	158	3	44	64	44	3	0

治疗组与对照组比较：Ridit 分析，u = 5.5477，P < 0.01。

结果分析：治疗组与对照组比较，治疗组神经功能缺损总的疗效明显优于对照组，具有统计学意义。

2.2.1.3 计分分值的比较：见表4-1-29。

表4-1-29 两组病人计分分值的比较

	例	100% Max	75% Q3	50% Median	25% Q1	0% Min	Interquartile range	M ± SD
治疗组疗前	161	27	22	16	11	8	11	16.73 ± 6.12
对照组疗前	158	27	23	16	10	7	13	16.84 ± 6.84
治疗组疗后	161	25	12	7	4	0	8	8.55 ± 6.19
对照组疗后	158	27	17	10	6	0	11	11.63 ± 7.26

治疗组疗前、疗后比较：Z = 10.2525，P < 0.0001 < 0.05；

对照组疗前、疗后比较：Z = 6.5253，P < 0.0001 < 0.05；

治疗组和对照组疗后比较：Z = 3.9198，P < 0.0001 < 0.05。

结果分析：上述数据经检验，不满足正态性要求，故选用 Wilcoxon 秩检验，结果以 Normal Approximation 检验为标准，计算统计量 Z。结果表明，治疗后治疗组神经功能缺损计分分值明显低于对照组，具有统计学意义；而且治疗组和对照组治疗后神经功能缺损计分分值均明显低于治疗前，具有统计学意义。

2.2.2 中医中风病疗效分析

2.2.2.1 总的疗效分析：见表4-1-30。

表4-1-30 两组病人总的疗效分析

	例	基本恢复	显著进步	进步	稍进步	无变化	恶化
治疗组	161	20	53	50	34	3	1
对照组	158	8	25	44	57	19	5

治疗组与对照组比较：Ridit 分析，u = 5.6297，$P < 0.01$

结果分析：治疗组与对照组比较，治疗组中风病总的疗效明显优于对照组，具有统计学意义。

2.2.2.2 计分分值的比较：见表 4 - 1 - 31。

表 4 - 1 - 31　两组病人计分分值的比较

	例	100% Max	75% Q3	50% Median	25% Q1	0% Min	Interquartile range	M ± SD
治疗组疗前	161	30	19	13	9	3	10	14.48 ± 6.19
对照组疗前	158	30	21	15	8	4	13	15.04 ± 6.89
治疗组疗后	161	23	10	5	3	0	7	7.24 ± 5.40
对照组疗后	158	27	15	8	5	0	10	10.18 ± 6.70

治疗组疗前、疗后比较：Z = 10.0529，$P < 0.0001 < 0.05$；

对照组疗前、疗后比较：Z = 6.4403，$P < 0.0001 < 0.05$；

治疗组和对照组疗后比较：Z = 4.2343，$P < 0.0001 < 0.05$。

结果分析：上述数据经检验，不满足正态性要求，故选用 Wilcoxon 秩检验，结果以 Normal Approximation 检验为标准，计算统计量 Z。结果表明，治疗后治疗组中风病计分分值明显低于对照组，具有统计学意义；而且治疗组和对照组治疗后中风病计分分值均明显低于治疗前，具有统计学意义。

2.2.3 讨论

统计分析表明，治疗后治疗组在神经功能缺损分析及中医中风病疗效分析两方面比较均明显优于对照组，具有统计学意义；而且治疗组和对照组治疗前后比较，在神经功能缺损分析及中医中风病疗效分析方面亦具有统计学意义。提示"贺氏针灸三通法"治疗中风病疗效确切，而且优于一般的针灸疗效。

2.3 Barthel 指数、日常生活活动量表（ADL）与病程之间关系的分析

2.3.1 Barthel 指数与疗程：

为了探讨不同时期入组对入组病人在疗程结束时 Barthel 指数的影响，分别比较治疗组和对照组病人在急性期（病程小于 14 天）和恢复期（病程在 15 - 180 天之间）入组对疗程结束时 Barthel 指数的影响，具体结果见表 4 - 1 - 32、表 4 - 1 - 33。

表 4 - 1 - 32　不同时期入组对治疗组病人在疗程结束时 Barthel 指数的影响

	例	100% Max	75% Q3	50% Median	25% Q1	0% Min	Interquartile range	M ± SD
急性期	83	100	95	90	70	25	25	81.87 ± 17.88
恢复期	78	100	85	67.5	50	20	35	66.28 ± 20.71

急性期与恢复期比较：Z = 5.1371，P < 0.0001 < 0.05。

结果分析：上述数据经检验，不满足正态性要求，故选用 Wilcoxon 秩检验，结果以 Normal Approximation 检验为标准，计算统计量 Z。结果表明，在疗程结束时比较治疗组病人的 Barthel 指数，急性期入组的病人 Barthel 指数明显高于恢复期入组的病人，具有统计学差异。

表 4 - 1 - 33　不同时期入组对对照组病人在疗程结束时 Barthel 指数的影响

	例	100% Max	75% Q3	50% Median	25% Q1	0% Min	Interquartile range	M ± SD
急性期	61	100	90	80	60	25	30	75.20 ± 20.91
恢复期	97	100	85	65	45	10	40	63.78 ± 24.67

急性期与恢复期比较：Z = 2.9293，P = 0.0034 < 0.05。

结果分析：上述数据经检验，不满足正态性要求，故选用 Wilcoxon 秩检验，结果以 Normal Approximation 检验为标准，计算统计量 Z。结果表明，在疗程结束时比较对照组病人的 Barthel 指数，急性期入组的病人 Barthel 指数明显高于恢复期入组的病人，具有统计学差异。

2.3.2 日常生活活动量表（ADL）与疗程

为了探讨不同时期入组对入组病人在疗程结束时 ADL 值的影响，分别比较治疗组和对照组病人在急性期（病程小于 14 天）和恢复期（病程在 15 ~ 180 天之间）入组对疗程结束时 ADL 值的影响，具体结果见表 4 - 1 - 34、表 4 - 1 - 35。

表 4 - 1 - 34　不同时期入组对治疗组病人在疗程结束时 ADL 值的影响

	例	100% Max	75% Q3	50% Median	25% Q1	0% Min	Interquartile range	M ± SD
急性期	83	124	45	32	25	20	20	36.87 ± 17.24
恢复期	78	77	58	44	33	22	25	46.83 ± 15.25

急性期与恢复期比较：Z = 4.6275，P < 0.0001 < 0.05。

结果分析：上述数据经检验，不满足正态性要求，故选用 Wilcoxon 秩检验，结果以 Normal Approximation 检验为标准，计算统计量 Z。结果表明，在疗程结束时比较治疗组病人的 ADL 值，急性期入组的病人 ADL 值明显低于恢复期入组的病人，具有统计学差异。

表 4 – 1 – 35　不同时期入组对对照组病人在疗程结束时 ADL 值的影响

	例	100% Max	75% Q3	50% Median	25% Q1	0% Min	Interquartile range	M ± SD
急性期	61	80	48	33	25	20	23	38.36 ± 17.03
恢复期	97	80	65	44	32	20	33	47.65 ± 18.07

急性期与恢复期比较：Z = 3.4067，P = 0.0007 < 0.05。

结果分析：上述数据经检验，不满足正态性要求，故选用 Wilcoxon 秩检验，结果以 Normal Approximation 检验为标准，计算统计量 Z。结果表明，在疗程结束时比较对照组病人的 ADL 值，急性期入组的病人 ADL 值明显低于恢复期入组的病人，具有统计学差异。

2.3.3 讨论

日常生活活动（activities of daily living，ADL）是指人们独立生活而每天必须重复进行的最基本的、具有共同性的身体动作群，即进行衣食住行及个人卫生等的基本动作和技巧。偏瘫程度越重，对日常生活能力的影响越大。Barthel 指数是国际上常用的 ADL 评定法。中风病生存质量研究的这两个量表，其核心内容涉及躯体功能、心理功能、社会关系、独立生活能力等。因此以 Barthel 指数及 ADL 值来表示病人的日常生活能力及依赖程度，本研究结果表明：急性期入组病人比恢复期入组的病人在疗程结束时日常生活能力明显增强、依赖程度明显减低，具有统计学差异。提示要及早治疗。

2.4 疗效与分期

2.4.1 神经功能缺损评分与分期：分别探讨治疗组和对照组病人不同时期入组对神经功能缺损评分的影响。见表 4 – 1 – 36、表 4 – 1 – 37。

表 4 – 1 – 36　不同时期入组对治疗组病人神经功能缺损评分变化（疗前 – 疗后）的影响

	例	100% Max	75% Q3	50% Median	25% Q1	0% Min	Interquartile range	M ± SD
急性期	83	19	11	8	6	1	5	8.49 ± 4.13
恢复期	78	18	11	7	5	0	6	7.85 ± 4.36

急性期与恢复期比较：Z = 1.2013，P = 0.2296 > 0.05。

结果分析：上述数据经检验，不满足正态性要求，故选用 Wilcoxon 秩检验，结果以 Normal Approximation 检验为标准，计算统计量 Z。结果表明，急性期入组病人与恢复期入组病人比较，神经功能缺损评分变化无统计学差异，表明不同时期入组对治疗组病人神经功能缺损评分无明显影响。

表 4 - 1 - 37　不同时期入组对对照组病人神经功能缺损评分变化（疗前 - 疗后）的影响

	例	100% Max	75% Q3	50% Median	25% Q1	0% Min	Interquartile range	M ± SD
急性期	61	19	9	5	3	-11	6	5.85 ± 5.50
恢复期	97	17	7	4	2	-2	5	4.80 ± 3.85

急性期与恢复期比较：$Z = 1.8017$，$P = 0.0716 > 0.05$。

结果分析：上述数据经检验，不满足正态性要求，故选用 Wilcoxon 秩检验，结果以 Normal Approxination 检验为标准，计算统计量 Z。结果表明，急性期入组病人与恢复期入组病人比较，神经功能缺损评分变化无统计学差异，表明不同时期入组对对照组病人神经功能缺损评分无明显影响。

2.4.2　中风病疗效与分期：分别探讨治疗组和对照组病人不同时期入组对中风病疗效计分分值的影响。见表 4 - 1 - 38、表 4 - 1 - 39。

表 4 - 1 - 38　不同时期入组对治疗组病人中风病疗效分值变化（疗前 - 疗后）的影响

	例	100% Max	75% Q3	50% Median	25% Q1	0% Min	Interquartile range	M ± SD
急性期	83	20	9	7	4	-1	5	6.82 ± 3.67
恢复期	78	18	10	7	4	0	6	7.69 ± 4.14

急性期与恢复期比较：$Z = 1.2369$，$P = 0.2161 > 0.05$。

结果分析：上述数据经检验，不满足正态性要求，故选用 Wilcoxon 秩检验，结果以 Normal Approxination 检验为标准，计算统计量 Z。结果表明，急性期入组病人与恢复期入组病人比较，中风病疗效计分分值变化无统计学差异，表明不同时期入组对治疗组病人中风病疗效计分分值无明显影响。

表 4 - 1 - 39　不同时期入组对对照组病人中风病疗效分值变化（疗前 - 疗后）的影响

	例	100% Max	75% Q3	50% Median	25% Q1	0% Min	Interquartile range	M ± SD
急性期	61	18	6	4	2	-6	4	4.75 ± 4.43
恢复期	97	17	7	4	2	-3	5	4.94 ± 4.03

急性期与恢复期比较：$Z = 0.0646$，$P = 0.9485 > 0.05$。

结果分析：上述数据经检验，不满足正态性要求，故选用 Wilcoxon 秩检验，结果以 Normal Approxination 检验为标准，计算统计量 Z。结果表明，急性期入组病人与恢复期入组病人比较，中风病疗效计分分值变化无统计学差异，表明不同时期入组对对照组病人中风病疗效计分分值无明显影响。

2.4.3 讨论

本项试验研究首次将"贺氏针灸三通法"理论应用于中风病之急性期与恢复期。中风急性期之实证以气血上逆、痰火内闭、瘀血阻痹等表现之危、急、重症为突出特点，根据"贺氏针灸三通法"理论，必须用局部放血疗法以治血调气。此期应用放血疗法目的在于主要针对其病机发挥强通法清热泻火、止痛、镇吐、救急危症等方面作用。同时配合微通法以畅气机、行气血。恢复期、后遗症期以血瘀、痰凝、气机不畅致经脉失养为主证，多气虚血瘀、脉络痹阻而肢体废而不举或拘挛不伸，主要用微通法通调经脉及火针疗法温通经脉、行气活血。本研究结果表明：急性期入组或恢复期入组对治疗组和对照组病人神经功能缺损评分和中风病疗效计分分值均无明显影响，经统计学处理无显著差异。提示分期应用"贺氏针灸三通法"对中风病之急性期与恢复期治疗均具有较好的疗效，而不同时期之间的疗效无明显区别。

2.5 血液流变指标观测

2.5.1 纤维蛋白原（FIB）含量分析

因实验条件限制，未对所有入组病例做纤维蛋白原（FIB）含量检验，只有87例在入组前和疗程结束后均进行了FIB检验，其中治疗组53例，对照组34例，现谨对这些病例分析不同治疗对FIB含量的影响。见表4-1-40。

表4-1-40 两组病人FIB含量变化（治疗后水平-治疗前水平）比较

	例	100% Max	75% Q3	50% Median	25% Q1	0% Min	Interquartile range	M ± SD
治疗组	53	288	68	11	-34	-370	102	20.13 ± 109.40
对照组	34	454	80	15.5	-27	-206	107	18.88 ± 121.95

治疗组与对照组比较：$Z = 0.0652$，$P = 0.9480 > 0.05$。

结果分析：上述数据经检验，不满足正态性要求，故选用Wilcoxon秩检验，结果以Normal Approxination检验为标准，计算统计量Z。结果表明，治疗组和对照组FIB含量变化无统计学差异。

2.5.2 讨论

血液流变学的异常是缺血性脑血管病发病的危险因素之一，临床观察发现，缺血性脑血管病患者大部分有血液流变的异常[6,7]。众多学者[8~10]研究证实针刺降低缺血性脑血管病患者血液流变的全血黏度、红细胞压积、血沉方程k值，起到加快血液循环，减轻血液运行阻力，改善血液理化性质的作用。在课题设计之初，我们考虑观察中风患者血流变指标变化情况。但是由于血液流变学等指标现已变成自费项目，因此，协作单位及我院部分患者拒绝接受此检查项目。

我们在血液流变指标中选取纤维蛋白原（FIB）作为主要观测指标，FIB 已被公认为是心脑血管病的危险因素。高水平的 FIB 可严重影响血液凝固和血液流变。FIB 的降解产物还可直接损害血管壁[11]。FIB 可通过高凝状态促血栓形成；加速动脉硬化的发生；通过血压和血黏度减慢血流速度[12]。从本研究结果来看，"贺氏针灸三通法"和"手足十二针法"对中风病患者血浆纤维蛋白原（FIB）含量无明显影响，其作用机制还有待进一步研究。

目前针灸防治中风病的实验室指标逐渐由细胞水平研究转向分子、基因等层次研究。因此，我们在本项研究后期开始观察部分急性期患者血浆内皮素、血浆降钙素基因相关肽、血清 TNF - α、IL - 1 等指标，以进一步探讨"贺氏针灸三通法"的作用机理。

3. 小结

通过上述研究，我们对"贺氏针灸三通法"在中风病中的应用有了更深入的认识。对贺氏针具的规格、分类、刺法、手法及操作使用的规范进行了进一步的整理。本试验设计合理，试验过程是按照操作规范执行，试验前进行了相关培训，试验中按照国家中医药管理局的要求进行了中期总结和报告。

3.1 本试验通过多中心和随机、对照的方法进行了前瞻性的研究，共入组病例 356 例，试验结果表明贺氏针法对中风病的急性期和恢复期患者有确切的疗效。能够改善患者的神经功能缺损的评分；改善中医中风的疗效评分；改善患者的生存质量。

关于分期治疗：像许多脑部损害一样，脑梗死的病变及病理生理改变也有一个发展的动态过程，其各阶段的临床表现有所差异，成为分期治疗基础。对每个患者，由于就诊距发病的时间不同，其处理的差别也是很自然的。"贺氏针灸三通法"在"病多气滞，法用三通"的思想指导下，将三种针法，有机结合，分别应用于中风病急性期与恢复期。也契合了"急则治其标，缓则治其本"的中医治则。同时也与现代医学分期治疗脑梗死的理论不谋而合。在一定程度上说明，辨证论治与辨病分期论治相结合有助于提高本病的治愈率。中风证临床表现很复杂，往往不是一种病证，而是几个证型同时出现的复合证（二个以上同时出现的证型叫复合证）。病机的改变也是如此，往往不是一种病机，而是多种病机同时存在。在治疗方法上，也应该是几法相互协同，任何一种单独的疗法或药物都有其局限性，而三种针法配合而用，起到了综合调理气血的作用，因而得以见效。

3.2 作为国家中医药管理局的诊疗技术课题，我们在进行课题试验的同时，开展了三通法的临床推广工作。在 2002，2003 年，举办了国家级继续教育项目的《贺氏针灸三通法临床研讨班》，每次参加学员为 30 人。发表论文共 8 篇，专著 1 部（针灸治痛）。

3.3 中医学有大量的行之有效的临床实践经验有待挖掘，对名老中医的宝贵医临床经验的整合化、前沿化、信息化，迫在眉睫，以上关于贺氏三通法手法的影像学研究，提出三通法针具的技术标准和工艺要求，针刺手法，禁忌与注意事项，有利于弘扬这一确有良好疗效的祖国传统医学治疗技术。我们已经制作了贺氏三通法的操作手法影像资料2部。分别为《贺氏针灸三通法介绍》和《贺氏三通法治疗中风》，由北京中医医院针灸科完成文字部分和课件设计，由二十一世纪环球网络教育中心拍摄。完整的贺氏三通法影像学课件已经完成全部文字内容（见附件），拍摄工作正在进行中。将其推广成为国际一流水平的中医临床治疗中风病的医疗技术，使"贺氏针灸三通法"理论及贺氏针具、针法进一步发扬光大。

3.4 在本课题的试验中，未见到不良事件发生。说明贺氏三通法在临床操作中只要按照规程进行时安全的。

参考文献

[1] 薛群，陈谋森. 溶栓治疗急性脑梗塞的研究进展. 国外医学·脑血管疾病分册，1997，5（4）：225.

[2] Sandercock P. Managing stroke: the way for ward. BMJ. 1993，307 (6915): 1297.

[3] 梁伟雄，温泽淮，欧爱华，等. 中风病急性期中医症候多元分析. 广州中医药大学学报，1998，15（4）：293~297.

[4] 梁伟雄，黄培新，刘茂才，等. 中风病急性期中医症候分布规律的研究. 广州中医药大学学报，1997，14（2）：71~75.

[5] 张汉梁，黄坚红，黄应杰. 中风病不同病程中医症候特征与脑病理改变关系的研究. 中医研究，2000，13（6）：17.

[6] 龚书琴. 急性脑血管病血液流变学及血小板聚集试验系列观察. 北京医学，1986，8（4）：255.

[7] 刘博. 用维脑路通治疗急性期脑出血14例报告. 中风与神经疾病杂志，1989，6（2）：103.

[8] 杨金升. 肿瘤坏死因子在脑卒中时的表达及作用. 国外医学·脑血管病分册，1996，4（2）：77.

[9] Beal MF. Mechanism of excitoxicity in neurologic disease. FASEB, 1992, 6: 3338-3344.

[10] Martin R. L, Lloyd HG, Cowan AI. The early events of oxygen and glucose deprivation: setting the scene for neuronal death. Trends Neurosci, 1994, 17: 251-257.

[11] 杨莉综述，李家增审校. 纤维蛋白原与血栓性疾病. 中华血液学杂志，

1999, 20 (3): 163.

[12] 范吉平. 2003 例急性脑血管病的临床资料分析. 北京中医药大学学报, 1999, 22 (1): 61.

（五）从贺普仁的"以血行气""络血学说"理论看血与气的关系

贺普仁教授曾任中国针灸学会副会长、北京针灸学会会长，从事针灸临床工作 60 余年。在丰富的临床经验及精研《内》、《难》、通览《甲乙》等著作的基础上，对针灸疗法及理论不断地加以挖掘、整理、总结、提高，取其精华，推陈出新；并于 20 世纪 80 年代提出了针灸治病理论学说，其中"以血行气"、"络血学说"之说，对于指导我们的针灸临床工作尤有帮助。今整理如下，公诸同道。

1. 传统"气帅血行"理论

辨证唯物主义者认为，一切事物都存在着相互对立的两个方面，对立的双方是相互制约与相互依存的。人体中气血也是相互对立、相互依存的阴阳两个方面。《素问·调经论篇》指出："人之所有者，气与血耳。"《素问·阴阳应象大论篇》也说："阴阳者，血气之男女也。"由此可见，气与血是构成人体的基本物质。人体一旦发生病变，不是出于气，就是出于血。从其相对属性来分：气属阳，主动；血属阴，主静。气有温煦、推动的作用；血有濡养、滋润等作用。正如《难经·二十二难》所云："气主煦之，血主濡之。"它不仅简要地概括了气和血在功能上的差别，还阐明了两者在生理上存在着"气为血之帅"、"血为气之母"的密切关系，在病理上则有"气滞血瘀"、"气随血脱"的相互影响。而历代医家在论述二者的关系时则偏重于对"气"的功能的论述，有"气能生血"、"气行则血行"和"气能摄血"等学说。认为在二者的关系中气的功能占主导地位，而血的功能则为从属的关系。

2. 贺氏"以血行气"新说

贺普仁教授认为：气血与经络既为人体正常的生理基础，也是疾病产生的重要病机转化所在。凡各种疾病皆由经络不畅、阴阳失衡所致。经络不畅则为经络之中气血运行不畅。血乃有形之物，气必须以血为基础，气属阳本主动，但必须依赖血以济，方可表现出它的机能活动。因此血就成为气血中的主帅。而"气为血之帅"、"血为气之母"是指二者相互为用，除了强调前者的功能，又切不可忽视后者的作用。因为气之所以能行血，是由于血能载气，气的活力虽很强，但易于逸脱，所以气必须依附于血而存于体内。当气附存于血中时，血可载气并不断为气的功能活动提供水谷精微，使其不断得到营养补充，故血盛则气旺，气旺又能生血、行血、摄血。血虚则气衰，血脱气亦脱，即血病气亦病。故临床有血液瘀滞引起的气机不畅和失血过多时出现的气随血脱等现象。正如《医学入门》

所云："人知百病生于气，而不知血为百病之胎也。"

基于上述观点，贺氏提出了"以血行气"、"以血带气"的刺络放血法，以强令血气经脉通行。《灵枢·小针解》指出："菀陈则除之者，去血脉也。"即凡郁滞过久的疾病均可用刺络方法治疗。《素问·调经论篇》也说："气有余则泄其盛经，出其血"，"病在脉，调之血；病在血，调之络。"说明了气血与经络之间有着不可分割的联系。当经络气血瘀滞、经气不畅时当用刺络放血的方法加以疏通。故贺氏指出：凡诸证气机不调、血脉凝涩之顽证，非毫针微通所及。"气为血之帅"、"血为气之母"说明在生理上二者相辅相成，病理上相互影响。在治法上也当有所区别，除有"行气活血"、"益气活血"法外，还当有"以血行气"、"以血带气"的刺络放血方法刺血以调气，用于治疗病久入深的顽疾痼疴。其中因气血凝涩、或寒、或热者，必用放血法以强令血气通行，逼邪气随血外出，以祛瘀通闭，疏通脉络，使经气通畅，营血顺达，起到血行气通、血气调和之目的。正所谓：顽疾痼疴，其血气凝涩，如泥淤渠道，非强力掘而不通。

有了古人的气血理论，有了对气血理论的深刻理解，有了对气血理论在临床实践的深刻总结，才有了贺氏的"络血学说"和"以血行气"理论，并在此基础上将刺络放血疗法归纳为贺氏三通法之一——强通法。它不仅完成了实践、认识、再实践、再认识的过程，同时也丰富了气血理论，并为后人研究气血与经络的关系提供了一个新的思路。

3. 病案举例

患者，女，58岁。

主诉：双下肢冷痛30余年，于1999年6月6日来我院就诊。现病史：患者30余年前在东北居住，产后受风，感双下肢凉痛，遇冷尤甚。后到北京居住，冬穿皮裤，夏穿棉毛裤，不敢睡凉席。化验血沉：56mm/h，类风湿因子（-），抗"0"（-）、C反应蛋白（+）。拍腰、双膝关节正侧位片未见异常。在外院服中药及针灸治疗，症状无明显改善。

查体：双下肢肤色正常，肌肉丰满，关节无畸形。大腿及小腿背外侧可见明显血络。

诊断：寒痹。

治疗：三棱针刺络放血，隔日1次。3次后腿怕凉感稍减；11次后腿已发温，疼痛明显减轻；38次后症状基本消失，棉毛裤脱去，仅穿单裤。又巩固治疗5次，病人痊愈。1年后随访，未发。

按：贺氏认为，患者产后受风，寒客经脉日久，气血凝塞不通，血脉郁滞，泛于肌肤，故见腿之后外侧遍布血络。根据病在血脉当调之血络的道理，凡郁滞过久的疾病均可用三棱针决破皮肤，强迫恶血外出，通过治血达到调气的作用。

血脉畅通，阳气恢复，故痛止冷消。

（张晓霞　寇　焰　吴之煌）

（六）贺普仁治疗小儿发育迟缓的思路和方法

小儿发育迟缓的主要特点为动作、语言、毛发发育延迟，智能障碍，学习困难，祖国医学将此归于"五迟五软"的范畴，既立迟、行迟、齿迟、发迟、语迟。清代《张氏医通·婴儿门》指出诸迟之候"皆胎弱也"。五软是指头项、口、手、足、肌肉五个部位发生的软弱症状而言，以上述部位的肌肉松弛无力为特征，如握力差、行走不能、肌肉瘦削无力等等。从临床观察来看各种症状并见者极少，而各类症状单发或几个症状联合发生者较多。贺普仁教授自八十年代以来，对本病进行了大胆的尝试，逐步形成了自己独特的辨证思路和治疗体系。

贺老认为，本病多属于虚症，但也有少数为虚中夹实或实证，临床辨证要结合病史和证情特点来进行。先天禀赋不足，生而有病者多属肝肾亏虚；后天失养或病后失调者多属心脾不足；病程短者以气血亏虚为主；病程长者以肾精亏损多见；行走活动迟缓多系肝肾亏虚；语迟发迟者多系心肾阴血不足；智力低下者为心肾不足、精乏髓枯，因而本病以补虚益智为基本治则。脑居颅内，乃髓之海，为精明之府，赖心气、脾气、肝阴、肾精所充养，故常用醒神开窍，养心益智等法。贺老治疗本病重点突出三个字——"补"、"通"、"调"，即补先天以固本，调周身之阳气，通其混沌之清窍，使其脑健神醒。

在治疗上贺老非常重视督脉的作用。督脉为奇经八脉之一，《难经·二十八难》云："督脉者，起于下极之俞，并于脊里，上至风府，入属于脑。"《奇经八脉考》云："督……与手足三阳经会合。上哑门，会阳维，入系舌本。上风府，会足太阳、阳维，同入脑中。……经素髎、水沟，会手足阳明，至兑端，入龈交，与任脉足阳明交会而终。"督脉是阳脉之海，张洁古云："督者都也，为阳脉之都纲。"由于本经上头属于脑，且头为诸阳之会，故督脉能统督诸阳，充实髓海，健脑益智。在具体配穴上，贺老总结出一组穴位，它们是：四神聪、风府、哑门、大椎、心俞、谚语、通里、照海，穴位的分布遍及头部、四肢和躯干，属于远近配穴法的范畴，我们可以通过剖析每个穴位来了解贺老的治疗思想。

大椎、哑门、风府归经均为督脉。大椎是手足三阳经和督脉的交会穴，督脉作为阳脉之海，其中很重要的原因是其在大椎穴处与六阳经相交会，从而发挥调节全身阳经经气、统摄全身阳气的作用。由于全身阳经经气都交会于大椎穴，因而大椎也就与手足三阳经有互相连通的关系，因此本穴具有振奋阳气，温阳通督，调畅经气，醒脑益智的功效。又因该穴有治疗诸虚劳损的作用，所以《类经图翼》将本穴称为"百老"。哑门、风府均有散风熄风，通关开窍的作用。哑门还是回阳九针穴之一，是治疗喑哑失语、神志病和督脉病的常用穴。哑门穴入系舌本，穴下深部是延髓，语言发育障碍及喑哑失语与延髓、喉、舌的机能障碍和大脑发育不良有密切关系。小儿发育不良，气血亏虚，髓海不足不能上奉脑髓，音窍失养，故而语言不利或迟缓，因此对小儿语迟，表达意识障碍等症均可取哑门穴，以达益脑增音，开宣音窍，清脑醒智之功效。风府穴在《甲乙经》又称"舌本"，《灵枢·海论》云："脑为髓之海，其输上在于其盖，下在风府"，《素问·骨空论篇》云："风府，调其阴阳，不足则补，有余则泻。""髓空在脑后三分，在颅际锐骨之下。"王冰注：是谓风府通脑中也。因此风府对小儿反应迟钝、神情麻木及语言障碍尤为适宜。哑门、风府都是督脉与阳维脉的交会穴，阳维的维含有维系、维络之意。《难经·二十八难》云："阳维、阴维者维络于身，溢蓄不能环流灌溉诸经者也。"阳维脉维络诸阳经，交会于督脉之风府、哑门，在生理状态下阴阳维脉对气血盛衰起调节溢蓄的作用。《奇经八脉考》云："阳维起于诸阳之会…，"阳维脉循行于肩背、头项的诸阳分部位，其所交会的是诸阳经，包括六阳经和督脉，故称诸阳会。小儿发育迟缓的表现有多种多样，但依据阳主动阴主静的理论来看均属阳气不足，故选择与阳维脉相交会的哑门、风府二穴来治疗本病，是有针对性的。四神聪是经外奇穴，位居巅顶，有宁心安神，明目聪耳之功，与督脉相交会，故临床中常与督脉穴相配，以达健脑益智之功。

心俞、谚谭均归属足太阳膀胱经，位居后背部，从足太阳经穴的主治特点来看，两穴均具有调理心肺之功用，可改善小儿气血失调。《针灸大成》认为心俞主治"小儿心气不足，数岁不语"，心俞为背俞穴之一，脏腑经气输注于背俞穴，因此背部与脏腑相应命名的腧穴对改善该脏腑功能有重要作用。心俞为心经经气输注于背部之处，与心脏有内外相应的联系。二穴相配具有振奋心气的功效，能养心神、通心络、开心窍。

通里穴是前人依其手少阴经之络脉，从此别出，循经通达于里，入于心中而得名。该穴是手少阴之腧穴，具有养心宁神，通调舌络的作用。心主血脉，为人体生命活动之中心，血液行于脉中营养机体，维持各脏腑器官的正常功能活动。心气通于舌，舌为心之苗，《灵枢·经脉》云："通里……循经入于心中，系舌本，"《千金方》云："通里主不能言"，故用本穴可达补心养舌通络之功。一般语言迟缓的患儿均有智力低下，故选用本穴还可奏醒神养血，宣窍通络之用。本穴为络穴，一般"初病在经，久病在络"，血、气、痰、湿等邪积聚，每每由经入络，故凡由内伤引起的诸多慢性疾病均可选取有关络穴治疗。

照海穴的"照"字是光及之象，"海"为水归聚处，穴归足少阴肾经，又为阴蹻脉所生，位居然谷之后；然谷为肾经之荣火穴，有水中龙火之象，龙火光照所及，故名为"照"；肾经脉气归聚于此而生发阴蹻，故以"海"为名，照海之义即此而来。《奇经八脉考》云:"阴跷脉者,足少阴之别脉……",跷字有足跟和跷捷之意,阴跷脉从下肢内侧上行头面,具有交通一身阴气,调节肢体运动的作用,故能使下肢灵活自如;又由于阴阳跷脉交会于目内眦,入属于脑,因此跷脉的功能正常与否直接关系到人体的活动与睡眠。《难经·二十八难》云:"阴跷为病,阳缓而阴急",也就是出现肢体外侧肌肉迟缓而内侧拘急的病证。从主治上看,《标幽赋》云:"取照海,治喉中之闭塞",《通玄指要赋》云:"四肢懈惰,凭照海以消除",《八法交会八穴歌》云:"阴跷照海膈喉咙",因此照海对语言障碍较为有效。《难经·二十八难》云:"阴跷脉者……交贯冲脉",冲脉贯穿全身,为总领诸经气血的要冲,由于冲脉与督脉相通,其脉气在头部灌注诸阳,在下肢渗入三阴,因此能调节十二经气血,故有"十二经之海"和"血海"之称。冲脉起于胞中,渗诸阳灌诸阴,交会三阴,主持血气濡养全身经络之作用,又滋养肾之精气以荣发充鬓。

患儿智能低下,不会与医者进行配合,且疼痛及刺激会使其更加辗转翻腾,所以进针要稳、准、经、浅、快;即持针要稳、刺穴要准、手法要轻、进针要浅且快,力争无痛进针,同时不留针,即快针疗法。本方多为头部及四末之穴,针之方便,坐之可取,易被患儿及家长接受。在治疗本病中,贺老认为小儿为"纯阳",生机蓬勃,活力充沛,反应敏捷,所以在生长发育过程中从体格智力以至脏腑功能均不断向完善成熟方面发展。相对而言,年龄越小生长发育速度越快,这就提示我们:小儿之病要早发现,早治疗。在治疗中要注意几个问题:一、本病为顽疾,故要坚持治疗,疗程一般需要半年至一年;二、辅以食疗,多食补心养脑之品,如动物脑、鱼类、核桃等等;三、对患儿耐心进行教育辅导,加强智力开发,诸法兼施,方能提高疗效。

本病患病率较高,病因复杂,临床表现多样,治疗较为棘手,所以积极预防显得格外重要,同时要加强婚姻指导和计划生育,预防孕妇及婴幼儿各种传染病,以避免小儿智能迟缓的发生。

(程海英)

(七) 贺普仁教授临证经验初探

贺普仁教授是国家级名老中医,任北京中医医院针灸科主任医师,并兼任中国针灸学会高级顾问,北京针灸学会会长,中国针灸三通法研究会会长等职,他从事针灸事业已56年之久。我们跟随他学习临证多年,深感他理论知识的渊博及针灸经验的丰富。众所周知,辨证、取穴、刺灸法是直接关系到针灸疗效的三大要素。而贺教授能够将三要素融汇贯通,灵活应用于临床,这是他取得良好疗效的关键所在。同样,他的取穴法也有许多独特、精辟之处。针灸治病是通过一定的穴位来进行的，因此穴位的选取在治疗中占有重要地位。本文首先介绍取穴特点。

1. 辨证选穴少而精

中医治病，辨证施治是其精髓，首先以辨证为纲，纲举目张，有了正确的辨证，才有准确的立法，选穴才能少而精，针对疾病有的放矢，方可击中要害，祛除疾病。若辨证错误，则治疗不当，就会贻误病情。

在辨证中，除对疾病的病因进行分析外，还应分清它的病位，如在脏、在腑、在经、在络、在气、在血等等。尤其是在经络辨证的应用，这对针灸医生来说是很重要的。例如头痛的证候应分清痛在何部，归属何经，才有头顶痛为肝经病证，治取足厥阴肝经的原穴太冲穴；前额痛为阳明经病证，治取阳明经之会穴、胃之募穴中脘穴；偏头痛为胆经病证，取足少阳经的率谷穴；后头痛为膀胱经病变，治取足太阳经的井穴至阴穴。经过辨证选穴后，针灸治疗头痛往往能取得满意的效果。

贺教授的针灸选穴少而精，力争做到取穴最少，疗效最好。临床选穴大多在3～5个穴位，每穴必有一定的功效。腧穴配伍均有协同作用，精而不杂，能击中要害，通调气血，治疗疾病。

贺老在临床中，巧妙灵活的运用单穴治痛，成为学术经验的一大特点。善用单穴的理论来自于"经脉所过，主治所及。"其次是特定穴的应用，如交会穴、原募穴、五腧穴及八会穴等。

临症常用的单穴如：后头痛选至阴穴；前额痛选中脘穴；偏头痛选丝竹空透率谷穴；口舌生疮选劳宫穴；三叉神经痛选天枢穴；落枕选听宫（受风），绝骨（姿势不当）；心绞痛选膻中（阳气闭阻型），内关（气滞血瘀型），然谷（阴虚闭阻型）；脊柱痛选中渚穴；网球肘选冲阳穴；肩周炎选条口穴；坐骨神经痛选伏兔穴；足跟痛选承山穴；全身关节痛选魂门穴。

2. 取穴独特效而奇

贺教授博览群书，知识渊博，在选取穴位上往往出人意料，临床应用得心应手均获显效。

比如臂臑穴治疗目疾，多数医家用此穴治肩臂痛、瘰疬，很少有人以它为主穴治疗目疾。但贺教授认为阳明经多气多血，同时手阳明之络脉入耳中，与耳目所聚集的经脉会合，该穴又是手足太阳经之会穴，手足太阳交会于睛明穴，故该穴能疏通经气，促使气血流畅，目得血而能视，故能明目。临床以它为主穴可以治疗近视、远视、复视、视网膜病变、青光眼、白内障、视神经萎缩及麦粒肿等等。

又如伏兔穴为足阳明经穴，临床医生很少有单用它来治疗腰腿痛者，而贺教授却常用该穴调理气血，驱风散寒，治疗以麻木为主的腰痛、膝冷及股部麻痛。现代医学称之为坐骨神经痛或椎间盘脱出等。疼痛常沿胆经膀胱经循行路线放射。为什么腿外侧、后廉的疼痛要取足阳明胃经的伏兔穴呢？这是因为坐骨神经痛乃属经脉经筋病。《灵枢·经筋》篇载："足阳明经筋……，其支者，结于外辅骨，合少阳。……，其直者，上循伏兔，上结于髀，……，下结于鼻，上合于太阳。……。"又"足少阳经筋，……，其支者别起外辅骨，上走髀，前者结于伏兔之上，后者结于尻。"因此针足阳明经伏兔穴就可以治疗足太阳膀胱经和足少阳胆经病变引起之坐骨神经痛。且取穴独特，他严格按照《针灸大成》记载的取穴方法"正跪、坐而取之"取穴，其股直肌肌肉绷紧、坚牢如兔卧伏，以此姿势针刺伏兔穴，有利于加强腰肌的力量、护腰、固腰、强腰，使腰肌坚牢，从而达到通经活络，治麻止痛的效果，对于腰椎间盘脱出的患者，以此法治之，就可帮助脱出的脊髓核归位，疼痛自然就消失了。我们在临床应用伏兔穴"正跪、坐而取之"治疗坐骨神经痛，立竿见影，一次取效者不计其数。可"仰卧而取"伏兔者收效甚少。

再如听宫穴，在教科书上治疗耳鸣、耳聋、聤耳、齿痛、癫狂病。而贺教授却用它来治疗很多疾病。其中值得一提的是治疗半身不遂患者，疗效尤佳，针刺后病人可感觉不遂肢体较轻松，较有力。

听宫穴为什么有如此效应呢？因为听宫穴是手太阳小肠经之腧穴，为手太阳和手足少阳之交会穴，又是足少阳之结穴。结穴犹如树的枝叶，在生长季节枝叶茂盛。而人在正常情况下，营养物质由脏腑输送到经脉别络，因此结穴是经气相将而归结之处，所以气血充盈。而少阳为枢，可将气血转运内外，使先后天之精气能得到充养。如果肝郁化火生风发生枢折（发生病变），气血运转失灵，筋脉失养，就会产生骨节缓纵不收，不能行走及其他一系列的疾病。因此针治手太阳之结穴——听宫，就等于针刺了手、足少阳经（经筋）及足阳明胃经（经筋）（足阳明胃经循耳前）。这样就能恢复转运功能，可调整内外气血，只有气血恢复，才能更好地治疗疾病。

3. 配穴及对穴的应用

贺老在临证中善长用远近配穴法，原络配穴法，上下配穴法及左右配穴法，根据气机升降，经脉循行原理作为取穴依据。并在临床中常妙用对穴以达到少而精，效而奇的目的。

比如临床常用对穴有：

（1）合谷、太冲：调理气血。合谷属阳，主气，清轻升散；太冲属阴，主血，重浊下行。二穴配伍，一气一血，一升一降，相互制约，相互为用，行气调血。常用治疗头痛、眩晕、中风病证。

（2）曲池、照海：软坚化瘤。曲池为手阳明合穴，"合"为汇合之意，言其经气最盛。故曲池穴通调经络的作用最好。照海为肾经经穴，二穴共用，具有活血化瘀，软坚化瘤之功。常治甲状腺瘤，子宫肌瘤、卵巢囊肿、乳腺增生及瘰疬等病。

（3）通里、照海：合治失语。通里为手少阴心经之络穴，心开窍于舌，手少阴之络脉入心中系舌本。照海属肾经，肾经循喉咙挟舌本，两穴合用，一上一下，多治因中风，因脑瘫引起的舌强不语。

（4）臂臑、听宫：通络明目。臂臑为手阳明之络，为手阳明、手足太阳之会，故可治目疾。听宫为手足少阳、手太阳之交会穴，手太阳经至目内眦，手少阳至目锐眦，足少阳至目锐眦后，故二穴合用常可通络明目。

（5）神门、三阴交：养心安神。神门安神定志，三阴交补脾土，助运化，通调三阴经。神门以调气为主，三阴交以养阴为要，二穴伍用，一心一肾，共奏调气血，和阴阳，养心安神，交通心肾之功。主治神衰失眠。

（6）心俞、谚语：宁心定志。心俞为心脏之背俞穴，具有养心宁神之功，与心之局部穴，安神定志穴的谚语相配，共治精神失常之病。

（7）劳宫、照海：愈合口疮。口腔溃疡多由实火或虚火上炎所致。劳宫为手厥阴心包经之"荥"穴，配五行属火，照海为肾经穴，又为阴跷脉之始点，通过任脉与肺经列缺相通会合，它具有疏通经络、滋阴降火、利咽止痛之功。二穴合用可以治因实火或虚火引起的口腔溃疡。

（8）听宫、液门：滋阴亮音。液门为手少阳三焦之荥水穴。按"荥主身热"之理，本穴有良好的清热作用，又具水穴之性，上有滋阴降火之功。听宫为手太阳之穴，手太阳经"循咽"，故二穴合用，善治阴液亏损之音哑及失音。

（9）内关、足三里：宽胸理气，健运中焦。内关为心包经络穴，别走手少阳三焦，又为八脉交会穴之一，与阴维脉相通，有宽胸理气，和胃降逆，镇静安神，强心定志，活络止痛之功。足三里为胃经合穴，具健脾和胃，行气止痛，调和气血，和胃安神（眠）之功，二穴合用以治疗心脏病、脾胃病。

（10）丘墟透照海：利胆止痛。丘墟透照海是疏利肝胆之气，祛除胁肋疼痛的有效穴位。丘墟为胆经原穴，胆经属肝络胆过胁肋；与照海合用能补益肝肾，利胆止痛。适用于胆结石、胆囊炎、肝郁气滞、肝炎所致的各种胁肋疼痛。可起立竿见影之效。

4. 疑难杂症精粹方

贺老在大量的临床实践中凭着他丰富的临床经验和临证探讨，总结出了诸多病证的治疗穴位和组方，还有九种屡治屡验的疑难杂症的治疗方案，供同道共享。

例如：头痛取百会、列缺、合谷穴。面肌痉挛取天枢、合谷、太冲、头针局部点刺。面瘫取局部穴、合谷。肝癌取中脘、足三里、梁门、背部局部火针点刺。甲状腺瘤取肘尖、照海、合谷、局部火针。半身不遂取四神聪、合谷、太冲、内关、足三里。神衰取百会、本神、神门、三阴交、丘墟。舌强流涎取照海、通里、舌本两侧。肝胃不和取中脘、梁门、天枢、内关、足三里。弱智取弱智健脑方。子宫肌瘤、卵巢囊肿用妇人消瘤方。冠心病伴糖尿病取阳池、内关、然谷、膻中。阳痿取内关、关元、大赫、气冲、阴谷。乙肝取内关、足三里、丘墟透照海。面部血管瘤用火针点刺局部。项背痛取丝竹空、火针点刺局部。游离肾取肾俞、三阴交。肩周炎取听宫、火针局部点刺。坐骨神经痛取伏兔穴。

（1）弱智健脑方：小儿脑瘫、弱智遗传病变、脑炎后遗症等。

主穴：四神聪、心俞、譩譆、足三里。

配穴：语言不利加通里、照海、哑门；烦躁多动加大椎、腰奇；耳鸣失聪加听宫、攒竹。

（2）通络治瘫方：中风、中风后遗症。

中脏腑：四神聪、人中、合谷、太冲。

中经络：曲池、合谷、大巨、条口、听宫。

（3）通智平痫方：癫痫。

主穴：大椎、腰奇。

（4）除石止痛方：

利胆止痛去结石：胆结石。主穴：丘墟透照海。

通利膀胱去结石：输尿管、肾结石。主穴：中封、蠡沟、水道、归来。

（5）止咳平喘方：咳嗽、哮喘。

主穴：大杼、风门、肺俞。

（6）妇人消瘤方：子宫肌瘤、卵巢囊肿。

主穴：中极、关元、归来、水道、灸痞根。

配穴：肾虚加肾俞；血瘀加曲池、照海；肝郁加丘墟。

（7）平肝止颤方：巴金森氏病、舞蹈病，书痉。

主穴：合谷、太冲；风府、百会；少海、中脘（书痉）。

配穴：头摇动加长强；肩抽动加条口。

（8）扶正补虚方：大病体虚，老年虚弱病所致。症见头晕，乏力，腰膝酸软。

主穴：关元、大赫、气冲（又治遗精、阳痿、泌尿系感染）

（9）白内障：肝俞、睛明、臂臑。

我们深深的体会到贺老之所以能灵活正确地应用辨证论治，选穴少而精、效而奇，是因他熟读医籍，深谙医理，五十多年经验积累，反复摸索、实践、证实是行之有效的穴位，这些独特的宝贵经验，是值得我们学习与研究的。

（盛丽　曲延华）

（八）用火针治疗风寒证的几点体会

火针又称燔针、焠针、武针，均为以火烧针之意，是将针烧红后刺入体内的一定穴位和部位，并即刻将针退出。火针疗法有几千年的历史，早在《灵枢·经筋》篇中就有记载。为九针之一。火针是针灸疗法之一，此方法对我国人民的健康事业起了很大作用，现代临床运用较少，但对一些疾病却有较好的治疗作用，尤其对于风寒症疗效更为显著。本人在实习期间，运用火针对风寒证病人进行了有关的医疗实践，并取得了较满意的疗效，简述如下。

1. 作用及机制

火针具有温经散寒，祛风化湿通经络的作用。其适应范围广泛，主要作用有祛寒、除湿、清热解毒、消癥散结，祛腐排脓，生肌敛疮，益肾壮阳，温中和胃，升阳举陷，宣肺定喘，治痛，治麻木，镇静等。

火针之所以能治病，主要是利用火热刺激腧穴或某个部位，从而起到温通经络，行气活血之效。由于人体的经络"内属于脏腑，外络于肢节。"十二经脉的分布，阳经在四肢之表，属于六腑。阴经在四肢之里，属五脏。并通过十五络的联系，沟通表里，组成了气血循环的通路，它们"内溉脏腑，外濡腠理。"维持着人体正常生理功能。就病理而言，经络与脏腑之间也是息息相关的，人体之所以产生疾病，就是由于某些致病因素导致经络、脏腑的气血偏虚偏实的结果。人体气血喜温而恶寒，火针本身有温热的感觉，针入穴位能激发经气，调节脏腑，取得了"通其经脉，调其气血"的作用，增强了人体的正气，即现代所指的免疫能力，当人体正气充沛时，可自行排除病理因素，治愈疾病。

六淫之邪致病，其对人体危害最大的是寒邪，寒为阴邪，易伤阳气，寒为阴盛的表现，故其性属阴，即所谓的"阴盛则寒。"阳气本可以制阴，但阴寒偏盛，则阳气不仅不足以驱除阴寒之邪，仅为阴寒之邪所侮，故又说："阴盛则阳病。"所以感受寒邪，最易损伤人体的阳气，阳气受损，失其正常的温煦气化作用，则可出现阳气衰退的寒证。寒性凝滞，人身气血津液之所以能运行不息，通畅无阻，全赖一身阳气的温煦推动，一旦阴寒之邪偏盛，阳气受损，则正如《素问·举痛论篇》所说："寒气入经而稽迟，泣而不行，客于脉外则血少，客于脉中则气不通，故卒然而痛。"寒主收引，如《素问·举痛论篇》云："寒则气收。"寒邪侵犯人体由表入里，由肌肤入经络至脏腑，使其阳气损伤，其治疗根据"治病求本"的原则，寒者热之，宜温通。《素问·举痛论篇》有："寒气客于脉外则脉寒，脉寒则缩蜷，缩蜷则脉绌急，绌急则外引小络，故卒然而痛，得炅则痛立止。"其中炅为热的意思，也就是说一般的因寒邪引起的疼痛，得温热就可以马上缓解。而火针正好具备了这一特点，火针是一种有形而无迹的热力，热与火同类，故称为阳热之气。如《素问·阴阳应象大论篇》说："水为阴，火为阳。"火为热之体，热为火之用。热属阳，阳为用，运用火针以火热刺激肌肤，使阳热之气充盛，则阴之气可驱除，寒去凝散，血脉经络畅达，阴阳调和，而使病愈。

2. **材料和方法**

（1）材料：火针是由特殊的钨锰合金，耐高温的材料制成的针具。

（2）方法：选择好进针部位，严格消毒后，用酒精灯将针烧至通红，如《针灸大成·针灸篇》云："灯上烧令通红，用方有功。若不红，不能去病，反损于人。"然后，对准患处，0.1 秒内操作完针刺动作。《灵枢·经筋》中云："治在燔针劫刺，以知为数，以痛为腧。"即此意。针刺时既要快，针身也要直。起针后，迅速以干棉球按压针口，防止出血。

（3）部位及深度：火针选穴一般无特殊要求，临床上可选用腧穴也可选择阿是穴，但注意避开大血管。针刺深度视病情和部位而定。

3. **典型病例**

病例一　樊某某，男，22 岁，1989 年 11 月 22 日初诊。

患者自诉：间断左侧膝关节、髋关节疼痛 5 年余。5 年前自觉膝关节活动不利，周围红肿疼痛，且部位固定，痛甚时不能行走，曾到"中医院"骨科治疗，未见明显好转。常因天气突变或劳累后感膝关节活动不利、疼痛。今年 9 月份以来，曾前往"中医院"骨科就诊，查 X 光片未见异常，抗"O" 1∶800，当时对症治疗后缓解。近日又感膝关节疼痛，今日来针灸科就诊，平素纳可，睡眠尚好，二便调。

望诊：舌淡，苔薄白。切诊：脉弦细。

辨证：风寒闭阻阳明、少阳经脉。立法：温经散寒，通经活络。针取：火针围刺髋关节局部。并配以膝眼、阳陵泉、足三里、鱼际等穴。

1 诊后，自觉前症状好转，髋关节局部火针后，疼痛明显缓解。2 诊，在原治疗基础上加血海，加强补益气血、通经络之功，又经 4 次治疗后，患者诉疼痛消失，髋关节冷痛较前有明显改善，再治疗 2 次，基本告痊愈。

按：关节疼痛为临床常见症状，其中病久缠绵反复发作者，药物治疗难以奏效，单用针刺，效亦不佳。运用火针配以针刺，故疗效较理想。本证施以火针围刺髋关节局部，意在以外来之火资助体内阳气，以增强推动气血循行之动力，去风寒之邪，使阳气得复，达到治病的目的。

病例二　徐某某，女，31 岁，1989 年 11 月 28 日初诊。

患者自诉：右侧面颊发紧 3 天，时伴口角抽搐。3 天前自觉右侧面颊发紧，右侧耳后疼痛，口角周围时有抽搐，头晕。今日来针灸科就医。查患者无鼻唇沟变浅，额纹变浅等症状，饮食尚可，睡眠可，二便调。既往：患者 5 年前曾面瘫

1 次，经针灸治疗后痊愈。

望诊：舌暗红，苔薄白。切诊：脉弦细。

立法：疏散风寒，祛风通络。取针：火针口角周围局部点刺治疗口角抽搐，配合谷、太冲以散风寒。

患者经 1 个疗程 10 次治疗后，面部发紧、耳后疼痛消失，口抽次数减少，第 2 个疗程间断火针点刺口角周围，患者自觉火针后面部肌肉较前松弛，面部舒适，以后继续巩固治疗 10 次，告愈。

按：面肌痉挛是一种临床常见的顽固性疾病，以抽动、收引为特征，故属风寒证。《灵枢·经筋》篇："颊筋有寒则急引颊移口。"《素问·阴阳应象大论篇》曰："风盛则动。"本例患者由于感受风寒引动内风而引起面部口角周围抽搐，发紧。从患者舌质暗红，脉弦细看多与气血不足、肝肾阴虚有关，故治疗除疏散风寒，祛风通络外，兼以补益气血，补益肝肾。本证运用火针疗法使机体气血通畅，营卫调和，阴阳平衡，正胜邪去，达到了治疗目的。

病例三 秦某某，男，26 岁，1989 年 11 月 3 日初诊。

患者自诉：双下肢痿软发凉 4 年余。4 年前自觉右下肢酸痛，不能蹲下，以后逐渐双下肢痿软无力，并伴发凉。在我院针灸科治疗 1 个月后，双下肢痿软无力症状减轻，但下肢发凉依旧（自觉凉如冰块样），今日转至我处治疗。患者平素心烦易急，饮食尚可，睡眠好，二便正常。既往：3 个月前"中医院"X 线摄片：诊为骶椎裂。平素喜饮酒，量多。

望诊：舌质淡红，舌尖略红，苔薄白。切诊：右脉弦缓，左寸脉滑。

辨证：长期酗酒而致脾胃受损运化失职，复受风寒之邪侵袭，闭阻经络而致双下肢痿软发凉。立法：调脾胃，温经散寒，通经活络。取针：火针点刺承山、飞扬、阿是穴。

1 诊后，患者诉双下肢发凉有明显改善，继续要求火针治疗，经 2 个疗程 20 次治疗后，患者前症状基本消失，给予巩固治疗。

按：本例患者多年来自觉下肢痿软、发凉，一直被疾病所困扰，虽多处求医，终未见效，针对症因采用火针疗法，以火助体内阳气，驱散寒邪，寒去则经络疏缓，气血运行流畅，疼痛自止。治疗近 30 天，病情日渐减轻，最后直到症状消失。

4. 讨论

采用火针治疗疾病，有以下几点体会：①病程短，痛苦小：以上三病例，虽病种不同，但其同属寒证，依据中医治疗疾病"异病同治"的原则，均采用火针，取得了较为满意的临床效果，较其他疗法，缩短了治疗时间，较迅速及时减轻了病人的痛苦。且据病人反应扎火针时疼痛少，且热力维持时间长。②火针具有简、便、廉、验等中医治病特点。运用以来，感觉火针较为安全可靠，且手法上无补泻，便于掌握。③此疗法对寒证病人在治疗上优于针灸疗法。从临床治疗效果看，火针疗法在治疗寒证病例中，优于针灸的作用。"针"、"灸"是两种不同的治疗方法，由于它们的作用部位都是经络腧穴，即可单独使用，也可合并应用。而火针起到了针和灸两方面的共同效果，火针由浅而深，即起到了艾灸表面透达的作用，也起到了针刺使阴寒外散的作用。当脏腑机能恢复后，可使经络通畅，气血运行正常，从而更好地达到了驱除病邪之效。④无副作用、禁忌症少，便于开展。火针疗法优于灸法，它可用于一些宜用灸法而又忌灸畏灸的穴位。古人对此早有论述《资生经》云："性畏艾灸者，当用火针，以针置火中，令热刺之，即火针也"，"凡诸穴忌灸之处以针置火中，令热，缪刺之即效，乃知火不负人之说。"

火针疗法在现代临床中尚未广泛应用，通过这一阶段的临床观察，认为此法对一些难治的疾病，只要运用得当，确有卓效。今后应进一步研究、探索。我想，在今后的临床中这一方法的应用，一定会取得事半功倍之效的。

（李雁）

（九）中脘单穴针刺加灸法的临床应用

单穴治疗具有操作方便，患者痛苦少，易于接受的特点，如能辨证准确，可取得较好疗效。现对贺普仁教授应用中脘加灸法的经验进行总结。

【病案举例】

病例一 殷某某，女，41岁，初诊日期：1990年2月14日。

病史：面部冻伤2天。患者系江苏人士，来京参加学习，由于不适北京寒凉气候，外出时面部大面积Ⅱ度冻伤，双颊双颧部位冻伤严重，局部红肿、疼痛，舌苔白、脉沉细。

辨证：素体气血不足，寒邪阻滞气血不畅，以致经脉不通而成冻伤。治疗：中脘针刺加灸法。操作：中脘以3寸毫针向斜下方向刺，取得针感后行捻转补法，同时以艾条行温和灸。留针30分钟，灸30分钟。针刺后约4小时，患者面部疼痛明显减轻，至晚间面部疼痛基本消失，第二天晨起面部无红肿疼痛，恢复正常。

病例二 李某某，女，50岁，初诊日期：1991年8月26日。

病史：双手足冷凉4年，原因不清，手足冷凉，遇凉水后迅速明显加重，严重时指趾末端泛白，早无血色，伴有疼痛，近来其症状已延至腕踝关节。检查：面黄白，双手扪之发凉，指趾甲按之泛白，良久不复，舌淡苔白，有齿痕，脉沉细无力。

辨证：气血不足，寒滞经脉。诊断：雷诺氏症。治疗：中脘针刺加灸法。操

作：中脘以 3 寸毫针向斜下方向刺，取得针感后行补法。以艾条行温和灸，留针
30 ~ 60 分钟，灸 30 ~ 60 分钟。隔日治疗 1 次。经 1 个月治疗后，患者自觉手掌
足掌冷凉感明显好转，指趾端疼痛也有好转，双手触及凉水已能忍受。查甲床充
盈反应有所好转。经 2 个月治疗后，双手足冷凉感基本消失，指趾甲床充盈反应
大致恢复正常，再以数次治疗加以巩固，临床痊愈。

病例三 王某某，女，40 岁，初诊日期：1991 年 11 月 4 日。

病史：全身关节痛 9 年，诊为"风湿性关节炎"，服用解热镇痛药物可缓解
疼痛。近年来疼痛不止，以膝、肘、肩关节疼痛为主，有时累及小关节，其疼痛
反复不定，有时呈游走性。

检查：双肘膝关节弯曲活动时疼痛加重，明显活动受限，局部轻度肿胀，舌
苔薄黄，脉弦略数，血沉 24mm/h，类风湿因子（－）。辨证：久病气血不足，
瘀而化热，经脉不通而成痹证。治疗：中脘针刺加灸法。操作：中脘以 3 寸毫针
向斜下方向刺，取得针感后行捻转补法，以艾条行温和灸，留针 30 分钟，灸 20
分钟，每日治疗 1 次。

经 5 次治疗后，患者膝肘关节疼痛减轻，10 次治疗后，局部红肿完全消失，
其疼痛基本消失，复查血沉 14mm/h，再以数次巩固治疗，肢体活动正常，舌苔
薄白，临床痊愈。

【讨论】

中脘又名太仓，位于任脉，为胃之募穴，与手太阳、手少阳、足阳明交会。
纵观历代医家论著，中脘多以治疗胃脘消化疾患为主，仅有少量论著记载治疗其
它疾病。贺老经多年研究和临床实践认为，中脘穴虽以治疗局部与脾胃病为主，
但由于中脘位于脐上胃脘之处，又与太阳、少阳、阳明等经相会，因此构成了特
定的生理关系，饮食入胃，变化血气而充于四肢百骸则百病不生；若中焦脾胃不
足，气血变化失常，经脉失于荣养，经脉瘀滞则导致气血双虚，阳气不足，故中
脘的治疗功用为补益气血，温通阳气。临床上属气血两虚，中焦阳气不足者可酌
情使用。其操作多用 3 寸毫针向斜下方进针，并施用捻转补法，加用灸法亦为重
要一环，针灸并用可使中焦气血生化，阳气充盛而疼痛得愈。3 个举例病案，从
其本质来讲均为气血不足，2 例为寒滞经脉，1 例为瘀而化热，从疾病本质讲为
气血两虚，虽有寒热之分，加用灸法可鼓舞阳气，热症用灸法非常规用法。贺老
认为其灸法仅对鼓舞正气，调整血脉起作用。气血充盛，其瘀自消，经脉通畅而
热得消，亦可见灸法治疗瘀热症状之一斑。

（王京喜　徐春阳）

二、临床观察

（一）针灸治疗 468 例风湿性关节炎临床疗效分析

风湿性关节炎属于中医的痹证，是临床常见而且尚未明了的一种疾病。一般学者公认与溶血性链球菌侵袭人体有密切的关系。有人认为潮湿、寒冷及机体抵抗力的减弱为其诱发因素。中医认为此症乃"风寒湿三气杂至合为痹也。"中医的痹证很类似风湿性关节炎。

针灸治疗风湿性关节炎（痹证）疗效比较满意。现对 468 例作出临床疗效分析，供医界同道参考，不当之处希予教正。

【临床病例分析】

（1）本文病例：主要以门诊治疗的急、慢性风湿性关节炎为分析对象。急性者 24 例占 5.1%，慢性或亚急性者 444 例占 94.9%。我们将 24 例有典型关节症状，并有发烧或不发烧，白细胞计数在 10×10^9/L 以上，血沉在 60mm/h 以上者，列为急性，凡血沉在 60mm/h 以下者均列为慢性风湿性关节炎。

（2）诊断依据：据 Jones 氏 1944 年对风湿热的临床诊断标准作为诊断的依据，并结合发病部位进行辨证论治。

（3）一般资料

年龄与性别：本文病例从 21 至 30 岁发病者 214 例（占 45.8%），女性 198 例（占 44.4%，男与女为 1.4:1）。

发病与职业：本文病例 235 工人占 50.2%（工人指机关干部占最多数，而少数是产业工人），学生占 26.5%。其它职业项内包括市民家属等占 19.7%。

发病季节：本病之发病一般以冬春两季多见，夏秋两季较少。本文病例未记载明确者未列入统计，有明确记载者仅 266 例，其发病数亦以冬春二季多见（占 67%）。

（4）发病因素：本文病例有受风寒史者占 41.7%，有受潮湿者占 18.9%，由于感冒后而发病者占 7.7%，由于过劳后及分娩后而发病占 15.6%，原因不明者占 16.1%。

（5）病程日期：本文病例最短者 7 日，最长者达 10 年余，而以半年至 3 年者多见（占 42.4%）。

【症状】

（1）本文病例均有不同程度的关节疼痛，有明显压痛者 211 例（占 45%），局部红肿者 34 例（占 7%），来诊时有发烧者 23 例，多汗者 15 例，关节囊积液者 1 例，出现风湿性结节者 2 例，环形红斑者 7 例（占 1.5%）。心尖区听到收缩期杂音者 32 例（占 6.8%）。

（2）受侵关节：本文病例以四肢关节受侵为多见，小关节次之。

（3）化验检查：对346例（占73.9%）进行了血沉检验。血沉最高者120mm/h，其中血沉增高至30～60mm/h者84例（占24.4%），61～100mm/h者19例（占5.5%），增高至100mm/h以上者5例（占1.4%）。

（4）血常规检验346例中，白细胞计数在$10×10^9/L$以上者53例（占15.3%），白细胞增多以$10×10^9/L$～$15×10^9/L$之间者多见，达$20×10^9/L$者是极少数。分类计数嗜中性白细胞增加至65%以上者135例（占39%），红细胞减少到$4.0×10^{12}/L$以下者39例（占11.3%）。血红蛋白减少至120g/L以下者52例（占15%）。

（5）X线关节检查：本文病例对50例（占10.7%）进行了X线关节检查，均未发现异常变化。

（6）心电图检查：对5例进行了心电图检查，其中仅一例P－R间期延长至0.22秒，其余4例未发现异常的变化。

【治疗方法】

（1）治疗原则：本文根据文献记载，结合临床经验，辨证施治。采用针刺、放血、艾灸和火针治疗。

（2）穴位选择：主要根据发病部位，以循经取穴与局部配穴结合起来，灵活运用。

如病位在肩肘关节则取局部的曲池、肩髃、巨骨、中府、肺俞、阿是，配远端的条口。腕指关节疼痛则选外关、合谷、中渚、阿是、阳池、阳溪。腰背疼取局部的大椎、身柱、命门、肾俞、大肠俞，配远端的委中。胯股痛取肾俞、八髎、环跳、风市、阴市、阿是等穴。膝关节取犊鼻、阳陵泉、阴陵泉、阳关、曲泉及阿是穴。踝趾关节痛取解溪、昆仑、照海、八风和阿是穴。全身多发性关节疼痛针或灸中脘穴。

（3）针灸术

针术：均用毫针，刺入穴位后使其得气，然后根据病情虚实，采用不同的补泻手法，一般用捻转或提插的补泻手法，行手法后留针20～30分钟。局部有红肿时，可在病灶周围用三棱针刺破放血，如出血不畅，可配用火罐吸拔，对急性病例较为适宜。

灸术：本文病例以艾卷灸者为多，少数病例应用艾柱灸。对慢性关节炎效果佳，针灸同时并举疗效更满意。艾卷灸一般每穴10～20分钟，使局部出现红晕为止。艾柱灸一般的每穴5～7分钟，以局部产生轻微的灼痛感即可。

火针术：根据病灶选用粗细不同的特制针（含钨）。在用于去腐排脓时，则用较粗的火针。在酒精灯烧红后，立即刺入施术部位。

放血术：用三棱针在施术部位浅刺几针或几十针，然后用两手轻轻挤压局部或用拔火罐拔出血，使恶血出尽。

疗程：一般急性病例每日针灸 1 次。慢性者隔日针灸 1 次，12 次为 1 疗程，治疗 1 个疗程以后，可休针 1~2 周，再继续针灸。

(4) 治疗结果：本文病例通过针灸治疗，总有效率为 88%，其中症状消失者 94 例占 20.1%，显效者 107 例占 22.9%，好转者 211 例占 45%，无效者占 12%。

(5) 疗效标准

症状消失：指自觉症状消失和检查所见均恢复正常者；显效：指自觉症状消失和检查所见基本近于恢复正常；好转：指经过治疗后，症状有不同程度的减轻者；无效：指经过治疗后，无明显好转者。

【典型病例介绍】

患者赵某某，男，30 岁。

主诉：两膝、踝、肘关节及腰部疼痛 1 个多月。

自述入夏经常感冒发烧，分别于 5 月 19 日、5 月 24 日及 6 月 21 日各发烧 1 次，7 月 2 日发烧后开始两腿疼痛，逐渐加重，伴有低烧，两踝关节肿胀疼痛，不能走路，两肘关节及腰部亦稍感疼痛。既往无关节痛的病史。

体格检查：发育正常，营养中等，痛苦面容，口腔扁桃体无肿大，体温 37.5℃，胸腹部无异常发现。两膝伸屈动作有疼痛，两踝关节内侧红肿，有明显压痛，右足第二趾有红肿及压痛。

实验室检查：血常规：血红蛋白 138g/L，红细胞 4.24×10^{12}/L，白细胞 7.6×10^9/L；白细胞分类计数：嗜中性白细胞 65%，淋巴细胞 34%，嗜酸性白细胞 1%；血沉第 1 小时 49mm，第 2 小时 82mm；尿常规正常。

X 线检查：两膝关节及两踝关节均未见异常改变，骨质及关节腔均正常。

四诊与辨证：望：面赤，舌苔黄；闻：呼吸均匀；切：脉滑数。

辨证：风寒湿乘虚而侵入经络，阻滞不通所致。

诊断：风湿性关节炎（痹证）。

立法：通经络，利湿，调气血。

取穴：鹤顶、犊鼻、阳陵泉、曲泉、照海、解溪、足三里、曲池、合谷、外关、中渚。

手法：快速进针，得气后，行捻转和提插联合动作，使之产生酸、麻、胀的感觉。留针 20~30 分钟，隔日 1 次。

治疗经过：针刺 1 次后两踝关节红肿消失，疼痛减轻，针刺第 2 次后疼痛基本消失，行走自如，但全身多汗。针 5 次后症状消失。8 月 1 日检查血沉第 1 小时 14mm，第 2 小时 25mm，患者于针刺 7 次后因夜间睡眠未盖好被子关节疼痛复发，两膝关节疼痛加剧，行针治疗 4 次，关节疼痛消失，但仍有全身多汗，四肢无力，共针治 16 次后，症状消失。于 9 月 7 日复验血常规：血红蛋白 148g/L，红细胞 4.52×10^{12}/L，白细胞 5.3×10^9/L，嗜中性白细胞 65%，淋巴细胞 30%，嗜酸性白细胞 5%，血沉第 1 小时 3mm，第 2 小时 11mm。观察半年余未再复发。

（二）针灸治疗 85 例遗尿的临床观察

中医认为，遗尿症主要是肾气不足，膀胱亦虚，故常在睡眠中不自觉排尿。本组病例中部分患者伴肾虚临床症状，如：头晕、腰酸腿软、记忆力减退、白天多尿等，成年患者则有因患此症精神受威胁，从而更加重了病情。

1. 临床资料

85 例中男性 54 例，女性 31 例，最小者 3 岁半，最大者 62 岁。病程 5 年以下者 27 例，6 ~ 10 年者 56 例，11 年以上者 8 例，多数患者自幼即患，少数在 5 ~ 8 岁时起病，个别成年以后始患。

在部分患者每晚遗尿，少数患者每周遗尿 3 ~ 5 晚，个别间隔更长些，多数患者每晚遗尿 1 ~ 2 次，少数为 3 ~ 5 次。

2. 治疗与结果

治疗方法：治疗原则是补肾、补元气。以补法行针并加用悬灸。以肾俞、关元、三阴交、中极为主穴，以足三里、阳陵泉、膀胱俞、太冲、百会为配穴，每次用主穴两个，配穴 1 ~ 2 个，主穴分成 3 组：①肾俞、三阴交。②关元、三阴交。③中极、三阴交。具体运用时分 3 种情况：①单独应用一组主穴。②二组主穴交替应用。③主穴与配穴并用。三阴交可以交换应用，即每次针一侧。每日治疗 1 次，5 次为 1 疗程。以毫针，用补法。

治疗结果：①疗效显著者 39 例，其中 29 例治疗后连续 5 ~ 85 天未发生遗尿；10 例遗尿明显减少，10 ~ 15 天才有一次遗尿。39 例中治疗 1 疗程者 8 例，治疗 2 个疗程者 18 例，治疗 3 个疗程以上者 13 例。②症状减轻者 41 例，患者由每晚遗尿变成隔晚 1 次，或由每晚遗尿 3 ~ 4 次减为 1 次。③无效者 5 例，其中 3 例治疗 1 个疗程，2 例治疗 2 个疗程。总有效率为 94.1%。

（三）火针治疗 30 例坐骨神经痛的临床观察

1. 临床资料

本组患者共 30 例，其中男性 19 例，女性 11 例，年龄最小为 21 岁，最大为 72 岁，病程最短者 4 天，最长者 7 年。左侧坐骨神经痛者 14 列，右侧坐骨神经痛者 15 列，双侧者 1 例。病情属重度者 17 例，中度者 13 例，中医辨证属病在足太阳者 18 例，在足少阳者 12 例。

2. 治疗与结果

1. 治疗方法

（1）取穴：①病在太阳：右秩边、殷门、委中、委阳、承山、昆仑等穴周围进行按压，选择明显的压痛点做为针刺点。②病在少阳：在环跳、风市、阳陵泉、绝骨等穴周围进行按压，选择明显的压痛点做为针刺点。

（2）针法：以中等粗细的火针，烧红后迅速刺入选好的穴位，达一定的深度，使患者产生麻、胀或串的感觉，迅速出针，不留针。针刺时注意避开大血管。隔日治疗 1 次，10 次为 1 疗程。1 个疗程间隔 1 周进行第二个疗程。

2. 治疗结果

（1）疗效标准：①痊愈：临床症状及体征消失，活动自如，能恢复原工作。②显效：临床症状及体征消失，活动自如，劳累后偶尔有酸痛，能恢复原工作。③好转：疼痛明显改善，能行走，但小腿及足仍稍有胀痛。④无效：治疗一个疗程后，症状、体征与治疗前比较无明显改善者。

（2）疗效：30 例中，经火针治疗 20 例痊愈，其中半个疗程治愈者 7 例，1 个疗程治愈者 11 例，两个疗程治愈者 2 例；6 例显效；4 例好转，总有效率达 100%。

对本组的部分患者做了治疗前后的甲皱微循环和红外热像检查，发现为血色变红，血流速度加快，血流态好转；红外热像图反应出治疗后患者温度升高。

（四）火针治疗面肌痉挛的临床观察

面肌痉挛是一种以阵发性面肌抽搐或痉挛为主要表现的顽固性疾病，由于现代医学对其发病原因和病理机制不清，所以无有效的治疗方法，中医虽有一些治疗方法，但其疗效不甚满意，我们使用火针治疗了 20 例，取得了好的效果。

1. 临床资料

本组 20 例中，男女各 10 例。年龄最小 31 岁，最长者 66 岁。病程最短者 3 个月，最长者 22 年。发于左面部者 8 例，右面部 12 例。眼睑、颊部和口角抽搐者 13 例，整侧面部抽搐 6 例，面部连于颈部抽搐者 1 例。平均 5～10 分钟抽搐者 12 例，平均 10～15 分钟抽搐 1 次者 5 例，20～30 分钟抽 1 次者 3 例。引起此病的原因有精神刺激、过度疲劳、寒冷刺激等。除主症外还伴有失眠多梦、易生气、爱紧张、好激动、头晕心慌等症状。舌质紫暗、淡暗、暗红。脉象或涩或沉或弦。

2. 治疗与结果

治疗方法：采取细火针法、经穴位和疾刺法，即以细火针针刺头临泣、阳白、丝竹空、颧髎、地仓、合谷和太冲，隔日 1 次，10 次为 1 疗程，1 个疗程后间隔 1 周，进行第 2 个疗程。

治疗结果

（1）疗效标准：①控制：在平静状态下及诱因存在的情况下，面部痉挛消失。②显效：在平静状态下面部痉挛不发作，有诱因存在时仅表现轻微跳动，但次数明显减少，抽动幅度减小，范围缩小。③好转：在平静状态下，痉挛不明显，诱因存在时痉挛即出现。但比较剧烈的阵发性痉挛减少，幅度减小。④无效：经过针刺治疗 10 次，而面部痉挛无明显改善者。

（2）疗效：20 例患者中痊愈者 4 例，显效者 13 例，好转者 3 例，全部有效。

大部分患者第 1 次火针后，自觉面肌舒服轻松，2 到 3 次就开始抽搐减轻，个别精神过于紧张、畏惧火针者第 1 次治疗后可能抽搐加剧，但坚持 2～3 次后就开始好转。

3. 讨论

通过对火针治疗的 20 例面肌痉挛患者的临床疗效分析，可以看出，病程愈短、痉挛范围越小，临床疗效越佳；而痉挛时间较长、范围较广，临床疗效则较差。如病程在 3 年以内者，控制率为 28%，显效率为 85.8%，而病程在 3 年以上者无 1 例得以控制，显效率仅为 66.7%。

大部分患者随面肌痉挛的减轻，舌、脉有所改善，原来舌质紫暗、淡暗、暗红者都不同程度的转为红舌、淡红舌。

除了对本组患者进行了临床症状和体征的观察外，还对其中的部分患者做了治疗前后的甲皱微循环和红外热像图检查，发现治疗后患者的微循环有明显的改善，表现为血色变红，血流速度加快，血流态好转等，红外热像图反应出治疗后患者患侧面部温度升高。

（五）贺氏三通法治疗偏头痛疗效观察

偏头痛是原发性神经血管头痛之一，其特点为发作性、中或重度搏动性跳痛，位于一侧或双侧的头痛，反复发作，严重影响到患者的正常工作与生活。西医治疗本病多采用对症治疗，如用止痛药物或改善脑供血药。笔者采用贺普仁教授提出的针灸三通法，即微通法、温通法、强通法，治疗本病 48 例，疗效满意，同时与西医对照组 38 例对照观察，现报道如下。

1. 临床资料

（1）一般资料

根据 1996 年国际头痛学会学术会议制定的偏头痛分类及诊断标准[1]，本组患者均为无先兆性偏头痛或有先兆性偏头痛，经系统检查除外器质性疾患而确诊。其中门诊 40 例，急诊 46 例。中医诊断标准参照《中药新药临床研究指导原则》。采用简单随机分类法（投币法），按病人就诊顺序，投掷硬币，以硬币正面为治疗组，反面为对照组，将病人随机分成两组：治疗组 48 例（贺氏针灸三通法组），对照组 38 例（西药治疗组）。治疗组 48 例，男 19 例，女 29 例。年龄最小 21 岁，最大 68 岁；病程最短半个月，最长 30 年。对照组 38 例，男 15 例，女 23 例；年龄最小 19 岁，最大 65 岁；病程最短 1 周，最长 28 年。

（2）诊断分级标准

对照 1994 年中华医学会全国第三届头面痛学术讨论会（杭州）制定的偏头痛疗效评标准[2]，头痛程度可分 0～3 级：头痛出现，工作能力不受影响为 0 级；轻度头痛，工作能力受部分影响为 1 级；中度头痛，工作能力受到严重影响或不能工作为 2 级；重度头痛，卧床休息为 3 级。两组头痛情况见表 4－2－1。

表 4－2－1　两组头痛程度情况　　　　　　　　　　　　　　　　例

分组	例数	0 级	1 级	2 级	3 级
治疗组	48	5	10	24	9
对照组	38	4	9	18	7

表 4－2－1 经 Ridit 检查两组轻、中、重病人例数的构成比无统计学差异（$P > 0.05$），具有可比性。

2. 治疗方法

（1）治疗组　采用贺氏三通法（微通法、温通法、强通法）分别应用于每位患者。

微通法：穴取丝竹空透率谷，合谷、列缺、足临泣、风池、中脘、悬钟，用 32 号 1～3 寸毫针，针刺得气后平补平泻，每日 1 次。

温通法：将痛点常规消毒后，用直径 0.5mm 长 4cm 的钨锰合金针，将针身的前中段烧至通红，对准痛点迅速刺入并拔出，出针后用消毒干棉球重按针孔片刻，隔日 1 次；气海穴用温和灸，每日灸 15 分钟。

强通法：取头维、太阳、攒竹穴，常规消毒后，右手持针对准穴位迅速刺入 0.3cm 左右，立即出针，挤压针孔，使出血 3～5 滴，然后用干棉球按压针孔止血，隔日 1 次。

（2）对照组　口服尼莫地平 40mg/次，每日 3 次；谷维素 20mg/次，每日 3 次。

以上两组均 6 天为 1 疗程，休息 1 天后进行下 1 疗程，共治 3 疗程。

3. 疗效观察

（1）疗效标准　以《实用中西医结合神经病学》为参照。控制：疗程结束无发作头痛症状，停止治疗 1 个月不复发；显效：症状减轻 1 级以上，并达到至少 0～1 级；有效：治疗后发作频率、头痛持续时间，头痛程度及伴随症状 4 项指标至少有 1 项明显改善；无效：治疗后症状无明显改善。

（2）治疗效果　两组疗效比较见表4-2-2。治疗后2组轻、中、重病人例数见表3。

表4-2-2　2组治疗结果比较　　　　　　　　　例

组别	例数	控制	显效	有效	无效	总有效率（%）
治疗组	48	7	21	16	4	91.7
对照组	38	4	13	11	10	73.7

表4-2-2两组总有效率经Ridit检查，$P < 0.01$，差异有非常显著性意义，治疗组优于对照组。

表4-2-3　治疗后两组头痛分级情况　　　　　　　例

组名	例数	控制	0级	1级	2级	3级
治疗组	48	7	17	12	9	3
对照组	38	4	7	9	13	5

表4-2-3经Pidit检验，两组疗效差异有非常显著性意义（$P < 0.05$），治疗组优于对照组。

4. 典型病例

景某某，女，27岁，干部。初诊日期2002年6月8日。主诉：左侧偏头痛10余年，加重1月。病史：于10年前因紧张出现偏头痛，以左侧为主，每遇情绪或环境变化而发作，工作能力受部分影响（属1级），服止痛药、按揉及转移注意力能缓解，但效果不稳定，经常反复。近1个月来，头痛加重，每天均有发作，工作能力受严重影响（属2级），服药及按摩效果不明显。全身症状：急躁易怒，口苦，夜寐可，纳可，二便调，月经调。舌质暗，苔薄黄，脉滑。诊断：血管神经性头痛。辨证：邪阻少阳，经脉不通。治则：疏通经络，缓急止痛。采用针灸三通法治疗，针治1次后症状减轻，头痛次数减少，程度减轻。1个疗程后，临床症状消失，停用温通法、强通法，只用微通法，继续治疗2个疗程，随访3个月未复发。

5. 讨论

祖国医学认为，根据经络循行的部位，少阳头痛多在头之两侧，并连及耳部，此为标；其多因风邪袭于少阳，或肝虚痰火郁结上逆，引起经络闭阻所致，此为本。古典医籍对偏头痛有很多论述，《名医类案·首风》："偏头痛，五七年，大溲燥结，双目赤肿，眩晕……诊之急数而有力，风热之甚也。此头角痛，是三焦相火之经，乃阳燥金胜也。"针灸治疗偏头痛的优势在于既治标又治本，《灵枢·厥病》篇云："头半寒痛，先取手少阳，阳明，后取足少阳、阳明"。所以笔者临床治疗以平泻肝胆之火，潜摄浮动之肝阳，化痰通络止痛为法则。

微通法即毫针法，取丝竹空为足少阳脉气所发之处，也是手少阳经脉的终止穴，率谷是足少阳、足太阳二经的会穴，两穴都位于头侧，因此，丝竹空透率谷是宣散少阳经脉风热、通络止痛的要穴；合谷是手阳明原穴，具有镇静止痛作用，列缺为手太阳经的络穴，《马丹阳天星十二穴治杂病歌》记载："列缺善治偏头患"，与合谷相配更有原络配穴之意；足临泣是足少阳胆经的木穴，《类经图翼》说"木有余者宜泻此，使火虚而木自平"，故针之疏泻少阳风热；风池、悬钟两穴加强了清泻肝胆实火的作用；用肝经的行间可柔肝育阴潜阳；中脘是六腑之会，对温化中焦痰湿、降胃气有卓效。

温通法即火针和艾灸治疗法。火针取痛点，《灵枢·经筋》上说"治在燔针劫刺，以知为数，以痛为腧"。病在头侧，经络不通则痛，故火针刺痛点，通过温热作用，达到通络止痛的作用。灸气海，能加强中焦运化、下焦气化，从而清化痰湿，通络止痛。

强通法即放血疗法，《灵枢·厥病》篇中说"头痛甚，耳前后脉涌有热，泻出其血"。所以笔者取头维、太阳、攒竹，祛邪泻热，通络止痛。针灸三通法在临床上配合使用，可正邪兼顾，标本兼治。

现代医学认为偏头痛的发生与血管舒缩功能失调有密切关系。尼莫地平可抑制脑血管收缩，提高脑细胞对缺氧的耐受性，防止缺氧所致的及损伤和反应性颅内外血管病理性扩张引起的头痛发作。谷维生素可使脑血管处于收缩与扩张的相对平衡状态。以起到治疗作用[3]。

经过临床观察发现，西药治疗存在副作用，且复发率高。针灸三通法治疗无任何毒副作用，复发率低，疗效持续时间长。显示了针灸治疗偏头痛的优势。针灸三通法治疗偏头痛疗效确切，方法简便，无毒副作用，值得深入研究。

参考文献

[1] Ad Hoc Committee. Classification of headache. JAMAL. 1996, 179: 717.

[2] 陈方煮，吴钧，张才寓. 中西医结合治疗偏头痛54例. 山东中医杂志, 1997, 16 (5): 21.

[3] 范洪英，张志华. 尼莫地平谷维素治疗偏头痛. 中国疼痛医学杂志, 1998, 4 (增刊): 2.

（崔芮　王麟鹏　林威）

（六）贺氏三通法治疗失眠临床观察

目的：观察贺氏三通法治疗失眠的临床疗效。方法：将72例患者按随机数字法随机分为治疗组 39 例, 对照组 33 例。治疗组用贺氏三通法, 对照组用口服艾司唑仑的方法。结果: 治疗组总有效率 94.9%, 对照组为 87.9%, 两组疗效具有统计学意义 ($P < 0.05$)。结论: 贺氏三通法治疗失眠疗效明显。

失眠是睡眠障碍中最常见的病证。失眠指入睡困难, 睡眠中间易醒及早醒, 睡眠质量低下, 睡眠时间明显减少, 严重的患者还彻夜不眠。长期失眠易引起心烦易乱, 疲乏无力, 甚至头痛头晕, 记忆力减退, 还可引起一系列临床症状, 并诱发一些心身性疾病。

失眠是针灸科的常见病、多发病, 笔者在 1993 年至 2005 年期间, 采用贺氏三通法治疗失眠 39 例, 取得了满意疗效, 现报道如下:

1. 临床资料

(1) 一般资料 共观察病例 72 例, 均为针灸门诊及病房病人, 按随机数字法随机分为两组, 其中治疗组 39 例, 男 18 例, 女 21 例; 年龄最小 22 岁, 最大 70 岁, 平均 46 岁; 病程最短 9 天, 最长 25 年, 其中 6 个月以内 20 例, 6 个月至 2 年 10 例, 2 年以上 9 例。按中医辨证分型: 心脾两虚 15 例, 阴虚火旺 16 例, 肝火上炎 8 例。对照组 33 例, 男 15 例, 女 18 例; 年龄最小 22 岁, 最大 70 岁, 平均 46 岁; 病程最短 10 天, 最长 15 年。其中 6 个月以内 17 例, 6 个月至 2 年 8 例, 2 年以上 8 例。心脾两虚 14 例, 阴虚火旺 10 例, 肝火上炎 9 例。两组病例一般资料经统计学处理, $P > 0.05$, 无显著性差异, 有可比性。

(2) 纳入标准 根据《中药新药临床研究指导原则》中有关失眠的诊断: 患者每天睡眠时间不足 4 小时, 并且服安眠药无效; 或经服安眠药可入睡 6 小时, 但入睡轻微, 易醒多梦, 醒时精神状态差, 肢倦神疲, 持续超过半月者。辨证分型参照《中医内科学》中有关标准分为 3 型: 心脾两虚型, 阴虚火旺型, 肝火上炎型。

(3) 排除标准 伴有严重精神分裂症或合并严重心脑肾疾病者。

2. 治疗方法

(1) 微通法: 即毫针刺法。

主穴: 百会、神庭穴。

配穴: 心脾两虚型加心俞、脾俞、内关、足三里; 阴虚火旺型加太溪、太冲; 肝火上炎型加肝俞、行间。

操作方法: 选用长 25mm 或 50mm, 直径 0.32mm 的毫针, 局部常规消毒, 直刺以上穴位, 百会、神庭用捻转补泻法之泻法, 心俞、脾俞、内关、足三里、太溪用补法, 太冲、肝俞、行间用泻法, 病人有酸、麻、胀等针感后, 留针 30 分钟。

每日 1 次, 10 次为 1 疗程, 连续治疗 3 个疗程, 观察其疗效。

（2）温通法：以火针疗法为主。

取穴：百会、神庭穴。

操作方法：将针刺部位常规消毒，选直径 0.5mm 的火针，点燃酒精灯，将针身的前中段烧红，对准穴位，速刺疾出，出针后用消毒干棉球重按针眼片刻，每周治疗 2 次，嘱患者保持局部清洁，避免针孔感染，1 个月后观察疗效。

（3）强通法：以放血疗法为主（适用于肝火上炎型）。

取穴：肝俞、行间。

操作方法：用三棱针速刺肝俞、行间穴，出少量血，每日 1 次，10 次为 1 疗程，连续治疗 3 个疗程，观察其疗效。

（4）对照组：予艾司唑仑 1mg，每晚睡前服用 1 次，连续治疗 30 天，观察其疗效。

3. 疗效观察

（1）疗效标准　根据《中药新药临床研究指导原则》中有关失眠的疗效标准：痊愈：每天能睡眠 8 小时左右，精神状态佳，持续 1 周以上。好转：每天入睡 6 小时以上，精神状态较治疗前好转。无效：治疗前后症状无改善。

（2）治疗结果　半年后随访，两组临床疗效评定结果见下表：

表 4-2-4　两组疗效对比

组别	例数	痊愈	好转	无效	有效率（%）
针灸组	39	20（51.3）	17（43.6）	2（5.1）	94.9
药物组	33	2（6.1）	27（81.8）	4（12.1）	87.9

经统计学处理，两种治疗方法总有效率比较. $X^2 = 57.02$，$P < 0.05$，两组疗效具有统计学意义，提示治疗组优于对照组.

4. 典型病例

患者刘某，女，43 岁，主因"入睡困难近 20 年"于 2000 年 8 月就诊。患者述 10 年前因工作压力大，心情郁闷，逐渐出现入睡困难，重时彻夜不眠，且入睡后易醒，伴多梦，头晕头痛，心烦易怒，健忘，乏力，服用镇静药后能短暂睡眠 2~3 小时，舌红苔白，脉弦细。辨证为五志过极，郁而化火，久则气阴受伤，神明被扰，治以补髓健脑，安神定志，毫针刺百会、印堂、太溪、太冲、肝俞、行间穴，火针点刺百会、印堂穴，同时用三棱针点刺肝俞、行间穴并放出少量血。经治疗一个月睡眠明显改善，每晚能睡 8 小时左右，其余不适症状也随之改善。

5. 讨论

失眠，中医称为"不寐"或"不得眠"，是指经常不能获得正常睡眠，或入睡困难，或睡眠时间不足，或睡眠不深，严重时则以彻夜不眠为特征的一种病证。本病多与精神活动有关，中医学认为人的精神、意识与思维均受神的支配，从而产生喜、怒、忧、思、悲、惊、恐等不同的情志变化。这些不同的情志本属人体对外界环境的一种正常的生理反应，不会使人致病，但是人的五志、七情超越了一定范围，就会导致人体的阴阳失调、气血失和、经络阻塞、脏腑功能紊乱等异常的病理变化，从而使人体发病。《灵枢·海论》云："脑为髓海"，这不但指出了脑是髓汇集而成，同时还说明了脑与髓的关系，脑髓充足，方能主其精明之职。《内经》中认为视觉、听觉及精神状态的病理变化与脑有密切关系，李时珍明确指出了脑与精神活动有关，谓"脑为元神之府"。督脉为奇经八脉之一，与脑的关系最密切，所以在治疗与神志有关的疾病中要重视督脉的作用。《难经·二十八难》云："督脉者，起于下极之俞，并于脊里，上至风府，入属于脑。"《奇经八脉考》云："督……与手足三阳经会合。上哑门，会阳维，入系舌本。上风府，会足太阳、阳维，同入脑中。"由于本经上头属于脑，且头为诸阳之会，故督脉能统督诸阳，充实髓海，健脑益智，安神定志；印堂是经外奇穴，位居督脉的循行路线上，有宁心安神，明目聪耳之功；百会为督脉之穴，又为三阳五会，位于颠顶，可以引气血精髓上达于脑，营养脑络，安神定志；心俞、脾俞分别是心、脾脏的背俞穴，取之可补益心脾、充养心血；心藏神，心包为其外卫，而内关是心包经的络穴，取之可养心安神；足三里是胃经的合穴、下合穴，取之可健运脾胃、补益气血；太溪、太冲分别是肾经、肝经的原穴，取之可滋水涵木、益肾清肝。

火针古代称之为"燔针"、"焠刺"。《灵枢·官针》中云："九曰焠刺，焠刺者，刺燔针则取痹也。"由此可见，"焠刺"就是将烧热、烧红的燔针快速刺入皮内的一种刺法，故称之为"温通法"。就是利用其温热作用，刺激头部穴位，激发经气，调节脏腑功能而起到安神定志的作用。

《灵枢·小针解》中云"宛陈则除之者，去血脉也。"放血疗法直接迫血外出，可使邪随血出。行间是肝经的荥穴，肝俞是肝脏的背俞穴，用三棱针点刺放血此二穴，可起清肝泻火、镇静安神的作用。

综上所述，采用贺氏三通法治疗本病，操作简单，疗效明显，且避免了因长期服用镇静药而带来的副作用，值得临床推广。

参考文献

[1] 贺普仁. 针灸三通法临床应用. 第1版. 北京：科学技术文献出版社，1999

[2] 周德安. 针灸八要. 第1版. 北京：北京科学技术出版社，2003

（王桂玲　李华岳　谢新才）

（七）贺氏针灸三通法治疗腰椎间盘突出症的疗效观察

目的：观察贺氏针灸三通法治疗腰椎间盘突出症的临床疗效。方法：将 128 例病例按随机数字法分为治疗组 66 例，对照组 62 例。治疗组用贺氏针灸三通法，对照组用常规牵引加推拿法。结果：治疗组总有效率 97%，对照组为 90.3%，两组疗效具有统计学意义（$P < 0.05$）。结论：贺氏针灸三通治疗腰椎间盘突出症疗效明显，操作简单，值得推广。

腰椎间盘突出症是针灸及骨科门诊的常见病、多发病，笔者在支援新疆期间（2005 年 6 月 ~ 2006 年 7 月），采用贺氏针灸三通法治疗 66 例，取得了满意疗效，现报道如下：

1. 临床资料

1.1　一般资料

患者为在新疆和田地区维吾尔医医院骨科就诊的住院及门诊病人，按随机数字表分为 2 组，治疗组 66 例，其中男 53 例，女 13 例；年龄最小 22 岁，最大 70 岁，平均 46 岁；病程最短 10 天，最长 15 年。对照组 62 例，其中男 47 例，女 15 例；年龄最小 23 岁，最大 69 岁，平均 46 岁；病程最短 13 天，最长 13 年。

1.2　纳入标准

根据国家中医药管理局 1995 年颁布的《中医病证诊断疗效标准》：①有腰部外伤、慢性劳损或受寒湿史，大部分患者在发病前有慢性腰痛史；②常发生于青壮年；③腰痛向臀部及下肢放射，腹压增加（如咳嗽、喷嚏）时疼痛加重；④脊柱侧弯，腰椎生理弧度消失，病变部位椎旁有压痛，并向下肢放射，腰活动受限；⑤下肢受累神经支配区有感觉过敏或迟钝，病程长者可出现肌肉萎缩，直腿抬高试验阳性，膝、跟腱反射减弱或消失，拇趾背伸力减弱；⑥CT 检查可显示椎间盘突出的部位及程度。符合以上诊断标准，尤以③~⑥为基本依据，其他两项可协助诊断。

1.3　排除标准

髓核突出严重致严重神经功能障碍者、腰椎结核及肿瘤者、合并严重心脑肾疾病者。

1.4　辨证分型：参照高等医药院校教材《针灸治疗学》第五版分型如下：

肾虚型腰痛：腰腿痛绵绵不休，以酸痛为主，休息后可稍缓解，劳累后加重。伴有耳鸣脱发，足跟痛，阳痿，舌淡苔白，脉沉细。

风湿寒痹腰痛：腰腿部冷痛重着，拘急不可仰俯，阴雨天疼痛加重，舌淡苔白，脉沉缓。

闪挫扭伤腰痛：常因用力过猛扭伤腰部，多为突发剧烈腰痛，不能站立，弯腰及扭转窜及下肢疼痛，活动受限，舌暗，苔白，脉涩。

笔者所观察病例中肾虚型腰痛 48 例，风湿寒痹腰痛 35 例，闪挫扭伤腰痛 45 例。

2. 治疗方法

2.1　针灸组

2.1.1　微通法：即毫针刺法。

主穴：针刺腰阳关、悬钟、后溪、申脉。

配穴：肾虚型配太溪；风寒湿型配昆仑；闪挫扭伤配养老。

操作方法：选用长 40mm，直径 0.32mm 的毫针，局部常规消毒，直刺以上穴位，用捻转补泻法之补法，病人有酸、麻、胀等针感后，留针 30 分钟。每日 1 次，10 次为 1 疗程，连续治疗 2 个疗程，观察其疗效。

2.1.2　温通法：以火针疗法为主。

取穴：阿是穴（腰椎间盘突出处）。

操作方法：将针刺部位常规消毒，选直径 0.5mm 的火针，点燃拔罐所用小火把，将针身的前中段烧红，对准阿是穴，速刺疾出，出针后用消毒干棉球重按针眼片刻，局部散刺 2~6 针，每周治疗 2 次，嘱患者保持局部清洁，避免针孔感染。

2.1.3　强通法：以放血疗法为主。

取穴：委中。

操作方法：用三棱针速刺委中穴出血，再选用大小适当的火罐吸拔，使出血充分，10 分钟起罐，每日 1 次，10 次为 1 疗程。

2.2　对照组

让病人仰卧于牵引床上，用 HLS – VA 型智能化三维按摩推拿牵引治疗床进行牵引 25 分钟，牵引力达病人体重的 1/2，可根据病人的自身感觉做适当调整，以病人局部疼痛减轻为度。之后进行推拿治疗，分别采用滚、揉、推、按腰臀部，用肘点按患肢相应穴位，并结合斜扳复位，每日 1 次，每次 30 分钟，10 次为 1 疗程，连续治疗 2 个疗程，观察其疗效。

3. 疗效观察

3.1　疗效标准

根据国家中医药管理局 1995 年颁布的《中医病证诊断疗效标准》：①痊愈：腰腿痛消失，直腿抬高 70°以上，能恢复原工作；②好转：腰腿痛减轻，腰部活动功能改善；③无效：症状、体征无改善。

3.2　治疗结果

半年后随访，两组临床疗效评定结果见下表（表 4 – 2 – 5）：

表 4 - 2 - 5　两组疗效对比

组别	例数	痊愈	好转	无效	有效率（%）
针灸组	66	32 (48.5)	32 (48.5)	2 (3.0)	97
牵引加推拿组	62	22 (35.5)	34 (54.8)	6 (9.7)	90.3

经过 Ridit 分析，$u = 4.6082$，$P < 0.05$，两组疗效具有统计学意义，提示治疗组优于对照组。

4. 典型病例

患者买买提·吐尼亚孜，男，50 岁，主因"腰痛及右下肢窜痛 2 年，加重 10 天"于 2005 年 8 月 16 日就诊。患者于两年前不慎扭伤腰部，致腰部疼痛，涉及右下肢放射性疼痛，行走、弯腰、咳嗽及用力大便时症状明显加重，影响日常活动。曾予牵引、推拿及服药等治疗，症状有所缓解，但仍时有发作。1 周前，因搬重物，又出现上述症状，伴腰膝酸软，神疲乏力，舌淡暗、苔白，脉沉细。在乌鲁木齐某医院做 CT 示：L_4、L_5 椎间盘突出，椎间隙狭窄，硬膜囊受压。查：L_4、L_5 棘突下压痛（+），右侧直腿抬高30°（+），右侧跟腱反射减弱，右下肢针刺痛觉减退。西医诊断为腰椎间盘突出症，中医诊为痹证，辨证属肾精不足，气滞血瘀，筋脉失养。用上述方法，予毫针刺腰阳关、悬钟、后溪、申脉，火针点刺阿是穴，委中放血拔罐，经治疗 10 次后，腰及右下肢疼痛消失，临床痊愈。随访半年无复发。

5. 讨论

腰椎间盘突出症是因腰部屡受损伤或其他原因，使腰椎周围纤维软骨变性、萎缩、韧性减低，再加上突然外力损伤，造成纤维软骨破裂，腰椎间盘的髓核向外突出，压迫脊髓或神经根而导致腰及下肢疼痛。本病属中医"腰痛"、"痹证"范畴。

三通法即微通法、温通法、强通法，是贺普仁教授经过几十年临床实践总结出来的针灸治疗疾病的三种方法。贺老认为疾病的病理机制多由于"气滞"，据此"病多气滞"的理论，在针灸治疗方面提出了"法用三通，通为其本"。就是利用针灸的不同治疗手段，来激发人体的正气恢复，迫邪外出，使经脉通，气血调，百病消。贺氏针灸三通法正是针对经络气血阻滞之病机，运用毫针、火针、拔罐、放血等法疏通经络，调和气血。

从笔者观察的 128 例患者看，40 岁以上的患者有 102 例，平均年龄 46 岁，"年过四十，阴气自半"，肾精亏虚是其根本原因，腰为肾之府，肾精亏虚致经脉失于濡养，加之用力不当，闪挫跌仆，经筋络脉受损，致气滞血瘀，"不通则痛"。综上所述，本病属本虚标实，肾精不足是其本，气滞血瘀是其标，"治病必求于本"。上述穴位中，腰阳关是督脉穴位，位于 L_4 棘突之下，为元气之关口，针刺可强健腰脊、补督益肾。悬钟为髓会，肾主骨生髓，针刺此穴可益肾壮骨。后溪是手太阳小肠经输穴，督脉之别络自脑下项，与手足太阳会于 T_1 棘突下两旁，通于手太阳小肠经，故后溪可补益督脉之气；督脉总督人体一身之阳，主气机，阳主动，督脉为病主要为经脉气血不利，"脊强反折，腰背强痛，不得俯仰"，后溪是输穴，"输主体重节痛"，故可治疗腰腿疼痛。叶天士指出："久病跷维皆不用"。人体下肢运动功能正常与否与跷脉的功能有关，故针刺八脉交会穴之申脉，可帮助下肢运动功能的恢复。太溪是足少阴肾经的原穴，原穴是脏腑原气输注、经过和留止的部位，针刺此穴可补益肾气。养老，属手太阳经郄穴，《针灸甲乙经》卷十："肩痛欲折，臑如拔，手不能自上下，养老主之。"《针灸大成》卷六："主肩臂酸疼，肩欲折，臂如拔，手不能自上。"说明养老有活血通络止痛的作用。足太阳膀胱经"挟脊抵腰中"，昆仑是其经穴，"经脉所过，主治所及"，另因太阳为藩篱之本，"太阳主开"，凡外邪侵袭，多从太阳经始，故取昆仑穴能祛除表邪，疏风散寒祛湿。通过针刺以上穴位，可补肾强督、调畅气机、行气活血，从而达到治疗疾病的目的。

火针古代称之为"燔针"、"焠刺"。《灵枢·官针》中云："九曰焠刺，焠刺者，刺燔针则取痹也。"由此可见，"焠刺"就是将烧热、烧红的燔针快速刺入皮内的一种刺法，故称之为"温通法"，就是利用其温热作用，刺激穴位或局部，增加人体阳气，激发经气，调节脏腑功能，使经络通、气血行，从而达到治疗疾病的目的。

人体之所以产生疼痛，是因为经脉气血运行不畅，所谓"不通则痛"；《灵枢·小针解》中云"宛陈则除之者，去血脉也。"放血疗法直接迫血外出，使气血调和，经脉通畅，也即"通则不痛"。拔罐可以祛风解表，疏通经络，行气活血。委中穴是足太阳膀胱经合穴，"经脉所过，主治所及"，亦即所谓"腰背委中求"，故委中穴放血拔罐可通经活络止痛。

总之，针灸三通法治疗腰椎间盘突出症与常规牵引加推拿治疗相比，疗效较明显，且操作简单，价格低廉，值得推广。

参考文献

[1] 国家中医药管理局. 中医病证诊断疗效标准. 南京：南京大学出版社，1994：201-202.

[2] 胡有谷，腰椎间盘突出症. 北京：人民卫生出版社，1996：248-249.

　　[3]　贺普仁. 针灸三通法临床应用. 第 1 版，北京：科学技术文献出版社，1999.

（王桂玲）

（八）贺氏针灸三通法治疗关节疼痛 68 例临床观察

　　目的：观察贺氏针灸三通法治疗关节疼痛的临床疗效。方法：将 68 例关节疼痛患者，采用贺氏针灸三通法治疗，用国际通行的、简便易行的目测类比评分（VAS）法对其疗效进行评价。结果：总有效率 91.18%。结论：贺氏针灸三通治疗关节疼痛疗效明显。

　　关节疼痛是一个临床常见症状，可见于多种疾病中：如风湿性关节炎、类风湿性关节炎、骨性关节炎、外伤性关节炎及良性膝关节痛等。在治疗上，根据不同的疾病采用不同的中、西医药物或针灸、理疗等方法。笔者在支援新疆期间，发现和田地区患有关节疼痛的病人很多，因受医疗条件的限制，还不能明确所有疾病的西医诊断，但笔者充分发挥中医诊病望、闻、问、切的优势，辨证论治，通过针灸三通法治疗 68 例关节疼痛患者，疗效满意，现报道如下：

　　1. 临床资料

　　（1）一般资料　68 例关节疼痛病人均来自在和新疆田地区维吾尔医医院骨科住院部及门诊的病人，其中男 47 例，女 21 例；年龄最小 20 岁，最大 78 岁，平均 53 岁；病程最短 10 天，最长 20 年；全身大小关节均疼痛者 12 例，肘膝踝关节疼痛者 16 例，双膝关节疼痛者 31 例，双肩关节疼痛 9 例。

　　（2）辨证分型　行痹：肢体关节疼痛，屈伸不利，游走不定，有若风行，可伴恶风发热，苔薄白，脉浮。

　　痛痹：肢体筋肉关节疼痛显著，遇寒加重，遇热则减，痛有定处，可伴局部肿胀，苔薄白，脉弦紧。

　　着痹：肢体关节酸痛或有肿胀，肌肤麻木不仁，沉重无力，易受潮湿阴雨气候影响，可伴纳呆，苔白腻，脉濡缓。

　　热痹：关节局部红肿热痛，痛不可触，关节活动不利，可伴发热恶风，口渴，苔黄燥，脉滑数。

　　其中行痹 11 例，痛痹 28 例，着痹 23 例，热痹 6 例。

　　2. **治疗方法**

　　（1）微通法　即毫针刺法。

　　主穴：中脘、气海穴。

　　配穴：行痹配曲垣、秉风；痛痹配关元；着痹配阴陵泉；热痹配大椎。

操作方法：选用长 40mm，直径 0.32mm 的毫针，局部常规消毒，直刺以上穴位，中脘、气海、关元用捻转补泻法之补法，曲垣、秉风、阴陵泉用平补平泻法，大椎用泻法，病人有酸、麻、胀等针感后，留针 30 分钟。每日 1 次，10 次为 1 疗程，连续治疗 2 个疗程，观察其疗效。

（2）温通法　以火针疗法为主。

取穴：中脘、气海、曲垣、秉风、关元、阿是穴（痛点）。

操作方法：将针刺部位常规消毒，选直径 0.5mm 的火针，点燃拔罐所用小火把，将针身的前中段烧红，对准穴位，速刺疾出，出针后用消毒干棉球重按针眼片刻，每周治疗 2 次，嘱患者保持局部清洁，避免针孔感染。

（3）强通法　以放血疗法为主（适用于热痹）。

取穴：大椎。

操作方法：用三棱针速刺大椎穴出血，再选用大小适当的火罐吸拔，使出血充分，10 分钟起罐，每日 1 次，10 次为 1 疗程。

3. 疗效观察

疼痛的评定采用国际通行的、简便易行的目测类比评分（VAS）法。在纸上画一条 10cm 长的线，按毫米画出刻度，一端为 100%（剧痛），另一端为 0（无痛），让患者根据主觉的疼痛程度用笔在线段上画点。可将各次所画的点作比较。

显效：关节疼痛明显减轻，镇痛评分 ≥60%，能恢复原工作；有效：关节疼痛减轻，镇痛评分在 30% ~60% 之间，关节功能改善；无效：关节疼痛无明显减轻，镇痛评分 ≤30%。

本 68 例病人中，显效 21 例，有效 41 例，无效 6 例，总有效率 91.18%。

不同年龄与疗效的关系见表 4 - 2 - 6，病程与疗效的关系见表 4 - 2 - 7。

表 4 - 2 - 6　不同年龄与疗效的关系

年龄（岁）	例数	显效	有效	无效	总有效率（%）
20 + ~30	2	2	0	0	100
30 + ~40	8	5	3	0	100
40 + ~50	18	7	10	1	94.44
50 + ~60	25	5	18	2	92
60 + ~70	9	2	5	2	77.78
70 + ~80	6	0	5	1	88.33

表 4 - 2 - 7　病程与疗效的关系

病程	例数	显效	有效	无效	总有效率（%）
半年以下	30	13	17	0	100
半年—1 年	19	7	12	0	100
1 年 - 10 年	12	1	9	2	83. 33
10 年以上	7	0	3	4	42. 86

　　结果表明，年龄小，病程短，疗效好；年老而且病程长者疗效较差。

4. 典型病例

　　患者男性，31 岁，主因"全身关节游走性疼痛 2 年余"于 2005 年 8 月 26 日就诊。患者自 2 年前开始出现掌指关节、足趾关节疼痛，后逐渐累及双侧膝、踝、肩、肘等关节，呈游走性，双侧交替发作，疼痛处局部红肿，遇风寒或劳累后症状加重，严重时行走困难，伴神疲乏力，纳食少，睡眠多梦，二便调。舌质淡，舌体偏胖，边有齿印，舌苔略厚，脉沉细无力。曾在自治区某医院诊为类风湿性关节炎，予口服药物治疗，疗效不明显。目前西医诊断：类风湿性关节炎，中医诊断：痹证，辨证为脾胃虚弱，气血不足，筋脉失养。治则：健脾益气养血，通经活络止痛。针灸选穴：中脘、气海，用补法，火针点刺中脘穴及痛点，治疗 5 次后，自觉双膝、双踝关节疼痛减轻，行走较前有力，2 个疗程后，全身关节疼痛均有明显改善，行走速度明显较前加快，神疲乏力等全身症状消失。随访半年症状未见复发。

5. 体会

　　三通法即微通法、温通法、强通法，是贺普仁教授经过几十年临床实践总结出来的针灸治疗疾病的三种方法。贺老认为疾病的病理机制多由于"气滞"，据此"病多气滞"的理论，在针灸治疗方面提出了"法用三通，通为其本"。微通法指毫针疗法，温通法指火针和艾灸，强通法指放血疗法，就是利用针灸的不同治疗手段，来激发人体的正气恢复，迫邪外出，使经脉通，气血调，百病消。贺氏针灸三通法正是针对经络气血阻滞之病机，根据不同病情灵活运用毫针、火针、拔罐、放血等法疏通经络，调和气血。

　　关节疼痛在临床上可出现于多种疾病中，中医称之为痹证，并认为人身之关节是精气所游行之处，《灵枢. 邪客》："……机关之室，真气之所过，血络之所游，邪气恶血，固不得住留，住留则伤筋络骨节，机关不得屈伸，故拘挛也。"关于其病因，正如《灵枢. 岁露》中所云："人气血虚，其卫气去，形独居，肌肉减，皮肤纵，腠理开……当是之时，遇贼风则入深。"《素问·痹论篇》："风寒湿三气杂至，合而为痹也。"由此可见，脏腑功能虚弱，正气不足，卫外不固，腠理疏松，风寒湿邪乘虚而入，侵袭于经脉、肌肉和关节，导致经络痹阻，气血瘀滞，"不通则痛"，故出现关节疼痛、肿胀。正气不足是其根本，经络痹阻、气血瘀滞是其标。

上述穴位中，中脘是六腑之会、胃之募穴，所谓"会"，是指经气聚会之处。所谓"募"，是脏腑经气会聚于胸腹的腧穴。而中脘是手太阳、少阳、足阳明、任脉四经经气交会之处，因而可以通达四经；中脘又是足阳明胃经气聚会之处，而脾胃是后天之本，气血生化之源，故针刺中脘可调胃健脾，补益气血。气海属任脉，又名丹田，为气之海，能生发元气，蒸动气化，与中脘相配可助脾胃运化，补中益气，正气足、卫气固、腠理密，邪气不得而入。正所谓"正气存内，邪不可干"，同时因"气为血之帅、血为气之母"，气行则血行，气血运行通畅，通则不痛。曲垣、秉风是手太阳小肠经穴，太阳为藩篱之本，"太阳主开"，凡外邪侵袭，多从太阳经始，故取之能祛除表邪，疏风散寒。关元是任脉穴，取之可益火之源，振奋阳气而祛寒邪。阴陵泉是足太阴脾经的合穴，取之可健脾利湿。

火针古代称之为"燔针"、"焠刺"。《灵枢·官针》中云："九曰焠刺，焠刺者，刺燔针则取痹也。"由此可见，"焠刺"就是将烧热、烧红的燔针快速刺入皮内的一种刺法，故称之为"温通法"。明代医家龚居中认为："凡虚实寒热，轻重远近，无往不宜。盖寒病得火而散者，犹烈日消冰，有寒随温解之义也。热病得火而解者，犹暑极反凉，犹火郁发之之义也。虚病得火而壮者，犹火迫水而气升，有稳补热益之义也。实症得火而解者，犹火能消物，有实则泻之之义也。痰病得火而解者，以热则气行津液流通故也。……若年深痼疾，非药力所能除，必借火力以攻拔之"。由此可见，火针不仅用于行痹、痛痹及着痹，还可以用于热痹。就是利用其温热作用，刺激穴位或局部，增加人体阳气，激发经气，调节脏腑功能，使经络通、气血行、痹痛止。

人体之所以产生疼痛，源于经脉不畅，气血阻滞，所谓"不通则痛"；《灵枢·小针解》中云"宛陈则除之者，去血脉也。"放血疗法直接迫血外出，使气血调和，经脉通畅，也即"通则不痛"。拔罐可以祛风解表，疏通经络，行气活血。大椎是督脉穴，是督脉与手足三阳经交会穴，放血拔罐可清热祛风，通经活络止痛。

综上所述，关节疼痛属于本虚标实，采用三通法治疗本病，既能扶正祛邪，又能促进气血运行而止痛，属于标本兼治之法。

参考文献

[1] 金大鹏. 全科医师实用手册. 北京：中央广播电视大学出版社，2002.

[2] 贺普仁. 针灸三通法临床应用. 第1版，北京：科学技术文献出版社，1999.

[3] 郭蔼春. 黄帝内经素问校注语译. 第1版，天津：天津科学技术出版

社，1981.

[4] 河北医学院. 灵枢经校释. 第1版，北京：人民卫生出版社，1982.

（王桂玲）

（九）三通法治疗外伤性面瘫30例疗效观察

外伤性面瘫在临床上较为多见，其原因多为手术引起，其次是颞骨骨折；以中耳乳突手术为常见原因之一。据Deriese调查，4149例面瘫患者中，外伤性面瘫占调查总数的18.18%。其治疗一直是人们关注的热点。笔者在临床中运用三通法治疗外伤性面瘫患者30例，疗效满意，现报告如下。

1. 一般资料

30例外伤性面瘫患者中，男性18例，女性12例；年龄22~48岁，平均38岁；右侧16例，左侧14例；病程最短者10天，最长者1.5年。就诊前均采用过针灸、理疗及药物等治疗而效果不显著。临床症状均符合面神经损伤引起的周围面瘫的诊断标准。

2. 治疗方法

（1）面部走罐　在患侧涂少量石蜡油，采用大小适中罐，要求罐口平滑无痕，将罐吸拔在下唇、口角、鼻旁由内向外向上滑动，至额部快速起罐，反复多次，至皮肤潮红病侧感觉舒适为度。

（2）火针刺法　针刺前穴位常规消毒，在伤口周围及头面部穴位进行点刺。每次点刺不超过7针。选用钨锰合金材料制成长1寸的细火针，用止血钳夹住一个蘸有75%酒精的棉球，点燃后先烧针体再烧针尖至通红为度，将针快速地浅刺穴位，快速出针，全过程应在1秒内完成，针刺后，要在患处用消毒棉球按压，可止痛，并避免出血和感染。

（3）针刺穴位　局部与远端取穴相结合，以手足三阳经为主。选穴：风池穴、翳风穴、下关穴、外关穴、合谷穴、阳陵泉穴、外丘穴、足三里穴、太冲穴、足临泣穴。操作方法：患者仰卧位，穴位皮肤常规消毒，用30号1寸半不锈钢针刺入。风池穴、阳陵泉穴、外丘穴、太冲穴均用泻法，余穴平补平泻。留针30分钟，1个月为1个疗程。

（4）放血疗法　患者大多在肩井穴与大椎穴之间有明显压痛或痣点，在其处刺血拔罐，面部放血部位依据面瘫情况，于阳白穴、攒竹穴、人中穴、地仓穴、耳尖等处放血。出血量多少依据病情而灵活掌握。

3. 疗效观察

（1）疗效标准　症状及体征消失，外观正常为痊愈；仅在笑时口角稍向健侧或皱眉时额纹比健侧浅者为显效；自觉症状好转，外观与健侧面颊有轻微不对称，患侧眼闭合不紧，口角轻度㖞斜者为好转；治疗前后无明显改变为无效。

（2）治疗效果　30例中治愈9例，占30%；显效12例，占40%；好转为9例，占30%；总有效率100%

4. 典型病例

关某，男，27岁，2003年5月9日初诊。患者自述半年前因执行公务时被打伤，当时耳鸣、视物昏花，耳内流血，送至医院救治，第3天即见右侧面瘫，CT示：右耳内镫骨骨折，当地治疗，服药针治，治疗效果不显。刻下症见右额纹消失，Bell's征（＋），有鼻唇沟变浅，人中和口角向左㖞斜，中枢神经系统检查正常，舌淡暗，苔薄白，脉沉细。诊断：外伤性面瘫。经上述治疗20次后痊愈。

5. 体会

外伤性面瘫的主要病理是神经挫伤，出血，水肿，导致神经、血管、血液动力学的改变，且伤后受有毒代谢产物的损害，使血管痉挛，组织缺血、缺氧、肿胀，从而损害脑细胞和面神经细胞，使之变性、坏死，神经兴奋和传导障碍而引发面瘫。针刺治疗有刺激传导兴奋神经，扩张血管，提高脑和面神经的供氧、供血，促进水肿、血肿的吸收及代谢产物的排泄，减轻脑水肿，保护神经组织免遭坏死的作用，有利于消除面瘫组织静脉瘀滞，改善面、耳、舌动脉血流，恢复面神经及其支配肌肉的血液供应，有利于加快面瘫的恢复。

中医认为外伤性面瘫属于"筋纵证"，为血不归经，瘀血阻络以致筋脉失养，筋肉组织松弛纵缓。根据外伤性面瘫必有瘀血阻络的特点，单用针刺治疗是不够的，必须要加强温经行气、活血化瘀的治疗，结合走罐疗法及三通法进行治疗，才能使面瘫有望恢复。走罐疗法通过负压的罐体移动，由表及里，使局部充血，微循环得以改善，病变局部温度升高，增加代谢产物得以排泄，从而促进机体恢复其机能。风池为足少阳、阳维之会，《针灸甲乙经》称其为治风之要穴，泻之以祛风通络。合谷穴、太冲穴俗称开"四关"。面口合谷收，合谷穴为面口部疾病的特效穴；太冲穴正口㖞以速效。二穴共起活血化瘀，行气通络之功。外丘穴为胆经郄穴，为气血深藏聚集之处，可利胆疏肝，通经活络，加强肝的疏泄功能。阳陵泉穴为胆经的合穴、筋之会穴，宗筋主束骨而利机关。足三里穴为足阳明胃经合穴，阳明多气血，脾胃为后天之本，气血生化之源。针刺足三里穴具有理气活血，扶正培源，通经活络之功效。久病必有瘀，血得温则行，《针灸聚英》云："凡治瘫痪，尤宜火针，易获功效。盖火针大开其孔，不塞其门，风邪从此而出"，"火针也行气，火针惟假火力，无补泻虚实之害。"火针的温热由表而入深，借助火力激发经气，振奋阳气，温通经络，也加快了气血的流通，使受损的组织得到气血的濡养，组织再生，从而获愈。面瘫经久不愈，在于邪困日久，血瘀阻络，《灵枢·小针解》指出，苑陈则除之者，去血脉也。气为血之帅，血为气之母，气行则血行，气滞则血瘀。用刺络放血疗法，是逼邪气随血外出，达到血行气通，血气调和的目的。走罐疗法、针刺、火针、放血分别属于三通法中的微通、温通、强通的范畴。上述病例采用综合疗法，可以起到见效快，疗程短而获愈的目的。面瘫患者虽多，但外伤性面瘫患者却较少见，故将临床所见的整理成文，共同道参考。

（曲延华　邢来丽）

（十）火针毫针并用治疗枕神经痛80例分析

枕神经痛是临床上常见的神经性疼痛疾病。笔者自1995年起，采用火针毫针并刺法治疗枕神经痛80例。取得了较好的疗效，现报道如下。

1. 临床资料

（1）一般资料　本组病例共计120例，随机分为治疗组80例，对照组40例。其中男46例，女74例；年龄最小22岁，最大76岁，平均49岁；病程最短1天，最长9年。

（2）诊断标准　①病前常有受凉、感染或落枕史。②常见一侧或双侧枕下及乳突后呈针刺样或刀割样放射性疼痛，并向枕上、耳及顶部放散，呈阵发性出现，多数间歇期为钝痛。③枕神经支配区域感觉过敏或减退，枕神经出口处压痛明显，并向同侧头顶及耳前方放射。④少数病例有颈椎病或颈胸神经根炎症状。

2. 治疗方法

（1）取穴　局部取风池、天柱、玉枕、脑户、百会、率谷等穴。风寒外袭加外关穴；劳伤气血、经筋受损加后溪穴。其中治疗组加用火针点刺阿是穴。

（2）毫针刺法　患者取坐位，穴位消毒后，取1寸毫针，风池穴针尖向对侧口角方向斜刺0.5寸；天柱穴直刺0.5寸，提插得气，使局部酸胀感适度即可，忌向上方深刺，以免伤及延髓。玉枕及脑户穴向下平刺约0.5寸，百会穴向后方斜刺0.5寸，局部呈酸胀感即可，率谷穴向后方平刺约0.5~0.8寸，针感呈酸胀。留针约25分钟，每日1次，5次1个疗程。

（3）火针刺法　起针后，使用贺普仁教授监制的中粗火针，在酒精灯上烧红，对准阿是穴速刺，视疼点多寡，每次刺5~10针不等，不留针；出针后，速压针孔以止痛。如遇出血者，等恶血出尽，擦净后方按压针孔。火针疗法隔日1次，每个疗程针3次。

3. 疗效观察

（1）疗效标准　临床治愈：疼痛及压痛点消失，感觉基本恢复；显效：疼痛及压痛点明显减轻，发作性疼痛极少；有效：疼痛有所减轻；无效：症状无改善。

（2）治疗结果　经2个疗程后观察疗效，详见表4-2-8、表4-2-9。

表4-2-8　两组疗效表比较　　　　　　　　　　　　　　　（例，%）

组别	例数	临床治愈	显效	有效	无效	有效率
治疗组	80	57（70.1）	14（18.8）	9（11.3）	0	100
对照组	40	21（52.5）	11（27.5）	7（17.5）	1（2.5）	97.5

治疗组与对照组临床治愈经统计学处理有显著性差异（$P < 0.05$），说明火针能明显提高针刺治疗枕神经痛的临床治愈率水平。

表4-2-9　治疗组证型与疗效关系　　　　　　　　　　　　（例，%）

证型	例数	临床治愈	显效	有效	无效	有效率
风寒外袭	34	24（70.6）	6（17.6）	4（11.8）	0	100
经筋劳损	46	33（71.7）	8（17.4）	5（10.9）	0	100

治疗组2种证型的临床疗效比较，无显著差异（$P < 0.05$），说明火针对不同证型的枕神经痛均有较好的治疗作用。

4. 病案举例

张某某，女，47岁。

主诉：后枕、颞及头顶部作痛1周。现病史：1周前因洗头后外出，继则头痛。近日来时如刀割样疼，后枕部疼痛常向头顶及颞部放散，痛苦难忍，项强酸楚，恶寒喜暖，夜卧不宁。既往：有颈椎病史。

望诊：舌苔白。切诊：脉弦。

取穴：风池、玉枕、天柱、脑户、百会、率谷、外关穴。刺法：取坐位，毫针刺，留针25分钟。起针后行火针速刺阿是穴7~8针。毫针共计治疗5次，火针3次，枕神经痛痊愈。

5. 讨论

枕神经痛属于中医"头痛"、"头项痛"、"头风"范畴。《灵枢·经筋》指出：足太阳之筋"其直者，结于枕骨，上头……"。又指出：足少阳之筋"……出太阳之前，循耳后，上额角，交巅上……"。可见足太阳，足少阳经筋分布区域恰与枕神经分布区域相合，故枕神经痛当属太阳头痛和少阳头痛。因其有疼痛性质与经筋病疼痛相似，故神经痛亦属经筋病范围。本病多由劳损，气血瘀滞，阳气不畅，经筋失于温煦，或感受风寒湿邪，痹阻经脉，经络不通，经筋拘急而作痛。

火针疗法属于温通法范畴，不仅具有毫针深刺微通的特点，又具有火热温通的效果。此法借助火力，助阳行气，祛寒止痛，是治疗经筋病的较佳方法。《灵枢》多处记载"燔针劫刺"治疗经筋病。著名针灸专家贺普仁老师亦用此法治愈许多疑难顽证。笔者受老师学术思想的启迪，通过运用火针毫针治疗枕神经痛80例的分析，亦再次说明，火针可提高针刺治愈率。

（徐春阳）

（十一）火针治疗面瘫的临床观察

目的：评价贺氏针灸三通法之温通法治疗面瘫的疗效。方法：根据《中医病证诊断疗效标准》中面瘫的诊断标准为依据选择86例病人，随机分为两组，观察组46例，对照组40例，并结合其疗效判定标准对此46例病人运用温通法治疗进行疗效评定。结果：治疗组总有效率为97.7%，对照组总有效率90.2%。两者对比具有显著性差异。结论：贺氏针灸三通法之温通法对面瘫的疗效确切。

1. 临床资料

（1）一般资料共观察46例病人，其中男22例，女24例。年龄最大67岁，最小4岁，20～50岁30例，20岁以下者5例，50岁以上者11例。发病10天以内20例，10～30天15例，30天以上者11例。

（2）临床表现及辨证分型：患侧口眼㖞斜，额纹变浅或消失，不能蹙眉皱额，眼睛闭合不全，漱口漏水，风寒阻络型兼口淡无味，面部发紧，恶风寒，舌淡，苔白，脉浮紧。风寒化热型兼口苦咽干，耳后疼痛，或外耳道疱疹，舌红苔腻，脉弦滑，病程日久，气虚血瘀型，兼有面肌倒错或痉挛，体倦乏力，舌淡暗，苔白，脉沉细。

（3）随机分为两组，单纯毫针组及毫针加火针组。单纯毫针组共40例，取穴阳白，四白，地仓透颊车，合谷，足三里等穴，毫针加火针组46例，先用火针点刺面部患侧后，再用毫针，取穴同单纯毫针组。

（4）治疗效果

疗效标准：①痊愈：症状消失，检查无异常。②显效：症状基本消失，谈笑时口角稍有㖞斜，或闭眼时稍有不适感。③有效：症状稍好转，但眼睑仍不能闭合，口角仍有㖞斜。④无效：症状无改善。

结果：两组治疗方法的比较（表4－2－10）。

表4－2－10 两组疗效对比

分组	辨证分型	例数	痊愈	显效	有效	无效	总有效率（%）
毫针加火针组	风寒阻络	28	20	7	1	0	

续表

	风寒化热	13	6	5	2	0	97.7
	气虚血瘀	5	2	1	1	1	
单纯毫针组	风寒阻络	26	10	12	4	1	
	风寒化热	11	4	4	2	1	90.2
	气虚血瘀	3	0	1	1	1	

经统计学处理，$X^2 = 38.2$，$P < 0.01$ 治疗效果有显著性差别。

2. 典型病例

患者胡某某，男，67 岁，主因"左侧口眼㖞斜 5 天"于 2002 年 3 月 16 日就诊。患者于 5 天前晨起睡觉醒来忽然发现左侧口眼㖞斜，闭眼不能，漱口漏水，吃饭时食物存于面颊部，曾于外院服用维生素类药，效不显。纳眠可，二便调。舌嫩红，苔白，脉弦。查体：左侧面纹完全消失，左眼闭合不能，眼裂增宽，左口角右偏，左鼻唇沟变浅，伸舌居中，左耳后无压痛。中医诊断：面瘫。辨证为正气不足，风寒入中，治以祛风散寒，疏通经络。先用火针点刺患侧后，再用毫针刺阳白、四白、颧髎、颊车透地仓、合谷、足三里（左侧）等穴。二诊时患者症状稍有改善，左侧已出现较浅额纹，口角㖞斜有所好转，但仍漱口漏水，吃饭存食，继前治疗。三诊时患者症状明显改善，左侧额纹较右侧略浅，已能闭眼，漱口不漏水。五诊时患者已无不适感，外观已正常。

3. 讨论

面瘫，相当于西医之周围性面神经炎。中医认为本病是因正气不足，络脉空虚，风寒之邪乘虚而入，或风寒郁而化热，面部经脉壅闭不通，气血运行不畅，筋脉失养所致。本病日久不愈，耗伤气血，气血不足，瘀血阻络，而形成面瘫之后遗症状。火针，又称"燔针"，属于贺氏三通法之温通法。火针治疗面瘫，疗效明显优于单纯毫针刺法。从临床上看，火针疗法不仅适用于风寒阻络型，还适合于风寒化热型或气虚血瘀型。凡属寒热虚实，病灶轻重远近，无所不宜。寒病得火而散者，犹如烈日消冰，有寒随温解之义；热病得火而解者，犹如暑极反凉，乃火郁发之之义也；虚症得火而壮者，犹如火迫冰而气升，有温补热益之义也；实证得火而热者，犹如火能消物，有实则泻之之义也。另外，对于面瘫日久不愈，形成面肌倒错或痉挛者，毫针之力已难以奏效，需配合火针方能驱除顽邪，从上表也可以看出，对于面瘫之后遗症者，火针治疗明显优于毫针。总之，火针能够激发局部经气，增加人体阳气，提高人体的抗病能力，从而促进疾病的恢复。

参考文献

[1] 国家中医药管理局.《中华人民共和国中医药行业标准》，中医病证诊断疗

效标准南京大学出版社，1994.

[2] 贺普仁.《针灸三通法临床应用》第 1 版，北京，科学技术文献出版社，1999.

（王桂玲）

（十二）火针治疗子宫肌瘤 50 例临床观察

子宫肌瘤是女性生殖器官中最常见的良性肿瘤，多发于生育期妇女。临床表现以不规则阴道出血、月经量多、经期延长、经期腹痛、腰痛为主症。肌瘤大者，可出现压迫症状，如尿频、排尿困难，并可导致贫血和不孕。笔者采用贺氏火针疗法观察子宫肌瘤 50 例，现报告如下。

1. 对象及方法

（1）观察对象：本组 50 例病例均为 1995 年 5 月 ~1997 年 5 月期间的针灸科门诊患者，均经妇科 B 超明确诊断为子宫肌瘤。年龄分布在 26 ~45 岁之间，平均年龄 37 岁。病程最短为 1 个月，最长者为 15 年，绝大多数在 5 年以内，占76.32%。本组病例均为子宫体小于 3 个月妊娠大小或 B 超提示子宫小于 11cm × 6cm ×5cm、瘤体直径在 5cm 以下者。辨证分型：气滞血瘀型 14 例，气虚血瘀型28 例，痰瘀互结型 8 例。

（2）治疗方法：以火针疗法为主，辅以毫针和灸法。

取穴：主穴为中极、关元、水道、归来、痞根。气滞血瘀型配曲池、合谷、照海，气虚血瘀型配曲池、照海、足三里、肾俞，痰瘀互结型配曲池、合谷、足三里。

刺法：火针选用钨锰合金材料制成长 2 寸，粗 0.18mm 的针具，具有针尖尖而不锐、针身挺拔坚硬、针柄隔热不烫手的特点。用止血钳夹住若干个被 95%酒精浸泡过的棉球，点燃后，针尖在火焰上 1cm 处加热约 5 秒，以针体前 3cm 处呈鲜红为度，将针快速地刺入穴位，快速出针，全过程应在 1 秒钟内完成。腹部穴位针刺深度为 3cm，痞根、肾俞针刺深度为 1.5cm。配穴除肾俞用火针外余均以毫针施术，照海、足三里穴行提插捻转补法，余泻法，留针 15 ~20 分钟。腹部穴位处施用艾盒灸 15 分钟。每周 3 次，12 次为 1 个疗程，共治疗 3 个疗程。

（3）观察指标：记录治疗前后月经量、经期、经色的变化，及伴随症状，如小腹疼痛坠胀、腰骶疼痛、白带情况和舌脉的变化。B 超检查：治疗前后定时（在月经周期的第 10 ~15 天）作检查。记录子宫、瘤体大小。妇科检查：治疗前后固定由专人进行妇检，检查时间为月经干净后 3 ~7 天。妇检子宫大小用妊娠子宫周数描述。生化检查：治疗前后进行血液流变学测定及血清雌二醇（E_2）、孕酮（P）、睾酮（T）、垂体催乳素（PRL）等激素水平测定。

2. 结果

疗效判断标准

（1）近期止血疗效 显效：经量比治疗前减少 1/3 以上，或治疗 7 天内止血者。有效：经量比治疗前减少 1/3，或治疗 7~10 天止血者。无效：经量比治疗前无改善，或治疗 10 天内未止血者。

（2）综合疗效评定标准 痊愈：临床症状消失，内诊及 B 超见子宫恢复正常，肌瘤结节消失。显效：临床症状明显改善，B 超见子宫三径之和减少 215cm 以上，或子宫及肌瘤缩小 2cm 以上。有效：临床症状明显改善，B 超下见子宫三径之和减少 115~215cm，或子宫肌瘤缩小 2cm 以下。无效：临床症状无改善，子宫肌瘤未缩小。

治疗结果

近期止血疗效组间比较：50 例中伴有月经量多者 35 例，其中气滞血瘀、气虚血瘀两型与痰瘀互结型间疗效比较经统计学处理均有显著性意义（$P < 0.05$），气滞血瘀型和气虚血瘀型比较无显著性差距（$P > 0.05$），见表 4-2-11。

表 4-2-11 近期止血疗效组间比较

组别	例数	显效	有效	无效	有效率%
气滞血瘀	10	8	2	0	100
气虚血瘀	20	12	5	3	85
痰瘀互结	5	2	1	2	60

治疗前后综合疗效比较：痊愈 7 例，占 14%；显效 18 例，占 36%；好转 17 例，占 34%；无效 8 例，占 16%。总有效率 84%。治疗前后子宫大小对比除无效组外，其它组均有显著性意义，见表 4-1-12。

表 4-2-12 治疗前后子宫大小的比较（$\bar{X} \pm S$，cm）

	痊愈	显效	有效	无效
	（n=7）	（n=18）	（n=17）	（n=8）
治疗前	17.34 ± 0.15	21.02 ± 0.56	19.65 ± 0.55	20.02 ± 0.22
治疗后	13.65 ± 0.12	15.52 ± 0.31	16.00 ± 0.22	21.30 ± 0.48
P 值	< 0.05	< 0.05	< 0.05	> 0.05

治疗前后血液流变学的比较：本组病人治疗前 5.75s 切变率下全血黏度、红细胞聚集指数、红细胞刚性指数、血球压积为异常升高，治疗后 5.75s 切变率下全血黏度、红细胞聚集指数、红细胞刚性指数有非常明显的下降（$P < 0.01$），血球压积也有显著下降（$P < 0.05$），见表 4-2-13。

表 4 - 2 - 13　治疗前后血液流变学的比较 ($\overline{X} \pm s$)

项目	治疗前（n = 12）	治疗后（n = 10）
2.30s 切变率下全血黏度	5.60 ± 0.31	5.25 ± 0.34
5.70s 切变率下全血黏度	46.75 ± 14.34	27.34 ± 11.21
2.30s 切变率下全血黏度	12.33 ± 5.26	10.98 ± 6.52
5.75s 切变率下全血黏度	33.64 ± 11.45	32.35 ± 13.14
血球压积	56.43 ± 5.7	43.12 ± 8.22
血浆黏度	2.01 ± 0.21	1.97 ± 0.27
红细胞聚集指数	8.87 ± 4.26	4.36 ± 3.23
红细胞刚性指数	2.44 ± 0.78	1.31 ± 0.86

＊治疗前后比较 $P < 0.05$，△治疗前后比较 $P < 0.01$。

表 4 - 2 - 14　治疗前后性激素水平比较 ($x \pm s$)

项目	治疗前（n = 14）	治疗后（n = 10）	P 值
E_2（pg/ml）	56.52 ± 9.08	60.36 ± 12.9	> 0.05
T（ng/ml）	82.86 ± 4.09	30.59 ± 2.12	< 0.01
P（ng/ml）	0.69 ± 0.11	1.53 ± 0.18	< 0.01
PRL（ng/ml）	328.35 ± 3.74	17.73 ± 2.85	< 0.05

治疗前后增殖期血清中性激素水平比较：T 和 PRL 显著性降低，P 显著升高，E_2 无显著变化，见表 4 - 2 - 14。

3. 讨论

子宫肌瘤属于中医癥瘕范畴。中医学认为：本病是由于正气虚弱、冲任失调、气血运行不畅，凝滞于胞宫，搏结不散，积累日久而成。其病理因素可分为气滞、血瘀、痰湿，病理性质为冲任胞宫瘀血，并具备本虚标实的特征。古人在论及治疗方面，主张用火针疗法，《针灸聚英》云："凡癥瘕结积之病，甚宜火针。"贺教授受前人启发并结合个人体会，认为只有用火针温热刺激一定穴位，激发经络之气来调整改变机体的病理状态，方可达到疏通经脉、调和阴阳、扶正祛邪的目的。为此，特选取一定的穴位组成专方。方中中极、关元均为任脉与足三阴经交会穴，可补冲任及肝脾肾经之气，推动气血运行，制约经血妄行；水道、归来为足阳明胃经在下腹部的穴位，可加强调理冲任、活血化瘀的作用；痞根散结消痞，治一切瘀滞之证。

血液流变学是一门研究血液及其组成成分流动变形规律的科学，血液黏滞度是衡量血液流变性的一项综合指标。现代研究表明，中医学血瘀证的实质是血液处于浓、黏、聚、凝的高凝状态，而使全身或局部血液循环发生障碍而产生一系列疾病，这就是血瘀证产生的病理基础。因此，血流变可作为血瘀证病理变化的一个客观指标，并可作为反应各种活血化瘀疗效、改善血液循环障碍、增加血液流量的一个评定指标[1]。本组病例在治疗前血液黏滞度的全血黏度（5.75s切变率下）、红细胞聚集指数、刚性指数及血球压积等指标明显升高，治疗后，血液流变学四项指标均有好转，表明火针疗法可改善血流变，达到化瘀消癥的目的。现代医学认为，性激素代谢异常尤其是长期或大量的雌激素刺激是子宫肌瘤发生和生长的诱因。本组资料，治疗前在增殖期血清中均呈现高 PRL、低 P、高 T 的变化。分析其原因可能与下列因素有关：

（1）低浓度 PRL 促进 P 产生，高浓度时抑制 P 产生。

（2）据 DAL Y 等报道，子宫局部的肌肉、内膜间质及子宫肌瘤组织能够生成分泌 PRL，雌激素能使生成 PRL 的细胞增生、肥大，而提高 PRL 水平。还可通过垂体前叶的 22 羟化酶使 E_2 转变为儿茶酚雌激素，与多巴胺竞争受体而阻断其对 PRL 分泌的抑制作用，使 PRL 分泌升高，并能抑制酪氨酸羟化酶的活性，使多巴胺合成减少，PRL 分泌增加。

（3）有报道[2]在高 T 时，子宫局部组织芳香化活跃，使雄烯二酮转化成雌激素，因此，T 在体内的大量存在，为子宫肌瘤的发生、生长创造了条件。P 的生理作用在很多方面与雌激素是互相对抗的，它能使增生的内膜逆转、萎缩或减退，增加雄激素的代谢清除率，间接减少雌激素的生成。经本法治疗后，PRL 水平有显著上升（P < 0.02）。结果表明，本法治疗子宫肌瘤的作用原理可能与调整体内激素水平，调节内分泌功能有关，从而达到抑制子宫肌瘤生长的目的。

参考文献

[1] 姜春华，等．活血化瘀研究汇编　上海医科大学出版社，1990：31.
[2] 谢启文．神经内分泌学．辽宁科学技术出版社，1990：169.

（盛丽　曲延华　王京喜　姚伟　王可）

诊余漫话

一、针灸的起源和历史

针灸，针法和灸法的合称。针法是将毫针按一定的腧穴或部位刺入患者体内，用捻转、提插等手法来治疗疾病。灸法是把燃烧着的艾绒按一定的腧穴或部位熏灼皮肤，利用热的刺激来治疗疾病。针灸是中国特有的治疗疾病的手段，它是"从外治内"的治疗方法，是通过经络、腧穴的作用以及应用一定的手法来治疗全身疾病的。在临床上按中医的诊疗方法诊断出病因，找出疾病的关键，辨别疾病的性质，确定病变属于哪一经脉、哪一脏腑，辨明它是属于表里、寒热、虚实中那一类型做出诊断。然后进行相应的配穴进行治疗，以通经脉，调气血，使阴阳归于相对平衡，使脏腑功能趋于调和，从而达到防治疾病的目的。

（一）针灸的起源

针灸医学最早见于二千多年前的《黄帝内经》一书。《内经》说："藏寒生满病，其治宜灸"，便是指灸术，其中详细描述了九针的形状，并大量记述了针灸的理论与技术。两千多年来针灸疗法一直在中国流行，并传播到了世界。而针的出现，则更早。

远古时期，人们偶然被一些尖硬物体，如石头、荆棘等碰撞了身体表面的某个部位，会出现意想不到的疼痛被减轻的现象。古人开始有意识地用一些尖利的石块来刺身体的某些部位或人为地刺破身体使之出血，以减轻疼痛。古书上曾多次提到针刺的原始工具是石针，这种石针大约出现于距今 8000 至 4000 年前的新石器时代，人们已掌握了挖制、磨制技术，能够制作出一些比较精致的、适合于刺入身体以治疗疾病的石器，这种石器就是最古老的医疗工具——砭石。人们就用"砭石"刺入身体的某一部位治疗疾病。砭石在当时还常用于外科化脓性感染的切开排脓，所以又被称为针石。《山海经》说："有石如玉，可以为针"，是关于石针的早期记载。中国在考古中曾发现过砭石实物。可以说，砭石是后世刀针工具的基础和前身。

灸法产生于火的发现和使用之后。在用火的过程中，人们发现身体某部位的病痛经火的烧灼、烘烤而得以缓解或解除，继而学会用兽皮或树皮包裹烧热的石块、砂土进行局部热熨，逐步发展以点燃树枝或干草烘烤来治疗疾病。经过长期的摸索，选择了易燃而具有温通经脉作用的艾叶作为灸治的主要材料，于体表局部进行温热刺激，从而使灸法和针刺一样，成为防病治病的重要方法。由于艾叶具有易于燃烧、气味芳香、资源丰富、易于加工贮藏等特点，因而后来成为了最主要的灸治原料。"砭而刺之"渐发展为针法，"热而熨之"渐发展为灸法，这就是针灸疗法的前身。

（二）针灸的历史

据古代文献《山海经》和《内经》有用"石镵"刺破痈肿的记载，以及《孟子》："七年之病，求三年之艾"的说法，再根据近年在我国各地所挖掘出的历史文物来考证，"针灸疗法"的起源，可能就在石器时代。

春秋战国时期中国诞生了第一部医学巨著——《黄帝内经》，在这部典籍中，一个重要的概念贯穿于全书，那就是经络。经络是经脉和络脉的总称，古人发现人体上有一些纵贯全身的路线，称之为经脉；又发现这些大干线上有一些分枝，在分枝上又有更细小的分枝，古人称这些分枝为络脉，"脉"是这种结构的总括概念。随着冶炼技术的发展，人们制成了金属针，称为微针，并用微针对经脉进行治疗。2500 年前的《内经》分为两部书，其中之一叫做《灵枢经》，也称为《针经》，就是专门论述用微针治疗经络疾病的著作。《内经》对经络作了系统的总结，在经脉之外，增加了络脉、经别、经筋、皮部和奇经等新的概念，它们共同组成了经络系统，成为古人心中人体最重要的生理结构。《内经》还阐述了经络的功能，即运行气血、平衡阴阳、濡养筋骨、滑利关节、联络脏腑和表里上下以及传递病邪等。《内经》对经络系统及其功能的认识主要来自于长期的临床观察，也包含一些推理分析的结果和取类比象的描述。

到西晋（公元 265 ~ 316 年）时，皇甫谧根据《黄帝内经》、《明堂孔穴针灸治要》等书，著成《针灸甲乙经》。书中不仅阐述了脏腑、经络治疗等理论，并详载全身 349 个经穴的部位和主治疾病、针刺分寸、艾灸壮数等，是针灸学的重要文献。北宋仁宗天圣年间，朝廷命翰林医官王惟一考订针灸经络，著成《铜人腧穴针灸图经》三卷，作为法定教本在全国颁布。为了便于该书的长久保存，同时将《图经》刻在石碑上。至明代（公元 1368 ~ 1644 年）杨继洲著有《针灸大成》。书中阐述经络、腧穴、针法、灸法等理论及临床验案，全面总结了明以前针灸学的成就。

针灸是一门古老而神奇的科学。早在公元 6 世纪，针灸学术便开始传播到国外。目前，在亚洲、西欧、东欧、拉美等已有 120 余个国家和地区应用针灸术为本国人民治病，不少国家还先后成立了针灸学术团体、针灸教育机构和研究机构，著名的巴黎大学医学院就开设有针灸课。据报道，针灸治疗有效的病种达307种，其中效果显著的就有100多种。1980年，联合国世界卫生组织提出了43种推荐针灸治疗的适应病证。1987年，世界针灸联合会在北京正式成立，针灸作为世界通行医学的地位在世界医林中得以确立。

二、精研古籍

针灸学术发展源远流长，其著作浩如烟海。但我国针灸古籍的收集、保存、整理、研究等工作却颇为欠缺，图书馆收藏条件较差，日本、韩国等又以重金从中国大批购买、复制中医古籍，为使这些历经沧桑才得以保存下来的珍贵古籍免遭重新散失的厄运，贺普仁教授从年轻时起即萌生了出版一套《针灸宝库》的想法，他本人收集了大量医籍，包括一些稀缺的古版书籍，为此付出了大量的心血和财力。

贺老1948年开始行医，1949年已小有名气。取得这样的成就，源于贺老勤奋读书，勇于实践的不懈奋斗，特别是大量阅读专业书籍。说起看书，贺老说："每日看书夜一点，多年成习惯，我们从少年随师学习，起的早，老师养鸟，出去溜弯，我们早起扫地，擦桌子，做准备，那时每天几十病人，上午门诊，下午学习念书，晚上是挑灯夜读，几十年已习惯"。

贺老认为，现在年轻的中医师应多看书，尤以《灵枢》为主，应反复揣摩。对古代的有关针灸书籍，要加以分析，最主要的是要有个人的见解。他还推荐《针灸甲乙经》，认为《针灸甲乙经》是学习针灸的必读书，这本书是我国现存最早的一部针灸学专著，也是收集和整理古代针灸资料最早最多的文献之一。《针灸甲乙经》是由三部书组成，即《黄帝内经》、《针经》、《明堂孔穴针灸治要》。它保存了亡佚的古代针灸医籍《明堂孔穴针灸治要》的精华，此书虽然源于《内经》，但"若网在纲，披寻既易"，因此《针灸甲乙经》一书，是承前启后的重要医籍，《四库全书》总目提要认为它"至今与《内经》并行，不可偏废，盖有由矣"。

每一本医书，贺老都仔细研读，也督促弟子加强学习，整理各书的特色，以求深入地理解古籍，提高学术水平。下面以几部特色鲜明，但大家不太熟悉的著作为例，通过分析、介绍和总结其学术思想，来萃取其中的精华。

以《简明中西汇参医学图说》为例，这本书似乎在医籍史上名不见经传，但细读之，很有特色。

作者王有忠，字荩臣，浙江鄞县人，清末医家。光绪年间（1875—1908）名医，研究医著二十余年，精脉理，审骨性，治疗内外诸证屡获效。壮年精求理化之学，自言："精求西国格致之学，于医学一道，更觉隐合鄙意，观其解剖之法及绘画之图，悉皆毫发不爽"，乃聘人绘成人体分合图50余幅作为插图，"每幅系以医药针灸之法，令人见之一目了然，则人之所以生所以病与夫所以治者，病家之原委、医家之理由，当不难取之于是书。余初编是书，亦只为自勉之计，非敢问世也。其友见之谓是书大有裨益于世，盍付石印以公同好"，编撰本书。

该书成书于1906年（清光绪32年），属基础理论著作。分上下两编。以中医理论为基础，参照西医解剖图，着重阐述脏腑结构与功能，编绘出脏腑组织图、十四经穴歌，考正穴法、经脉主治、各经药物以及某些针法灸法等。

本书内容详实，言简意赅，精究详考而归于简明。除西医内容外，中医内容更是囊括了中药学、方剂学、针灸学，涉及内、外、妇、儿、五官等多科疾病，备选方剂150余首。配有插图即"人体分合各图"50余幅，是聘精于西医者绘成，有全身血脉筋肉及内脏配布位置图、神经图、周身血脉总管图等。

作者认为"病之有虚实寒热，药之有补泻温凉"，在每条经络、穴位等内容后，都记载了"药对"，总结了入各经的药物，并分补泻温凉、猛将次将，体现出用药如用兵之妙。以肺部药对为例，列出补肺猛将：黄芪、人参；补肺次将：党参、沙参、百合、燕窝、阿胶、山药、麦冬、冰糖；泻肺猛将：葶苈、麻黄、桔梗、升麻、胆星、百部、白芥子；泻肺次将：苏子、牛蒡子、杏仁、前胡、紫菀、僵蚕、桑白皮、竹茹、贝母等。突出了中医辨证治疗的特色。

清代的针灸学经历了明代的鼎盛时期，已开始走向衰落，清代统治者于公元1822年废除了太医院的针灸科，针灸从业者不多，且存在重针轻灸的倾向。本书针灸内容详尽，针药兼备，介绍了经络循行、腧穴，下针八法及各种歌诀。且重视灸法，记载了用艾灸法、艾灸补泻、艾炷大小先后、灸疮要法、灸疮膏法、洗灸疮法、壮数多少、灸后调摄法等内容。为保护和发扬针灸做出了一定贡献。清代医家努力扭转前代医家将针灸神秘化、复杂化的倾向重新转向简单实用，本书也体现了这一特点，所载内容清晰明确，容易操作。

书中涉及到现代医学的解剖学、生理学。如在"肾与膀胱合说"一篇中有这样的描述："肾者，作强之官，技巧出焉，有左右两枚——大小肠夹膜之后，左右相对，右肾略大——凡茶水入血，运行遍体，乃由血管导津液齐纳入肾——汇流而达于尿囊——斜入膀胱"。简明扼要地说明了中医对肾的认识及肾脏解剖生理知识，中西医二者互为补充，使读者在寥寥数语中即对肾脏有了全面了解。作者云："阴阳生克气血运行有非西法剖验所能明者，则以中医论说为定，盖取西人之详于形迹，取中医之详于功化也"，精练地总结出中医"详于功化"、西医"详于形迹"的不同特色，与现代医学对中西医的认识有异曲同工之妙。

在社会封闭、知识匮乏、信息闭塞的年代，西医知识传入我国不久，不被国人了解接受，甚至可能被误解、视为异端邪说，作者眼界开阔，见识高远，勇于接受新生事物，清醒地认识到西医的价值，以图文并茂的生动形式介绍给国人。在同时代的针灸医籍中，只有刘钟衡所著《中西汇参铜人图说》与本书类似，具有了中西医结合雏形，开创了中西医结合先河。这两位作者可算得上是普及科学知识的先行者，体现出可贵的探索精神。

再介绍一部具有浓郁的岭南地方特色的著作《采艾编翼》，这是一部以灸法为主、药灸结合的临床专著，约成书于清康熙50年（1711年），作者为广东新兴县人，姓氏、生平不详。该书主要介绍了灸法基础及灸法治疗，内容丰富，临床经验实用。现将其特色总结如下。

作者善于把握局部和整体的关系，十四经脉以分部图说的形式介绍，分为头前正面、头后颈项、胸腹、脊背、足膝外、足膝内等八部位来描述，使不同经络在各个平面上的相互关系非常清晰、直观，一目了然。每条经络在"图"、"说"后，都有"综要"来总结该经，并突出和强调重点。在经络腧穴部分采用五言、六言或七言歌诀形式，言简意赅，容易诵记，如卷一"经脉主治要穴诀"这样描述督脉穴位主治："长强痔痔根本，悬枢水谷不分，筋缩便能伸缩，神道抖擞精神……"。

本书在论述任何一种病证之前，均先列出辨证内容，在辨证基础上，再描述证候，施以处方。把辨证作为治疗依据，突出了中医辨证论治的特色。卷一专门列出了标本辨证，书中具体的辨证涉及八纲、脏腑、经络、病因、病机等多项内容，辨证精细，重点突出，层次分明，针对性强，不忽略兼症。如卷二"治症综要"中的"伤寒"论治："本病恶寒、无汗。有汗无风为伤风。手足温为阳，手足冷为阴；手心热邪在内，手背热邪在外……寒则表寒，热则表热。太阳：阴阳具紧，头痛、鼻塞……"。取穴分先后主次，如在"五痫"的治疗中云"先以症主穴择定，方参入总穴治疗之"。主张用穴"精"、"择"。

虚则补之，实则泻之，补泻原则是治疗的基本准则，本书对《内经》中针灸基本治疗法则进行了进一步发挥，具有一定的学术价值。确立了汗、下、升、降、温、凉、和、解八法："汗下之法，病在三阳则攻其表而发散之；在三阴则攻其里而平下之。升降之法，如诸阳之热先头部而畅越之，乃滋肾而降火；如咽喉之疾先头部而疏通之，乃健脾以清金。温凉之温，即补而回阳，急于任脉；温凉之凉，即泻而疏道，在乎三焦。和解之法，脏腑主于脾胃，此正法也。有如肺乘心则益肝以取火，肺藉以暖；肾乘心则清肺以安肾，心得以宁"。以这八法为原则，创立了诸多灸治处方，在理论指导下，于实践中灵活组合配用，形成了兼具原则性和灵活性的较为完整的灸法治疗体系。

《内经》确立了补虚泻实的针灸基本治则，在具体应用上，则多围绕针刺进行，而灸法少有论述。本书中提出了以下艾灸补泻法概念：①适应症不同："元气虚则补其母，如肾水虚则补肺金，艾炷行补法也；邪气实则泻其子，如肾有邪则泻肝木，艾炷行泻法也"。②操作程度相异："补火至肉，泻火不至肉"。③顺序先后有别："凡艾将尽即剔去，以口气吹之，吹后除加以炷，或无热邪则不必吹，剔后除加以炷，炷将尽用指甲一压，此为先泻后补，就本穴而并之。先补后泻则不然。本经虚而邪气未实，则先灸补穴而后泻穴，取他经而除疏之"。

特定穴不但能治疗本经络、本脏腑疾病，往往还因其与经络脏腑有特殊联系而有广泛的适用范围。古今医家常喜用特定穴之，此书亦如此，共应用一百七十余穴，特定穴占百余个，应用次数较多的为气海、三阴交、足三里、肾俞、太冲、百会、上脘、合谷、章门、曲泉、阳陵泉、中脘、列缺等。卷一"灸法须知"云："凡会、募、俞、络，最为关窍。如中脘为百病要穴，此穴一灸，吐闷立止，是以灸一中脘而六腑已会，况又是胃募；灸章门五脏已会，况又脾募；而背俞应于脏腑；六络治及兼经，可以理悟"。本书注重特定穴的基本性能，所致病证多样，但都顺应穴性，如气海是应用频率最高的穴位，主要作用是补益元气，另外如回阳固本取神阙、化痰祛湿用丰隆等，突出了穴位的主治特性。

全书论述119个病证的治疗，涉及大人科、幼科、妇科、外科、救急科等诸科。书中用灸法治疗急症，如断肠草中毒，"活人甚多"。食断肠草后"痰壅咽喉，须臾气绝"，治疗应"先灸涌泉下痰，艾要坚实如黄豆，每三五壮；次灸劳宫退逆气，艾坚如绿豆大，每三五壮…次灸天突清气，艾坚如米，三壮。白羊血灌之亦效，但恐不便，则灸法为效速"，还记载了中风"不醒人事"、"五痫"以及各种"厥"病等急症的治疗。采用灸法治疗"痈疽"，丰富了灸法在外科中的应用，如"马嘴疗，正生人中一日死，灸百会七壮即消"、"乳痈腋疬，灸手部而散之"、"鼻痔，通天消之"等，方法独特，实用简便。作者认为通过灸法可因势利导，使痈疽的位置移动而保护重要器官，如"诸疮相其经络部位，如在上下而关系官窍、隐曲者，可使移上下，如使毒在髀枢未甚，则灸下部而移之，将成则灸后顶而压之"。

《采艾编翼》是一部蕴涵了丰富内容的具有地方特色的专著，在灸法理论和临床应用上有所创新和发展，具有一定的指导性和实用性。

三、针灸歌赋的处方特点及规律探讨

《针灸歌赋的临床应用》是贺普仁教授主编的著作之一。针灸歌赋是历代针灸学家对针灸理论及临床实践的高度概括，是历代针灸医家的结晶，歌赋以言简意赅，合辙压韵，运用方便，疗效显著为特点，故其脍炙人口，广为流传，为历代医家所推崇。正如歌云："千载医籍浩如海，名家荟萃凝成歌，字字千金心血注，句句谙练功效卓。"其中针灸治疗歌赋各具不同特色，歌赋中大量的针灸处方是针灸临床之精华，适应范围广泛，突出辨证，强调补泻，取穴善长特定穴，选穴处方有一定规律性，值得后世医家借鉴。

1. 歌赋各具特色

几十首针灸治疗歌赋，貌似相同，实则各异，不同的歌赋有其独自特色。

《百症赋》为歌赋中用穴数量最多的篇章，主治证候最多，其选用156穴，主治96种病证，为临床所常用。《胜玉歌》善长灸法治病，歌中用灸法治疗痰涎、咳嗽、霍乱，泄泻、气证、膝肿、踝骨跟疼等病证。《玉龙歌》倡刺血疗法，如"眼痛忽然血贯睛，羞明更涩最难睁，须得太阳针血出，不用金刀疾自平；脚背疼起丘墟穴，斜刺关冲出毒血，口生津液病俱消；乳蛾之症少人医，必用金针疾始除，如若少商出血后，即时安稳免灾危。"又倡透针法，如丝竹空透率谷治头疼。歌云："偏正头风痛难医，丝竹金针亦可施，沿皮向后透率谷，一针两穴世间稀。"《肘后歌》提出针药相配治某些疾病，这在针灸歌赋中实为罕见。"狐惑伤寒满口疮，须下黄连犀角汤，虫在脏腑食肌肉，须要神针刺地仓。"《流注指微赋》以歌赋概括四例针灸医案，为后世所效法。《标幽赋》首谈经络、逆次候气、论针取穴、标本论治、特定穴位、子午流注、补泻治疗、禁针禁灸等，堪称一部针灸学专著。

2. 针灸临床之精华

自秦汉开始，针灸疗法已广为运用。但直到宋代的许叔微，才出现针灸歌赋形式，可见歌赋的形成需要临床长时间的经验积累。医家为更好的将有效经验流传后世，结合自己诊治心得，将针灸理论与实践中较为幽微、深奥、隐晦之处，用歌赋的体裁，综合阐述，彰而明之，如窦汉卿之《标幽赋》即是如此。但大多数的歌又都是医家显效经验的综合，如《玉龙歌》是元代王国瑞收集他以前诸多医家的针法、腧穴、处方之精萃见解而写成。所以大多数歌赋处方非一人一时之经验，而是长期积累行之有效，验之显著之精华部分。并且现代研究也证明针灸歌赋在临床上确实有效。如《通玄指要赋》中"文伯泻死胎于阴交，应针而陨、《胜玉歌》中"阴交针入下胎衣。"杨继洲注曰："文伯止曰：医请针之，于是泻足三阴交"，补手阳明合谷，其胎应针而落。果如文伯之言。故今言妊妇不可针此穴。又曰：昔文伯见一妇人临产症危，视之，乃子死在腹中，刺足三阴交二穴，留针30分钟，在妊娠初期和后期使孕妇子宫收缩而达到催产的目的。

3. 适应范围广泛

针灸歌赋处方适应范围广泛，可治疗内、外、妇、儿、五官科、眼科等诸多常见病、疑难病。其治疗歌赋体裁也各式各样。

有专治某一种疾病的歌赋，如《十三鬼穴歌》专治神志病，《长桑君天星秘诀歌》主要治疗以疼痛为主的病证，如胃疼、脐疼、脚转筋疼，手臂挛急等。《回阳九针歌》专治亡阳危笃病证，运用9个腧穴能起到急救之功。还有能治数十种疾病的歌赋，如治疗96种疾病的《百症赋》，该赋从头面五官、颈项、躯干、四肢全身，自上而下按顺序编写。其中，头面五官28证，咽喉颈项6证，肩背腰腿6证，妇科7证，儿科1证，诸风伤寒5证，其他43证。治疗上述各证，包括常见病、疑难病证，其用156穴，故对针灸医生而言，熟记歌赋，临床胸有成竹，遇证不慌。

4. 突出辨证，强调补泻

辨证施治是中医治病的首要原则。在针灸歌赋中处处体现了这一原则，历代医家认识到，掌握这一原则关系到疗效的好坏，如《流注指微赋》"疾居荣卫，扶救者针。观虚实与肥瘦，辨四时之浅深，是见取穴之法，但分阴阳而溪谷，迎随逆顺，须晓气血而升沉。"

虚则补之，实则泻之，补泻原则是治疗的基本准则，这点贯彻于歌赋之始终。席弘云："凡欲行针顺审穴，要明补泻迎随诀。"《拦江赋》"担截之中数几何？有担有截起沉疴。"担截者，补泻也。《肘后歌》"四肢回还脉气浮，须晓阴阳倒换求，寒则须补绝骨是，热则绝骨泻无忧。"

5. 取穴善长特定穴

特定穴不但具有本经经穴的作用，往往还具有特殊性质、独特治疗作用的。古今医家常用之，歌赋处方中的取穴也是如此，特定穴占歌赋处方用穴的大多数。

歌赋处方中运用特定穴治久病顽疾有良好的效果。如"刺偏历利小便，医大人水蛊"中用络穴，"虚损天枢而可取"用的是募穴；"风痹痿厥如何治，大杼曲泉真是妙，"用八会穴骨会大杼；"百会鸠尾治痢疾，"百会为交会穴，鸠尾为任脉之络穴。值得一提的是《拦江赋》所用腧穴以奇经八脉交会穴为主，治疗全身疾病，其法精简，疗效肯定。如"心胸之病内关担，脐下公孙用法拦；头部顺还寻列缺，痰涎壅塞及咽干……。"

6. 选穴处方规律

（1）选穴规律　综合针灸治疗歌赋，从众多处方中反映医者选穴规律有局部选穴，循经选穴，对症选穴三种方法。

局部选穴：如歌云："打仆伤损破伤风，先于痛处下针攻。"又载："悬颅颔厌之中，偏头痛止。""颊车地仓穴，正喁于片时。"这些均为医者运用了在病证的局部和邻近部位选取穴位的方法。

循经取穴：这是歌赋处方中主要使用的方法。如"三里内庭穴，肚腹妙中央；曲池与合谷，头面病可撤。"又如"头面之疾寻至阴，腿脚有疾风府寻。"即是选取距病变部位较远的腧穴。

对症选穴：即是医家针对疾病的性质、程度、特点、结合腧穴的特殊作用而选穴的方法。如治伤寒无汗，《拦江赋》云："无汗更将合谷补，复溜穴泻好施针。"《百症赋》"发热仗少冲，曲池之津。"《标幽赋》"寒热痹痛开四关而已之。"

（2）处方规律　处方是在选穴原则基础上，根据不同病证的治疗需要，选择具有疗效显著的一穴，或具有协调作用的 2 个以上的腧穴加以配伍应用的方法。针灸治疗歌赋中有以下几种处方规律：

单穴独用：歌赋处方中大量存在着一个腧穴对某证有较好的疗效，如"曹操头痛难禁，华佗针脑空而立愈"，"高皇抱疾未瘥，李氏刺巨阙而后苏"等。

表里相配：《百症赋》"天府合谷，鼻中衄血宜追"，"梦魇不宁，厉兑相谐于隐白"，《杂病穴法歌》"腰连胯痛怎生医？环跳行间与风市"，以上处方均应用了表里经相配方法。天府为肺经穴，合谷为大肠经穴，肺与大肠相表里，二穴配伍，可充分发挥治疗作用。

上下相伍：《百症赋》"半身不遂，阳陵远达于曲池"，"热病汗不出，大都更接于经渠。"处方中曲池、经渠为上肢穴，阳陵、大都为下肢穴，相伍运用。

远近配穴："强间丰隆之际，头痛难禁"，"观其雀目肝气，睛明行间而细推。"处方强间、睛明为病变局部，而丰隆、行间远距病位。这种配穴方法，局部穴多位于头胸、腰背、躯干部，远端穴多位于四肢肘膝以下部位，故符合《内经》中标本根结理论，也即是标本根结理论的应用。

多经配伍："哑门劳宫三阴交，涌泉太溪中脘接，环跳三里合谷并，此是回阳九针穴。"此歌共有 9 穴，分属 8 经，主治亡阳危笃病候，这是医家根据脏腑同病或多种复杂的病变而系用的一种方法。

原络配穴："太阴多气而少血，心胸气胀掌发热，喘咳缺盆痛莫禁，咽肿喉干身汗越，肩内前廉两乳疼，痰结膈中气如缺，所生病者何穴求，太渊偏历与君说。"太渊为肺之原穴，偏历为大肠经之络穴，以本经原穴为主，配表里经之络穴，即本方法之特点，二穴相伍，治疗内脏及经脉病证。

总之，针灸歌赋以其独特的文学形式，丰富的针灸理论，显著的临床疗效，为历代医家所传颂。

四、悟通医武　相得益彰——贺普仁先生访谈录

尹氏八卦掌第三代传人、连续两届的北京市八卦掌研究会名誉会长贺普仁先生，是一位驰名中外的针灸专家，素有"天下第一针"之美誉。笔者在采访贺先生时，有幸听他讲述了"悟通医武理，武医相得益彰"的问题，特录下，以飨读者。

贺先生说："八卦掌打人，是以心行意，以意导气，以气运身，以身发力；针灸治病也是如此，以心行意，以意导气，以气运针，以针通经。八卦掌是抗暴的，针灸是治病的。两者原理一样，都是以阴阳、五行、八卦之理做为指导；方

法也是一样的，都是先在心，后在身，意气为君，身、针为臣，把自己的善意（治病）或恶意（伤人）以气（极微小的物质流）的形式通过针或身（头、肩、肘、手、胯、膝、足）灌注到对方的穴位经络或要害部位，达到治病健身或抗暴之目的。所以明医理，有益于武，明武理有益于医。"贺普仁先生数十年如一日穷究医理精研武道，把精妙的医术和神奥的八卦掌原理、拳法、内功有机地结合起来，铸成神针妙法，治愈了无数的国内外患者；他创造了"针灸三通法"（即毫针微通，火针温通，三棱针强通），出版了九本针灸著作，现在正在准备着手主持编写一部二千万字的宏篇巨著《中国针灸宝库》；他先后出访过美国、日本、韩国、新加坡、澳大利亚、北欧五国，非洲的上沃尔特等国和香港、台湾地区，传授针灸技术，治疗疑难杂症，疗效神奇。他现在是北京中医医院针灸科教授、主任医师，北京市针灸学会会长，中国针灸学会高级顾问，日本、台湾"针灸三通法研究会"名誉会长。

笔者问："巨大的针灸业绩到底和八卦掌有什么直接的关系呢？"

贺先生说："有。我通过多年坚持练八卦掌，觉得内气充足，在扎针的时候，我体内有一股巨大的能量，通过银针能直达患者的病灶，疗效极佳。"

"能举个具体病例谈谈吗？"

"这样的病例太多了。曾有一个患阑尾炎的病人，疼痛难忍，我的学生给这位患者在阑尾穴上扎了一针，穴位不错，手法也对，深浅也适宜，但就是止不住痛。我过去稍加捻动，那位患者就舒展了眉头，不一会就睡着了。这就是内气的作用，特别是从八卦掌练出的内气，是混元螺旋的，治病健身和打人的威力都很大。"

"听说您善于用火针，扎火针运用内气吗？"

"扎火针更需要内气，我扎火针是用内气把针催进去的。速度快，患者没有痛感，气、火、针三者同时冲击病灶，所以比一般针灸效果更好，很多疑难杂症，危重病人，百药不效，通过我的火针疗法，三通疗法，大多都取得了满意的疗效。"

"您能把用内气催扎火针的技术表演给我们看一下吗？"

"可以。"说着贺先生就叫助手取来针具和有关用品，叫我的学生于杰躺在床上，说："你甭害怕，不会有痛感。"说着只见他用酒精棉球把针烧红，手腕轻轻一抖，火针就象流星一样飞快而准确地进入了三里穴。于杰舒了一口气："真的一点不疼。"我说："您给我扎一下！"于是我就趴在床上，把腿肚子亮出来，细心体会看。"好了，扎完了，起来吧。"我也没有感到疼痛。我说："您应该总结一下写一篇如何用八卦内功和八卦原理提高针灸疗效方面的论文。"他说："这个问题前人也有过总结。不过我倒是也想写一写。"

贺先生最后说："我认为习武者必须努力学医，不但学中医还要学西医，才能使武术与时俱进跟上社会科学化、现代化的脚步，才能使武术健身价值、技术抗暴价值,进一步提高,更好地发挥。从事医学工作的,特别是中医、针灸、正骨大夫都应习练武术研究武术,不但可以健身强体,还可以进一步提高疗效。古往今来不少武术爱好者都喜欢研究针灸穴位、脏腑骨胳、偏方验方,不少武术家同时是医生,不少医生也同时是武术家,这充分说明中国武术与医学特别是中医学的血肉联系,如果我们努力把武术和医学或把医学与武术有机地结合起来,让它形成并蒂莲花同放异彩,我们的武术水平和医疗效果就会不断提高,大步前进。"

(张全亮·《武魂》)

五、贺普仁教授的养生之道及业余爱好

(一)贺普仁教授的养生之道

1. 贺老与气功

贺普仁是全国著名老中医,国医大师,曾任中国针灸学会副会长、北京针灸学会会长、现任针灸"三通法"研究会会长、北京中医医院针灸科教授、主任医师,在国内外享有盛誉。

贺老14岁师承于名师牛泽华,22岁独立应诊,悬壶济世已60余春。贺老精通医理,功底坚实,治疗病证广泛。他积累了大量的临床资料,整理研究,提出了病多气滞的观点,创造性的提出"三通法"(即微通法、温通法、强通法)用以治疗各种不同的病候,其疗效甚佳,也解决了很多疑难病证,深受患者的崇敬,真不愧是针灸界的一代精英。每逢他出诊时患者如潮,平时数十人次,有时高达百余人次,即使回家后,上门求医者也络绎不绝,他身边的年轻助手对于这样超负荷的工作都感到体力不支,可是贺老还是那样精神饱满认真地给病人诊治,其精力之充沛真令众人叹服。为什么年过花甲的贺老会有这样好的体力呢?还是用他的话来解释吧:"健身养生是积极地防病于未然。我现在每天还能看百十个病人,就得力于几十年来不仅习武,而且还坚持练气功……我的针灸事业的成功,在很大程度上得益于武术和气功。"

贺教授自幼天资聪慧,7岁开始认字,在私塾读书,学习成绩上等,又有较好的学习方法,凡所读之书都能提纲挈领地总结书中的内容,深得老师的偏爱。他从小体质欠佳,又患有慢性胃肠病,经著名老中医牛泽华治愈。14岁时候拜牛老为师,学徒期间,勤奋好学,而深得牛老的器重。贺老习武拜先师董海川的门徒尹派传人曹钟声老前辈学习八卦掌。此拳法已练数十年,身体日渐壮实,动作敏捷,手掌发放外气也强,应用到针灸临床则为进针速度快、得气快、针感强、疗效好,这就是常人所说的"手上有功夫"了。

1976 年，贺老年过半百时赴非洲上沃尔特执行涉外医疗任务，环境艰苦，气候炎热，工作量大，每日门诊量达 200 人次，由于紧张、劳累，又无暇锻炼身体而患了高血压病。1978 年回国后，发现又患心肌梗塞，无法继续练八卦掌，于是根据气功的原理，在经络循行的基础上，自己创建了一套经络导引养生功，把小周天和大周天结合起来。此功法能通经活络，气血畅通，引气归元，使元精、元气、元神充沛，达到有病祛病，无病健身延年的目的。此法尤其适合于无暇锻炼的人和身体虚弱不能活动的患者，因为它不受场地、时间的限制，只需坐姿即可，时间 1~5 分钟，可根据个人的情况而定。

经络导引养生功法共分为六步：

第一步：练功前的准备。要因人而异，采取端坐式，颈挺直，目向前平视，闭口，舌舐上腭，全身放松，思想安静、洒脱，自然呼吸，气要均匀。

第二步：以意领气。先由会阴开始上入毛际，沿任脉的关元、神阙、膻中、天突、廉泉到头顶；沿督脉由头顶下行至风府、大椎、至阳、命门至尾闾骨归会阴，再上入小腹。

第三步：由小腹向左行至气冲、髀关，沿足阳明经直下到内庭，走足涌泉，再从足三阴（大腿的内侧）由下向上行经阴廉到气冲穴。右侧循行路线与左侧运行方向相同。

第四步：由气冲穴到任脉的曲骨经关元、气海、神阙、中脘、膻中到天突。

第五步：由天突向右经中府、俞府到肩井、巨骨、肩髃穴，再沿手阳明向下到阳池，再分别下行至拇、示、中、环、小指之后，从手三阴由下向上到极泉，经中府、俞府到天突穴再向右行与左侧气行路线相通。

第六步：由天突向上至廉泉穴，因舌舐上腭，使任督相通，经气到头顶，再向下到风府，沿督脉直下至尾闾，回归会阴再上行至丹田而终止。

2. 贺老非常重视眼睛的保护

因为目光炯炯、神采奕奕是精气旺盛、身体健康的象征。在 47 岁时，贺老眼睛就发花，视力减退，配 150 度的花镜看书。为了中止发展并治愈它，贺老每天醒来的第一件事，就是做眼的保健按摩，言法极其简单，即早起时用示指肚按摩承泣穴 36 次，使之有酸重感。二十年如一日。3 个月以后就摘去眼镜至今，不戴眼镜也能把人民日报上的小字看得一清二楚。从经脉循行来看：承泣穴是足阳明胃经俞穴，位于目下七分，正目直瞳子，它是阳跷脉、任脉及足阳明三会。同时还与足太阳膀胱经、足厥阴肝经、足少阴肾经和阴跷脉有关，因胃经起于胃……旁纳太阳之脉，肝开窍于目，瞳仁为肾所主，阳跷与阴跷脉为足太阳、足少阴支脉上会于目。《灵枢·寒热病》："足太阳有通项入于脑者，正属目本，名曰眼系。……在项中两筋间，入脑乃别阴跷、阳跷、阴阳相交……交于目内眦。"（会睛明）《素问·骨空论篇》："任脉者，……上颐循面入目。"总括而言，承泣穴与胃经、肝经、肾经、膀胱经、任脉、阴跷、阳跷等多条经脉有关，而且均到目和目系，因此只按摩一个穴位，就能疏通经络，调理气血，改善局部的血流循环和神经营养，并且能减轻眼肌紧张疲劳，改善眼的调节功能，所以能收到预期的效果，治疗诸种眼疾。

3. 贺老对于防止衰老的见解

衰老是生物界的自然规律之一，早在《素问·上古天真论篇》就有记载："丈夫……五八、肾气衰，……。今五脏皆衰，筋骨解堕，而无子耳。"又《难经·第四十六难》曰："老人血气衰，肌肉不滑，荣卫之道涩，故昼日不能精，夜不能寐也。"40岁后，人体各组织、器官都在衰退，如肌肉功能和运动能力的降低，神经系统功能和心血管功能的下降。表现有头发斑白或脱发，头晕耳鸣、耳聋、眼花，鼻流清涕，口流涎液，反应迟钝，记忆力减退，手足不温，下肢易疲劳，乏力，脊柱弯曲，腰腿筋骨疼痛，关节僵硬，步行缓慢等。而表现最为突出的是腿的衰老，正如俗话说："人老腿先老。"

在民间流传的"十首长寿歌"中的"安步当车久"就强调要多走路，时间久了，身体就会健康。那么脚与健康有什么联系呢？经科学家的研究表明，脚底部有成千上万的神经末梢与大脑紧密地联系着，而且人身所有脏腑器官在脚底部都有反应区（反应点）。另外，脚有"第二个心脏"之称。人们知道心脏将血液及其中的营养物质输送到全身，以维持脏腑器官的正常功能。然而，脚离心脏最远，当血液流经足部的毛细血管时，力量就很微弱了，为了弥补这个缺点，就要促进血液循环，使血液能通畅地回流心脏，完成它的给养运送任务。否则血液流到足底时，就要产生"气滞血瘀"的现象，这样脏腑组织器官得不到足够的血流供应，疾病就要丛生了。

维持健康，预防衰老，防病、治病，贺老提倡一种最简便易行的方法，那就是每晚用热水烫脚，然后用手将足心搓热，一手握脚趾，一手按摩足底100次，使毛细血管扩张，血流加快，还要温暖心肾，增强抗病能力。

4. 贺老崇尚老子"道法自然"的思想

贺老认为人在天地中生活，就要顺应大自然的变化规律，而不要去违反它，人与自然是息息相关的，人要保持或恢复健康，就必须与自然变化相适应，这就叫做天人相应，"人与天地相参，与日月相应也。"这体现在以下几方面：

（1）老年人保健的原则之一是生活规律化。古人在长期的生活中，总结出"起居有常，饮食有节，勿妄作劳。"现今的生活节奏较快，当步入社会后，在紧张的状态中就要养成睡眠的好习惯，主张顺应自然，黎明即起，睡子午觉。贺老早晨6点以前起床，梳洗完毕，6点外出锻炼八卦掌及经络导引养生功，7点回家准备上班工作，午饭后小憩一会儿（半小时至1小时），工作一天之后，到晚上精神仍很充沛。看书、写书均在晚上进行，到子时便安歇了。若长期坚持睡子午觉，养成了良好的睡眠习惯，就能保证睡眠，使疲劳得以恢复，精力充沛，体力增强，提高了抗病能力，而且有利于延年益寿。

（2）一年四季中，身着衣服应随气候的变化而增减，不宜追求所谓的"健美"而在寒冷的冬季着衣单薄。尤其是春季，气候变化无常，风寒透骨，易引起呼吸系统及心血管系统的疾患，故应充分注意保养。但经常锻炼的人，在炼后，可能会发生一些改变，在一般情况下，会比不常锻炼的人穿得少一些。

（3）在房事生活中，也体现了"道法自然"的思想，在中国，一般人都认为房事有节，才能不耗损"肾气"；有人认为性生活除蜜月外应1周1次，进入老年后应1月1次；又有的人性乱、纵欲，恣意消耗真元之气，这两种态度都是不正确的。其实，性生活是自然存在的一种正常的生理现象，因禀赋不同和生活环境各异及个人的要求不同而有所区别，应根据自身的条件从事。如果房事后，能吃、能睡，不感到疲乏，那么同房的次数就可以适当的增加，随心所欲了。若房事后，感到疲乏，影响了食欲和睡眠，就应该节制房事。

（4）贺老在饮食调理方面是这样的：每天早上喝牛奶或豆浆，主食量中等，副食相对好一些，喜食荤腥，如肉菜、鱼虾类等，尤其喜欢吃虾皮，每天1两，从小吃到现在，自认为虾皮的营养价值比虾还好；蔬菜吃得较少，蔬菜中偏爱黄瓜和油菜。进入老年后，饮食结构有了一些改变，肉类减少了，蔬菜相对增加了，他还喜欢吃豆腐，不吃葱蒜、辣椒等刺激物，不吸烟，不饮酒，平时饮高级茉莉花茶的习惯。茉莉花茶是由上等优质绿茶熏制而成的，据研究，它除了有助消化，防口臭等功效外，还有抗癌、抗辐射作用，抗衰老方面超过维生素E。饮用的方法是：上、下午各沏一次，较浓，每天放的茶叶只泡两次水，饮毕弃之。这样就可以品尝茶叶的鲜爽香醇，使之心旷神怡。

5. 贺老认为老年人起居要有规律，思想应豁达开朗

在日常生活中，不愉快的事情总是会经常发生的，他用一个"静"字，就可以克制愤怒，或心中的不悦。因为静字代表了安静，以静制动，静就能分析思考，经过思考就会产生智慧，就能见怪不怪，不去理会它，也不至于上当，这样才能做到心平气和，处处泰然了。保持乐观情绪，可使人体肝气条达，心情舒畅，肝气条达则血流通畅。另外贺老认为老年人起居要有规律，要老有所为，做一些力所能及的事情，要坚持做适合自己的运动，这样在精神上会产生一种轻松感、充实感，而且能从生机勃勃的运动中，焕发出喜悦的心情，消除老年人的寂寞与孤独，让愉快的心情和健康的体魄伴随着老年人美满地度过晚年。

由于贺老年事已高，积劳成疾，患有高血压、冠心病、脑梗塞，现在治疗休养中，除服用口服药物，还经常给自己长针（3寸）针内关穴，进针后缓慢捻转，得气后，留针20～30分钟，隔日1次，同时还要每天锻炼，在感觉心脏不适时，用西洋参 10~20g 煎水频服。

另外，有时有一些小的感冒，选针曲垣、秉风、大杼，1 天针 1 次来预防感冒；同时要注意饮食，发作时服周氏回生丹，1 次 1 管，日 2 次。

（二）业余爱好

1. 收藏

贺老的爱好是写字、画画、下棋，但最大的爱好则是收藏。他收藏针灸的文献、医书，在全国是首屈一指的。从秦汉至解放前的书最多，到如今他还在收集。此外，贺老还收藏古代的针具，从石头开始，到铜、铁、不锈钢、金、银，各种质地、各个时代的都有。

一次，贺老在琉璃厂里寻宝，在一家店里他发现了清朝复制的《铜人明堂图》，4 张一套。当时，卖主要价 2000 元，贺老觉得有点贵，于是想再考虑考虑。没想到一圈转回来，当他想买时，这 4 张图却已被人买走了。贺老不免感觉有点遗憾。有意思的是，不久，有个人突然患了口㖞的病，别人让他找贺老看病，贺老给他扎了几天针，嘴就正了过来。后来，这个人又把他的侄女也带来找贺老看病，她得的是神志不清的病，12 年来在全国求治不得。经贺老诊治后，不仅懂事，还能说话，唱歌。这个人感激之余，送给贺老 4 张图，正是贺老没买到的那 4 张《铜人明堂图》。

贺老家里还有一样收藏品是最引人注目的，那就是一尊 1 米左右高、要价 4000 元的木制仿铜人，木铜人的身上画满了穴位和经脉，并且穴位上都有一个洞，可以扎进一根银针。见我们很好奇的样子，贺老告诉我们，在宋朝时，宋徽宗令人做了三个铜人，这三个铜人的构造跟活人一样，腹部可以打开，打开后，里面也是仿制的人的内脏。铜人是皇帝用来考察医官的技术的，考察时，往铜人里灌满水银，然后用腊封上穴位，如果医生针法精湛，一针入穴，水银便会流出来。如此看来，比起现在，古代对医生的考核更为严格。

贺老认为，收藏在精神上是一种安慰，时不常地看看也有收益。医书可以提高自己的业务能力。没有了文献，医生就是无本之木、无源之水。为了收藏这些东西，贺老笑称："我在银行里没有存折，全为这个爱好做了贡献。"如今有了几屋子的收藏品，贺老准备搞个展览，他还有雄心将所有的针灸文献总结起来，目前正在编写一本《针灸宝库》，将让更多的人从中受益。

2. 八卦掌

贺老从业针灸，还喜欢武术，练八卦掌已有 50 余年。现任北京市武术协会委员，北京八卦掌研究会副会长。贺氏针法是将针灸、气功融为一体的方法。在他进京学医的那一天，就向往在武林高手云集的北京，找到一位武术名师学些拳脚。18 岁那年，他终于有幸结识了尹式八卦掌第二代名师曹钟升的高足张晋臣，张晋臣见他为人诚实厚道，且体强智聪，是可造之才，就力荐他到曹钟升先生门下学练尹式八卦掌。

贺老积累了数十年的练功经验，总结出修练八卦掌八字通。

第一字，特　即特点，八卦掌有别于其他功法的独特之处。

八卦掌的第一个特点就是"走圈"。这是它的根本大法，因为八卦掌所采用的游击战术、运动战术。它的走圈是以"敌手处于中上"为设想，而我则从外侧向内进攻中心，不与敌手做正面之战，要进攻就走跨步，也就是左右闪展。以走圈配合予运掌来完成"以斜取正"或"以正取斜"的战术要求。

第二个特点是"从外侧向内进攻中心（敌方所处地位）。"这是由走圈所决定的。八卦掌采用的是游击战术，与敌人兜圈子，尽量不与敌人正面作战，这里面有很多的奥秘，一是从侧面容易窥视敌人，寻找他的弱点或破绽而进行攻击，二是居于外侧可有把握地保护自己。

第三个特点是"动的战略与动的战术。"所说战略，概括的就是攻守。八卦掌的战略说："要动敌之将动，静敌之先静，敌劳我逸，敌刚我柔，敌退我进，敌动我先动，敌不动我也动"。由此可见八卦掌是辩证、主动进攻的拳术，在动中观敌、运变、取胜。一句话，八卦掌的走圈，是运动战略。攻与守的一切神机妙用都包括在这"不停的动"之中，既攻又守，亦守亦攻，具有连续作战的勇气，永不疲劳的精神。

第四个特点是"顺应自然法则"。人的生存是顺应生理自然发展规律的。练习武术，除了为了自卫御敌，更重要的是促进身体健康，预防疾患。但练习武术，切记顺其自然。只有顺其自然才是合乎内功。所谓自然，指的是生理自然规律，如呼吸、脉搏、血液循环都有一定的速度和间隔时间。因此，人们练习内功或内功拳，为了健身的目的，就要按照人体生理规律而自然地练。

第二字，理　八卦掌的理讲究"练精化气，练气化神、练神还虚"。

练精化气是指练习拳术时要保持精神集中、排除杂念，气沉丹田，旁若无人。练气化神是指练习拳术时精神面貌焕然一新，气血能随意而达于四梢，力举千斤而面不改色。练神还虚是指功夫练到纯青时，人似返老还童，气血百脉畅通无阻，身体轻灵，外不动而有内功之感。

第三字，劲　练功人要明九节劲，明悟了九个节的功能，再加以掌法的运用，就精通了，有人总结出三劲，颇有道理。

明劲——练功时，身体各部动作协调和顺，不可僵硬，手足起落要整齐，不可散乱。拳经云："方者以正其中"即此意。

暗劲——练习时，神气要舒展，不可拘泥，运用圆通活泼而不可滞。拳经云："圆者以应其外"，即此意。

化劲——练习时，四肢转动起落，过退皆不可着力，专以走神意运用，虽然周身转动不着力，也不能全不着力，总在神意贯通一气。

第四字，法　八卦掌有3种练习方法，即定式，活式，变式，3种练习方法的目的不同，是学习八卦掌由浅入深，循序渐进的3个阶段。

练习活式的目的是增加四肢及躯干的灵活和连贯性。换式时步法、手法都较快，有时如飞洪瀑布汹涌而下，有时如小溪流水蜿蜒曲折，但要连绵不断。外形飘逸潇洒，内里包藏暗劲。练习变式的目的是为了实际散手的应用，练习式子可以随意变化，凡是所学过的式子都可以相互穿插运用，模拟对方来攻，在瞬间已做出变化破彼之功或使对方跌出。

第五字，盘　八卦掌分上、中、下三盘。三盘的区分在于身体重心高低不同。

上盘的练法是：身体直立，走转时与寻常走路一样，不向下坐胯或稍向下坐胯，重心的高低与走路时相同。下盘的练法是：腿极力弯曲，使膝胯相平，重心下降的距离与大腿长度相等，走转时好似蹲着走一样。中盘的练法是：腿弯曲，介于中、下两盘之间，走转时上盘至下盘的中间过渡段。

三盘练习的意义各不同。老年人或体弱者以走上盘为宜，不用花费很大力气而又锻炼了身体；中盘则一般人都可以练习，也是现在最普遍采用的一种；下盘则是最困难的练习，而且需要较长时间的练习之后，才能从中盘走到下盘。如果能走到下盘，下肢就会有超乎寻常的力量，那时就可以体会到八卦掌腿法的奥妙了。

第六字，式　八卦掌的三式就是单换掌、双换掌、吸式掌。三式虽然简单，但却是八卦掌的基本功，如同形意的五行拳，太极推手中的掤、捋、挤、按一样。千变万化从基础而生，练好这三个式子对以后众多的式子将起到不可估量的作用。

第七字，步　八卦掌的三步是指练习时脚在空间行进的路线与脚的形状。

鸵形步——后脚向前迈步时脚掌平起，落下时平落，全脚掌着地，五趾抓地。

鸡形步——后脚向前迈步时，脚跟可以抬起，脚掌蹬力，落下时平落，全脚掌着地，五趾抓地。

鸵形步和鸡形步的脚高不过踝，低不擦地犹如泥中行走一般。

鹤形步——起脚时脚掌平起，过身体时向上提起与嘴平，然后从嘴向前平蹬起弧线下落，落地时全脚掌着地。

第八字，序

（1）三节之序：①三肢三节：足为梢节，扎根要稳；膝为中节，活如车轮；胯为根节，阴阳应变。②上肢三节：手为梢节，缠截勾挑；肘为中节，掩拔顶退；膀为根节，阴阳高低。③躯干三节：胸为梢节，收放涵容；心为中节，坦荡中正；丹田为根节，凝气含范。④全身三节：头为梢节，向上艮顶；腰为中节，力量中枢；腿为下节，进退抽搐。人一身均有三节之说，总离不开起、随、催三个字。也就是梢节起，中节随，根节催，好似海浪，后浪推前浪。

（2）四梢之序：①舌为肉梢，属脾，脾醒舌灵；②牙为骨梢，属肾，化精填骨；③毛孔，盖发为血梢，属心，心怒气生；④手、脚指甲为筋梢，属肝，肝动火焰威。此四梢有一动而牵动常态，四梢齐则内劲出，好似增加千斤之力。

（3）六合之序：①内三合：心与意合；意与气合；气与力合。②外三合：手与足合；肘与膝合；肩与胯合。内外如一称其为六合，一处动无处不动，一处合无处不合，连贯如一。

（4）身法之序：身法有8字，"起落进退，返侧收纵"。起为横，落为顺。进步低，退步高，返身顾右，侧身顾左，收敛为伏猫，纵出如猛虎。在一般情况下以中平为宜。身法之妙在于三节之法相贯，不可忽略。

（5）步法之序：步法有7种："寸步、垫步、过步、快步、剪步、转步、（摆步）、丁步（扣步、顺步）"。人在面前使寸步，二三尺远使垫步，四五尺远使过步，六七尺远用快步，前后有人使转步，闪躲转身用寸步。所说快步，是前脚起带后脚平飞而去，并非跳跃而往，如马之奔腾。此法最难练，只有长期练习才能练成。

（6）手足法之序：所说手法就是单手、双手的手法。手起如鹞子钻林，须束翅束身而起；手落如燕子抄水。单手起钻时身往上翻，长身而落；双手起时两手同时起，起如举鼎，落如分砖，似直非直，似曲非曲，时常护住心口，发手从阴而起，其势如虎扑人，其落如鹰捉物。所说足法就是翻落钻，忌踢、宜踩，起脚望膝不过膝，起膝望腹不过腹，脚打膝也打，其形上翻如起手撩阴，落则如石子钻水，其忌踢是脚踢浑身是空，其宜踩是如虎行无声，行龙莫测。

（7）上法、进法之序：上法、进法是指起步抢上，进步采打，其方法有6字"上、顺、勇、直、狠、疾"。上是巧妙的上，顺是自然而不顶，勇是果断坚决，直是最短距离，狠是动作要准，疾是心一想而动作出，使对方难以招架。

（8）顾法、截法之序：顾法是自己的身体去时，用手肘管住对方的半个身体使之不能移动；所说截法是截手、截身、截脚。截手是彼先动然后截之，截身是彼未动而截之，截脚是彼刚动而截之。

（9）三性调养法三序：①眼为见性；②身为灵性；③心为勇性。眼为见性循环，耳为灵性常照应，心为勇性常警惕。

（10）内动拳像之序：内实精神外似安逸，行如龙，动如虎，步如猴，气如神，敏捷如兔，纵横往来，追形随影，目不及瞬。

心与眼合多一明，心与耳合多一灵，心与鼻合多一力，心与舌合多一精，一事精百事通，五行四梢要分明。

贺老认为，八卦掌各门派应加强团结，克服门户之见，克服名利思想，互相尊重，加强交流。不要一门心思在谁是正宗，谁是真传，谁的功夫大上浪费时间。事物在发展，老前辈们就是一师之徒也练得不完全一样，有的是师徒问题，有的是自己发展了。关于功夫，现在的人没法和过去的人比。那时候的功夫直接关系到生存、荣辱。现在时代不同了，不存在这个问题了。再说谁的功夫大也不是常胜将军，人外有人天外有天，要谦虚谨慎，多看别人的长处，不夜郎自大，不自以为是，武术界的风气正了，武术事业才能健康发展。

针灸专业对医生的内功和指力有特殊要求。《素问·宝命全形论篇》云："针有悬布天下者五……一曰治神，二曰知养身……"，清代周树冬在《金针梅花诗抄》中言："养身者却病强身也，以不病之身方可治有病之人"。修炼工夫，强身健体是合格针灸师必须做到的。结合了气功与武术的针法之所以能更加快速明显地取效，就在于其较之一般针法更具振动荡击力，作用于人体的经络气血，更能迅速激发人体的自然潜能和免疫能力。

贺老常说："搞针灸不练气功，等于医生白费劲，病人白受苦"，所以练针的同时，还要锻炼身体，练好气功。所谓"练针须练气"，练功会使真气充盈，经络通畅，进针、行针时可通过丹田之气的蓄积，升提上达臂、肘、腕、指，把力与气运输到指尖，做到气随针走，针随手入，也更能得心应手地控制驾驭经气，"刺之要，气至而有效"，所以可以提高临床治疗效果。可见加强我们针灸医师自身"内功"的修炼是非常必要的。

六、关于针灸铜人

针灸铜人是专为针灸教学与考核设计的实用型人体造像，上面刻有穴位孔洞、穴位名称和经脉，与以往以奉祀、陈设为目的铸造的铜像可不是一回事。我国汉代就出现了用于针刺训练的木质偶人，可惜由于其材质易于损毁未见流传。到了宋代，出现了很多不同材质的针灸人体模型，以至于宋政府认为有必要制造标准的针灸人体模型。宋天圣年间，官造的青铜针灸人体模型诞生，简称为针灸铜人。

史载天圣铜人由时任殿中省尚药奉御的王惟一负责修铸，共铸造了2个，分别放在医官院和大相国寺。医官院里的一个自然是教具，供研究学习考试之用；放置于大相国寺里的那一尊，还身负着普及针灸知识的重任。从此，天圣铜人成为中国人修习针灸的圭臬，可能也是世界上第一个国颁医学标准。

大约100年后，由于靖康之乱，两座铜人散失于民间。据专家考证，其中一尊后由南宋朝廷转至蒙元政府手中，且在修补后于至元年间移置北京，直到明末湮灭于战乱之中。在正统年间，由于天圣铜人损毁严重，明政府又重新铸造了一尊针灸铜人，史称正统铜人。关于另一座铜人的去向，目前一种普遍的看法是

16 世纪末经朝鲜流入日本，现藏于日本国立博物馆。

后来，我国又铸造了不少针灸铜人，官方修铸的除明正统铜人外，还有明嘉靖铜人，清乾隆铜人，清光绪铜人等。民间所制者亦不鲜见，同仁堂系的乐氏药店在各地有多尊铜人保存至今，其他还有锡、木等材质制成的针灸人体模型散见于民间。朝鲜、日本也有多个产自我国或其自行制造、仿造的针灸铜人。

由中国中医研究院针灸研究所仿制成功的正统铜人，其原物于 1900 年八国联军侵占北京时被沙皇俄国从太医院掠走，现藏于俄罗斯圣彼得堡冬宫。

正统铜人不仅具有一般意义上的美学价值，还具有极高的针灸学术价值，体现了我国高超的金属铸造工艺和我国当时生命科学的发展水平。它的仿制成功，为针灸穴位的标准化提供了宝贵的参照系，对于理清针灸传承演变的脉络、解开学术界一些多年的困惑，也具有重要意义。

国医大师贺普仁教授耗资十余万元、历时 4 年设计并制作完成了一具贺氏仿真针灸铜人。贺氏铜人高 175cm，重 225kg，是融合现代人体解剖学和西方人体雕塑学，按人体实际比例由青铜浇铸而成的，全身分布经络十四条，穴位 700 个，穴位名称 360 个，与古代铜人相比，穴位更贴近现代人体实际。它是一件古代针灸铜人以现代成年男性形象再生之艺术品，也是一件针灸教学的有效工具，具有较高的学术价值和收藏价值。已经取得国家专利的贺教授也成为现代个人研制针灸铜人第一人。

七、贺普仁教授谈中医创新

今年已 84 岁高龄的著名针灸专家、原北京中医医院针灸科主任贺普仁医师，大家都尊称为贺老。日前，贺老就"继承"、"创新"等始终困惑中医界的棘手问题向记者谈了自己的看法，令记者感到既"入木三分"，又非常前卫，还很实在。

中医怎么自主创新？

当记者问及中医界的自主创新应该怎么做时，贺老并没有直接回答这个问题，而是先谈到了自己多年"继承"的体会，然后由此及彼，再谈到自己对"创新"的认识及做法。他强调的是：继承与创新是不可分割、共同成长的一个整体，而创新成果即是继承水平的客观体现。

贺老说："我搞了那么多年针灸临床，其实是学习、继承古人和前辈的经验多。在很长时间以内，诊治什么病都是按照他们说的做，不敢'离谱儿'。可是呢，古人、前辈的知识、经验也有限，不是取之不尽、用之不竭的，尽管我已经记忆得很纯熟了，但有时遇到病人却用不上。随着找我看病的人越来越多，遇到书上没有记载或其记载方法疗效不好的病也越来越多。我就得想办法钻研技术，解决问题，否则对不起病人！例如，对于火针的应用，自古以来记载就很少，《内经》记载火针的适应证是治痹证，没有记载治疗其他病；到了唐朝，才有记载治乳痈、瘰疬；到了宋朝，又记载治胃脘痛、腰痛，也没有记载治其他病。为了想办法治疗白癜风，我就参考古书上以灸治疗的方法，试扎火针，还真解决问题！病人的皮损很快就恢复正常颜色了。此外，我用火针对于牛皮癣、色素沉着、帕金森病等的治疗方法和经验，都是这样创造和积累的。我认为，随着现代社会的发展，病人和疾病的情况以及服务环境都在不断变化，尽管前人没有记载，但我们利用自己所学的知识和积累的经验，得到了一些新认识、找到了一些好的治疗方法，这就是中医的自主创新！

中医创新存在什么问题？

在谈到现在中医界一些影响继承创新的深层次问题时，贺老说："中医创新不足，问题出在根源上。现在，支撑中医发展的主要力量是教学、科研和临床三支队伍。这三支队伍自身存在的缺点和问题，影响了创新工作开展。例如，在教学队伍中，有些教师只求'自圆其说'，没人反对就行了；在科研队伍中，有的研究者往往是把研究科题做到成果获奖就完了，就扔到一边儿了；在临床队伍中，一些大夫只求病人治疗有效，就完了。因此，建立创新意识要从提高这三支队伍的总体素质和水平上下功夫，改变不求甚解、不愿刻苦钻研和脱离实际的作风。例如，现在中医科研强调搞标准化，目的是建立检查机制，进行质量控制。在针灸方面，针具要标准化、手法也要标准化、穴位要取标准穴典，但是，对以标准检查中医，特别是针灸临床，可不像检查'注水肉'那么简单——看看、摸摸就行了，不同流派、不同大夫都有自己习惯用的针灸用具、取穴方法和一套行之有效的针灸手法，怎么按标准检查和控制针灸大夫的医疗行为呢？如果没有办法解决这些问题，制定这些标准有什么意义呢？更有甚者，有些常用的针灸'标准'现在已经不适用了，以我们常用的针刺'醒脑开窍'为例，其有效标准是针刺时病人出现'呲牙咧嘴、流眼泪'，即要把病人扎得痛到那'份儿上'才行，如果大夫都按这个标准扎针，不是把病人都扎跑了吗？还怎么让针灸走向世界在国外传播呀？又如，现在大专院校的中医教材甚少讲中医古典原著，这怎么能让学生从源头了解和理解中医呢？所以，我认为，要想在中医队伍中真正形成继承创新的风气，首先需要花大功夫，动'大手术'，对三支队伍进行总体的'创新改造'。"

创新要摒除学术不良风气

在谈到阻碍中医创新工作开展时，贺老提起当前学术界的一些弊病。他说："现在学术界有很多阻碍中医自主创新工作开展的不良风气。例如，有个别人靠着会钻营得到了'专家'的虚名、在科技机构或部门'平趟'，既能得到科研经费，又能获奖，甚至还能得到各种高级专家的头衔和待遇，但都是虚名，是靠花钱、送礼得来的。这样的科研、学术不正之风必须要克服掉。又如，少数人的成名成家，是靠着多写、多登文章，请人'炒作'自己，而不是靠在临床实践中刻苦工作、锻炼成长起来的，所以名气大、实际工作能力差。当然，这与现行体制也有一定关系，但无论问题出在哪一方面都需要改正。"

成才之路

针灸三通法的创始人

——记国医大师、著名针灸学家贺普仁教授

贺普仁，字师牛，号空水，1926 年 5 月 20 日出生于河北省涞水县石圭村。他是一位驰名中外的针灸专家，有"天下第一针"之美誉。自幼师从京城针灸名家牛泽华先生，22 岁即在贺普仁诊所悬壶应诊，1956 年调入北京中医医院针灸科，任针灸科主任达 20 余年之久，1990 年被卫生部、人事部和国家中医药管理局授予"全国名老中医"称号。2008 年经国务院批准、文化部确定贺普仁为第一批"传统医药国家级非物质文化遗产针灸项目代表性传承人"，2009 年被北京市卫生局、北京市人事局、北京市中医管理局授予"首都国医名师"荣誉称号，同年被中华人民共和国人力资源和社会保障部、中华人民共和国卫生部和国家中医药管理局授予"国医大师"荣誉称号；现任首都医科大学附属北京中医医院教授、主任医师、中国中医科学院学术委员会委员、北京中医药大学客座教授、中国针灸学会高级顾问、中国中医药学术研究促进会理事、北京中医中药研究开发协会名誉会长、北京针灸三通法研究会会长、北京市武术协会委员、北京市八卦掌研究会名誉会长、中国国际针灸考试中心副主任、国际中医中药研究院名誉院长、日本针灸三通法研究会名誉会长、香港针灸协会顾问、南美洲中医研究学会顾问等职。

（一）师从名医，苦学仁术

贺普仁幼年体质欠佳，偏食肉荤，厌食蔬菜，得了慢性胃肠病。后来求治于当时北京最负盛名的针灸医生牛泽华，结果手到病除。14 岁那年（1940 年），他来到北京前门外三眼井 49 号牛泽华诊所，投在牛泽华门下学习针灸。起步就在名医门下学徒的贺普仁，学习刻苦，大胆实践，虚心求教，认真总结，很快就成了恩师钟爱的得意门生。8 年间通读诸多医学经典，背诵《内经》等重要经文以及针灸基本理论，跟师期间，不仅得到牛泽华的真传，而且学到老师高尚医德，受到牛老的格外器重。

那时学医可跟现在不一样，老师根本不管你能不能理解他所讲的，惟一的要求便是要求你能背书。背不出老师虽不会体罚，但却会瞪着眼训斥："为什么还没背过？"话很简单，但贺老说在当时被老师这样责备是比体罚还难受的。那么能背过的学生自然便是好学生了，老师对好学生又是怎样的呢？贺普仁的解释让我们都笑了起来，"干活。哪个学生干活干得越多说明老师越偏爱他。""那老师一定很偏爱您吧？"贺普仁微微一笑，并不作答。我们又故意问了他另一个问题，"那您当时干过什么活？"这下，他可中了圈套："抄过方子，生过炉灶，做过饭，还给老师倒过痰桶，当时真干了不少活呢！"

牛老医师经常告诫弟子在学针灸的同时，一定要练功习武。但是弟子们大多半信半疑，觉得练功习武与针灸并无必然联系。贺普仁当时对习武一事也持观望态度，并不力行。2年后，贺普仁与师兄弟互相扎针，体会针感，发现有的人进针不疼，针感强，效果好；而有人则不然。再一询问，前者都是谨遵师命，认真练武者。于是，他认识到了武术对针灸有事半功倍的妙处。1944年，他终于结识了尹式八卦掌第二代名师曹钟升的高足张晋臣，张晋臣见他为人诚实厚道，且聪明好学，是可造之才，就力荐他到曹钟升先生门下学尹式八卦掌。

由于贺普仁生性开朗豁达，为人仁厚谦逊，学练尹派八卦掌，不仅不抱门户之见，而且主动向其他门派求教，得以不断进步。后来，他不仅练八卦掌，还练静功，每天都要打坐。继而又学练了十八节刀、八卦连环剑、战身枪等器械。就这样贺普仁武医丹修，功夫自成，几十年八卦掌的修炼，炼就了一身正气。

贺老认为，从事医学工作的，特别是中医、针灸、正骨大夫都应习练、研究武术，不但可以健身强体，还可以进一步提高疗效。他数十年如一日穷究医理、精研武道，把精妙的医术和神奥的八卦掌原理、拳法、内功有机地结合起来，铸成神针妙法，治愈了无数的国内外患者。

1948年，贺老在朋友的帮助下，寒窗8年之后独自创业，租了2间房子开始悬壶应诊，在天桥附近的永安路上开设了自己的针灸诊所——"普仁诊所"。贺老告诉我们"当时条件十分艰苦，眼看要开业了，桌子、椅子都没有，多亏亲戚朋友帮忙，有的借钱，有的借物，总算开了张。"

（二）创立三通，神针妙灸

1. 创立三通，法立体成

贺老在多年的临床实践经验基础上，不断总结、提高，博采众长，用全新的治疗思想，创立了独具特色的针灸治疗学体系——贺氏针灸三通法，形成了"病多气滞，法用三通"的独特学术思想。其内容为以毫针刺法为主的"微通法"，以火针疗法为主的"温通法"，以三棱针放血为主的"强通法"。他创立的"针灸三通法"影响深远，促进了针灸学术的发展。近年来，分别在美国、台湾、日本及东南亚等地成立了"三通法研究会"，在国际上产生了极大的影响，使他的学术思想得到了国际国内社会的普遍关注和承认。贺老的探索精神贯穿于临床全过程，对针灸经典中的禁区敢于尝试突破，如火针治疗下肢静脉曲张，打破针刺须避开血管的禁忌，以曲张血管为腧点刺，疗效显著，扩大了针灸治疗的病种。临床用穴讲求医者对患者的正气输入，创立了无痛进针法。对国内外针灸界产生了积极的影响。

贺氏针灸三通法是针灸学科建设中的重要研究内容之一，并参与国家中医药管理局、北京市科委及卫生局多项重大中医科研项目。1999 年"贺氏针灸三通法"被北京市科学技术委员会立为专项科研课题，开展了贺氏针法治疗中风急性期和恢复期疗效评价及相关机制的研究，采用贺氏三通法对临床 20 余种病证进行了临床观察，完成论文 10 余篇，并编写出版贺氏临床经验介绍与贺氏针灸三通法的光盘 2 部；2001 年"贺氏针灸三通法治疗中风病的临床应用研究及贺氏针具、针法的推广"被国家中医药管理局确立为世界卫生组织"中医适宜诊疗技术研究"专项科研课题之一，2004 年结题并通过验收。2008 年《"贺氏针灸三通法理论"及其治疗中风病的应用研究》获中国针灸学会科技进步三等奖及北京市科学技术奖三等奖。同年《贺氏针灸三通法治疗中风病的临床应用》获得卫生部第二轮面向农村和城市社区推广适宜技术十年百项计划第八批项目。

2. 火针妙法，专克顽疾

长期以来，人们认为中医治不了一些器质性的疾病。经过贺普仁多年的针灸临床研究证实，治疗效果也很好。像甲状腺肿瘤、子宫肌瘤、乳腺增生、乳腺癌、心肌梗塞的急救等都取得了良好疗效。他注重继承、精研经典、努力挖掘、勇于创新，对几近失传的火针疗法，自制针具，不断摸索，使火针疗法在临床治疗上取得了广泛的疗效。在近 60 年的临床工作中，总结了毫针、放血、火针等不同疗法，在针灸治疗高血压、白癜风、风湿性关节炎、针灸退烧的临床研究中，均取得较好的疗效。近年来他专心致力于治疗儿童弱智、子宫肌瘤、外阴白斑、慢性小腿溃疡、下肢静脉曲张、静脉炎等疑难病证的探索，取得了显著的疗效。特别是在火针治疗乳腺癌、帕金森综合征、运动神经元损伤等疑难病证上，显示出神奇的疗效。用火针治疗中风后遗症为其治疗的又一大特色。

2000 年，当时的国务院总理朱镕基，在特大洪灾的救灾第一线肩膀受风，疼痛难忍，贺老前去诊治，几针下去，朱总理感激地说："贺老，你这真叫是'手到病除'哇。"

3. 著书立说，传道解惑

贺普仁教授为国内外著名针灸专家，有"针灸泰斗"之称。贺老临证之余，重视临床经验的总结和提高工作，注重针灸医学理论的丰富和整理，潜心研究中医针灸理论，著书立说，曾经先后发表了 20 余篇论文，相继出版了《针灸治痛》、《针具针法》、《针灸歌赋的临床应用》、《长生食疗神谱》、《贺氏针灸三通法》、《毫针疗法图解》、《火针疗法图解》和《三棱针疗法图解》、《针灸三通法临床应用》、《灸具灸法》等 11 部专著，1973 年《针灸治疗输尿管结石研究》获北京市科技进步成果三等奖；1998 年其学术论文《针灸治疗小儿弱智》获 1998 年香港中医药及中西医结合交流大会优秀论文奖；2001 年《贺氏针灸三通法》获北京市科学技术进步奖；2004 年《贺氏针灸三通法临床应用》一书获中华中医药学会科学技术奖学术著作三等奖。

为了让更多的临床针灸医师掌握火针疗法，他多次办班讲授技法，使火针疗法在全国各地和部分国家、地区造福于患者。1991 年贺普仁教授被国家中医药管理局、市卫生局指定为国家 500 名名老中医之一，并为其配备国家级徒弟、市级徒弟，先后带徒 8 名，带教研究生 3 名，所传带硕士研究生及学生达 400 余众，可谓桃李满天下。其总结提出的"医德、医术、医功"三位一体的针灸医师培养方针见解独到，高屋建瓴。

1997 年他被收入英国剑桥名人传记中心第 12 版《国际名人录》、《澳大利亚及太平洋国家名人录》；1998 年获世界知名医家金奖，并荣获 20 世纪杰出医学奖证书。他每年都应各地医疗单位的邀请，不辞劳苦前往授教，以求深入广泛地弘扬和传播针灸技艺。

4. 弘扬针灸，胸怀世界

远在 1976 年，贺普仁教授就因他那束银针创造的奇迹而蜚声海外。那年他奉派参加了赴西非布基纳法索（当时称上沃尔特）的医疗队。他是医疗队中惟一的一名中医大夫。贺大夫的医疗技术很受外国朋友欢迎，为二百多位患者医病，常是贺普仁一天的门诊工作量。在异国他乡，贺普仁的医术被传为佳话，邻国的患者也慕名来就医。看到贺普仁的医疗成效，拉米扎纳总统要求贺普仁为他的小儿子治病。总统桑古尔·拉米扎那将军的小儿子穆罕默德，是个先天狂躁型的弱智病儿，雨天往雨地里跑，平时常在豪华的总统官邸随地大小便，肆意损坏贵重摆设和器皿。总统遍寻名医为之治疗，都以失败而告终。这次，他抱着试试看的心情，找到了中国医疗队里的这位惟一的中医针灸专家。经过贺教授几次针治，奇迹出现了，孩子知道躲雨，知道找便盆了。又诊治了几次，竟然跟其他小朋友一起做起了游戏。再不久，小家伙就上学读书了。对此，布基纳法索的报纸、电台一再为之报道。总统夫妇也非常感激贺教授。为了表达对中国人民的友好感情，总统授予贺教授一枚国家骑士勋章。通常这是授予外国元首或政府要人的一种很高的荣誉。贺教授的名声很快就远远飞出了西非的这个内陆国家。有一天，经他治疗的病人竟然多到 260 人，诊室的门窗都被挤破了。

1991 年贺普仁当选为中国国际针灸考试中心副主任，并在当年举行的首届国际针灸专业水平考试中担任主考官。

几十年来，贺老曾代表中国针灸界出访过十余个国家和地区，他精湛的医术使得中外医学界同仁们惊叹不已，为中国针灸走向世界做出了贡献。

5. 医德高尚，普施仁术

（1）诊治认真，不计贫富

当时贺老的诊所附近有很多有名的中医大夫，例如苗振平、沈大海、白守谦等，他在他们中间不免显得过于年轻。如何能让患者来找自己看病，贺老有自己的主意，那就是：一是要从技术上下功夫；二是病人不论白天晚上，何时来何时都要应诊；三是在诊费上不能太认真，有钱、没钱都得看。这 3 点说起来简单，做起来可就不容易了。但他每一点都做到了，尤其是第 3 点。他给我们算了一笔账，从端午节到中秋节，一个月他大约有 600 元没有收，100 天，那就是有 1900 元诊费被他免了。这个数字在当时可是个天文数字了。也就是凭着疗效突出，服务态度好，以及诊费上的不"认真"，他的名声越传越广。名气大了，他也没有骄傲，对老大夫仍然是相当尊重。这种态度使得不少有名的老大夫常把病人介绍到他那里去："那里有位小大夫治得不错，你可以去找他。"从此，"小大夫"的名号不径而走，许多远方病人慕名而来。

（2）救死扶伤，宅心仁厚

在医治过的这么多病例中，有些病例贺老记忆犹新。有一个姓贾的农村孩子，4 岁时得了百日咳，后转为肺炎，住院后肺炎治好了，但却双目失明了。当时，一家医院诊断为皮质盲，说治不了。家人在绝望之中，找到了贺普仁。他也没有见过这种病例，但他大胆地给孩子进行了针灸，当时孩子就有了视觉，能看见东西，经过 8 次针灸，孩子的视力神奇地恢复了。

贺老不仅有精湛的医术，还有高尚的医德。当时，天桥地区是穷苦人的聚集地。翻翻当年普仁诊所的帐本，欠账百元者有，欠账千元以上者也有，这从不收讨的陈年流水帐，道出了芸芸众生，悠悠我心。这小本本有他为人的份量。

（3）公私合营 弃私图公

1956 年，而立之年的贺普仁，毅然关闭了患者盈门的私人诊所，同许多北京有名的中医大夫一起聚集到北京中医医院，到北京中医医院针灸科当了一名普通医生。弃私图公之路是光荣的，以 121 元的工资，养活 11 口人的一个大家，生活也是严峻的。贺普仁说："生活困难点是自家小事，走社会主义道路是国家大事。"

医院刚刚成立，百业待兴，贺普仁年富力强，技术精良，这个全医院年龄最小的大夫被众多老前辈及医道同仁推选为针灸科的负责人，那年他不满 32 岁。一上任他就大刀阔斧干了起来，经过几年努力，医生人数从原来的几个人发展到三四十人，成为当时全国中医第一大科。1958 年正式任命为北京中医医院针灸科第一任科主任，一当就是 21 年。

21 年来贺普仁把一生最富有朝气的青年及最富有成果的中年贡献给了中医事业，为北京中医医院针灸科的建设作出不可磨灭的贡献，不幸积劳成疾，因患重病，于 1989 年退居二线，但他仍担任着北京中医医院学术委员会顾问工作。

贺普仁有个图章，上面刻着"一人二人"四个字，意思是一个人要干两个人的事。这枚图章恰是他人生追求的真实写照。

6. 老骥伏枥，志在千里

2002 年 6 月 15 日，是贺普仁教授终生难忘的日子。这一天，76 岁高龄的贺老实现了自己多年的夙愿，成了一名光荣的中国共产党党员。

让中国针灸走向世界，造福全人类，是贺普仁教授奋斗的最高目标。为了这一目标的实现，1991 年 11 月贺老曾在《人民日报海外版》上撰稿发表《中国针灸发展之我见》。

2003 年当"非典"肆虐北京时，贺老向中共中央国务院吴仪副总理上书及向北京市市委刘淇书记、王岐山市长和卫生部副部长兼国家中医药管理局佘靖局长致函。提出针灸参与治疗 SARS 的建议。其制定的针灸取穴方案被国家卫生部采用并运用于临床治疗，取得良好的效果。

2006 年，贺老经过考证和研究，自费十几万元自行设计并铸造了针灸铜人，希望能对针灸修习和传承起到一定的作用和贡献。这也是他对针灸事业的一份心愿。

贺老现已年愈八旬，仍然收徒授业；虽已卧病在床，仍笔耕不辍。亲自指导《针灸宝库——贺普仁临床点评本》的编写，本书成为北京市社科十一五重大项目立项，中国中医科学院、北京中医药大学等多位针灸著名学者参与，集中数十人对明、清两代针灸学专著共计 150 余本，进行临床内容的点评。为近现代针灸文献的系统整理填补了空白。

老骥伏枥，志在千里，今天的贺老，每天都在进行身体的康复锻炼，每天都在做能做的工作……

年　谱

1926 年 5 月 20 日，贺普仁出生于河北省涞水县石圭村；

1940 年，经亲友介绍，投在当时北京最负盛名的针灸医生牛泽华门下学习针灸；

1944 年，到曹钟升先生门下学尹式八卦掌；

1948 年，开设贺普仁诊所悬壶应诊；

1953 年，被评为区级模范；

1956 年，调入北京中医医院针灸科，任针灸科主任；

1959 年，被评为区级先进工作者；

1964 年，任北京市针灸专门委员会主任；

1964 年，发表论文《放血疗法》，针灸杂志 第一期；

1965 年，发表论文《火针治疗漏肩风》北京市老大夫经验汇编；

1965 年，发表论文《针灸治疗口眼㖞斜 160 例分析》，内部刊物；

1968 年，发表论文《针灸治疗 85 例遗尿的临床观察》，内部刊物；

1968 年，发表论文《放血退热作用的临床观察》，内部刊物；

1969 年，发表论文《放血对高血压的影响》，内部刊物；

1970 年，参加农村医疗队，接受贫下中农再教育；

1970 年，发表论文《中草药配合放血疗法治疗银屑病 12 例小结》，内部刊物；

1971 年，发表论文《火针治疗面肌痉挛的临床观察》，内部刊物；

1972 年，发表论文《火针治疗 30 例坐骨神经痛的临床观察》，内部刊物；

1973 年，作为中国医学卫生代表团惟一针灸大夫，出访北欧五国；

1973 年，发表论文《针灸治疗输尿管结石》，北京中医；

1973 年，学术论文《针灸治疗输尿管结石》获北京市科技进步成果三等奖；

1976 年，作为中国医疗队成员，荣获前上沃尔特总统亲授"骑士勋章"；

1979 年，加入中国农工民主党；

1982 年，任八卦掌研究会副会长；

1985 年，发表论文《温通法治疗子宫肌瘤》，内部刊物；

1986 年，发表论文《火针疗法的机理研究及临床应用》，内部刊物；

1987 年 10 月，出版著作《针灸治痛》，第一版，科学技术文献出版社；

1987 年，当选为中国针灸学会副会长；

1988 年，任北京针灸学会会长；

1989 年 11 月，出版著作《针具针法》，第一版，科学技术文献出版社；

1990 年，被卫生部、人事部和国家中医药管理局授予"全国名老中医"称号；

1990 年，李先念主席为其题词"银针寓深情，拳拳爱人心"；

1991 年，贺普仁补选为中国科学技术协会的全国委员；

1991 年，任香港针灸协会顾问；

1991 年 11 月，成立了"贺氏针灸三通法研究会"；

1991 年，任中国国际针灸考试中心副主任；

1992 年，日本同仁成立了"日本针灸三通研究会"；

1992 年 12 月，出版著作《针灸歌赋的临床应用》，第一版，科学技术文献出版社；

1993 年，发表论文《针灸三通法》，日本中医临床杂志；

1993 年，出版著作《长生食疗神谱》，第一版，华龄出版社；

1993 年，任八卦掌研究会名誉会长；

1994 年，台湾成立了"针灸三通法研究会"；

1995 年，开设"贺氏针灸门诊部"；

1995 年 12 月，出版著作《贺氏针灸三通法》，第一版，中国医药科技出版社；

1996 年，任中国中医药研究促进会理事；

1997 年，任北京市武术运动协会武术理论文史研究会名誉会长；

1997 年，被聘为国际中医中药研究学院名誉院长；

1997 年，被收入英国剑桥名人传记中心第十二版《国际名人录》、《澳大利亚及太平洋国家名人录》；

1997 年，学术论文《火针疗法治疗子宫肌瘤的临床研究》获北京市中医管理局科技进步二等奖；

1998 年，获世界知名医家金奖，并荣获二十世纪杰出医学奖证书；

1998 年 4 月，出版著作《贺氏针灸三通法——附图解（一、二、三册）》，第一版，山东科学技术出版社；

1998 年，被聘为中国针灸学会高级顾问；

1998 年，被聘为北京中医药大学客座教授；

1998 年，学术论文《针灸治疗小儿弱智》获 1998 年香港中医药及中西医结合交流大会优秀论文奖；

1999 年，"贺氏针灸三通法"，被北京市科学技术委员会立为专项科研课题；

1999 年 4 月，出版著作《针灸三通法临床应用》，第一版，科学技术文献出版社；

1999 年 7 月，被评为"中华英才"，载入《中华人物大典》；

2001 年，"贺氏针灸三通法"治疗中风病、颈椎病，被国家中医药管理局确立为世界卫生组织"中医适宜诊疗技术研究"专项科研课题之一；

2001 年 12 月，《贺氏针灸三通法》获北京市科学技术进步奖；

2002 年，加入中国共产党；

2002 年 11 月，由中华人民共和国人事部、中华人民共和国卫生部和国家中医药管理局确定为第三批全国老中医药专家学术经验继承指导老师；

2003 年，开设"贺普仁中医诊所"；

2003 年 6 月，出版著作《灸具灸法》，第一版，科学技术文献出版社；

2003 年 11 月，再版著作《针具针法》，第二版，科学技术文献出版社；

2003 年，论文《89 例 SARS 康复门诊患者病情调查初步结果及针灸治疗对策》获"北京中医药抗击 SARS 优秀科研论文"三等奖；

2004 年，《贺氏针灸三通法临床应用》获中华中医药学会科学技术奖学术著作三等奖；

2004 年 7 月，再版著作《针灸治痛》，第二版，科学技术文献出版社；

2006 年，被聘为中国中医科学院学术委员会委员；

2006 年 5 月，出版著作《针灸三通法操作图解》，第一版，科学技术文献出版社；

2007 年 10 月，由国家中医药管理局授予"全国老中医药专家学术经验继承工作优秀指导老师"荣誉称号；

2007 年 10 月，由国家中医药管理局授予"研修项目优秀指导老师"称号；

2007 年 10 月，由北京市中医管理局批准成立"贺普仁名老中医工作室"；

2007 年 11 月，《中国现代百名中医临床家——贺普仁》出版，中国中医药出版社；

2008 年，《"贺氏针灸三通法理论"及其治疗中风病的应用研究》获中国针灸学会科技进步三等奖及北京市科学技术奖三等奖；

2008 年，《贺氏针灸三通法治疗中风病的临床应用》获得卫生部第二轮面向农村和城市社区推广适宜技术十年百项计划第八批项目；

2008 年，经国务院批准、文化部确定贺普仁为第一批"传统医药国家级非物质文化遗产针灸项目代表性传承人"；

2009 年 1 月，由北京市卫生局、北京市人事局、北京市中医管理局授予

"首都国医名师"荣誉称号；

2009 年 6 月，由中华人民共和国人力资源和社会保障部、中华人民共和国卫生部和国家中医药管理局授予"国医大师"荣誉称号；

2009 年 6 月，经中华人民共和国国家质量监督检验检疫总局、中国国家标准化管理委员会批准发布《中华人民共和国国家标准 针灸技术操作规范 第 12 部分：火针》。